普通高等教育"十一五"国家级规划教材
新世纪全国中医药高职高专规划教材

中药药剂学

（供中药学专业用）

主　　编　邓铁宏　（辽宁中医药大学职业技术学院）
副 主 编　刘德军　（江苏联合职业技术学院连云港中
　　　　　　　　　　医药分院）
　　　　　　周　勇　（成都中医药大学峨眉学院）
　　　　　　张炳盛　（山东中医药高等专科学校）
　　　　　　吴　清　（北京中医药大学）

中国中医药出版社
·北　京·

图书在版编目（CIP）数据

中药药剂学/邓铁宏主编 . —北京：中国中医药出版社，2006.5（2016.8 重印）
普通高等教育"十一五"国家级规划教材
ISBN 7-80156-930-X

Ⅰ. 中… Ⅱ. 邓… Ⅲ. 中药药剂学 – 高等学校：技术学校 – 教材 Ⅳ. R283

中国版本图书馆 CIP 数据核字（2006）第 027974 号

中 国 中 医 药 出 版 社 出 版
北京市朝阳区北三环东路 28 号易亨大厦 16 层
邮政编码　100013
传真　010 64405750
北京市卫顺印刷厂
各地新华书店经销

*

开本 787 × 1092　1/16　印张 29.25　字数 553 千字
2006 年 5 月第 1 版　　2016 年 8 月第 8 次印刷
书　号　ISBN 7-80156-930-X

*

定价　35.00 元
网址　www.cptcm.com

李庆生（云南中医学院院长　教授）

李连达（中国中医科学院研究员　中国工程院院士）

李佃贵（河北医科大学副校长　教授）

吴咸中（天津医科大学教授　中国工程院院士）

吴勉华（南京中医药大学校长　教授）

张伯礼（天津中医药大学校长　中国工程院院士）

肖培根（中国医学科学院教授　中国工程院院士）

肖鲁伟（浙江中医药大学校长　教授）

陈可冀（中国中医科学院研究员　中国科学院院士）

周仲瑛（南京中医药大学　教授）

周　然（山西中医学院院长　教授）

周铭心（新疆医科大学副校长　教授）

洪　净（国家中医药管理局科技教育司副司长）

郑守曾（北京中医药大学校长　教授）

范昕建（成都中医药大学党委书记、校长　教授）

胡之璧（上海中医药大学教授　中国工程院院士）

贺兴东（世界中医药学会联合会　副秘书长）

徐志伟（广州中医药大学校长　教授）

唐俊琦（陕西中医学院院长　　教授）

曹洪欣（中国中医科学院院长　教授）

梁光义（贵阳中医学院院长　教授）

焦树德（中日友好医院　教授）

彭　勃（河南中医学院院长　教授）

程莘农（中国中医科学院研究员　中国工程院院士）

谢建群（上海中医药大学常务副校长　教授）

路志正（中国中医科学院　教授）

颜德馨（上海铁路医院　教授）

秘书长　　　　王　键（安徽中医学院党委书记、副院长　教授）

洪　净（国家中医药管理局科技教育司副司长）

办公室主任　　王国辰（中国中医药出版社社长）

办公室副主任　范吉平（中国中医药出版社副社长）

前　言

随着我国经济和社会的迅速发展，人民生活水平的普遍提高，对中医药的需求也不断增长，社会需要更多的实用技术型中医药人才。因此，适应社会需求的中医药高职高专教育在全国蓬勃开展，并呈不断扩大之势，专业的划分也越来越细。但到目前为止，还没有一套真正适应中医药高职高专教育的系列教材。因此，全国各开展中医药高职高专教育的院校对组织编写中医药高职高专规划教材的呼声愈来愈强烈。规划教材是推动中医药高职高专教育发展的重要因素和保证教学质量的基础已成为大家的共识。

"新世纪全国中医药高职高专规划教材"正是在上述背景下，依据国务院《关于大力推进职业教育改革与发展的决定》要求："积极推进课程和教材改革，开发和编写反映新知识、新技术、新工艺和新方法，具有职业教育特色的课程和教材"，在国家中医药管理局的规划指导下，采用了"政府指导、学会主办、院校联办、出版社协办"的运作机制，由全国中医药高等教育学会组织、全国开展中医药高职高专教育的院校联合编写、中国中医药出版社出版的中医药高职高专系列第一套国家级规划教材。

本系列教材立足改革，更新观念，以教育部《全国高职高专指导性专业目录》以及目前全国中医药高职高专教育的实际情况为依据，注重体现中医药高职高专教育的特色。

在对全国开展中医药高职高专教育的院校进行大量细致的调研工作的基础上，国家中医药管理局科教司委托全国高等中医药教材建设研究会于 2004 年 6 月在北京召开了"全国中医药高职高专教育与教材建设研讨会"，该会议确定了"新世纪全国中医药高职高专规划教材"所涉及的中医、西医两个基础以及 10 个专业共计 100 门课程的教材目录。会后全国各有关院校积极踊跃地参与了主编、副主编、编委申报、推荐工作。最后由国家中医药管理局组织全国高等中医药教材建设专家指导委员会确定了 10 个专业共 90 门课程教材的主编。并在教材的组织编写过程中引入了竞争机制，实行主编负责制，以保证教材的质量。

本系列教材编写实施"精品战略"，从教材规划到教材编写、专家审稿、编辑加工、出版，都有计划、有步骤地实施，层层把关，步步强化，使"精品意识"、"质量意识"始终贯穿全过程。每种教材的教学大纲、编写大纲、样稿、全稿都经专家指导委员会审定，都经历了编写启动会、审稿会、定稿会的反复论证，不断完善，重点提高内在质量。并根据中医药高职高专教育的特点，在理论与实践、继承与创新等方面进行了重点论证；在写作方法上，大胆创新，使教材内容更为科学化、合理化，更便于实际教学，注重学生实际工作能力的培养，充分体现职业教育的特色，为学生知识、能力、素质协调发展创造条件。

在出版方面，出版社严格树立"精品意识"、"质量意识"，从编辑加工、版面设计、装帧等各个环节都精心组织、严格把关，力争出版高水平的精品教材，使中医药高职高专教材的出版质量上一个新台阶。

在"新世纪全国中医药高职高专规划教材"的组织编写工作中，始终得到了国家中医药管理局的具体精心指导，并得到全国各开展中医药高职高专教育院校的大力支持，各门教材主编、副主编以及所有参编人员均为保证教材的质量付出了辛勤的努力，在此一并表示诚挚的谢意！同时，我们要对全国高等中医药教材建设专家指导委员会的所有专家对本套教材的关心和指导表示衷心的感谢！

由于"新世纪全国中医药高职高专规划教材"是我国第一套针对中医药高职高专教育的系统全面的规划教材，涉及面较广，是一项全新的、复杂的系统工程，有相当一部分课程是创新和探索，因此难免有不足甚至错漏之处，敬请各教学单位、各位教学人员在使用中发现问题，及时提出宝贵意见，以便重印或再版时予以修改，使教材质量不断提高，并真正地促进我国中医药高职高专教育的持续发展。

全国中医药高等教育学会

全国高等中医药教材建设研究会

2006 年 4 月

普通高等教育"十一五"国家级规划教材
新世纪全国中医药高职高专规划教材

《中药药剂学》编委会

主　　编　邓铁宏　　（辽宁中医药大学职业技术学院）
副 主 编　刘德军　　（江苏联合职业技术学院连云港
　　　　　　　　　　　中医药分院）
　　　　　周　勇　　（成都中医药大学峨眉学院）
　　　　　张炳盛　　（山东中医药高等专科学校）
　　　　　吴　清　　（北京中医药大学）
编　　委　（以姓氏笔画为序）
　　　　　田　燕　　（大连医科大学）
　　　　　李本俊　　（辽宁中医药大学职业技术学院）
　　　　　肖学凤　　（天津中医药大学）
　　　　　张永萍　　（贵阳中医学院）
　　　　　赵　红　　（大连大学医学院）
　　　　　郭章华　　（广东新兴中药学校）
　　　　　冀小君　　（山西生物应用职业技术学院）

编 写 说 明

《中药药剂学》是高等职业教育中药专业的主干专业课。按照高等职业教育培养目标的要求,高职学生应在学习必需的基础理论和专业知识的基础上,重点掌握从事本专业领域实际工作的职业技能,以满足药品生产、临床及药品经营管理第一线岗位的需求。

本教材编写中我们力求有针对性和实用性,以基本知识够用为原则,重点论述药品生产、临床及经营管理第一线岗位上的职业技术和基本理论。因此,本教材在编排体系和内容上均有所创新,形成具有高职教育特色的比较实用的教材。具体特点如下:

1. 在编排体系上力求新颖。全书共 22 章,在"绪论"之后,共分为三部分,第一部分为中药药剂所涉及到的"各种技术"(第二至第七章),第二部分为"中药剂型",基本上按照"液体、固体、半固体、气体"剂型顺序编排(第八至第十九章),第三部分为"中药新技术简介及中药制剂的稳定性、有效性和安全性研究方法"(第二十章至二十二章)。此种编排顺序便于学生学习和掌握,并与药品生产实际紧密结合。

2. 在编写内容上进行整合。按照高职教育"以理论够用,注重实践"的要求,删减理论性较强的内容,切实讲述中药制药岗位上所需的知识。另外,把以往包含在一些具体剂型中的技术单列一章具体讲述,便于学生在掌握各种技术的基础上,再去学习各种剂型。

3. 在内容上体现时代性和实用性。编写过程中,以《中国药典》2005年版为依据,以最新出版教材为参考,以药品生产第一线上常用剂型为主体,力求在内容上体现时代性和实用性。

4. 在编写逻辑上由浅入深、由简到繁。在叙述语言上力求精炼、易懂,并以图表加以说明,便于学生理解。

本教材在编写过程中得到各参编同志所在学校领导的热情关怀和全力支持,在此表示诚挚谢意。另外本书引用了一些教材的内容,由于体例所限未注明,在此一并表示由衷感谢。本书参编人员及分工为:邓铁宏编写第一、四章,刘德军编写第十一、十四章,周勇编写第七、八章,张炳盛编写第二、十章,吴清编写第二十、二十一、二十二章,赵红编写第九章,张永萍编写第六、十二、十七、十八章,肖学凤编写第三、五章,李本俊编写第十三、十九章,田燕编写第十五章,郭章华编写第十章,冀小君编写第十六章。

    由于编者水平所限,以及时间仓促,书中难免有不妥和错误之处,殷切希望读者提出宝贵意见。

邓铁宏

2006 年 4 月

目　录

第一章

绪 论

第一节 概 述

一、中药药剂学的概念

中药药剂学是以中医药理论为指导，运用现代科学技术，研究中药药剂的基本理论、处方设计、制备工艺、质量控制和合理应用的一门综合性应用技术科学。中药药剂学是培养中药制药高级技能型人才的主干专业课程。

中药药剂学是中医药学的重要组成部分，它随着中医药学的发展其理论和技术已日趋完善。中药药剂学的重点是研究中药药剂的基本理论、处方组成、制备工艺、质量标准的制定以及在中医药理论指导下的临床合理应用，具有密切联系临床医疗用药实践和生产实践的特点。

二、中药药剂学的常用术语

1. 药物与药品 凡用于预防、治疗和诊断疾病的物质称为药物，包括原料药与药品。药品一般是指以原料药经过加工制成具有一定剂型，可直接应用的成品。

2. 剂型 系指原料药加工制成适合于医疗或预防需要的应用形式，称为药物的剂型，简称剂型。如牛黄解毒片即为"片剂"剂型，六味地黄丸即为"丸剂"剂型。目前常用的中药剂型有散剂、丸剂、片剂、胶囊剂、汤剂、煎膏剂、注射剂、气雾剂等40多种。

3. 制剂 系指根据国家药品标准、制剂规范等规定的处方，将原料药物加工制成具有一定规格的药剂。它可以直接用于临床，如双黄连注射剂。制剂主要在药厂生产，医院制剂室也生产部分。研究制剂的生产工艺和理论的学科，称为制剂学。

4. 调剂 系指根据医师处方，专为某一患者配制，并规定有用法用量的药剂。调剂一般在医院的药房中进行。研究药剂调配、服用等有关理论、原则和技术的学科称为调剂学。

药剂是制剂和调剂的总称，制剂和调剂两部分结合一起研究、论述的学科称为药剂学。

5. 中成药 系指在中医药理论指导下，以中药材为原料，根据疗效确切、应用广泛的处方而大量生产的制剂。中成药一般具有特有的名称，并标明功能主治、用法用量和规格。

6. 辅料 系指生产药品和调配处方时所用的赋型剂和附加剂。

7. 新药 2001年9月15日国务院新颁布施行的《中华人民共和国药品管理法实施条例》对新药做出了权威性界定："新药是指未曾在中国境内上市销售的药"。

8. 处方药与非处方药 处方药是指必须凭执业医师或执业助理医师处方才可调配、购买，在医师、药师或其他医疗专业人员监督或指导下方可使用的药品，这类药品一般专用性强或副作用大。非处方药是指不需要凭执业医师或执业助理医师处方即可自行判断、购买和使用的药品，又称为柜台发售药品（简称OTC）。这类药品具有安全、有效、价廉和使用方便的特点。消费者按照标签上的说明就可以安全使用。非处方药分为甲、乙两类，乙类是更安全，消费者选择更有经验和把握的药品。非处方药有其专有标识，为椭圆形背景下的OTC三个英文字母。甲类非处方药专有标识为红色，乙类非处方药专有标识为绿色。

三、中药药剂学的任务

中药药剂学的基本任务是研究将中药原料制成适宜的剂型，保证以有效、安全、稳定、可控的药剂满足医疗卫生工作的需要，并产生较好的社会效益和经济效益。中药药剂学的具体任务概括如下。

（1）继承和整理中医药学中有关药剂学的理论、技术和经验。中医药宝库中有关药剂的内容很多，大多记载在历代医书、方书、本草、医案等医药典籍中，中华人民共和国成立后，在"系统学习，全面掌握，整理提高"方针指引下，进行了较多的继承和整理工作，但仍需进一步深化，使其系统化、科学化。如很多有名的传统制剂还缺少客观的质量控制方法和标准，需进一步完善和提高。

（2）吸收和应用现代药学及有关药剂学的理论、技术、设备等，加速实现中药药剂现代化。药剂学的理论对提高制剂的生产技术水平，制备安全、有效、稳定、可控的制剂有着十分重要意义。它不仅可以促进基础与专业结合，而且能促进中药药剂的发展。

（3）加强中药药剂基本理论的研究。这是中药药剂从传统经验开发向现代科学技术开发过渡的重要研究内容。中药药剂学的基本理论包括制剂成型理论和技术、质量控制、合理应用以及中药或方剂中有效成分的提取、精制、浓缩、干燥等内容。

（4）在中医药理论指导下，运用现代科学技术研制新剂型与新制剂，提高传统中药制剂水平。传统的汤剂、丸剂等，很难满足高效、速效、控制药物释放和发挥定向给药作用等多方面的要求，因此积极研究和开发中药的新剂型、新制剂，如缓释制剂、控释制剂、靶向制剂等是非常重要的。

（5）研究和开发新辅料，以适应中药药剂某些特点的需要。辅料包括赋形剂和附加剂，赋形剂是作为药物的载体，赋予制剂一定的形态与结构的物质；附加剂是用于保持药物与剂型的质量稳定的物质。研究与开发新辅料，对提高中药制剂整体水平，创造新的剂型有十分重要的意义。

第二节　中药药剂的发展

一、古代中药药剂的简况

中药药剂是在人类防病治病的长期实践中形成并发展。随着社会的进步、科学技术的发展和医药水平的提高，中药药剂的制备理论与工艺技术不断发展和完善。

中药药剂的起源可追溯到夏禹时代（公元前 2140 年），那时已经能酿酒，因此有多种药物浸制成药酒的记载。在酿酒的同时又发现了曲，曲剂具有健脾胃、助消化、消积导滞的功效，这是一种早期应用的复合酶制剂，至今仍在使用。商汤时期（公元前 1766 年），伊尹首创汤剂，在晋代皇甫谧的《针灸甲乙经》序中就有记载："伊尹——选用神农本草以为汤"，说明汤剂于商代即已开始使用。夏商周时期医书《五十二病方》《甲乙经》《山海经》就有将药物制成酒剂、汤剂、药末剂、洗浴剂、饼剂、曲剂、丸剂、膏剂等剂型使用的记载。东汉张仲景（公元 142～219 年）的《伤寒杂病论》著作中记载有栓剂、洗剂、软膏剂、糖浆剂等剂型 10 余种。晋代葛洪（公元 281～341 年）著《肘后备急方》，书内记载了铅硬膏、干浸膏、蜡丸、浓缩丸、锭剂、条剂、尿道栓剂，并将成药、防疫药剂及兽用药剂列为专章论述。唐代显庆四年（公元 659 年），由政府组织编纂并颁布了唐《新修本草》，这是我国第一部也是世界上最早的国家药典。唐代孙思邈（公元 581～682 年）著《备急千金药方》《千金翼方》，对制药的理论、工艺和质量问题等都有专章论著，促进了中药药剂的发展。

宋、元时期（公元 960 年～1367 年），由太医院颁布、陈师文等校正的《太平惠民和剂局方》是我国历史上由官方颁布的第一部制剂规范，也是世界上最早的具有药典性质的药剂方典，书中收载的许多方剂和制法至今仍为传统中药所沿用。明代李时珍（公元1518～1593年）的《本草纲目》，总结了16世纪以前我国劳动人民医药实践的经验，收载的药物有1892种、剂型40多种、附方13000多首，为中药药剂提供了丰富的研究资料，对世界药学的发展也有重大贡献。

二、现代中药药剂的发展简介

中华人民共和国成立后，在"中医药是一个伟大的宝库，应当努力发掘，加以提高"的方针指引下，通过学习中医，研究中药新剂型、颗粒剂、片剂、涂膜剂、膜剂、气雾剂、注射剂，中西药组方制剂等成功地应用于临床。近20年来，国家投入大量人力、物力和财力进行了中药新剂型、新技术、新设备、新辅料等的研究和攻关，取得了显著成就，如长效制剂、控释制剂、靶向制剂相继问世，促进了中药剂型的发展。超滤、喷雾干燥、一步制粒、悬浮包衣等新技术应用于中药制剂生产。高效液相色谱法、气相色谱法、薄层扫描法、薄层色谱-分光光度法、紫外分光光度法等现代分析仪器应用于中药制剂的质量控制，对提高中药制剂质量，强化药品监督管理，加快中药制剂发展起到了重要的推动作用，尤其是中药指纹图谱的建立，使中药制剂的质量控制又上了一个新台阶。新辅料的应用，如片剂填充剂新开发了可压性淀粉等；黏合剂开发了聚乙烯醇、聚维酮、羟丙甲纤维素等；崩解剂开发了低取代羟丙基纤维素、羧甲基淀粉钠、交联聚维酮（PVPP）等。微晶纤维素、微粉硅胶的使用，促进了我国粉末直接压片技术的发展。

第三节　药物剂型的分类

一、药物制成剂型的目的

药物剂型是药物的应用形式，对发挥药物的疗效十分重要，具体体现在以下几方面：

1. 改变药物作用性能　如硫酸镁口服可做泻下药应用，而静脉滴注能抑制大脑中枢神经，有镇静、解痉作用。

2. 调节药物作用速度　如注射剂、吸入剂等，属速效剂型，可迅速发挥药效，用于抢救危重病人。丸剂、缓释制剂、植入剂等属慢效或长效剂型。因此在制剂生产中应按疾病需要选用不同作用速度的剂型。

3. 降低或消除药物的毒副作用　如芸香草制成汤剂治疗咳喘病，有恶心、呕吐反应，疗效不佳，但制成气雾剂不仅药效发挥快，副作用小，而且剂量减少。一些控释与缓释制剂，能控制药物放出速度并保持稳定的血药浓度，降低副作用。

4. 具有靶向性　一些具有微粒结构的制剂，如静脉注射乳剂、静脉注射脂质体乳剂等，在体内能被单核-巨噬细胞系统的巨噬细胞所吞噬，使药物在肝、肾等器官分布较多，能发挥药物剂型的靶向作用。

在选用药物剂型时，除了要满足医疗、预防的需要和药物本身性质的要求外，同时需对药物制剂的稳定性、生物利用度、质量控制及生产、贮存、运输、服用等方面加以全面考虑，使药物达到安全、有效和稳定的目的。

二、药物剂型的分类

药物的剂型种类繁多，为了便于学习、研究和应用，把药物剂型分为以下几类：

（一）按形态分类

1. 固体剂型　如散剂、丸剂、片剂、膜剂、胶囊剂等。
2. 半固体剂型　如软膏剂、糊剂等。
3. 液体剂型　如汤剂、糖浆剂、注射剂、合剂、酊剂等。
4. 气体剂型　如气雾剂、烟剂等。

由于形态相同的剂型，制备和贮运上有相近之处，如液体剂型制备时多采用溶解法、分散法；固体剂型多需粉碎和混合等；半固体剂型多用熔化和研和法。因此这种分类方法在制备、贮藏和运输上较有意义，但是过于简单，缺少剂型间的内在联系，实用价值不大。

（二）按分散系统分类

1. 真溶液型　如芳香水剂、溶液剂、糖浆剂、甘油剂、醑剂、注射剂等。
2. 胶体溶液型　如胶浆剂、火棉胶剂、涂膜剂等。
3. 乳剂型　如口服乳剂、静脉注射乳剂，以及部分搽剂等。
4. 混悬型　如某些合剂、洗剂、混悬剂等。
5. 气体分散型　如气雾剂、吸入剂等。
6. 微粒分散型　如微球剂、微囊剂、纳米囊、纳米球等。
7. 固体分散型　如散剂、颗粒剂、丸剂、片剂、粉针剂等。

这种分类方法便于应用物理化学原理来阐明各类制剂的特点，但不能反映用药部位与用药方法对剂型的要求，一种剂型由于分散介质和制法不同，可以分到几个分散体系中，如注射剂中就有溶液型、混悬型、乳剂型及粉针剂等，无法保持剂型的完整性。

（三）按给药途径分类

1. 经胃肠道给药剂型　有汤剂、合剂（口服液）、糖浆剂、煎膏剂、酒剂、流浸膏剂、散剂、胶囊剂、颗粒剂、丸剂、片剂等，经直肠给药的剂型有栓剂、灌肠剂等。

2. 不经胃肠道给药剂型　①注射给药的有注射剂，包括静脉注射、肌肉注射、皮下注射、皮内注射、穴位注射等；②呼吸道给药的有气雾剂、吸入剂、烟剂等；③皮肤给药的有软膏剂、膏剂、橡皮膏剂、糊剂、搽剂、洗剂、涂膜剂、离子透入剂等；④黏膜给药的有滴眼剂、滴鼻剂、眼用软膏、口腔膜剂、含漱剂、舌下含片、栓剂等。

此分类方法与临床用药密切结合，并能反映给药途径与应用方法对剂型制备的特殊要求。但由于给药途径和应用方法不同，一种制剂可以在不同给药途径的剂型中出现，如溶液剂可在口服、皮肤、黏膜、直肠等多种给药途径出现。

（四）按制备方法分类

将主要工序采用相同方法制备的剂型列为一类。如将用浸出方法制备的汤剂、合剂、酒剂、酊剂、流浸膏剂和浸膏剂等归纳为浸出制剂。将用灭菌方法或无菌操作法制备的注射剂、滴眼剂等列为无菌制剂。

这种分类方法有利于研究制备的共同规律，但归纳不全，并且某些剂型会随着科学的发展改变其制法，故有一定的局限性。

第四节　药品标准

我国药品标准包括《中华人民共和国药典》（简称《中国药典》）、《中华人民共和国卫生部药品标准》（简称《部颁药品标准》）。1998 年《部颁药品标准》更名为国家药品监督管理局（现更名为国家食品药品监督管理局）药品标准（简称《局颁药品标准》）。

中药药剂工作必须遵从各种药品管理法规、《中国药典》和《局颁药品标准》，也应遵从制剂规范与处方等文件，以保证药剂工作质量，使临床用药有效、安全。

一、药典

（一）药典的概念

药典是一个国家规定药品质量规格、标准的法典。由国家组织药典委员会编纂，并由政府颁布施行，具有法律的约束力。药典中收载药效确切、毒副作用小、质量稳定的常用药物及其制剂，规定其质量标准、制备要求、鉴别、杂质检查及含量测定，并注明适应证或功能主治、用法用量等，作为药品生产、检验、供应与使用的依据。药典在一定程度上反映了这个国家药品生产、医疗和科学技术水平，同时在保证人民用药安全有效，促进药物研究和生产上发挥了重要作用。

（二）中国药典的发展简况

我国是世界上最早颁布全国性药典的国家，早在唐显庆四年（公元 659 年）就颁布了《新修本草》，又称《唐本草》，这是我国最早的药典，也是世界上最早出现的一部全国性药典，比欧洲 1498 年出版的地方性药典《佛洛伦斯药典》早 800 多年，比欧洲第一部全国性药典《法国药典》早 1100 年。《太平惠民和剂局方》是我国第一部官方颁布的成方规范，也具有药典的性质。

1930 年国民党政府卫生署编纂了《中华药典》，此版药典完全参考英、美国家药典，规定的药品标准不适合当时的国情。药学工作者无法遵守，而且该药典出版后一直未修订过。

中华人民共和国成立后即开展了《中国药典》的编纂工作，至今已颁布了八版（1953 年版、1963 年版、1977 年版、1985 年版、1990 年版、1995 年版、2000 年版以及 2005 年版），每版药典均在前一版药典的基础上，内容和标准上都有所修改和提高。

《中国药典》2005 年版分一部、二部和三部。一部收载药材及饮片、植物油脂和提取物、成方制剂和单味制剂等；二部收载化学药品、抗生素、生化药品、放射性药品及药用辅料等；三部收载生物制品，首次将《中国生物制品规程》并入药典。

本版药典共收载药品 3214 种，其中新增加 525 种。药典一部收载品种 1146 种，其中新增 154 种，修订 453 种；药典二部收载品种 1967 种，其中新增 327 种，修订 522 种；药典三部收载品种 101 种，其中新增 44 种、修订 57 种。

本版药典附录进行了较大的增修订工作。为了适应我国药品管理的需要，制剂通则中增加了植入剂、冲洗剂、灌肠剂、涂剂、涂膜剂等；制剂通则项下还增加了多种亚类剂型，如片剂通则项下增加了可溶片、阴道泡腾片，胶囊剂通则项下增加了缓释胶囊和控释胶囊等。

本版药典中现代分析技术得到了进一步扩大应用。药典一部采用薄层色谱法用于鉴别的品种已达 1523 种，用于含量测定的为 45 项；采用高效液相色谱法进行含量测定的品种有 479 种，涉及 518 项；采用气相色谱法进行鉴别和含量测定的品种有 47 种。药典二部品种中采用高效液相色谱法的有 848 种（次），较 2000 年版增加 566 种（次），采用高效液相色谱法进行含量测定的品种增订 223 种；增订红外鉴别的品种 70 种；增订溶出度和含量均匀度检查法进行制剂质量控制的品种分别为 93 种和 37 种；增订有关物质检查的品种有 226 种；采用细菌内毒素方法取代热原方法的品种有 73 种。

（三）其他国家药典

世界上大约有 35 个国家颁布了自己的药典，此外还有国际和区域性药典，常用的有：

1.《美国药典》（简称 U. S. P），现行版为 24 版（2000 年）。

2.《英国药典》（简称 B. P），现行版为 2002 年版。

3.《日本药局方》（简称 J. P），现行版为第 14 改正日本药局方（2001 年）。

4.《国际药典》（简称 Ph. Int），是世界卫生组织（WHO）为了统一世界各国药品的质量标准和质量控制的方法而编纂的药典。修订中的国际药典为第三版，共 5 卷，第 1、2、3 卷分别于 1979 年、1981 年、1988 年出版。《国际药典》对各国无法律约束力，仅供各国编纂药典时作为参考标准。

二、其他药品标准

其他药品标准主要为《局颁药品标准》。由药典委员会编纂，国家食品药品监督管理局颁布施行。《局颁药品标准》收载范围：

1. 国家食品药品监督管理局审批的国内创新的品种，国内生产的新药以及放射性药品、麻醉药品、中药人工合成品、避孕药品等。

2. 前版药典收载，而现行版未列入的疗效肯定，国内几省仍在生产、使用并需要修订标准的药品。

3. 疗效肯定，但质量标准需进一步改进的新药。

第二章

中药调剂技术

中药调剂是调剂人员根据中医师处方将中药饮片或制剂调配成药剂供患者使用的操作过程。中药调剂是中医药学的重要组成部分，在古籍中"合药分剂"、"合和"、"合剂"等均属中药调剂范畴。由于中医临床强调辨证施治，因而中药运用的主要形式为汤剂，故中药调剂主要针对调配汤剂处方而言，根据中医师处方要求进行临方炮制、临方制剂等也属于中药调剂的范畴。

中药调剂是紧紧围绕临床需要并直接为病人服务的工作。中药调剂质量的好坏不仅影响临床疗效的发挥，而且会影响到患者的身体健康，甚至涉及到生命的安危。调剂人员不仅要对调配的药物品种和数量负责，而且对药品的真伪优劣、炮制是否得法，以及中医师处方中有无配伍禁忌、毒剧药剂量和煎服法正确与否等均负有监督检查责任。

第一节　处　方

一、处方的含义、种类与意义

（一）处方的含义

处方是药剂配制及生产的重要书面文件。狭义地讲，处方是医师为患者预防或治疗疾病而开写的有关配制和发出药剂的书面文件。广义地讲，凡制备任何一种药剂的书面文件皆可称为处方。

（二）处方的种类

1. 法定处方　系指药典、局颁标准上收载的处方，具有法律的约束力。

2. 协定处方　系指医院药房根据医疗需要，与医师共同协商制定的处方。它可以预先大量配制与储备，以便控制质量、减少病人等候临时调配取药的时间。协定处方药剂的制备必须经上级主管部门批准，并只限于本单位使用。

3. 验方、单方和秘方　验方系指民间积累的疗效比较显著的经验处方；单方系指比较简单有效的处方，往往只含有 1～2 味药；秘方一般指秘而不传的验方或单方。在验方、单方、秘方中有些是疗效比较好或具特殊治疗作用的，应注意发掘、整理和研究提高。

4. 医师处方　系指医师为某个患者治病用药的书面文件。

5. 生产处方　系指大量生产制剂时所制定的规格标准、制备方法以及质量控制等规程性文件，仅限用于制剂生产。

（三）处方的意义

处方是医师发给病人药剂的凭证，也是药房调配药剂、指导患者用药和收取药品费用的依据，具有法律上、技术上和经济上的意义。

由于开写处方或调配处方的差错而造成的医疗事故，医师或调剂人员应负法律责任。处方的技术意义在于写明了药物的名称、数量、剂型及用法用量等，保证了药剂的规格和安全有效。在经济上可按照处方检查和统计药品的消耗量，尤其是贵重药品、毒性药品和麻醉药品，也可供作报销及预算采购的依据，并作为药房向病人收取药品费用的依据。

二、医师处方

（一）处方结构

医师处方分中医处方与西医处方，其基本结构相似，处方结构如下：

1. 处方前记　包括医院全称、门诊号或住院号，患者姓名、性别、年龄、单位或住址，处方编号及日期等。性别、年龄是核对药品与剂量的依据，一定要写清楚，对儿童尤为重要。

2. 处方正文　这是处方的主要部分，包括药品的名称、规格、数量及用法等。药品名称用中文或拉丁文书写，毒性药品应写全称，普通药可用缩写名（但不可引起误解）。数量一律用阿拉伯数字，药品数量的小数应正写并排列整齐，以防差错。计量单位用公制，即用克、毫克、毫升等及通用的国际单位。处方不得涂改，必要时由处方医师在涂改处签字。毒性药品、麻醉药品应按有关规定严格执行。

3. 处方后记　包括医师签名，调剂人员签名及复核人签名。处方写成后，必须由医师签字或盖章后方能生效。调剂人员调配处方后必须由校对人员校对，双签名后方可将药品发出。

（二）特点

1. 中医处方

（1）正文内所拟中药一般按"君、臣、佐、使"及药引子等顺序排列。

（2）饮片、中成药、西药三类药品分别开写，不可在同一处方中书写。

（3）饮片处方药名用正名或惯用名，若用惯用名或"并开"药须书写清楚。

（4）"脚注"：脚注是中药处方中的一项重要内容，它是注明对饮片特殊炮制要求及对煎药法的要求。

（5）饮片处方一般以单剂量即一日量书写，同时注明总剂量数。

（6）中成药处方书写法同西药处方。

2. 西医处方

（1）紧接处方前记为处方头，以"Rp"或"R"起头，来源于拉丁文字Recipe，有"取下列药品"的意思。

（2）处方中的药品一般按主药、辅药、矫味剂、赋形剂的顺序排列。

（3）处方中药品为药物制剂时，其剂量书写方法有两种：一种是单剂量法，即写出一次用量，并写出一日次数及总日数；一种是总剂量法，即写出总剂量，并写出一次用量及一日次数。

（4）服用方法通常以 Sig.（拉丁文 Signare 的缩写）为标志，用拉丁文缩写以节约书写时间。处方中常用拉丁语缩写见表 2-1。

表 2-1 处方中常用拉丁术语缩写

缩　写	拉 丁 语	中 文
āā	Ana	各
a. c.	Ante cibos	饭前
ad	Ad	加至
add.	Adde, addatur	加
b. i, d,	Bis in die	一日 2 次
c. , c	Cum	与，同
ft.	Fiat, fit	制成
gtt.	Gutta	滴
h. s.	Hora somni	临睡前
i. h.	Injectiones Hypodermaticae	皮下注射
i. m.	Injectiones intramusculares	肌肉注射
i. v.	Injectiones intravenocae	静脉注射
m.	Misce	混合
m. f.	Misce fiat	混合制成
No.	Numero	数目
O. D.	Oculus dexter	右眼
O. L.	Oculus laevus	左眼
O. S.	Oculus siniter	左眼
O. U.	Oculus Uterque	双眼
p. c.	Post cibos	饭后

续表

缩　写	拉　丁　语	中　文
p. r. n.	Por re nate	必要时
q, d,	Quaque die	每日1次
q. i. d.	Quaque in die	一日4次
q. s.	Quantum sufficiat	适量
Sig.	Signa，Signetur	标记，用法
S. O. S.	Si Opus sit	必要时
SS.	Semi Semis	一半
Stat. st	Statim	立即
t. i. d	Ter in die	一日3次
ut. dict.	Ut dictum	遵照医嘱
d. t. d.	Dentur tables doses	给予同量

第二节　中药房的组织结构与管理

一、中药房的类型与任务

（一）中药房的类型

中药房按其业务性质可分为企业性中药房和医院中药房两类：

1. 企业性中药房　系指综合性中药店、中药门市部及中草药店等。因处方医生不固定，除调配处方外，尚有"问病售药"业务。即不需要处方，凭患者主述病症和望问后，由中药师售给对证的中成药。

2. 医院中药房　系指中医院、综合性医院等所设置的中药房。其业务范围只限于调配本院医师的处方，进行中药炮制、制剂、药品检验等任务，不配制外来处方，也不零售中成药。

一般来说，二、三级综合性中医院的中药房统称药剂科，下设调剂室（部）、制剂室（部）、库房（供应部）、药品检验室（部）等部门。各医院可根据自身性质与规模大小进行调整。

（二）医院中药房的基本任务

1. 严格执行《药品管理法》和有关药政法规。

2. 编制中药采购计划，保管好各类药品，保证供应，登记账卡、进销账目和统计报表。

3. 根据调配技术常规，及时准确地调配处方。

4. 按临床需要制备制剂及加工炮制药材（主要为市场脱销的品种），自配制剂坚持自用原则。

5. 加强药品质量管理，建立健全的核对和分析检验制度，保证所配方剂和制剂的质量。

6. 做好用药咨询，结合临床搞好合理用药、新药试验和药品疗效评价。

7. 根据临床需要，积极研究、创制新制剂、新剂型。

8. 承担医药院校学生实习和药学人员进修任务。

二、中药房调剂室的设施

调剂室是中药房的重要组成部分，是调剂人员调配处方的工作场所。医院中药房的面积大小应根据医院病床、门诊量多少而定，用药量大、调剂任务重的中药调剂室占用面积要宽大一些。企业中药房的营业面积一般不得少于 $40m^2$，店堂以位置明显、安静、光线充足、便于患者取药为原则。为方便患者，调剂室、计价室、收款室相距不宜太远。

调剂室的主要设备有药斗橱、中成药架、调剂台等，有条件的还可安装空调、冰箱等。常用的用具有戥称、捣筒、铁研船、药筛等，现分述如下。

（一）药斗橱

药斗橱是陈列中药饮片以供调剂使用的专用斗橱，又称"饮片斗架"。一般用木材制成，其质量优劣与保证药品质量有很大关系。因此，制做药斗橱时除应选择较好的木料外，还必须精细加工。药斗橱有多种形式，可根据调剂方式和药品排列需要选择。常见的有以下三种。

1. 综合配方药斗橱　系由两架普通药斗橱加一架夹斗橱组成，俗称"两斗一夹"，是应用较广的药斗橱。普通药斗橱一般为横八竖七或横八竖八、横八竖九格，有的最底层设扁大药斗，每个格斗前后分为二至三格，以盛装不同药品。夹斗橱与普通橱不同之处在于其上部设置多格的小药斗若干，专供陈列较贵重的药品，中下层类似一般商品橱，供放置药瓶、药罐等。

2. 定位配方药斗橱　又称定位配方桌，由两部分组成，下部为带斗橱的配方台，上部为药斗橱。

3. 流水作业配方药斗橱　其构造和形式与综合配方药斗橱基本相同，仅将普通药斗橱及夹斗橱按药品分区管理情况分别集中排列，以方便操作。

（二）调剂台

多系木制，供调配及包装使用。台面下可设抽屉及药斗橱若干。

（三）戥秤

戥秤是中药调剂的称量工具。秤杆可用木、骨或金属等材料制作，秤盘和秤砣多用金属制成。戥秤的称量范围根据需要而定，常用的有 1～125g、1～250g、1～500g 及 100mg～50g 等数种规格。后一种用于贵重药及毒剧药的称量，其他几种均用于一般中药饮片的称量。

使用戥秤时，秤杆平放在左手中指端和虎口上，砣绳挂小指端。以右手前三指抓药，置药于秤盘中心后。提起秤系（秤杆不过鼻尖），利用左手食指和中指的伸屈活动来带动砣绳的进退移动。称取毒剧药物时秤盘应衬纸，以免污染其他药。

（四）捣筒

又称铜冲钵、冲筒。适用于处方中少量药物的临时捣碎，有铜制及铁制两种。

（五）铁研船

又称药碾子、铁推槽等。用生铁铸造而成，专供粉碎少量药料之用，有大小不同规格。

（六）拌缸

由缸身、缸盖、小筛三部分组成，用以临时拌制少量药品，如朱砂拌远志、青黛拌灯心草等。操作时，先将药品置于缸内，再取拌料适量置小筛上，缸筛套合后盖严，摇动拌缸至药物与拌料拌匀即可。

（七）药筛

供调配时筛取药物细粉或混合之用。过去多用绢罗或铜丝罗，现以标准筛取代。可按需要选用不同目数，筛取不同细度的药粉。

（八）笺方

亦名压方板，用硬木制成，压处方笺用。

此外，尚有药匙、散剂及丸剂分量器、球磨机、研钵、酒精灯、夹剪、钢锉、镊子、戥秤架、盘秤、装药盘等。

三、中药斗谱的编排

中药饮片在药斗橱内的分布排列称为"斗谱"。斗谱的合理编排不仅便于调剂人员记忆、缩短调配时间、减少调配差错、提高调剂质量，而且可以减轻调剂人员劳动强度、提高配方效率。在具体编排时，可根据以下原则，互相兼顾，权衡利弊，合理设计，统筹安排。

（一）斗谱排列的原则

1. 按中药使用频率编排　编排斗谱前必须摸清当地中药的用药规律，常用药应集中安排在斗橱中部，使随手可取；较常用药物宜排列在常用药物四周；不常用的药物则安排在药斗橱的最外围。

2. 按重要性味功能编排　临床最常用的理血、理气、健胃和脾、补肝益肾等药物应排列于药斗橱的中部；解表、清热、解毒、祛风除湿、止咳平喘、化痰、利尿、消导及补益药等常用之品宜置于药斗橱的中上、中下或左右两侧；较少使用的驱虫、固涩、收敛、攻下等药则排列于斗橱的外周。

3. 按中药性状质地编排　一般将质地轻松的花、茎、叶、皮及全草类药物排列于斗橱的中上部；将根及根茎类、果实种子类排列于斗橱中部；将金石、动物、贝壳类等质重的药物置于斗橱下部；对于质地松泡、用量较大的药物，如淡竹叶、灯心草、金银花、夏枯草、竹茹、茵陈、金钱草等，可置于较大的专用橱斗或箱内，以方便取用，防止频繁装斗。

4. 按入药部位排列　如按根、茎、叶、花、果实、种子及动物药、矿物药等分类装入药斗内。

5. 按需特殊保管的药物特殊排列　用特殊容器贮存，一般不装入药斗。

排列时必须结合本地区用药习惯和本医院性质及用药特点，使斗谱合理化、科学化。

（二）格斗配伍

将性能、功效相近，经常在同一处方中配伍使用的"姐妹药"排在同一药斗橱的前后格内，这种编排方法称为格斗配伍或药斗配伍。如党参与黄芪、乳香与没药、天冬与麦冬、白术与苍术、元胡与郁金、桃仁与红花等。一般将最常用的置于前格，较少应用的置于后格。

适于格斗配伍的还有以下几种情况。

1. 常用方剂中的药物　如四君子汤中的党参、茯苓、白术、甘草。此外，尚有四物汤、麻黄汤、桂枝汤等方剂中的药物。

．．．．．．．．．．．．．．．．．．．．．．．．．．．．．．．．．．．

2. 同一种药物的不同入药部位　如全当归、当归身、当归尾；全瓜蒌、瓜蒌皮、瓜蒌仁等。

3. 名称相似的药物　如白豆蔻、红豆蔻与草豆蔻，南沙参与北沙参，柴胡与银柴胡，白蒺藜与潼蒺藜等。

4. 同一药物的不同炮制品　如生首乌与制首乌，生甘草与炙甘草等。

格斗配伍时，应特别注意功效相反、配伍禁忌的药物，不得上下、前后或相邻排列。

四、调剂工作制度

1. 调剂人员必须有高度的责任感和高尚的职业道德，态度和蔼，文明礼貌，服务主动热情。

2. 严格按照药政法规、处方调配操作规程进行操作。做到调配处方正确无误、药味齐全、炮制得法、计量准确。

3. 加强业务学习，能鉴别药材、饮片真伪优劣，掌握药品性能、处方应付、配伍禁忌、熟记斗谱和调剂操作规程。

4. 收方后应对处方内容详细审查，审查无误后方可调配。遇有药品用法用量不妥或有配伍禁忌，或超期处方或缺货等，须与医师联系更正或重新签字后方可调配。调剂人员不得擅自更改或者代用。

5. 一般处方按收方先后顺序调配，急诊处方必须随到随配。

6. 严格执行国家物价政策，及时掌握药品价格变更情况，准确计价。

7. 严格执行核对检查制度，装斗、调配及发药均须由复核人员检查核对，以杜绝差错事故。一旦发生差错事故，应立即报告并及时纠正。建立差错事故登记本，随时登记，定期讨论，及时总结经验，加以改进。

8. 药剂包装要结实、美观。发出的药剂，应将使用方法详细写在药袋或瓶签上，发药时应耐心向患者说明使用方法及注意事项。

9. 调剂室内药品应定位存放，所消耗的药品需及时补充。一律凭处方发药，药品发出应做到先进先出、接近失效期者先用。药斗和药品应贴品名标签，药品更位时要及时更改标签。

10. 领进药品时要进行检查验收，禁止领发伪劣及过期失效药品。

11. 严格执行特殊药品管理制度。做到专柜、专锁、专账、专人、专用处方管理，日清日结，账物相符。

12. 调剂室须每日将处方整理装订并统计好金额，对不合格处方应进行登记。

13. 调剂室应保持良好的工作秩序，搞好清洁卫生，并做好安全保卫工作。

五、特殊药品管理制度

特殊药品是指麻醉药品、精神药品、毒性药品、放射性药品。其使用管理按《药品管理法》以及相关的管理办法严格执行，现将有关内容分述如下：

1. 麻醉药品只限用于医疗、教学和科研需要。设有病房、具备进行手术等条件的医疗单位经上一级卫生行政部门批准后，发给《麻醉药品购用印鉴卡》，凭卡按购用限量规定向指定麻醉药品经营单位购用。

2. 使用麻醉药品的医务人员必须有医师以上技术职务，并经考核能正确使用麻醉药品。

3. 麻醉药品的每张处方注射剂不得超过 2 日常用量，片剂、酊剂、糖浆剂等不得超过 3 日常用量，连续使用不得超过 7 日，麻醉处方应书写完整，字迹清晰，签写开方医生姓名，配方和核对人员严格核对后均应签名。并建立麻醉药品处方登记册。医务人员不得为自己开处方使用麻醉药品。

4. 经县以上单位诊断确需使用麻醉药品止痛的危重病人（如晚期癌症患者），可到指定医疗单位凭医疗诊断书和户籍簿核发《麻醉药品专用卡》，患者凭专用卡到指定的医疗单位开方配药。配方前要严格核对供应单位、供应期限、患者姓名等项目。并在卡上登记，针剂需收缴空瓶。每次发药不超过 4 日量（一般不超过 2 日极量）；专用卡有效期为一个月，如需继续使用应携带患者户籍簿和原卡到发卡单位换卡。

5. 医疗单位应加强对麻醉药品的管理。禁止非法使用、储存、转让或借用麻醉药品，要有专人负责、专柜加锁、专用账册、专用处方、专册登记。处方保存 3 年备查。对违反规定滥用麻醉药品者，药剂科有权拒绝发药，并及时向当地卫生行政部门报告。

6. 毒性药品、精神药品的管理必须做到专人负责、专柜加锁、专用账册、专用处方。医疗单位供应和调配毒性药品须凭医生签名的正式处方，国营药店供应和调配毒性药品须凭盖有医生所在医疗单位公章的正式处方。每次处方剂量不得超过 2 日极量。对处方中未注明"生用"的毒性中药，应付炮制品。如发现处方有疑问时，须经原处方医师重新审定后再行调配。处方一次有效，取药后处方留存 2 年备查。医师应当根据医疗需要合理使用精神药品，严禁滥用。除特殊需要外，第一类精神药品的处方每次不超过 3 日常用量，第二类精神药品的处方每次不超过 7 日常用量。处方应存留 2 年备查。

7. 使用放射性药品必须取得有关部门颁发的使用许可证，使用管理按《放射性药品管理办法》执行。

第三节　中药配方的操作规程与基本知识

一、中药配方的操作规程

（一）审查处方

审查处方是中药配方的第一步，是保证用药安全有效、防止差错事故的有效措施。审方时应当集中精力，从头到尾仔细阅读、认真审查，切忌高声朗读或惊讶失态，以免增加患者的精神负担。

1. 审查项目

（1）患者姓名、性别、年龄、单位或住址，处方日期、医师签名等是否填写清楚。

（2）药名书写是否清楚、正确，有无错误或笔误、重开或遗漏等，是否为"急诊"处方。

（3）药品剂量是否有误，毒性药品、麻醉药品、精神药品以及儿童用药的剂量尤需特别注意。

（4）有无配伍禁忌和不合理用药，如十八反、十九畏及妊娠禁忌等。

（5）有无需特殊处理的药品，有无缺药，脚注是否清楚，调配有无困难等。

（6）处方中"自费药"是否开自费处方。

2. 发现问题的处理　审方时一旦发现问题，应立即与医师联系，问明原因，商定解决办法，决不可随意处理。

（1）凡处方内容不全，字迹模糊，药名、剂量及脚注书写不清或使用不当，无医师签名者不能进行调配。俟与医师联系，更正并签字后再行调配。不可自作主张，猜测更改。

（2）有配伍禁忌或妊娠禁忌的处方，原则上禁止配方。毒性药品用法用量有误或有疑问者亦不可配方，上述处方应与医师联系处理。若确因治疗需要，有把握应用时，须经医师在该药项下重新签字，方可调配。

（3）处方中有重味药可划去，而对缺味或药材规格、炮制等不能满足要求者，应请医师更改或另写处方，由病家自备，不可妄作更代。

（二）计价收费

处方经审查无误后应进行药剂价格计算，并填写在处方的药价栏内。

计价的处方经收费或记账并盖以收费或记账专用章后，即送交调配，同时发给病人收据及取药证或号牌，以作为取药凭证。

计价收费是一项具有经济意义的较复杂的工作。中药品名、规格繁多，又有等级、产地之别，炮制加工各异，给计价工作带来一定困难。计价人员要熟记中药名称、规格、等级及各种炮制加工品的单价，及时掌握药品销存情况、调价情况，熟练计算，以提高工作效率、减少病人等候取药时间。计价收费工作应注意以下问题：

1. 严格执行国家的物价政策，按照国家规定的药物零售价格计价收款。

2. 计价工作要求迅速准确，按药划价。贵重及分等级的药物应注明等级单价，并注意剂数、自费药品及调价波动等，避免补费、退费现象发生。

3. 药价一律用黑色或蓝色笔缮写在处方上，以便病人付款或单位记账、统计、核对。

4. 计价的同时也是对处方的审查，往往可从中发现漏审的错误，并应及时给以纠正。

（三）调配

调配是中药配方操作的重要环节，必须对照处方，集中精力，严肃认真地进行，不要凭记忆操作，以防差错事故发生。

1. 对戥　调配前必须对戥，即检查戥秤是否灵敏准确。称量药物时，须以试戥时的平衡度为准。

2. 调配操作按处方剂数多少及药物剂量大小选择适宜的包药纸或盛药胶片等，整齐平铺于调剂台上，然后从处方首味开始，依次逐味准确称取，按剂分量，至全部药物配齐。要求称得准、分得匀、不漏配、无错味。调配处方时须注意以下事项：

（1）配方取药时应执行"三三制"，即药名、标签与实物三次核对，用量、戥秤刻度与砝码三次核对，以防差错。

（2）为了使一方多剂分量均匀，配药时一般采用减重法（或称减称法、递减法），即一次称取药物的总量，而后逐次分剂量倒药。配方称量应力求准确，一般要求实际称量总和与处方总量的误差不得超过 5%，毒性药及贵重药品称量误差不得超过 1%。

（3）药物称量多按处方上的药名排列顺序进行，倒药时应从包药纸一角依次排列逐味间隔将药分放，不可乱掺一堆，以便于核对检查。对于易抛散滚动的颗粒性药物，应最后称量，倒在其他药物的中间，以免抛散损耗。对于体积大的药物，可先称取倒在包药纸中心，然后称取其他药物，按一定顺序围绕上药倒在四周；也可先称取其他药物，核对无误后，再称取体积大的药物，将其放于其他药物的上面。

（4）配方时应看懂脚注。凡处方中注明"先煎"、"后下"、"另煎"、"冲服"等特殊煎服法的药物，必须单药另包、注明用法。如注明"冲服"，但无制备的细粉者，应将药物捣（或碾）成细粉，过筛后单包；注明"烊化"者，亦应先将药物捣碎单包，并注明用法。其余如"去心"、"去毛"、"去芦"等，多在药物炮制时处理。

（5）配方时须区分并开药物的品种、规格和剂量，如在并开药名后注有"各"字，即表示每味药各按处方量称取；若并开药名后无注或注有"合"字，则表示每味药按处方量的半量称取。

（6）处方中指定的炮制药味没有制备品及需处理的"药拌"，如"朱砂拌"、"青黛拌"等，应临时炮制，不得随意替代或马虎从事。

（7）凡处方中注明"捣碎"者如矿石、贝壳、种仁和未经切片的根及根茎类药物，都应用铜冲捣碎后入煎。

（8）药房未备之"药引"如酒、甘蔗汁、葱白、鲜芦根等，应嘱病家自备，并在处方上标明。

（9）处方中附有入煎剂的丸、散等，应另包注明用法用量。

（10）药物称量后应立即将药斗关好，以免其他药物撒落；瓶装药应立即将瓶塞盖好，以免"张冠李戴"。

（11）一张处方未配完时决不能调配第二张处方，以免混淆。

（12）急诊处方应优先调配。

（13）保持调剂室的工作台、容器、用具等的整齐清洁。

（四）核对发药

核对发药是中药配方操作的最后一道程序，是减少差错、防止事故的重要环节，须严格执行处方核对制度。每张处方调配完毕，必须经全面核对无误并由核对人员签字后方可发药。

1. 核对　核对工作应由专职或兼职人员进行。核对方法有自行核对和相互核对两种，可按顺序以药名对实物或以实物对药名交替进行。核对内容包括药物品种、规格、质量，药物剂量，脚注和特殊处理，配伍禁忌，妊娠禁忌，毒性药品、麻醉药品的使用是否得当，剂量是否准确等。经核对无误后，即可将药物包装发出。有差错者经更正后，仍需重新复核。

2. 包装　中药包装多采用药袋，包装前须将病人姓名、处方号、发药号等填写清楚，药袋常印有中药煎服法及有关事宜，病人依法煎服较为妥当。

以纸包药者，要求药包平整美观、规格一致、不散不漏、捆扎牢固。单包药应放于各剂药包的上面，以提醒患者注意按规定煎服。

3. 发药　系将调配好的药剂发到病人手中的操作。发药绝非简单地交出药剂，发药交待必须简明正确，具体要求如下：

（1）发药时严肃认真，传呼病人后，应核查其姓名、处方号及取药牌号，相符无误方可发出药剂。必要时剂数、药费金额也可参证。绝不可让患者自己取药，坚决杜绝错发及掉包现象。

（2）应将煎煮方法、服药注意事项、特殊药物的处理、自备药的添加、食忌（忌口）等交待清楚。外用药应有特殊标记并加以说明。耐心解答患者的询问，切忌敷衍了事。

（3）药剂发出后，发药人应签字负责，并登记存查。

二、中药配方的基本知识

（一）毒性药品

毒性药品是指毒性剧烈或药性猛烈，治疗剂量与中毒剂量相近，使用不当可致人中毒或死亡的药品。为了用药安全，防止滥用，在调配毒性药品时，要慎之又慎，其剂量要严格遵循《中国药典》及有关法规的规定。毒性药品的名称、用量及用法见表2-2。

表2-2　　　　　　　　中药有毒药物名称、用量与用法

药物名称	剂量（g）	用法
川乌	制1.5～3.0	炮制后用，宜先煎久煎
千金子	1.0～2.0	去壳去油用，多入丸散
马钱子	0.3～0.6	炮制后入丸散用
天仙子（莨菪子）	0.06～0.6	多入片、散用
天南星	3.0～9.0	炮制后用，外用生品适量
水蛭	1.5～3.0	炮制后用
水银	适量	外用
巴豆	适量	外用
巴豆霜	0.1～0.3	多入丸散
木鳖子	0.9～1.2	外用适量研末，米醋调敷患处
甘遂	0.5～1.5	炮制后多入丸散
生狼毒	制0.9～2.4	炮制后用，生品适量外用
生藤黄	制0.03～0.06	炮制品入丸散
白附子	制3.0～6.0	炮制后用或外用
白降丹	适量	只能外用
半夏	3.0～9.0	炮制后用，生品适量外用

药物名称	剂量（g）	用法
朱砂	0.3～1.5	多入丸散，不宜大量久服
华山参	0.1～0.2	可制成气雾剂、片剂应用
全蝎	2.5～4.5	多入丸散用
红大戟	1.5～3.0	多入丸散用
红粉	适量	只能外用，不宜直接使用，不宜久用
红娘子	0.15～0.30	炮制后煎服或入丸散
芫花	1.5～3.0	醋芫花研末吞服或入丸散
青娘子	0.05～0.30	炮制后煎服或入丸散
草乌	制1.5～3.0	一般不内服，同川乌
草乌叶	1.0～1.2	多入丸散用
两头尖（竹节香附）	1.5～3.0	外用
附子	3.0～15.0	宜用炮制品
京大戟	1.5～3.0	研粉，吞服量为0.3～1.0g
闹羊花	0.6～1.5	浸酒或入丸散，外用
轻粉（甘汞）	内服0.1～0.2	多入丸散或胶囊，外用 适量敷患处，一般外用
洋金花	0.3～0.6	宜入丸散，亦可卷烟吸入用，一日量不超过1.5g
砒石（红砒、白砒）	0.003～0.009	内服多入丸散，外用，研末撒、调敷或入膏药中贴之
砒霜	0.001～0.002	内服多入丸散，外用适量
商陆	3.0～9.0	煎服，外用适量捣碎或入丸散
斑蝥	0.03～0.06	炮制后煎服或入丸散
雪上一枝花	制0.025～0.050	生品外用
硫黄	1.5～3.0	炮制后入丸散，一般外用
雄黄	0.15～0.30	多入丸散或外用
蜈蚣	2.5～4.5	多入丸散
蟾酥	0.015～0.03	多入丸散，外用适量
九圣散	适量	外用，不可内用
九分散	2.5	外用适量，酒调敷
牙痛一粒丸	1～2丸/次 （0.3g/125丸）	取1～2丸填于龋齿孔内，外塞棉花，唾液勿咽

续表

药 物 名 称	剂量（g）	用　　法
小金丹	1.2～3.0	
玉真散	1.0～1.5	外用适量敷患处
龙虎丸	2.0	内服
红灵丹	0.6	
医痫丸	3.0	不宜多服
控涎丸	1.0～3.0	枣汤或米汤送服
颠茄酊	0.3～1.0ml	极量 1 次 1.5ml，1 日 4.5ml
颠茄流浸膏	0.01～0.03ml	极量 1 次 0.06ml，1 日 0.2ml
颠茄浸膏	10～30ml	极量 1 次 50ml，1 日 150ml
颠茄片	同颠茄浸膏	

（二）配伍禁忌

通过长期的医疗实践，古人总结出药物配伍后的"七情"变化，即药物配伍后产生协同、抑制及拮抗作用。"相须"、"相使"是指药物配伍后的协同作用，"相畏"、"相杀"系指药物配伍后能减轻或消除原有的毒性或副作用，"相恶"、"相反"系指药物配伍后的拮抗作用。其中"相反"与"相畏"一般视为配伍禁忌。

古代医药文献中关于配伍禁忌的论述不尽一致，但金元时期所概括的"十八反"、"十九畏"及"妊娠禁忌"药品对后世影响较大，并编成歌诀，便于习诵，现分述如下。

1. 十八反　本草明言十八反，半蒌贝蔹及攻乌，藻戟遂芫俱战草，诸参辛芍叛藜芦。

其含意为乌头反半夏、瓜蒌、贝母、白蔹、白及；甘草反海藻、大戟、甘遂、芫花；藜芦反人参、党参、沙参、玄参、丹参、苦参、细辛、芍药。

2. 十九畏　硫黄原是火中精，朴硝一见便相争，水银莫与砒霜见，狼毒最怕密陀僧，巴豆性烈最为上，偏与牵牛不顺情，丁香莫与郁金见，牙硝难合京三棱，川乌草乌不顺犀，人参最怕五灵脂，官桂善能调冷气，若逢石脂便相欺，大凡修合看顺逆，炮煁炙煿莫相依。

其含意为硫黄畏朴硝；水银畏砒霜；狼毒畏密陀僧；巴豆畏牵牛；丁香畏郁金；牙硝畏三棱；川乌、草乌畏犀角；人参畏五味子；官桂畏石脂。

十八反和十九畏中的反、畏诸药，相沿皆为配伍禁忌，但历代医学家亦有配伍应用。如甘遂半夏汤中甘草与甘遂合用，感应丸中巴豆同牵牛相配等。尽管如此，药剂人员仍须熟记歌诀，严守尽职，若发现有配伍禁忌的处方，应及时与医师联系，重新签字后再行调配。

（三）妊娠禁忌药物

能引起胎儿损害，造成堕胎、致畸等不良后果的药物，称为妊娠禁忌药物。通常又根据药力峻缓分为禁用和慎用，原则上应避免使用，以防意外。必须应用时，须请医师在处方药物上另加签字，以示负责。

禁用药大多为毒性较强或药性峻烈的药物，《中国药典》2005 年版一部属妊娠禁忌药的有丁公藤、三棱、十蟞虫、千金子、马钱子、巴豆、水蛭、甘遂、玄明粉、芒硝、芫花、阿魏、附子、京大戟、闹羊花、牵牛子、轻粉、莪术、益母草、猪牙皂、商陆、斑蝥、雄黄、黑种草子、蜈蚣、麝香、益母草流浸膏、蓖麻油、十一味能消丸、十二味翼首散、十香返生丸、十滴水、十滴水软胶囊、人参再造丸、九气拈痛丸、三七片、三七伤药片、三两半药酒、大黄清胃丸、大黄䗪虫丸、山楂化滞丸、小金丹、小活络丸、马钱子散、木瓜丸、木香槟榔丸、五味麝香丸、止咳宝片、止痛化癥胶囊、止痛紫金丸、少腹逐瘀丸、中华跌打丸、牛黄抱龙丸、牛黄消炎片、牛黄解毒丸、化癥回生片、风湿马钱片、风湿骨痛胶囊、六味安消丸、心宁片、心通口服液、冯了性风湿跌打药酒、再造丸、当归龙荟丸、伤痛宁片、华佗再造丸、血栓心脉宁胶囊、壮骨伸筋胶囊、红灵丹、坎离砂、苏合香丸、医痫丸、利胆排石片、龟龄集、灵宝护心丹、阿魏化痞膏、纯阳正气丸、金蒲胶囊、乳块消片、乳疾灵颗粒、狗皮膏、活血止痛散、冠心苏合丸、桂枝茯苓胶囊、根痛平颗粒、脑立清丸、狼疮丸、益母草口服液、益母草膏、消渴灵片、消糜栓、通天口服液、梅花点舌丹、控涎丹、得生丸、麻仁润肠丸、痔康片、清宁丸、清脑降压片、清淋颗粒、颈复康颗粒、紫金锭、紫雪、跌打丸、跌打活血丸、舒筋丸、痛经丸、暖脐膏、槟榔四消丸（大蜜丸、水丸）、礞石滚痰丸、麝香保心丸等。

慎用药大多是性烈或有小毒的药物，《中国药典》2005 版一部属妊娠慎用药的有三七、干漆、大黄、制川乌、天南星、王不留行、木鳖子、巴豆霜、白附子、西红花、红花、苏木、牡蛎、郁李仁、虎杖、制草乌、草乌叶、枳壳、枳实、禹州漏芦、禹余粮、急性子、穿山甲、桃仁、凌霄花、常山、硫黄、番泻叶、雄黄、漏芦、赭石、瞿麦、蟾酥、十香止痛丸、三妙丸、三黄片、万氏牛黄清心丸、万应胶囊、万应锭、川芎茶调丸、川芎茶调散、女金丸、马应龙麝香痔疮膏、天麻丸、木香槟榔丸、五虎散、少林风湿跌打膏、牛黄上清丸、牛黄上清胶囊、牛黄清心丸、气滞胃痛颗粒、龙胆泻肝丸（蜜丸、水丸）、竹沥达痰丸、伤湿止痛膏、华山参片、安宫牛黄散、防风通圣丸、妇炎净胶囊、妇科分清丸、抗感颗粒、沉香化气丸、附子理中丸、乳癖消片、栀子金花丸、复方川贝精片、复方丹参滴丸、复方鸡血藤膏、独一味胶囊、桂枝茯苓丸、夏天无片、通关散、黄连上清丸、清肺消炎丸、清肺黄连丸（大蜜丸、水丸）、跌打镇痛膏、舒心口服液、舒肝丸、舒胸片、舒筋活络酒、麝香祛痛气雾剂、麝香祛痛搽剂、麝香痔疮栓等。

（四）中药配方付药常规

1. 处方单写药名（或注明炒）即付清炒的品种，有谷芽、麦芽、稻芽、苏子、莱菔子、苍耳子、牛蒡子、白芥子、决明子、黑丑、白丑、王不留行、酸枣仁、草果、槐花、山楂。

2. 处方单写药名（或注明炒、麸炒）即付麸炒的品种，有枳壳、白术、僵蚕、薏苡仁、芡实、冬瓜子、椿根皮、半夏曲、六神曲、三棱。

3. 处方单写药名（或注明炒、烫）即付烫制的品种，有狗脊、骨碎补、穿山甲、刺猬皮、象皮、龟板、鳖甲、鱼鳔胶。

4. 处方单写药名（或注明炙、炒）即付蜜炙的品种，有紫菀、款冬花、枇杷叶、马兜铃、桑白皮、槐角。

5. 处方单写药名（或注明炙）即付酒炙的品种，有何首乌、女贞子、肉苁蓉、山茱萸、熟军、黄精、乌梢蛇、蕲蛇。

6. 处方单写药名（或注明炒、炙）即付醋炙的品种，有乳香、没药、五灵脂、延胡索、香附、莪术、大戟、青皮、甘遂、芫花、五味子、商陆。

7. 处方单写药名（或注明炒、炙）即付盐水炒的品种，有小茴香、蒺藜、车前子、橘核、胡芦巴、益智仁、补骨脂。

8. 处方单写药名即付炙的品种，有吴茱萸、川乌、草乌、天南星、白附子、远志、淫羊藿、厚朴、半夏、巴戟天、巴豆、马钱子、藤黄。

9. 处方单写药名即付煅制的品种，有龙骨、瓦楞子、礞石、自然铜、钟乳石、花蕊石、龙齿、牡蛎、磁石、赭石、蛤壳、寒水石、白石英、紫石英、禹粮石、海浮石。

10. 处方单写药名（或注明炒、煅）即付炭的品种，有杜仲、艾叶、地榆、陈棕、侧柏叶、血余、干漆。

其余一律按处方要求付。各地区的习惯和经验还可形成一套本地区通用的配方付药规律，调剂人员应熟悉掌握本地区的处方应付常规。

（五）别名及并开

1. 别名　中药除正名外，往往还有一些别名。为了防止同名异物、同物异名现象，中医处方应按《中国药典》和各级药品标准所载的中药名称书写。但是，有些药物别名已经历代相继沿用成习，至今仍有医师喜用，为了保证用药安全有效，调剂人员须熟记药物的别名，以保证调剂工作的顺利进行，如金银花即有忍冬花、二宝花、双花、二花诸称，牛蒡子又名鼠粘子、大力子、牛子等。

2. 并开　医师为使处方简略或使其配伍产生协同作用，常将一些疗效相近或有协同作用的两味以上药物合并在一起书写，称为"并开"。疗效相近的如二冬即天冬和麦冬；二丑即黑丑和白丑；焦三仙即焦山楂、焦神曲、焦麦芽；配伍时有协同作用的如知柏即知母和黄柏。处方中常见并开药处方应付见表 2-3。

表 2-3　　　　　　　　　　　　　常见并开药物处方应付

品名	处方应付		品名	处方应付	
二冬	天冬	麦冬	谷麦芽	谷芽	麦芽
二门冬	天门冬	麦门冬	生熟谷麦芽	生炒谷芽	生炒麦芽
二术	苍术	白术	生熟谷稻芽	生炒谷芽	生炒稻芽
苍白术	苍术	白术	炒稻麦	炒稻芽	炒麦芽
二母	知母	浙贝母	炒曲麦	炒神曲	炒麦芽
知贝母	知母	浙贝母	焦曲麦	焦神曲	焦麦芽
二蒺藜	白蒺藜	沙苑子	生炒蒲黄	生蒲黄	炒蒲黄
潼白蒺藜	白蒺藜	沙苑子	焦楂麦	焦山楂	焦麦芽
知柏	知母	黄柏	生熟枣仁	生枣仁	熟枣仁
盐知柏	盐知母	盐黄柏	干良姜	干姜	高良姜
炒知柏	盐炒知母	盐炒黄柏	腹皮子	大腹皮	生槟榔
酒知柏	酒知母	酒黄柏	川草乌	川乌	草乌
砂蔻仁	砂仁	蔻仁	桃杏仁	桃仁	杏仁
砂蔻皮	砂仁壳	紫蔻壳	全荆芥	荆芥	芥穗
二地	生地	熟地	桑枝叶	桑枝	桑叶
生熟地	生地	熟地	冬瓜皮子	冬瓜皮	冬瓜子
二活	羌活	独活	生熟苡米	生苡米	炒苡米
羌独活	羌活	独活	生熟大黄	生大黄	熟大黄
风藤	青风藤	海风藤	生龙牡	生龙骨	生牡蛎

续表

品名	处方应付		品名	处方应付	
青海风藤	青风藤	海风藤	龙牡	煅龙骨	煅牡蛎
杭赤芍	赤芍	白芍	二甲	龟板	鳖甲
二丑	黑丑	白丑	忍冬花藤	金银花	金银藤
二公丁	蒲公英	紫花地丁	二花藤	金银花	金银藤
二决明	石决明	草决明	南北沙参	南沙参	北沙参
苏子叶	苏子	苏叶	猪茯苓	猪苓	茯苓
龙齿骨	龙齿	龙骨	赤猪苓	赤苓	猪苓
红白豆蔻	红豆蔻	白豆蔻	青陈皮	青皮	陈皮
荆防	荆芥	防风	棱术	三棱	莪术
全紫苏	苏叶　苏梗	苏子	全藿香	藿香　藿香叶	藿香梗
苏子梗	苏子	苏梗	乳没	炙乳香	炙没药

（六）脚注

中医师在开处方时，常在处方药品的右上角或下角加以简明的注解，对调剂人员配方提出要求，习称"脚注"。其目的在于充分保证用药质量，增强疗效。所以调剂人员应按照脚注的要求认真调配。脚注内容很多，一般包括以下几点：

1. 对煎服法的要求　凡注明"先煎"、"后下"、"另煎"、"烊化"、"包煎"、"生汁兑入"、"另炖"、"泡兑"等脚注的药物，调配时不要与群药混装，应单药另包，并在发药时向患者说明单包药物的煎煮服用方法，以免影响药物疗效。调剂中需另包的药物有人参、西洋参、三七、鹿茸、羚羊角、牛黄、麝香、豹骨、珍珠、猴枣、熊胆、蟾酥、燕窝、蛤蚧、海龙、海马、玳瑁、马宝、白花蛇、藏红花、川贝母、马钱子、血竭、冰片、朱砂、琥珀、沉香、广木香、旋覆花、钩藤、大黄、番泻叶、薄荷、砂仁、细辛、青黛、蒲黄、伏龙肝、芒硝、玄明粉、马勃、车前子、葶苈子、松花粉、蚕砂、夜明砂、白及、阿胶、龟板胶、鳖甲胶、鹿角胶、龟鹿二仙胶、雷丸、益元散、六一散、黛蛤散等，以及某些需单独处理的毒性中药，如巴豆、乌头、附子、南星、半夏、商陆、斑蝥等。

2. 对药物加工、炮制的要求

（1）捣碎：为节约时间、方便调剂、使药物有效成分易于煎出，通常将一些果实种子类、动物骨甲贝壳类、矿石类及某些根及根茎类药材预先串碎或捣碎，然后装入药斗备用。

但下列药物不宜过早打碎，只宜临时捣碎：①易于走油变质的果实种子，如桃仁、杏仁、牛蒡子、莱菔子、草决明等。②富含芳香挥发性成分的药材，如砂仁、白蔻仁、沉香等。③某些贵重药材，如川贝母、牛黄、三七、黄连等。

（2）除去非药用部分：如去毛（枇杷叶、石韦等）；去心（远志、莲子、巴戟天等）；去刺（苍耳子、金樱子、刺蒺藜等）；去核（大枣、山茱萸、乌梅、诃子等）。

（3）临时炮制：通常一些用量小又需特殊炮制的药物可临时加工，如白糖炒石膏、朱砂拌茯苓等。

（七）药引

中医处方时常根据药剂的性质和治疗需要，加用一些日常辅料、食物或药物，如生姜、葱白、大枣、荷叶、藕节、芦根、桑枝、竹叶、食盐、黄酒、红糖、冰糖、甘蔗汁等。加用的这些物质称"药引"，通常有引经、增强方药疗效、解除方剂中某些药物的毒副作用以及矫味等作用。

第四节　调剂用药的供应

中医处方的调配以饮片为主，而饮片按斗谱排列盛装于药斗橱中，一般常用药在药斗中的装量仅约一日消耗。由于受药斗橱容量限制，所以调剂室应有专人负责每日检查药斗内品种及数量，对短缺品种要及时登记，随时整理、补充，保证调剂用药的供应。

中药饮片需要量大的单位，可在调剂室邻近设调剂用药储运室，该室一般分中药饮片和中成药两部分，定期从药库领进一定量的饮片和中成药，以随时补充调剂用药的消耗。

一、饮片的供应

（一）查斗

系指检查药斗内药物的消耗情况。通常由专人在每天下班前完成，边查边登记，以便及时装斗，保证配方正常进行。查斗时应注意记录以下情况：

1. 逐斗检查每种饮片的消耗情况与短缺品种，及时记录应补充饮片的名称、规格和数量。

2. 注意检查药品的清洁度，有无生虫、霉变等情况，特别是一些不常用的品种和富含糖、淀粉、油的饮片，夏秋季节和湿热天气等尤应注意。

（二）装斗

装斗是以查斗记录为依据，及时将需要补充的药品装入药斗内。装斗时应注意以下问题：

1. 品种要鉴别准确、核对名签，并分清规格、等级及炮制品种等，不可粗心大意，否则不仅造成经济损失，甚至会发生医疗事故。

2. 装斗饮片必须经过拣选、整理、清洁，炮制品应符合规范要求，以保证用药质量。

3. 药斗内药物不可填装过满，以免调剂过程中抽拉药斗时药物串斗而相互混杂。一般以装入药斗容积的 4/5 为宜，一些粒圆而细小的种子类药更易窜出，通常装入药斗容积的 3/5 即可。饮片装入斗中不要按压，以免饮片破碎。

4. 细粉状药物如青黛、滑石、蒲黄等，及细小种子类药物如车前子、葶苈子等，应衬纸盛装于药斗内。

5. 新添装的饮片应放在原有饮片的下层，以保证先入者先出、后入者后出，避免斗底药物积压过久而变质。

6. 每次装斗完毕应及时将药斗推上，以保证药橱整齐，防止药物漏串。

（三）饮片的领进与保管

根据查斗所知的日消耗量及短缺品种，由专职或兼职调剂人员负责饮片的领进与保管。药品的领用量以能满足补充装斗的需要又能合理周转不使积压为度，领进的新品种应及时通知调剂人员。饮片规格等级如有变动，应及时通知计价人员，以便调整价格。领进药品时应严格检查饮片质量，对应该炮制而未炮制或不合格者、虫蛀变质者、伪劣品应杜绝领进。

二、中成药的供应

（一）中成药的种类

中成药的品种繁多，仅二级药品标准收载的就有几千种。为便于记忆与应用，常按以下方法分类：

1. 按临床科别分类　分为内科类、外科类、妇科类、儿科类、五官科类，每类下分门，门下分种。这种分类方法与临床结合紧密，分类清晰，便于查找与供应保管。

2. 按中医病门分类　分为风痰门、伤寒门、暑湿门、燥火门、脾胃门、泻痢门、气滞门、妇科门、儿科门、外科门、咽喉齿门、痰饮门、眼目门、瘟疫门等十四门类。这种分类方法与中医临床结合紧密。

3. 按剂型分类 分为丸剂（包括水丸、蜜丸、水蜜丸、浓缩丸、糊丸、蜡丸及滴丸等）、散剂、膏剂（含内服膏滋、外用软膏及硬膏）、丹剂、针剂、栓剂、颗粒剂、气雾剂、片剂、胶囊剂、液体药剂、海绵剂和膜剂等四十多种。这种分类方法与制剂生产紧密结合，但与临床应用结合不太紧密。

各中成药调剂室可结合自身特点选择分类方法，做到既便于临床应用，又便于科学管理。

（二）中成药的供应

中成药的供应分为两种情况，大型的药房单独设中成药调剂室，中小型药房常与饮片合在一起。中成药多储放于药橱内，药橱的构造、大小可因地而异，可单独存放中成药，也可设计成梯形或混合式，下方专设药斗，上方储备成药。

中成药的检查、补充与供应与饮片相似，尤须注意名称、规格、剂量、剂型、包装量、批号、生产日期、有效期等，避免差错。

第三章
制药卫生管理

第一节　概　　述

一、制药卫生管理的重要性

制药卫生是药品生产管理的一项重要内容，涉及到药品生产的全过程，在药品生产的各个环节，强化制药卫生的管理，落实各项制药卫生的措施，是确保药品质量的重要手段，也是实施《药品生产质量管理规范》（GMP）的具体要求。

药品是直接用于预防、诊断、治疗疾病，恢复、调整机体功能的特殊制品，其质量优劣直接关系到人体的健康与生命的安危。药品不仅要有确切的疗效，而且还必须安全方便、质量稳定可靠。药品一旦受到微生物的污染，在一定适宜的条件下微生物就会大量生长繁殖，从而导致药品变质、腐败、疗效降低或失效，甚至可能产生对人体有害的物质，因此，严格的药品卫生标准是判断药品质量优劣的重要指标，而采取有效的制药卫生措施则是确保药品优质的重要因素。

社会的进步与发展，使得人们更加重视药品的卫生标准，制药工业的现代化也对制药卫生提出了更高的要求，强化制药卫生意识，在药品生产过程中的每一个环节都十分注意制药卫生的问题，就显得尤为重要。不同的药物，不同的剂型，不同的给药途径，其相应的卫生标准也有差异，如直接注入机体或用于创面、眼部或外科手术的注射剂、眼用溶液剂、止血剂等药品，应该不含有微生物，至少不得含有活的微生物；口服给药的合剂、糖浆剂、颗粒剂、片剂、丸剂和皮肤给药的软膏剂、糊剂、搽剂、洗剂等药品，虽然不一定要达到完全无微生物，但要求不得含有致病的微生物，并且对含微生物的数量也有一定的限度，若有大量微生物存在，在营养、温度和水分等条件适宜的情况下，会生长繁殖，造成霉变、酸败和发臭，以致破坏药品的质量。由此可见，在药品生产过程中，必须根据药物和剂型的种类、卫生标准的具体要求，有针对性地采取制药卫生措施，以确保药品质量。

为了确保药品质量，达到《中国药典》的微生物限度标准，以防止生产过程中微生物的污染、抑制微生物在成品中的生长繁殖、杀灭或除去药品中微生物，必须有针对性地采取综合技术和措施，以提高药品质量，保证药品疗效和促进制药工业。本章主要讨论防止微生物污染药剂的途径和制药环境的卫生管理，有关灭菌方法在第四章灭菌与无菌操作技术中论述。

二、微生物污染药剂的途径

药品生产过程中微生物污染的途径较多，为预防微生物的污染，确保中药制剂符合微生物限度标准的要求，必须针对微生物污染的途径，采取相应的、积极的防菌及灭菌措施。

微生物污染药剂的途径主要有以下几个方面：

1. 药物原料　中药材（尤其是植物性药材和动物性药材，包括植物的根、根茎、叶、花、果实和动物及其脏器等）不仅本身带有大量的微生物、虫卵及杂质，而且在采集、贮藏、运输过程中还会受到各种污染，并且含有大量蛋白质、糖类、油脂及盐类等营养成分的药材在保存过程中，微生物还可能继续生长和繁殖。因此，中药材本身是使药剂被微生物污染的主要原因之一，在药剂生产过程中，首先应对中药材原料作必要的前期处理，尽量减少或杀灭微生物，以确保中药药剂的质量。

原药材的洁净处理，应根据药材不同的性质采取适当的方法。一般耐热而质地坚硬的药材，可采用水洗、流通蒸汽灭菌、干燥的综合处理方法；对含热敏性成分的药材，可采用酒精喷洒或熏蒸，也可采用环氧乙烷气体灭菌或 γ 射线辐射灭菌的方法处理，这些方法不影响药材的外观和有效成分含量，杀灭微生物的效果良好。当然，原药材在生长、采收、加工、炮制、运输和贮藏各个环节均应有适当的卫生措施，使其保持较好的洁净状态。

2. 辅料　中药制剂制备过程中常使用各种辅料。如作为洗涤或溶剂的水有饮用水、纯化水、注射用水，都应有相应的质量标准。饮用水应符合卫生部生活饮用水标准，纯化水、注射用水应符合《中国药典》标准，其他来源的天然水因含有各种微生物或杂质，不经处理不能作为药剂用水使用。再如常用的赋形剂，如淀粉、蔗糖等一般都带有微生物，配料使用前应严格选择和进行适当处理，以减少或防止将微生物带入药剂中。

3. 制药器械　制药设备与用具，如粉碎机、搅拌机、颗粒机、压片机、填装机以及盛装容器等，一般直接同药物接触，其表面带有的微生物，会直接污染药品。因此，制药设备和用具，必须采用适当的方法及时进行洁净与灭菌处理。制药设备和用具使用后也应尽快清洗干净，保持洁净和干燥状态。必要时，临用前还应消毒灭菌。

4. 环境条件　空气中的微生物来自土壤、人和动物的体表及排泄物，不洁的环境使空气中含有大量的微生物，从而污染药物原辅料、制药用具和设备，最终导致中药制剂的污染。因此，药品生产车间的环境卫生和空气净化必须引起重视，生产区周围应无露土地面等污染源，对不同制剂的生产厂房应根据《药品生产质量管理规范》所规定的要求，达到相应的洁净级别，尘埃粒数和菌落数应控制在限度范围内。

5. 操作人员　药品生产过程中，操作人员是最主要的微生物污染源。人体的外表皮肤、毛发、手及鞋、帽和衣物都带有一些微生物，给药品生产造成污染。因此，操作人员必须注意个人卫生，严格执行卫生管理制度，穿戴专用的工作衣物，并定时换洗。必须按各生产区域的要求，对工作人员的个人卫生作出具体规定。并应按《药品生产质量管理规范》的要求，定期对药品生产的操作人员进行健康检查，进行相关的职业道德、个人卫生管理的教育。

6. 包装材料　中药制剂的包装材料，种类众多，材料的性质各异，包括容器、盖子、塞子以及容器内的填充物，分别由金属、橡胶、塑料、玻璃、棉花及纸质材料构成，它们一般与药品直接接触，如果包装材料本身的质量不佳或者保管不当，均有污染微生物的可能，也会造成中药制剂的污染，因此，应采用适当的方法清洗、洁净，并作相应的灭菌处理。

7. 贮藏条件　药品贮藏过程中，除了在搬运和贮藏时应注意防止由于包装材料的破损而引起微生物再次污染外，主要是控制微生物在制剂中的生长繁殖。因为，除灭菌和无菌制剂外，各种口服制剂或外用制剂往往带有一定数量的微生物。外界的温度、湿度等条件适宜时，微生物就容易滋长和增殖。为保证中药制剂在贮藏过程中不变质，应重视各项防腐措施的落实，并注意将药品贮藏于阴凉、干燥处。

三、微生物限度标准

非无菌药品的微生物限度标准是基于药品的给药途径和对患者健康潜在的危害以及中药的特殊性而制订的。药品的生产、贮存、销售过程中的检验，中药提取物及辅料的检验，新药标准制订，进口药品标准复核，考察药品质量及仲裁等，除另有规定外，其微生物限度均以本标准为依据。

1. 制剂通则、品种项下要求无菌的制剂及标示无菌的制剂　应符合无菌检查法规定。

2. 口服给药制剂

（1）不含药材原粉的制剂：细菌数每 1g 不得过 1000 个，每 1ml 不得过 100 个。霉菌和酵母菌数每 1g 或 1ml 不得过 100 个。大肠埃希菌每 1g 或 1ml 不得检出。

（2）含药材原粉的制剂：细菌数每 1g 不得过 10000 个（丸剂每 1g 不得过 30000 个），每 1ml 不得过 500 个。霉菌和酵母菌数每 1g 或 1ml 不得过 100 个。大肠埃希菌每 1g 或 1ml 不得检出。大肠菌群每 1g 应小于 100 个，每 1ml 应小于 10 个。

（3）含豆豉、神曲等发酵成分的制剂：细菌数每 1g 不得过 100000 个，每 1ml 不得过 1000。霉菌和酵母菌数每 1g 不得过 500 个，每 1ml 不得过 100 个。大肠埃希菌每 1g 或 1ml 不得检出。大肠菌群每 1g 应小于 100 个，每 1ml 应小于 10 个。

3. 局部给药制剂

（1）用于手术、烧伤或严重创伤的局部给药制剂：应符合无菌检查法规定。

（2）用于表皮或黏膜不完整的含药材原粉的局部给药制剂：细菌数每 1g 或 10cm² 不得过 1000 个，每 1ml 不得过 100 个。霉菌和酵母菌数每 1g、1ml 或 10cm² 不得过 100 个。金黄色葡萄球菌、铜绿假单胞菌每 1g、1ml 或 10cm² 不得检出。

（3）用于表皮或黏膜完整的含药材原粉的局部给药制剂：细菌数每 1g 或 10cm² 不得过 10000 个，每 1ml 不得过 100 个。霉菌和酵母菌数每 1g、1ml 或 10cm² 不得过 100 个。金黄色葡萄球菌、铜绿假单胞菌每 1g、1ml 或 10cm² 不得检出。

（4）眼部给药制剂：细菌数每 1g 或 1ml 不得过 10 个。霉菌和酵母菌数每 1g 或 1ml 不得检出。金黄色葡萄球菌、铜绿假单胞菌、大肠埃希菌每 1g 或 1ml 不得检出。

（5）耳、鼻及呼吸道吸入给药制剂：细菌数每 1g、1ml 或 10cm² 不得过 100 个。霉菌和酵母菌数每 1g、1ml 或 10cm² 不得过 10 个。金黄色葡萄球菌、铜绿假单胞菌每 1g、1ml 或 10cm² 不得检出。大肠埃希菌每 1g、1ml 或 10cm² 不得检出。

（6）阴道、尿道给药制剂：细菌数每 1g 或 1ml 不得过 100 个。霉菌和酵母菌数每 1g 或 1ml 应小于 10 个。金黄色葡萄球菌、铜绿假单胞菌、梭菌每 1g 或 1ml 不得检出。

（7）直肠给药制剂：细菌数每 1g 不得过 1000 个，每 1ml 不得过 100 个。霉菌和酵母菌数每 1g 或 1ml 不得过 100 个。金黄色葡萄球菌、铜绿假单胞菌、大肠杆菌每 1g 或 1ml 不得检出。

（8）其他局部给药制剂：细菌数每 1g、1ml 或 10cm² 不得过 100 个。霉菌和酵母菌数每 1g、1ml 或 10cm² 不得过 100 个。金黄色葡萄球菌、铜绿假单胞菌每 1g、1ml 或 10cm² 不得检出。

4. 含动物组织（包括提取物）及动物类原药材粉（蜂蜜、王浆、动物角、

阿胶除外）的口服给药制剂 每 10g 或 10ml 不得检出沙门菌。

5. 有兼用途径的制剂 应符合各给药途径的标准。

6. 霉变、长螨的制剂 以不合格论。

7. 中药提取物及辅料 参照相应制剂的微生物限度标准执行。

8. 酒剂 细菌数每 1ml 不得过 500 个，霉菌和酵母菌数每 1ml 不得过 100 个，大肠埃希菌每 1ml 不得检出。

第二节 制药环境的卫生管理

一、中药制药环境的基本要求

《中华人民共和国药品管理法》、《药品生产质量管理规范》等对药品生产企业的环境、布局、厂房和设施等方面提出了基本要求，它是实施制药环境卫生管理的基本准则，药品生产企业的新建、改建和扩建都必须按上述的有关要求执行。

中药制药环境的基本要求，主要包括以下几个方面：

1. 生产厂区的环境 制药厂的厂址应选择在大气含尘、含菌浓度低，无有害气体，自然环境好的区域；应远离铁路、码头、机场、交通要道以及散发大量粉尘和有害气体的工厂、贮仓、堆场等严重空气污染、水质污染、振动或噪声干扰的区域。如不能远离严重空气污染区时，则应位于其全年最大频率风向上风侧（或全年最小频率风向下风侧）。并且要求厂房与市政交通主干道之间距离不宜小于 50m。厂房周围应绿化，可铺植草坪或种植对大气含尘、含菌浓度不产生有害影响的树木，但不宜种花，尽量减少厂区内露土面积。

2. 厂区的合理布局 制药厂的厂区布局应科学合理。工艺布局要防止人流、物流之间的混杂和交叉污染。厂区的总体布局应根据气候条件、生产品种、规模和工艺等要求，进行功能划分，形成洁净的厂区空间。功能一般可按行政、生活、生产、辅助系统划区布局，不得相互妨碍，非生产区和生产区要严格分开，并保持一定的距离。

厂区内的洁净区域应远离容易产生粉尘或散发腐蚀性气体的区域，如锅炉房、煤场等，实在不能远离时则应位于污染源主导风的上风侧。并且厂区内的洁净车间应设置与生产规模相适应的原辅材料、半成品、成品存放区域，且尽可能靠近与其相联系的生产区域，以减少生产过程中的混杂与污染。

对于中药制剂生产企业，应注意中药材的前处理、提取、浓缩以及动物脏器、组织的洗涤或处理等生产操作，必须与其制剂生产严格分开。中药材的蒸、炒、炙、煅等炮制操作应有良好的通风、除烟、除尘、降温设施。筛选、切片、粉碎等操作应有有效的除尘、排风设施。制剂厂房也应位于中药材前处理厂房的上风侧。厂区内若需实验动物房，应建在偏静处，并要有专用的给排水、排污和空调系统设施。厂房必要时应有防尘及捕尘设施。

3. 厂房设计和设施装备要求　制药厂的厂房必须有足够的面积和空间，厂房内应按生产工艺流程及所要求的洁净级别进行设计装修，室内各类管道应安装在夹层内，墙面、地面、顶棚应光滑无缝隙，不易脱落、散发或吸附尘粒，并能耐受清洗和消毒。按生产工艺质量和要求划分的一般生产区、控制区和洁净区之间要有缓冲区域连接，从一般生产区到控制区的人员须更衣经缓冲室进入，到洁净区的人员须经淋浴、风淋等净化程序才能进入；人流、物流要分开，物流应通过缓冲室，经清洁、灭菌后进入，器具灭菌后通过传递窗传入。

空气洁净技术是指能创造洁净空气环境的各种技术的总称。应用空气洁净技术净化空气环境的目的有两类，一是以人类保健为目的的空气净化，它根据人的生理特点对空气洁净度提出要求；二是以工业生产为目的的空气净化，它根据生产产品的特点对空气净化度提出要求。空气洁净技术在中药制药过程中的应用是提高中药制剂质量，保证产品纯度的有效技术手段。

大气中悬浮着大量的灰尘、纤维、煤烟、毛发、花粉、霉菌、孢子、细菌等微粒，他们很轻，能长时间悬浮于大气中。在药品生产过程中有一些工序药品及直接接触药品的包装材料会暴露于大气之中，就有可能将它们严重污染，从而影响到药品的质量。大气中含有尘粒与微生物，细菌（0.5～5μm，多数为1μm）与病毒（0.03～0.5μm）往往以群体存在并大都附着于大于5μm的尘埃粒子，显然这些尘粒是药品生产的污染源。与暴露的药品接触的空气如果预先消除了这些尘粒与微生物，那么大气对药品的污染就可以消除。以防止由于大气的原因而引起药品被微生物污染的情况发生。目前，常用的空气洁净技术一般可分为非层流型空调系统和层流洁净技术。

总之，空气调节的主要作用是消除生产过程中产生的灰尘、有害气体、蒸汽、余热、余湿等对人员和生产设备的危害，创造一个良好的、有适宜温度、湿度和洁净度的空气环境，以满足生产工艺和人员舒适的要求。

二、药品生产洁净室（区）的等级标准与适用范围

采用空气洁净技术，制药厂房根据生产工艺和产品质量要求划分洁净级别，可满足制备各类药剂的需要。其洁净级别应遵照《药品生产质量管理规范》的规定（见表3-1）。

表 3-1 药品生产洁净室（区）的空气洁净度等级

洁净度级别	尘埃最大允许数（个/m³）		微生物最大允许数（个/m³）	
	≥0.5μm	≥5μm	浮游菌（个/m³）	沉降菌（个/皿）
100 级	3 500	0	5	1
10 000 级	350 000	2 000	100	3
100 000 级	3 500 000	20 000	500	10
300 000 级	10 500 000	60 000	—	15

三、空气过滤器

1. 空气过滤器的分类 利用纤维性过滤材料来捕集空气悬浮微粒是空气净化的主要手段。空气净化常用的空气过滤器有四类：①初效过滤器；②中效过滤器；③高效过滤器；④静电过滤器。此外，制药洁净厂房的初效过滤器推荐使用干式过滤器，不宜采用浸油式过滤器。

2. 空气过滤器的结构和性能

（1）初效过滤器：主要用于过滤 5～100μm 的大颗粒灰尘。滤材多采用玻璃纤维、人造纤维、金属丝网及粗孔聚氨酯泡沫塑料。常用形式主要有板式、袋式和卷绕式。初效过滤器适用于一般的舒适性空气调节系统，对＞5μm 的微粒可以有效过滤。在洁净空气调节系统中作为更高级过滤器的预滤，对后级起保护作用。

（2）中效过滤器：主要用于过滤 1～5μm 的微粒。滤料为玻璃纤维（比初效过滤器采用的玻璃纤维直径更小，约 10μm 左右）、人造纤维（涤纶、丙纶、腈纶等）制成的无纺布及中细孔聚乙烯泡沫塑料。一般做成袋式和抽屉式。中效过滤器对＞1μm 的微粒能有效过滤。大多数情况下，用于高效过滤器的前级保护，少数用于清洁度要求较高的空气调节系统。

（3）高效过滤器：高效过滤器可分为亚高效过滤器（过滤＜1μm 的微粒）、高效过滤器（过滤≥0.5μm 的微粒）和超高效过滤器（过滤≥0.1μm 的微粒）。制药洁净厂房所使用的高效过滤器主要用于过滤≥0.5μm 的微粒，使用前必须设置初效过滤器和中效过滤器，即为三级过滤的末端。一般滤料均为超细玻璃纤维或合成纤维，加工成纸状称为滤纸。

（4）静电过滤器：在洁净室中使用的静电过滤器又称为静电自净器，它是洁净恒温室有效可行的空气净化设备。静电自净器的特点是对不同粒径的粒子均可有效捕集。

四、洁净室（区）的分类及特点

在洁净室（区）净化系统中多采用初效、中效、高效三级过滤方式。常用的空气洁净技术一般可分为非层流型空调系统和层流洁净技术。

1. 非层流型空调系统　非层流型空调系统的气流运动形式是乱流，或称紊流，这是使用高度净化的空气将操作室内产生的尘粒稀释的空气净化方式。

非层流型空调系统如图 3-1 所示。空气在乱流洁净室中的流动特点是：从送风口到回风口之间空气的流动断面是变化的。洁净室的断面比送风口的断面大得多，因此不能在整个洁净室或工作区的断面形成均匀气流。送风口以后的流线彼此有很大的夹角，并且夹角不断增大，气流不可能在室内以单一方向流动，室内存在回流和涡流。当干净的空气从送风口送入室内后，它

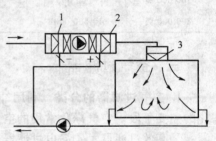

图 3-1　乱流洁净室
1. 初效过滤器 2. 中效过滤器 3. 高效过滤器

将迅速向四周扩散混合，同时将同样数量的空气从回风口排走。即送风的目的是稀释室内受污染的空气，把原来含尘浓度高的空气冲淡，满足规定的含尘浓度。

非层流型空调系统的设备费用低，安装简单，但使用时不易将空气中的尘粒除净，只能达到稀释空气中尘粒浓度的效果。据报道，设计较好的装置可使操作室内的洁净度达到 10 万级或 1 万级标准。若要求更高的空气洁净度，应采用层流洁净技术。

2. 层流洁净技术　层流洁净技术的气流运动形式是层流，是用高度净化的气流作载体，将操作室内产生的尘粒排出的空气净化方式。层流洁净技术能为需要严格控制空气中尘粒污染的操作或无菌操作提供符合要求的空气洁净环境，可有效地避免空气中的微粒和微生物对产品的污染。

（1）层流洁净技术的特点：采用层流洁净技术可使操作室内达到很高的洁净度。其特点为：①层流是一种粒子流体连续稳定的运动形式，是一切粒子保持在层流层中的运动。一方面粒子不易聚结，同时空气的流速相对提高，使粒子在空气中浮动，不会蓄积和沉降。②室内空气不会出现停滞状态。③外界空气已经过净化，无尘粒带入室内，可以达到无菌要求。④洁净室或洁净区域产生的污染物，如新脱落的微粒，也能很快被经过的气流带走，有自行除尘能力。⑤可避免不同药物粉末的交叉污染，保证产品的质量，降低废品率。运用层流洁净技术的洁净室和工作台，根据气流方向还可分为水平层流与垂直层流。

（2）水平层流洁净室（区）：水平层流洁净室（区）的构造和工作原理如图3-2所示。一般水平层流洁净室（区）室内的一面墙上（也可以是局部，但不得少于墙面的30%）布满高效空气滤过器，对面墙上布满回风格栅。洁净空气沿水平方向均匀地从送风墙流向回风墙，房间断面的风≥0.25m·s^{-1}。

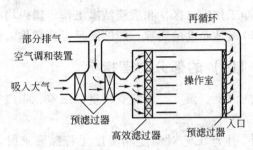

图 3-2　水平层流洁净室构造原理

水平层流洁净室（区）的空气净化实际是通过若干个净化单元组成的一面墙体来实现的。每个净化单元均由送风机、静压箱体、高效空气滤过器组成。净化单元机组将外部空气经中效预滤过器吸入一部分，再吸入洁净室（区）内循环空气，经高效空气滤过器，送入洁净室（区）内向对面回风墙流去，小部分经余压阀排出室外，大部分经预滤过器和高效空气滤过器循环使用。这样，在洁净室（区）内形成水平层流，达到净化空气的目的。洁净室工作时室内必须保持正压。洁净室（区）的洁净度可达100级。

3. 垂直层流洁净室（区）　垂直层流洁净室（区）的构造和工作原理如图3-3所示。由图可知，垂直层流洁净室（区）的工作原理与水平层流洁净室（区）相同。洁净空气从天棚沿垂直方向均匀地流向地面回风格栅，房间断面风速≥0.35m/s。洁净室的洁净度可达100级。

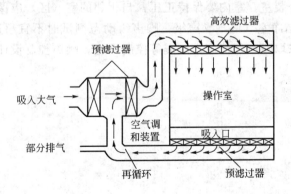

图 3-3　垂直层流洁净室构造原理图

4. 层流洁净工作台　层流洁净工作台的气流方向可分为水平层流和垂直层流。垂直层流洁净工作台应用较多，效果也较好。在药品生产或实验研究过程中，有些小规模的操作，在局部区域要求较高的空气洁净度。此时可用层流洁净工作台。

目前，层流洁净工作室（区）和层流洁净工作台国内均有定型产品生产，洁净效果均可达到 100 级洁净度的要求，能够满足无菌操作的需要。

五、洁净室（区）的部分物理指标

洁净室（区）内温度、湿度、新鲜空气量、压差、噪声等环境参数的控制应符合下列要求：

1. 温度和湿度　生产工艺对温度和湿度无特殊要求时，100 级、10 000 级的洁净室（区）温度为 20℃～24℃，相对湿度为 45％～60％；100 000 级、300 000 级洁净室（区）温度为 18℃～26℃，相对湿度为 45％～65％。

2. 新鲜空气量　洁净室（区）内应保持一定的新鲜空气量，其数值应取下列风量中的最大值：①非单向流洁净室总送风量的 10％～30％，单向流洁净室总送风量的 2％～4％；②补偿室内排风和保持室内正压值所需的新鲜空气量；③保证室内每人每小时的新鲜空气量不小于 40m³。

3. 压差　洁净室（区）的空气必须维持一定的正压。不同空气洁净度等级的洁净室（区）之间以及洁净室（区）与非洁净室（区）之间的空气静压差应大于 5Pa，洁净室（区）空气与室外大气的静压差应大于 10Pa，并应装有指示压差的装置。

易产生粉尘的生产区域，如固体口服制剂的配料、制粒、压片等工序的洁净室（区）的空气压力，应与其相邻的室（区）保持相对负压。有毒害药物的精制、干燥室和分装室，室内要保持正压，与相邻的室（区）应保持相对负压。

4. 噪声　洁净室（区）噪声级，噪声级动态测试时不宜超过 75dB（A 级）。当超过时，应采取隔声、消声、隔震等控制措施。噪声控制设计不得影响洁净室的净化条件。

第四章
灭菌与无菌操作技术

灭菌与无菌操作是保证药品质量的重要操作，对于注射剂、眼用制剂等的生产尤为重要。《中国药典》2005 年版附录 ⅩⅦ 中收载了灭菌法，即用适当的物理或化学方法将物品中活的微生物杀灭或除去的方法。无菌操作是指在药剂生产的整个过程中利用和控制一定条件，尽量使药品避免微生物污染的一种操作技术。在药品生产过程中所选择的灭菌方法和无菌操作，不仅要达到灭菌避菌的目的，而且要保证药物的稳定性、治疗作用及用药安全。

我国药典收载的灭菌方法包括湿热灭菌法、干热灭菌法、辐射灭菌法、气体灭菌法、过滤除菌法等。每种方法在去除微生物的机理、操作参数和对灭菌产品的适用性上都是不同的。因此，为了保证灭菌效果，在选择灭菌方法时，必须针对被灭菌物品首先做灭菌工艺的验证，为制定科学可靠灭菌工艺提供依据。

第一节 灭菌工艺验证

无菌物品是指不含任何活的微生物的物品。而对于任何一批灭菌产品来说，绝对无菌是无法保证的，也无法用试验来证实。因此在实际生产过程中，灭菌是指将物品中污染的微生物残存概率下降至一定水平，以无菌保证水平表示，最终灭菌的产品微生物存活概率不得高于 10^{-6}。已灭菌产品达到的无菌保证水平即可通过验证确定。

灭菌产品的无菌保证不能依赖于最终产品的无菌检验，而应取决于生产过程中采用合格的灭菌工艺，严格的 GMP 管理和良好的无菌保证体系。灭菌工艺的确定应综合考虑被灭菌物品的性质、灭菌方法的有效性和经济性、灭菌后物品的完整性等因素。

一、灭菌工艺验证的内容

灭菌工艺的验证是无菌保证的必要条件。灭菌工艺经验证后，方可交付正式使用。灭菌工艺验证的内容包括：

1. 撰写验证方案及制定评估标准。

2. 确认灭菌设备技术资料齐全、安装正确，并能处于正常运行（安装确认）。

3. 确认关键控制设备和仪表能在规定的参数范围内正常运行（运行确认）。

4. 采用被灭菌物品或模拟物品进行重复试验，确认灭菌效果符合规定（性能确认）。

5. 汇总并完善各种文件和记录，撰写验证报告。

日常生产中，应对灭菌程序的运行情况进行监控，确认关键参数（如温度、压力、时间、湿度、灭菌气体浓度及吸收的辐照剂量等）均在验证确定的范围内。灭菌程序应定期进行再验证。当灭菌设备或程序发生变更（包括灭菌物品装载方式和数量的改变）时，应进行再验证。

二、灭菌工艺验证的微生物指示剂

用于灭菌工艺验证的微生物应不易被采用的灭菌方法所除去或破坏。一般湿热灭菌、干热灭菌、环氧乙烷和辐射灭菌选用革兰氏阳性菌作为微生物指示剂，过滤除菌选用革兰氏阴性小棒状杆菌作为微生物指示剂。

第二节　物理灭菌法

物理灭菌法系指利用温度、干燥、辐射等物理因素达到灭菌目的的方法。

一、湿热灭菌法

湿热灭菌法系指将物品置于灭菌柜内利用高压饱和水蒸气、过热水喷淋等手段使微生物菌体中的蛋白质、核酸发生变性而杀灭微生物的方法，包括热压灭菌、流通蒸汽灭菌、煮沸灭菌和低温间歇灭菌等方法。湿热灭菌法由于蒸汽比热大，穿透力强，容易使微生物中蛋白质成分变性和凝固，灭菌效果可靠，操作简单，因此是目前制剂生产中应用最广泛的一种灭菌方法。但对湿热敏感的药物不宜选用本法。

（一）热压灭菌法

热压灭菌法是公认最可靠的湿热灭菌法。本法是在密闭高压灭菌器内，利用大于常压的饱和水蒸气杀灭微生物的方法。热压灭菌所需的温度及与温度对应的压力与时间见表 4-1。

表 4-1	热压灭菌所需温度、压力与时间关系		
蒸汽温度（℃）	表压力 kPa（kg/cm²）	时间（分钟）	适用范围
116	69（0.7）	40	药品溶液、橡胶制品
121	98.0（1.0）	15 或 30	金属制品
126	137.3（1.4）	15	不常用

　　热压灭菌所用的设备较多，其结构基本相似。凡热压灭菌器均应密闭耐压，有排气口、安全阀、压力表和温度计等部件。热源以直接通入饱和高压蒸汽为主，也有灭菌设备本身可以加水，再通过煤气、电热等加热成为蒸汽。药品生产中常用的热压灭菌设备种类如下：

　　1. 卧式热压灭菌柜　卧式热压灭菌柜是制剂生产中使用最普遍的一种灭菌设备，构造如图 4-1 所示。该设备全部用坚固的合金制成并带有夹套的卧式双扉门灭菌柜，具有耐高压性能。灭菌柜顶部装有压力表、温度计、排气阀和安全阀，柜内备有带轨道的格车，待灭菌的产品装载在格车上，从腔体一侧进入，经过灭菌处理后，灭菌产品从腔体的另一侧取出。

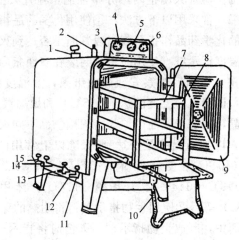

图 4-1　卧式热压灭菌柜示意图
1. 里锅放气阀　2. 安全阀　3. 仪表盒　4. 套层压力表　5. 温度表　6. 消毒室压力表　7. 拉手
8. 药物车　9. 锅门　10. 车架　11. 外锅放气阀　12. 外锅放水阀　13. 里锅放水阀　14. 里锅进气阀
15. 总来气阀

　　灭菌操作：先开启蒸汽旋塞，使蒸汽通入夹套中加热约 10 分钟，当夹套压力计逐渐上升至灭菌时所需的压力时，将装有待灭菌的物品的格车架推入柜内，关闭柜门，并将柜门拴紧。待夹套加热完成后，将蒸汽通入柜内，当温度上升达到所需温度时，开始计算预热时间，柜室的压力表应固定在相应温度的压力上。灭菌时间达到后，先将蒸汽旋塞关闭，排气至压力表的压力降低为"0"，开启柜门，将灭菌物品冷却后取出。

使用注意事项：①必须使用饱和蒸汽。②必须将灭菌器内的空气排尽，若灭菌器内有空气存在，则压力表上指示的压力，是灭菌器内蒸汽和空气的总和，即使压力表达到要求，但温度表不能达到规定温度，因此不能达到应有的灭菌效果；若出现压力表压力与温度指示不一致时，有可能是灭菌器内空气未除尽，或仪表失灵。③采用热压灭菌器时，灭菌时间必须从全部内容物均已达到规定温度时开始计算。一般温度计指示的温度是灭菌器内的温度，不是被灭菌物品的温度。因此在灭菌时需要有一定的预热时间。④灭菌完毕，应停止加热，使灭菌器内的温度和压力逐渐下降至零后方能缓缓开启柜门。

卧式热压灭菌柜的缺点：柜体内温度分布不均匀，尤其是柜体的上下死角温度相对较低，极易造成灭菌不彻底；被灭菌物受热时间长，容易发生降解；开启柜门冷却时，温度骤降容易发生爆瓶和其他不安全事故。

在实际生产中，为了验证灭菌柜内热分布性能，检查灭菌柜内各部位的温度，确保完全达到灭菌效果，常采用以下方法：①使用化学药品指示剂：利用某些熔点正好是灭菌所需温度的化学药品作指示剂，以判断是否达到灭菌温度。常用的化学药品指示剂有碘淀粉温度指示纸（使用时将其封装在安瓿瓶内，分放在灭菌产品不同的几个部位同时灭菌，灭菌后观察安瓿瓶内纸条，如温度超过 114℃～115℃ 则纸条的蓝色褪为白色，说明灭菌温度已达到 115℃）和熔融温度指示剂（使用方法是取少量化学药品结晶，封装于安瓿内，与待灭菌物品一同灭菌，灭菌后观察安瓿内药品是否熔化变形，以判断温度是否达到）。除以上常用的化学药品指示剂外，还有：焦性儿茶酚（104℃）、氨基比林（107℃～109℃）、安替比林（110℃～112℃）、乙酰苯胺（113℃～114℃）、升华硫（117℃）、苯甲酸（121℃）、β-萘酚（121℃）、碘仿（120℃）等。②使用生物指示剂：将耐热的芽孢制成混悬液或浸在干滤纸条上封装于安瓿中，制成生物指示剂。灭菌时将指示剂置于灭菌器内的上、中、下三层四角及中间部位，灭菌后取出，培养，检查是否有活菌存在，以判断灭菌效果。这种方法广泛用于检查灭菌设备和灭菌方法的可靠性，在药剂常规生产上很少用，必须使用时应使用非致病菌的芽孢作为生物指示剂。③使用自动记录热电偶：将热电偶密封于灭菌器内温度最低的部位或灭菌物中，能记录灭菌过程中真实的温度。

2. 快冷式灭菌器 快冷式灭菌器采用快速冷却技术，以冷水喷淋冷却快速降温，缩短灭菌时间，加热保温仍与蒸汽灭菌器方式相同。它的特点是柜门为移动式电动双门，并设置有互锁及安全保护装置。柜内设有测温探头，可测任意两点灭菌物内部的温度，并由双笔温度记录仪反映出来；全自动三档程序控制器能按预选灭菌温度、时间、压力自动检测并完成升温、灭菌、冷却等全过程。喷雾水冷却 20 分钟，瓶内药液温度可冷却到 45℃。

快冷式灭菌器的缺点是仍未解决柜内温度不均匀的问题，并且快速冷却还容易引起爆瓶。

3. 脉动真空灭菌器 脉动真空灭菌器以洁净蒸汽或纯蒸汽作为灭菌介质，附有脉动真空设施，循环式真空泵强制排除灭菌室内空气，可以确保灭菌装置内部的空气在灭菌前全部排尽，有利于保证灭菌质量。该设备主要特点是控制系统使用微机技术的可编程序控制器（PC 机），实现了设备运行自动化，提高了灭菌的可靠性。该灭菌装置分为单、双扉两种型式，单扉型系箱式结构，双扉型系箱式嵌墙结构。柜门设有电气和机械锁止机构，灭菌器门不关闭，灭菌程序不能启动，启动后内室存在压力，门被机械锁止。双门互锁可保证清洁区与无菌区的隔离。柜体内室为低碳不锈钢材料，有较强耐腐蚀性能。

4. 水浴式输液灭菌器 水浴式输液灭菌器的灭菌柜由矩形柜体、热水循环泵、换热器及微机控制装置组成。该设备用于玻璃瓶等硬包装及非 PVC（聚氯乙烯）的软袋和 PP（聚丙烯）或 PE（聚乙烯）塑料瓶等软包装大输液的灭菌。它是以过热水为灭菌介质，以循环喷淋的方式对灌装药品加热升温和灭菌，消除了蒸汽灭菌时因冷空气存在而造成的温度死角，同时避免了在灭菌后用冷却水冷却过程中造成的大输液再污染现象，并且药品灭菌后的冷却是靠循环水均匀降温，确保无爆瓶、爆袋现象的发生，实现较低温度的均匀灭菌。

5. 回转水浴式灭菌柜 回转水浴式灭菌柜专用于混悬型输液、脂肪乳输液及其他容易沉淀的或具有热敏化学特性的药液、口服液等灌装药品的灭菌。其由灭菌柜、旋转内筒、减速传动机构、热水循环泵、热交换器、计算机控制系统等装置组成。该设备以过热水为灭菌介质，以水喷淋方式对灌装药品加热升温和灭菌。

（二）流通蒸汽灭菌法和煮沸灭菌法

流通蒸汽灭菌是在不密闭的容器内用 100℃ 的蒸汽灭菌。目前药厂生产的注射剂，特别是 1～2ml 注射剂及不耐热的品种，基本上都采用此法灭菌。煮沸灭菌法是把安瓿或其他物品放入水中煮沸的灭菌方法。流通蒸汽灭菌或煮沸灭菌时，一般采用 100℃、灭菌 30 分钟或 60 分钟。以上方法不能保证杀死所有的芽孢，例如破伤风菌等厌氧性菌的芽孢，因此用以上方法灭菌的制剂制备过程中要尽可能避免微生物的污染，同时为了确保灭菌效果，对 1～5ml 单剂量注射液可酌情添加抑菌剂，如甲酚 0.2%～0.3%（W/V）、氯甲酚 0.05%～0.2%（W/

Ⅴ)。静脉注射剂或单剂量超过 5ml 的注射剂不得添加抑菌剂。

（三）低温间歇灭菌法

低温间歇灭菌法是将待灭菌的制剂或药品，60℃～80℃加热 1 小时，杀死其细菌的繁殖体，然后在室温或 37℃孵化箱中放置 24 小时，使其中的芽孢发育成繁殖体，再第二次 60℃～80℃加热 1 小时，杀死其细菌的繁殖体，如此加热和放置连续操作三次或以上，至杀死全部芽孢为止。此法适用于必须用加热灭菌法但又不耐较高温度的制剂和药品。该方法的缺点是灭菌时间长，灭菌效果不理想。应用本法灭菌的制剂，除本身应具有一定抑菌能力外，须添加适量抑菌剂，以确保灭菌效果。

（四）影响湿热灭菌的因素

1. 微生物种类和数量　细菌种类不同对热的抵抗力不同，处于不同发育阶段的微生物对热的抵抗力也不同，繁殖期的微生物比衰老期的微生物对热的抵抗力小得多，芽孢对热的抵抗力最大。被灭菌物品中初始菌数越少，灭菌时间越短；初始菌数越多，增加了耐热菌株出现的概率，应需提高灭菌温度，一般每个容器内的细菌数应不超过 10 个为宜。因此，整个生产过程中应尽可能避免微生物污染，注射剂力求在灌封后立即灭菌。

2. 被灭菌物品的性质　被灭菌物品中含有糖类、氨基酸等营养物质对微生物有一定保护作用，能增强其抗热性。被灭菌物品的 pH 不同，微生物耐热性亦不同，中性溶液中微生物耐热性最强，碱性次之，酸性不利于微生物的发育，例如，含生物碱盐类的注射剂，因 pH 较低，一般用流通蒸汽法灭菌即可，若加入适量抑菌剂，就可杀灭抵抗力较强的细菌芽孢。

3. 温度和灭菌时间　温度增加，化学反应速度加快，时间越长，药物分解变质的物质越多。为此，在能达到灭菌效果的前提下，可适当降低温度或缩短灭菌时间。一般中药注射剂用流通蒸汽灭菌 100℃、30～60 分钟。

4. 蒸汽的性质　热压灭菌的效果，往往与蒸汽的性质有关。蒸汽一般有以下四种情况：①饱和蒸汽：即蒸汽的温度与水沸点相当。当蒸汽的压力达到平衡时，蒸汽中不含微细水滴。此种蒸汽的含热量高、穿透力强、灭菌效力高。热压灭菌法必须采用饱和蒸汽。②湿饱和蒸汽：即饱和蒸汽中带有水分，是由于蒸汽输送管路中热量损失所致。此种蒸汽的含热量较低，穿透力较差，灭菌效力较低。③过热蒸汽：热压灭菌器中加水量不足时，当水完全蒸发后，再继续加热所产生。此蒸汽虽比饱和蒸汽温度高，但穿透力很差，灭菌效力不及饱和蒸汽。④不饱和蒸汽：若灭菌器内空气未被排尽，则蒸汽中夹有部分空气，因空气是热的不良导体，空气与被灭菌物品接触后又无潜热放出，因此灭菌效力降低。

二、干热灭菌法

干热灭菌法系指将物品置于干热灭菌柜或隧道灭菌器等设备中，利用干热空气达到杀灭微生物或消除热原物质的方法。适用于耐高温但不宜用湿热灭菌法灭菌的物品灭菌，如玻璃器具、金属制容器、纤维制品、固体试药以及湿热不易穿透的物品（如甘油、液状石蜡、脂肪油等）的灭菌。

采用干热灭菌法灭菌的物品必须清洗干净且不沾染有机物质，待灭菌物品放入干热灭菌箱内时，排列不宜过于紧密。一般认为繁殖型细菌在100℃以上干热1小时即可被杀死；耐热性细菌芽孢在120℃以下长时间加热也不死亡，但在140℃左右则杀菌效率急剧增加。通常干热灭菌可在如下的温度条件进行灭菌：①160℃~170℃，2小时以上。②170℃~180℃，1小时以上。③250℃，45分钟以上。以上仅是一般标准，在实际应用时必须通过实验，在保证灭菌完全和对灭菌物品无损害的前提下，制定对该物品的干热灭菌条件。

（一）干热灭菌的设备

干热灭菌常用的设备按加热方式可分为以辐射加热为主的热辐射式干热灭菌机和以对流加热为主的热层流加热式干热灭菌机；也可按使用方式把干热灭菌设备划分为连续式和间歇式。通常从干热灭菌工艺考虑，典型的干热灭菌设备均由预热、灭菌、冷却等工艺过程组成。都设置有预热排湿（可控制洗涤灭菌后物品的含水量）、高湿灭菌（可控制热原和微生物）、层流洁净空气保护下的冷却工艺（将灭菌后物品冷却至室温）等。

1. 间歇式干热灭菌设备　间歇式干热灭菌设备是最常用的干热灭菌设备，其主要结构：箱体由角钢和薄钢板所构成，箱体外壳间填以玻璃纤维材料的保温层有利于隔热，双螺旋箱门，箱内有搁架多层，带有恒温控制（进行限温自动控制）及强制空气循环装置，使箱内温度均匀。本设备使用温度可在室温至250℃范围内，灭菌结束后应缓缓降温至40℃左右，方可取出被灭菌物品。

2. 连续式干热灭菌设备　连续式干热灭菌设备是利用传送带在灭菌段中经过的时间，对物品进行灭菌和去除热原，它适用于大规模生产时的灭菌。此设备属于连续层流加热干热灭菌设备，其工作原理是将高温热空气流经高效空气过滤器过滤，获得洁净度为100级的平行流空气，然后直接对物品进行加热灭菌。这种灭菌方法具有传热速度快、加热温度分布均匀、灭菌充分、无尘埃污染源等优点。图4-2为隧道式干热空气灭菌干燥机示意图。本机为整体隧道式结构，分为预热区、高温灭菌区、冷却区三部分。分别由机架、过滤器、加热装置、风机、

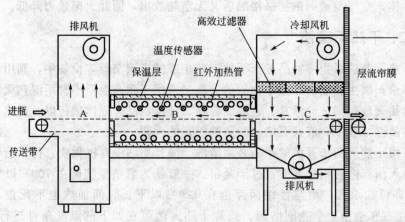

A: 预热；　B: 热灭菌；　C: 冷却

图 4-2　隧道式干热空气灭菌干燥机示意图

传动装置、不锈钢传送带及电控柜等部件组成。被灭菌物品进入干燥机隧道，由一条水平安装和二条侧面垂直安装的网状不锈钢输送带同步输送，经预热后进入300℃以上的高温灭菌区灭菌干燥，玻璃经过高温区的总时间超过 10 分钟，有的规格达 20 分钟，然后在冷却区进行风冷，物品经冷却后在出口处温度不高于室温 15℃。

干热空气灭菌干燥机的灭菌效果和去热原验证方法可采用枯草杆菌黑色变种芽孢和大肠杆菌内毒素置于最大装载和"冷点"区域，经灭菌后检查上述微生物指示剂的残存量。

（二）影响干热灭菌的因素

1. 灭菌箱的类型　以热空气灭菌的灭菌箱常用自然对流和装有鼓风机的强制对流两种类型。自然对流式灭菌箱中的空气循环，是由于热空气上升和冷空气下降而产生气体在箱体内湍流，而不同层搁板之间存在一定温差因而降低灭菌效果。强制型对流烘箱，由于灭菌箱内部装有鼓风机，使灭菌箱内热空气围绕灭菌物品循环，故灭菌效果较好，搁板不同部位的温差可减少至约1℃。由于热空气在灭菌物品周围迅速循环，灭菌箱中物品温度迟滞时间缩短。

2. 灭菌时间　灭菌过程中保温阶段的时间，应从灭菌器内部温度到达所需灭菌温度时算起，灭菌箱内部升温时间的长短取决于灭菌箱机械性能及被灭菌物品的性质和数量。被灭菌物品到达灭菌温度的时间要比灭菌箱迟，这段迟滞时间可能很长，灭菌物品量愈多，导热性愈差，此迟滞时间愈长。因此在整个灭菌过程中，必须测定和计算烘箱升温时间和被灭菌物品迟滞时间，以保证被灭菌物品的最内部也能达到灭菌温度，并维持足够时间，以杀死抵抗力最强的微生物。

三、紫外线灭菌法

一般用于灭菌的紫外线波长是 $200\sim300nm$，灭菌力最强的波长为 $254nm$。紫外线灭菌的原理是紫外线促使核酸蛋白变性，同时空气受紫外线照射后产生微量臭氧，共同起到杀菌作用。紫外线进行直线传播，其穿透作用微弱，但易穿透洁净空气及纯净的水，可被不同物品表面反射，故广泛用于空气灭菌和表面灭菌。方法是：一般在 $6\sim15m^3$ 的空间安装 30W 紫外灯一只，灯距地面 $1.8\sim2.0m$ 为宜。

影响紫外线灭菌效果的因素：①辐射强度与辐射时间：辐射强度的增加，对微生物产生致死作用所需辐射时间将缩短。②微生物对紫外线的敏感性：微生物种类不同，对紫外线的耐受能力不同，如在同一平面上采用辐射强度相等的紫外线照射，杀死枯草杆菌芽孢需 18.6 分钟，而对溶血性链球菌则仅需 4.6 分钟；注意紫外线对酵母菌、真菌的杀菌力较弱。③温度和湿度：空气的湿度过大，紫外线穿透力降低，灭菌效果降低。紫外线灭菌以空气相对湿度 $45\%\sim60\%$ 为宜，温度宜在 $10℃\sim55℃$ 范围内。

应用紫外线灭菌时需注意：①人体照射紫外线时间过久，易产生结膜炎、红斑及皮肤烧灼等现象，因此必须在操作前开启紫外灯 $30\sim60$ 分钟，关灯后再进行操作；如在操作时仍需继续照射，应有劳动保护措施。②各种规格的紫外灯都规定有效使用时限（一般在 3 000 小时），因此每次使用应登记开启时间，并定期进行灭菌效果检查。③紫外灯管必须保持无尘、无油垢，否则辐射强度下降。④普通玻璃能吸收紫外线，因此装在玻璃容器中的药物不能用紫外线进行灭菌。⑤紫外线还能促使易氧化的药物和油脂等氧化变质。

四、微波灭菌法

通常频率在 300 兆赫范围的电磁波称为微波。物质在外加电场下内部分子极化，随着外加高频电场的变化方向，极化分子也随着不停地转动，结果使电场能量转化为分子热运动的能量。水为极性分子，强烈吸收微波，分子运动加剧，摩擦生热，物质温度升高。由于热是在被灭菌的物质内部中产生的，所以加热均匀，升温迅速。又由于微波能穿透介质的深部，可使药物溶液内外一致均匀加热，故微波可用于水性药物注射液的灭菌。

据报道，有人用微波灭菌法对丸剂样品进行灭菌，灭菌后样品中含菌数降低 $74\%\sim99\%$。微波灭菌的中药饮片，含菌数降低 99%。也有人比较了微波灭菌与热压灭菌对 17 种化学药物稳定性的影响，证明对热压蒸汽灭菌稳定的药物，使用微波灭菌也无变化；而对热压蒸汽不稳定的药物，如维生素 C 等用微波灭菌也比较稳定。

五、辐射灭菌法

辐射灭菌法系指将灭菌产品置于适宜放射源辐射的 γ 射线或适宜的电子加速器发生的电子束中进行电离辐射而达到杀灭微生物的方法。γ 射线是由钴－60（^{60}Co）或铯－137（^{137}Cs）发出的电磁波，其穿透力很强，γ 射线可使有机化合物的分子直接发生电离，破坏正常代谢的自由基，导致大分子化合物分解，而起杀菌作用。辐射灭菌法的特点是灭菌过程中不升高灭菌产品温度，因此特别适用于一些不耐热药物的灭菌；亦适用于较厚样品的灭菌，可用于固体、半固体、液体药物的灭菌；特别适用于已包装密封物品的消毒灭菌，可有效防止"二次污染"。此法已为英国药典和日本药局方收载。《中国药典》2005 年版也将此法收入标准中。当 ^{60}Co-γ 辐射用于中药非灭菌制剂灭菌以控制其微生物污染水平时，一般最高辐射吸收剂量为：散剂及含原粉胶囊剂 3kGy（千格瑞）、丸剂 5kGy、半成品粉末 6kGy。辐射灭菌后的物品，应进行微生物检测，同时应测定中药辐射前后的主要药效成分是否变化，以确定该方法的安全性和有效性。辐射灭菌的设备造价高，另外某些药物经辐射灭菌后，有可能效力降低，产生毒性物质或发热性物质，应慎重选用。

六、过滤除菌法

过滤除菌法是以物理阻留的方法，使药物溶液或气体通过无菌的特定滤器，除去活的或死的微生物。此法适用于对热不稳定的药物溶液或原料的除菌，但实际应用时必须无菌操作。供灭菌用滤器，要求能有效地从溶液中除尽微生物，溶液易于通过滤器，且无任何物质脱落，才能确保成品完全无菌。

繁殖型细菌很少有直径小于 $1\mu m$ 者，芽孢大小约为 $0.5\mu m$ 或更小些。因此，以过筛作用过滤的滤器，其孔径大小应选用孔径在 $0.2\sim0.22\mu m$ 的微孔滤膜进行除菌过滤。另外，靠孔径截留或静电作用过滤的滤器，应选用孔径 $2\mu m$ 以下的垂熔玻璃 6 号漏斗进行除菌过滤。除菌过滤的流程采用两级初滤和两级精滤组成。第一级初滤，主要滤除药液中的大部分颗粒状杂质；第二级初滤起保护精滤段的作用；采用两级精滤确保药液除菌符合要求。此工艺流程的特点是：①不需要加热，可避免因过热而使药物成分降解。②过滤不仅除去药液中微生物，而且可除去微生物尸体，减少热原，药液澄明度也好。③生产上多采用加压过滤装置，压力恒定，且可避免药液污染。

　　过滤灭菌所用的滤器及接收容器等必须经 121℃ 热压灭菌或经环氧乙烷气体灭菌。为了保证除菌效果，应进行滤器除菌验证，验证方法是过滤混有约 $0.7\mu m$ 大小的细菌混悬液，滤液进行培养试验，观察有无细菌生长。

第三节　化学灭菌法

　　化学灭菌法是使用化学药品直接杀灭微生物的方法。化学灭菌法一般包括气体灭菌法和浸泡与表面消毒法。

一、气体灭菌法

　　气体灭菌法是利用化学药品所形成气体或蒸气进行熏蒸，而达到灭菌目的的方法。药物制剂生产时，有些固体药物或辅料耐热性差，既不能加热灭菌，又不能滤过除菌，常采用气体灭菌法进行灭菌。

　　1. 环氧乙烷灭菌法　制药工业上常用环氧乙烷作为灭菌的气体。环氧乙烷的分子式为 $(CH_2)_2O$，沸点 10.9℃，室温下为无色气体，在水中溶解度很大，易穿透塑料、纸板及固体粉末，并容易从这些物质中消散。环氧乙烷的杀菌力强，作用速度快，既可杀死微生物的繁殖体，对细菌芽孢、病毒也较敏感。其具有可燃性，与空气混合时，当空气含量达 3.0%（V/V）即可爆炸，故应用时需用二氧化碳或氟里昂稀释（常用混合气体是 10% 环氧乙烷，90% 二氧化碳或 12% 环氧乙烷，88% 氟里昂）。环氧乙烷对皮肤、眼黏膜有损害，可产生水疱或结膜炎，吸入后对人体的毒性大小与氨类似，应用时也应注意防护。

　　环氧乙烷气体对大多数固体物质呈惰性，因此可用于塑料容器、对热敏感的固体药物、纸或塑料包装的药物、橡胶制品、衣物、敷料及器械的灭菌。环氧乙烷的灭菌方法是：先将灭菌物品置于灭菌器内，密闭减压排除空气，预热，在减压条件下输入环氧乙烷混合气体，保持一定浓度、湿度及温度，经一定时间后，抽真空排除环氧乙烷混合气体，然后送入无菌空气，直至将环氧乙烷完全驱除。环氧乙烷的灭菌条件是：环氧乙烷浓度为 850～900mg/L（3 小时，45℃）或 450mg/L（5 小时，45℃），相对湿度 40%～60%，温度 22℃～55℃。

　　2. 甲醛蒸气熏蒸灭菌法　甲醛是杀菌力很强的广谱杀菌剂。甲醛蒸气与环氧乙烷相比，杀菌力更强，但由于穿透力差，只能用于空气灭菌。

　　应用甲醛溶液加热熏蒸法灭菌条件是：一般采用气体发生装置，用量为每立方米空间用 40% 甲醛溶液 30ml，室内相对湿度以 75% 为宜，室内温度 25℃ 以上。操作方法是：将甲醛溶液置气体发生装置中，加热后产生甲醛蒸气，甲醛蒸气经蒸气出口送入总进风道，由鼓风机吹入无菌操作室，连续 3 小时后即可关闭鼓风机，密闭熏蒸 12～24 小时后，再将 25％氨水加热（用量为 8～10ml/m³），从总风道送入氨气约 15 分钟，吸收甲醛蒸气，然后开启总出风口排风，并送入经处理过的无菌空气排除。甲醛对黏膜有刺激性，应用时必须注意。

3. 其他蒸气熏蒸灭菌法　加热熏蒸法还可用丙二醇（1ml/m³）、乳酸（2ml/m³）。丙二醇和乳酸的杀菌力不如甲醛，但对人体无害。此外，β-丙内酯、三甘醇、过氧醋酸也可以蒸气熏蒸的形式用于室内灭菌。

二、应用化学杀菌剂

在制药工业上应用化学杀菌剂杀死物体表面上病原微生物的方法。本法是以化学药品作为杀菌剂，配成有效浓度的液体，采用喷雾、涂沫或浸泡的方法达到杀菌消毒的目的。多数化学杀菌剂仅对细菌繁殖体有效，不能杀死芽孢。目前常用的化学杀菌剂有以下几类：

1. 醇类　包括乙醇、异丙醇、氯丁醇等，能使菌体蛋白变性，但杀菌力较弱，可杀灭细菌繁殖体，但不能杀灭芽孢。常用于皮肤消毒和物品表面的消毒。

2. 酚类　包括苯酚、甲酚、氯甲酚、甲酚皂溶液等。高浓度的苯酚对细胞有原生质毒性，对细胞壁与细胞质膜有损害作用，并能沉淀蛋白质。苯酚的杀菌力较强，一般使用 2％～5％浓度，可杀灭细菌繁殖体，但不能杀灭芽孢。常用于浸泡消毒和皮肤黏膜的消毒。

3. 表面活性剂　包括洁尔灭、新洁尔灭、杜灭芬等阳离子表面活性剂。这类化合物对细菌繁殖体有广谱杀菌作用，作用快而强。一般使用 0.1％～0.2％的浓度。常用于皮肤、内外环境表面和器械消毒。

4. 氧化剂　包括过氧乙酸、过氧化氢、臭氧等。这类化合物都具有很强的氧化能力，杀菌作用较强。常用于塑料、玻璃、人造纤维等器具的浸泡消毒。

5. 其他　如一些含氯化合物、含碘化合物、酸类化合物和酯类化合物等也有杀菌消毒功效，可根据具体情况选择应用。

第四节　无菌操作法

无菌操作法系指整个操作过程控制在无菌条件下进行的一种操作方法。对于不能使用加热灭菌或其他方法灭菌的无菌制剂的制备，需采用无菌操作法。无菌操作必须在无菌操作室或无菌操作柜内进行，所用的一切用具、材料以及环境应严格灭菌。目前多采用层流空气洁净技术。

1. **无菌操作室的灭菌** 无菌操作室的空气应定期进行灭菌，常用甲醛、丙二醇或乳酸等蒸气熏蒸。室内的用具、地面、墙壁等用消毒剂喷洒或擦拭。其他用具尽量用加热灭菌法灭菌。每次工作前开启紫外灯 1 小时，以保持操作环境的无菌状态。

2. **无菌操作** 操作人员进入无菌操作室前要按规定洗澡，并换上无菌的工作衣、帽、口罩和鞋，内衣与头发不得暴露，避免造成污染。操作过程中所用的容器、用具、器械均要经过灭菌，大量无菌制剂的生产应在无菌洁净室内进行，小量无菌制剂的制备可在层流洁净工作台上进行。

第五章
制药用水制备技术

第一节　概　　述

制药用水是中药制剂生产、使用过程中用于药材的净制、提取或制剂配制、使用时的溶剂、稀释剂及制药器具的洗涤清洁用水。《中国药典》2005年版规定，制药用水包括饮用水、纯化水、注射用水和灭菌注射用水。一般应根据各生产工序或使用目的与要求选用适宜的制药用水，天然水不得用作制药用水。

一、制药用水的类型

1. 饮用水　为天然水经净化处理所得的水。饮用水可作为药材净制时的漂洗、制药器具的粗洗用水。除另有规定外，也可作为普通制剂所用药材的提取溶剂。

中药注射剂、滴眼剂等灭菌制剂用于药材的提取不得使用饮用水。

2. 纯化水　为饮用水经蒸馏法、离子交换法、反渗透法或其他适宜方法制备的水。纯化水不含任何附加剂，可作为中药注射剂、滴眼剂等灭菌制剂所用药材的提取溶剂；普通制剂配制用溶剂或稀释剂；非灭菌制剂所用器具的精洗用水。必要时也用作非灭菌制剂用药材的提取溶剂。纯化水不得用于注射剂的配制与稀释。

纯化水制备过程中应防止微生物污染。用作溶剂、稀释剂或精洗用水，一般应临用前制备。

3. 注射用水　为纯化水经蒸馏所得的水。注射用水可作为配制注射剂和滴眼剂的溶剂或稀释剂及用于注射用容器的精洗。

为保证注射用水的质量，必须随时监控蒸馏法制备注射用水的各生产环节，定期清洗与消毒注射用水制备与输送设备。经检验合格的注射用水方可收集，一般应在无菌条件下保存，并在制备后12小时内使用。

4. 灭菌注射用水　为注射用水按照注射剂生产工艺制备所得。灭菌注射用水主要作为注射用无菌粉末的溶剂或注射剂的稀释剂。因此，灭菌注射用水灌装规格应适应临床需要，避免大规格、多次使用造成的污染。

二、制药用水的水质要求及用途

水是药品生产制备中用量最大、使用最广的一种辅料，制药用水的种类不同，其质量标准及使用范围不同，见表 5-1。

表 5-1　　　　　　　　　　　制药用水的水质要求及用途

类　别	用　途	水质要求
饮用水	1. 非无菌药品的设备、器具和包装材料的初洗 2. 制备纯水的水源	应符合《卫生部生活饮用水标准》GB 5750—85
纯化水	1. 非无菌药品的配料、洗瓶 2. 注射剂瓶子的初洗 3. 非无菌原料药的精制 4. 制备注射用水的水源（用于配料和原料药精制时，应控制杂菌数）	应符合《中国药典》2005 年版标准
注射用水	1. 注射剂、无菌冲洗剂配料 2. 注射剂最后洗瓶水（经孔径为 $0.45\mu m$ 的滤膜过滤后使用） 3. 无菌原料药精制、直接接触无菌原料药包装材料的最后洗涤	应符合《中国药典》2005 年版标准
灭菌注射用水	1. 注射用灭菌粉末的溶剂 2. 注射液的稀释剂	应符合《中国药典》2005 年版标准

第二节　热　　原

一、热原的定义与组成

热原系指能引起恒温动物体温异常升高的物质的总称。当含有热原的注射剂，特别是输液剂注入人体，约半小时后，就会产生发冷、寒战、体温升高、身痛、出汗和恶心呕吐等不良反应，有时体温可升高至 40℃以上，严重者出现昏迷、虚脱、休克，甚至有生命危险。临床上称这种现象为"**热原反应**"。

热原是微生物的代谢产物，为细菌的内毒素，存在于细菌的细胞膜和固体膜之间，是磷脂、脂多糖和蛋白质组成的复合物。其中脂多糖是内毒素的主要成分，具有特别强的致热活性。因而大致可认为热原＝内毒素＝脂多糖。脂多糖组成因菌种不同，其化学组成也有差异，一般脂多糖的分子量越大其致热作用也越强。

大多数细菌都能产生热原，致热能力最强的是革兰阴性杆菌，霉菌甚至病毒也能产生热原。热原的分子量一般为 1×10^6 左右。

有人认为细菌性热原自身并不引起发热，而是由于热原进入体内后使体内多形核白细胞及其他细胞释放一种内源性热原，作用于视丘下部体温调节中枢，可能引起 5-羟色胺的升高而导致发热。

二、热原的性质

1. 水溶性 由于磷脂结构上连接有多糖，所以热原能溶于水。其浓缩的水溶液往往带有乳光，所以带乳光的水与药液提示有可能热原不合格。

2. 不挥发性 热原本身不挥发，但因其溶于水，在蒸馏时，可随水蒸气中的雾滴带入蒸馏水，故蒸馏水器上应装备完好的隔沫装置，以防止热原污染。

3. 耐热性 热原的耐热性因热原的种类不同而有差异。一般来说，热原在60℃加热1小时不受影响，100℃加热也不发生热解，但在 250℃30～45 分钟；200℃60 分钟或 180℃3～4 小时可使热原彻底破坏。在通常注射剂的热压灭菌法中热原不易被破坏。

4. 过滤性 热原体积小，约在 1～5nm 之间，能通过一般滤器。但活性炭可以吸附热原，石棉板、纸浆等滤材对热原也有一定的吸附作用。已有研究，采用膜分离技术，选择适宜的超滤膜进行超滤，可截除热原，有效除去水和溶液中的热原。

5. 其他性质 热原能被强酸强碱破坏，也能被强氧化剂，如高锰酸钾或过氧化氢等破坏，超声波及某些表面活性剂（如去氧胆酸钠）也能使之失活。另外，热原在水溶液中带有电荷，也可被某些离子交换树脂所吸附。

三、注射剂污染热原的途径

1. 由溶剂带入 注射剂的溶剂主要是注射用水及注射用油。注射用水是注射剂最常用的溶剂，是热原污染的主要来源。尽管水本身并非是微生物良好的培养基，但易被空气或含尘空气中的微生物污染。如注射用水制备时操作不当或蒸馏水器结构不合理，都有可能使蒸馏水中带有热原。即使原有的注射用水或注射用油不带有热原，但如果贮存时间较长或存放容器不洁，也有可能由于污染微生物而产生大量热原。故应使用新鲜注射用水，蒸馏器质量要好，环境应洁净，操作过程要正确。

2. 由原辅料带入 原辅料本身质量不佳、贮藏时间过长或包装不符合要求甚至破损，均能受到微生物污染而导致热原产生。如以中药材为原料的制剂，原料中带有大量微生物，易产生热原。又如用微生物方法制备的药品如右旋糖酐、水解蛋白、抗生素等，更容易被热原污染。因此在制备注射剂时应特别注意。

3. 由容器或用具带入 注射剂制备时所用的用具、管道、装置、灌装注射剂的容器，在使用前如果没有按规定严格清洗和灭菌，均易污染药液而导致热原产生。因此，注射剂制备时，在相关工艺过程中涉及的用具、器皿、管道以及容器，均应按 GMP 的操作规程作清洁或灭菌处理，符合要求后方能使用。

4. 由制备过程带入 注射剂制备过程中由于生产环境达不到规定要求，工作人员未能严格执行操作规程，产品原料投入到成品产出的时间过长，产品灌封后没有及时灭菌或灭菌不彻底，这些原因都会增加微生物的污染机会，从而产生热原。因此，在注射剂制备的各个环节，都必须注意避菌操作，尽可能缩短生产周期。

5. 由使用过程带入 输液剂本身不含热原，但临床使用时仍发现有热原反应，这往往是由于注射器具（注射器、输液瓶、玻璃管、乳胶管、针头与针筒及其他用具）被污染导致热原反应，因此，必须做到注射器具无菌无热原，这也是防止热原反应不能忽视的措施。

四、除去热原的方法

1. 高温法 凡能经受高温加热处理的容器与用具，如针头、针筒或其他玻璃器皿，在洗净后，于180℃加热2小时以上或250℃加热30分钟以上，可破坏热原。

2. 酸碱法 对于耐酸碱的玻璃容器、瓷器或其他用具可用重铬酸钾硫酸清洗液、硝酸硫酸洗液或稀氢氧化钠液处理，可将热原破坏。热原亦能被强氧化剂破坏。

3. 吸附法 注射液常用优质针剂用活性炭处理，用量为 $0.05\% \sim 0.5\%$（W/V）。使用时，将一定量的针用活性炭加入溶液中，煮沸，搅拌15分钟即能除去液体中大部分热原。活性炭的吸附作用强，除了吸附热原外，还有脱色、助滤作用。但由于用活性炭处理吸附热原，也会吸附溶液中的药物成分，如生物碱、黄酮等，因此应注意控制使用量。此外，将 0.2% 活性炭与 0.2% 硅藻土合用，吸附除出热原效果较好，如处理 20% 甘露醇注射液即用此法除去热原。

4. 离子交换法 热原分子上含有磷酸根和羧酸根，带有负电荷，可以被碱性阴离子交换树脂吸附。国内有合用 301＃弱碱性阴离子交换树脂 10% 与 122＃弱酸性阳离子交换树脂 8%，成功地除去丙种胎盘球蛋白注射液中热原的报道。

5. 凝胶过滤法 也称分子筛滤过法，是利用凝胶物质作为滤过介质，当溶液通过凝胶柱时，分子量较小的成分渗入到凝胶颗粒内部而被阻滞，分子量较大的成分则沿凝胶颗粒间隙随溶剂流出。当制备的注射剂，其药物分子量明显大于热原分子时，可用此法除去热原。国内有用二乙氨基葡聚糖凝胶制备无热原去离子水的报道，结果表明，将二乙氨基乙基葡聚糖凝胶 A—25（700～800g）装入交换柱，以每小时 80L 的流速滤过，可制得 5～8 吨无热原去离子水。

6. 反渗透法　用反渗透法通过三醋酸纤维膜除去热原，这是近几年发展起来的有使用价值的新方法。

7. 超滤法　是利用高分子薄膜的选择性与渗透性，在常温条件下，依靠一定的压力和流速，达到除去溶液中热原的目的。一般用 3.0～15nm 超滤膜除去热原。如超滤膜过滤 10%～15% 的葡萄糖注射液可除去热原。Sulliven 等采用超滤法除去 β-内酰胺类抗生素中内毒素等。国内报道，采用醋酸纤维素超滤膜处理含有热原的溶液，结果显示，除去热原的效果可靠。

五、热原的检查方法

（一）家兔致热实验法

由于家兔对热原的反应与人体相同，目前各国药典法定的方法仍为家兔致热实验法，对家兔的要求，试验前的准备、检查法、结果判断均有明确规定。对家兔致热实验时应注意动物的状况、房屋条件和操作。

家兔致热实验法是指将一定剂量的供试品，静脉注入家兔体内，在规定时间内，观察家兔体温升高的情况，以判定供试品中所含热原的限度是否符合规定。

（二）鲎试验法

鲎试验法灵敏度高，操作简单，实验费用少，可迅速获得结果，适用于生产过程中的热原控制，但易出现"假阳性"。

鲎试验法原理是利用鲎的变形细胞溶解物与内毒素之间的胶凝反应。市场上有现成的鲎试剂。具体操作和鉴定结果的方法参阅《中国药典》。鲎试验法特别适用于某些不能用家兔致热实验法进行热原检测的品种，如放射性制剂、肿瘤抑制剂等。因为这些制剂具有细胞毒性而具有一定的生物效应，不适宜用家兔法检测。国内用此法检查输液、注射剂、放射性制剂的热原已作了不少工作，尤其是近年来有较快发展的定量测定热原的显色基质法。

鲎试验法反应灵敏，操作简单，结果迅速可得，试验费用也少。有人比较了家兔试验法与鲎试验法的灵敏性，结果表明，鲎试验法能检出 0.0001μg 的内毒素，而家兔致热试验法只能检出 0.001μg 的内毒素。但由于鲎试验法对革兰阴性菌以外的内毒素不够敏感，故不能完全代替家兔致热试验法。

第三节　制药用水的制备

一、饮用水的制备

一般宜采用城市自来水管网提供的符合国家饮用标准的给水。若当地无符合国家饮用水标准的自来水供给，可采用水质较好的井水、河水为原水，采用沉淀、过滤预处理手段，自行制备符合国家饮用水标准的用水。需定期检测饮用水水质，不应因饮用水水质波动影响药品质量。

二、纯化水的制备

纯化水的制备是以饮用水作为原水，经逐级提纯水质，使之符合生产要求的过程。根据各种纯化方法的特点灵活组合应用。既要受原水性质、用水标准与用水量的制约，又要考虑制水效率的高低、能耗的大小、设备的繁简、管理维护的难易和产品的成本。采用离子交换法、反渗透法、超滤法等非热处理纯化水，称为去离子水。而采用特殊设计的蒸馏器，用蒸馏法制备的纯化水称为蒸馏水。

（一）离子交换法

本法利用的离子交换树脂具有离子交换作用，可以除去绝大部分阴、阳离子，对热原、细菌也有一定的清除作用。其主要优点是水质化学纯度高，所需设备简单，耗能小，成本低。

常用的离子交换树脂有阳、阴离子交换树脂两种，如 732 型苯乙烯强酸性阳离子交换树脂，其极性基团为磺酸基，可用简式 $RSO_3^- H^+$ （氢型）或 $RSO_3^- Na^+$（钠型）表示；717 型苯乙烯强碱性阴离子交换树脂，其极性基团为季铵基团，可用简式 $RN^+ (CH_3)_3 OH^-$（OH 型）或 $RN^+ (CH_3)_3 Cl^-$（氯型）表示。钠型和氯型比较稳定，便于保存，为出厂形式，因此市售产品需用酸碱转化为氢型和 OH型后才能使用。

离子交换法制备离子交换水的基本原理是，当饮用水通过阳离子交换树脂时，水中阳离子被树脂所吸附，树脂上的阳离子 H^+ 被置换到水中，其反应式如下：

$$R-SO_3^- H^+ + \frac{1}{2}\begin{cases} K^+ \\ Na^+ \\ Ca^{2+} \\ HCO_3^- \\ HSiO_3^- \end{cases} \rightleftharpoons R-SO_3 \begin{cases} K^+ \\ Na^+ \\ \frac{1}{2}Ca^{2+} \\ \frac{1}{2}Mg^{2+} \end{cases} + H^+ \begin{cases} \frac{1}{2}SO_4^{2-} \\ Cl^- \\ HCO_3^- \\ HSiO_3^- \end{cases}$$

经阳离子交换树脂处理的水再通过阴离子交换树脂时，水中的阴离子被树脂所吸附，树脂上的阴离子 OH^- 被置换到水中，并和水中的 H^+ 结合成水，其反应如下：

$$R \equiv N^+ OH^- + H^+ \left\{ \begin{array}{l} \frac{1}{2} SO_4^{2-} \\ Cl^- \\ HCO_3^- \\ HSiO_3^- \end{array} \right. \Longleftrightarrow R \equiv N^+ \left\{ \begin{array}{l} \frac{1}{2} SO_4^{2-} \\ Cl^- \\ HCO_3^- \\ HSiO_3^- \end{array} \right. + H_2O$$

离子交换法处理原水的工艺，一般可采用阳床、阴床、混合床的串联组合形式，混合床为阴、阳树脂以一定比例混合组成。即通过阳离子交换树脂柱-阴离子交换树脂柱-阳、阴离子交换树脂混合柱的联合床系统，如图 5-1 所示。

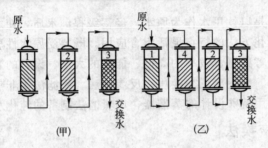

图 5-1 离子交换树脂联合床系统示意图

1. 强酸性阳树脂交换柱 2. 强碱性阴树脂交换柱 3. 强酸强碱混合树脂交换柱 4. 弱碱性阴树脂交换柱

在各种树脂床组合中，阳床需排在首位，不可颠倒。由于水中含有碱土金属阳离子（Ca^{2+}、Mg^{2+}），如不首先经过阳床而进入阴床，阴床中树脂与水中阴离子进行交换，交换下来的 OH^- 就与碱土金属离子生成沉淀包在阴树脂外面，污染了阴床，影响交换能力，所以，必须先让水经过阳床以防止对阴床的污染。

大生产时，为减轻阴树脂的负担，常在阳床后加脱气塔，除去二氧化碳，使用一段时间后，需再生树脂或更换。当原水中 SO_4^{2-}、Cl^- 等强酸根含量较高（$\geq 100mg/L$）时，可在阴床前加用弱酸型阴离子交换树脂柱，以除去大部分强酸根离子，延长强碱型阴离子交换树脂的使用时间。更换树脂周期一般每年换一次。目前生产过程中，通常通过测定比电阻来控制去离子水的质量，一般要求比电阻值在 100 万 $\Omega \cdot cm$ 以上，测定比电阻的仪器常用 DDS-Ⅱ型电导仪。

（二）反渗透法

反渗透法是在 20 世纪 60 年代发展起来的新技术，国内目前主要用于原水处理，但若装置合理，也能达到注射用水的质量要求，所以，《美国药典》23 版已收载该法为制备注射用水法定方法之一。

1. 反渗透法的含义 当两种不同浓度的水溶液（如纯水和盐溶液）用半透膜隔开时，稀溶液中的水分子通过半透膜向浓溶液一侧自发流动，这种现象叫渗透，如图 5-2A 所示。由于半透膜只允许水通过，而不允许溶解性固体通过，因而渗透作用的结果，必然使浓溶液一侧的液面逐渐升高，水柱静压不断增大，达到一定程度时，液面不再上升，渗透达到动态平衡，这时浓溶液与稀溶液之间的水柱静压差即为渗透压，如图 5-2B 所示。若在浓溶液一侧加压，当此压力超过渗透压时，浓溶液中的水可向稀溶液作反向渗透流动，这种现象称为反渗透，反渗透的结果能使水从浓溶液中分离出来，如图 5-2C 所示。

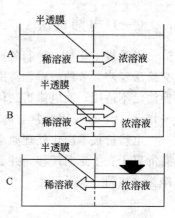

图 5-2 渗透与反渗透原理示意图

反渗透法制备注射用水，具有耗能低、水质好、设备使用与保养方便等优点，它为注射用水的制备开辟了新途径，目前国内也有进行相关研究的报道。

2. 反渗透膜的类型 反渗透膜是一种只允许水通过而不允许溶质透过的半透膜。主要有醋酸纤维素膜和芳香族聚酰胺膜两大类，前者比较经济，透水量大，除盐率高，但不耐微生物侵蚀。后者价格较高，机械强度好，特别适合于制成像头发丝那样细的中空纤维，制成的反渗透器比较小巧。

醋酸纤维素膜（又称 CA 膜）是常用的半透膜，其断面可分成表皮层、过渡层和支撑层三部分。表皮层结构致密，孔径小于 1nm，对脱盐起关键作用；表皮层下面为孔径稍大（20nm）的过渡层，其下为结构疏松、孔径为 100～400nm 的多孔支撑层。

3. 反渗透法制备注射用水的工艺 用反渗透法制备注射用水，除盐及除热原的效率高，完全能达到注射用水的要求标准。一般情况下，一级反渗透装置能除去一价离子 90%～95%，二价离子 98%～99%，同时能除去微生物和病毒，但除去氯离子的能力达不到药典要求。二级反渗透装置能较彻底地除去氯离子。有机物的排除率与其分子量有关，分子量大于 300 的化合物几乎全部除尽，故可除去热原。反渗透法除去有机物微粒、胶体物质和微生物的原理，一般认为是机械的过筛作用。

反渗透法制备注射用水的工艺流程为：

原料水→预处理→一级高压泵→第一级反渗透装置→离子交换树脂→二级高

压泵→第二级反渗透装置→高纯水。原料水预处理可用石英砂石、活性炭及5μm精细滤器等处理装置。

（三）电渗析法

电渗析净化是一种制备初级纯水的技术。电渗析法对原水的净化处理较离子交换法经济，节约酸碱，特别是当原水中含盐量较高（≥300mg/L）时，离子交换法已不适用，而电渗析法仍然有效。但本法制得的水比电阻较低，一般在5万~10万Ω·cm，因此常与离子交换法联用，以提高净化处理原水的效率。

电渗析技术净化处理原水的基本原理，是依靠外加电场的作用，使原水中含有的离子发生定向迁移，并通过具有选择透过性阴、阳离子交换膜，使原水得到净化，如图5-3所示。

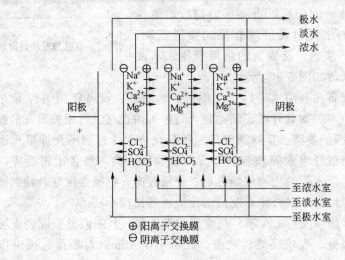

图 5-3　电渗析原理示意图

电渗析法净化处理原水，主要是除去原水中带电荷的某些离子或杂质，对于不带电荷的物质除去能力极差，故原水在用电渗析法净化处理前，必须通过适当方式除去水中含有的不带电荷的杂质。

（四）超滤法

超滤是一种选择性的膜分离过程，超滤的过滤介质被称为超滤膜，一般由高分子聚合而成。超滤膜的孔径大约为2~54μm，大于微孔滤膜而小于反渗透膜，能够有效地去除原水中的杂质，如胶体大分子、致热原等杂质微粒。超滤系统的过滤过程采用切向相对运动技术，即错流技术（又称十字流），使滤波在滤膜表面切向流过时完成过滤，大大降低了滤膜失效的速度，同时又便于反冲清洗，能够较大地延长滤膜的使用寿命，并且有相当的再生性和连续可操作性。这些特点都表明，超滤技术应用于水过滤工艺是相当有效的。与反渗透技术不同，它不是靠渗透而是靠机械法进行分离的。

利用超滤膜具有水通量大，运转周期长，能较好地除去水中的微粒、细菌等的良好特性，可用于超纯水的终端装置和混床的前级保护装置。如采用截留相对分子质量为 2 万的聚砜中空纤维超滤膜，能除去自来水中 95％ 以上的微粒，并除去热原（热原相对分子质量为 80 万～100 万），所制纯水用于安瓿的精洗。

超滤系统应注意的事项主要有：滤膜材料对消毒剂的适应性；膜的完好性；由微粒及微生物引起的污染。

三、注射用水的制备

注射用水是以纯化水做原水，采用蒸馏法制备。制得的注射用水质量可靠，但制备过程耗能较多。

蒸馏法制备注射用水是将原水先加热至沸腾，使之汽化为蒸汽，然后将蒸汽冷凝成液体。汽化过程中，水中含有的易挥发性物质挥发逸出。而含有的不挥发杂质及热原，仍然留在残液中，因而经冷凝得到的液体可作为蒸馏水。如原水改用纯化水即可直接蒸馏为注射用水。

蒸馏法制备注射用水的蒸馏设备，主要有塔式蒸馏水器、多效蒸馏水器和气压式蒸馏水器几种，后两者现在应用较广泛。注射用水接触的材料必须是优质低碳不锈钢（如 316L 不锈钢）或其他经验证不对水质产生污染的材料。注射用水水质应逐批检测，保证符合《中国药典》标准。注射用水制备装置应定期清洗、消毒灭菌，验证合格方可投入使用。

1. 塔式蒸馏水器 塔式蒸馏水器是较早定型生产的一类老式蒸馏水器，国外已趋淘汰，而国内部分厂家或医院药房仍在应用。

塔式蒸馏水器的补充水源系锅炉蒸汽经冷凝后的一次蒸馏水，再经蒸馏而得注射用水。塔式蒸馏水器生产能力大（50～200L/小时），并有多种不同规格供选用。

2. 多效蒸馏水器 多效蒸馏水器的最大特点是节能效果显著，热效率高，能耗仅为单蒸馏水器的三分之一，并且出水快、纯度高、水质稳定，配有自动控制系统，成为目前药品生产企业制备注射用水的重要设备。其中多效蒸馏水器又可分为列管式、盘管式和板式 3 种型式。板式现尚未广泛使用

列管式多效蒸馏水机是采用列管式的多效蒸发制取蒸馏水的设备。其基本结构如图 5-4 所示。由 5 只圆柱形蒸馏塔和冷凝器及一些控制元件组成。在前四级

塔内装有盘管，并互相串联起来，蒸馏时，进料水（一般为纯化水）先进入冷凝器，由塔5进来的蒸汽预热，然后依次进入4级塔、3级塔、2级塔、1级塔，此时进料水温度达到130℃或更高，在1级塔内，进料水在加热时再次受到高压蒸汽加热，一方面蒸汽本身被冷凝为回笼水，一方面进料水迅速被蒸发，蒸发的蒸汽进入2级塔加热室供2级塔热源，并在其底部冷凝为蒸馏水，而2级塔的进料水是由1级塔底部在压力作用下进入。同样的方法供给了3级塔、4级塔和5级塔，各塔生成的蒸馏水加上5级塔蒸汽被第一、第二冷凝器冷凝后生成的蒸馏水，都汇集于蒸馏水收集器，废气则从废气排出管排出。其出水温度在80℃以上，有利于蒸馏水的保存。列管式多效蒸馏水器的性能取决于加热蒸汽的压力和级数，压力越大，产量越高，效数越多，热的利用效率也越高。多效蒸馏水器的选用，应根据实际生产需要，结合出水质量、能源消耗、占地面积等因素综合考虑，一般以四效以上较为合理。

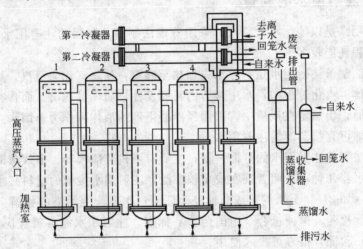

图5-4 列管式多效蒸馏水器结构示意图

多效蒸馏水器使用注意事项如下：

（1）新安装多效蒸馏水器启用时要注意：①检查各管口密封盖是否脱落而进灰，应用脱脂纱布擦拭干净。②检查各连接部位是否在运输中因震动而脱落，应将其拧紧，使其处于良好的状态。③至少应运行4小时以上，以除去机械本身的油垢、污物、易氧化物等，并做注射用水全检，合格后方可供用。

（2）多效蒸馏水器必须采用饱和蒸汽，否则影响出水质量和速度。

（3）多效蒸馏水器在运行中应严格控制蒸汽压和料水进入量，否则对水量影响很大，降低生产效率。

（4）由于出水温度较高（92℃～98℃），应注意将本机器连接胶管及连动线的连接胶管固定牢固，使用时间久时应注意更换，以防蒸馏水渗漏烫伤。夏季出水温度较高时，应向本机器通入少量冷凝水。

（5）定期检查泵的密封及噪音情况，发现异常应及时修理。

（6）气液分离器每年至少拆卸一次，清除截留物及进行清洗处理。

（7）料水过滤器每年至少检查一次，要及时更换过滤网材。

（8）自来水与料水贮存箱应及时清洗，贮水时间不宜超过 48 小时，以防腐败变质。

目前国内大多数制药企业都使用了多效蒸馏水器。多效蒸馏水器所产水质稳定，纯度高，产蒸馏水量也高，能产生高质量蒸汽（用于消毒），节约时间，水垢也少。

3. 气压式蒸馏水器　气压式蒸馏水器是国外 20 世纪 60 年代发展起来的产品，该机器是以输入部分外界能量（机械能，电能）而将低温热能转化为高温热能的原理来生产蒸馏水。

气压式蒸馏水器具有多效蒸馏器的优点，利用离心泵将蒸汽加压，提高了蒸汽利用率，而且不需要冷却水，但使用过程中电能消耗较大。故本法适合于供应蒸汽压力较低，工业用水比较短缺的厂家使用，虽然一次投资较多，但蒸馏水生产成本较低，经济效益较好。

四、纯化水和注射用水的储存

1. 纯化水储存　纯化水储罐和输送管道所用材料，应无毒、耐腐蚀，宜采用不锈钢或其他不污染纯化水的材料。储罐的通气口应安装不脱落纤维的疏水性过滤器。纯化水的储存宜采用循环方式。纯化水储罐和输送系统，应能定期清洁、灭菌。

2. 注射用水的储存　注射用水储罐和输送管道所用材料，应无毒、耐腐蚀，应采用内壁抛光的优质低碳不锈钢管或其他不污染注射用水的材料。储罐的通气口应安装不脱落纤维的疏水性除菌器。注射用水的储存可采用 65℃以上保温循环，也可采用 80℃以上或 4℃以下保温的方式。循环干管流速宜大于 1.5m/秒，注射用水储罐和输送系统，应能定期清洗、灭菌，宜设置在线清洗、灭菌设施。

第四节　制药用水的消毒灭菌

消毒灭菌技术是制药用水控制微生物污染的重要手段。尽管《中国药典》2005 年版未对纯化水规定细菌内毒素等项的检查，但是国内一些制药企业为保证非无菌药品制剂的质量，仍然用微生物指标作为内控标准。注射用水的质量，不仅要求最终产品无菌检查合格，而且注射用水生产工艺过程要符合 GMP 要求，并采用适宜的消毒灭菌方法。常见的方法是热力灭菌法、紫外线消毒灭菌法及化学试剂消毒法等。

一、热力消毒灭菌法

注射用水系统用纯蒸汽消毒。制备纯蒸汽的原料水只限两种，一是药典收载的纯化水，二是法定的注射用水。所以也称纯化水蒸气、洁净蒸汽。纯蒸汽消毒设备，可用纯蒸汽发生器，也可用多效蒸馏水机第一柱。在多效蒸馏水机不生产注射用水时，由第一个柱生产纯蒸汽。但是一些制药企业经常使用纯蒸汽发生器。

纯化水系统中的离子交换树脂及反渗透、电渗析、电流去离子等设备不宜采用高温消毒，否则会老化、破碎或损坏，可采用紫外线消毒及循环回流法。

二、紫外线消毒法

用于消毒的紫外线一般用 254nm 及 185nm 波长，它能降低水系统中新菌落的生成速率。紫外线消毒法在水系统中与热力消毒法及化学药剂消毒法（特别是过氧化氢和臭氧消毒法）配合使用，能起到协同的消毒灭菌作用。

三、化学试剂消毒法

化学方法消毒的试剂种类较多。常用的主要为氧化剂的氯类和氧类。

含氯的氧化剂主要有液氯、次氯酸钠、次氯酸钙、二氧化氯等。其中二氧化氯的消毒效果好，消毒后无残留。

氧类氧化剂主要有臭氧（O_3）、过氧化氢（H_2O_2）、过氧乙酸（CH_3COOOH）和高锰酸钾（$KMnO_4$）等。由于这些化合物的半衰期较短，特别是臭氧，应在消毒过程中不断进行补充。过氧化氢和臭氧迅速降解成水和氧气；在紫外光下，过氧乙酸降解为乙酸。

第六章
粉碎、筛析与混合技术

中药绝大多数是以动物、植物和矿物作原料，在制药前一般要经过加工处理，如将固体药物粉碎至一定大小的粒径以供制备药剂之用。对一些固体药剂如片剂、颗粒剂、胶囊剂等还需要数种药物进行混合，若将各种药物粉碎至适用程度的粒径再混合，则易得到均匀的混合物，但药物粉碎后，粒径有粗细之分，这就要通过筛析进行分级以获得粒径较均匀的药物，再通过混合设备，以达到配料均匀，由此所得药品的质量更均匀，剂量更准确。

第一节　粉　　碎

一、概述

（一）粉碎的含义、目的

1. 含义　粉碎是借助机械力或其他方法将大块固体药物制成适宜程度的碎块或细粉的操作过程。它是中药生产中的基本单元操作之一，也是药剂制备的基础。

2. 目的　药物粉碎的目的主要有：①增加物料表面积，促进药物的溶解与吸收，提高生物利用度。②适应多种给药途径的应用。③加速药材中有效成分的提取。④有利于各种剂型的成型处理与加工。⑤便于新鲜药材的干燥和贮存。

（二）固体物料的物理特性

一般固体以块状、粒状、结晶或无定形粉末存在，主要的物理性质如下：

1. 硬度　即物料的坚硬程度。通常以摩氏指数（或莫氏指数）为标准来表示。从软到硬规定：滑石粉最软硬度定为 1，金刚石最硬硬度定为 10。通常分为 3 类：硬质物料的硬度约为 7～10；中等硬质物料的硬度约为 4～6；软质物料的硬度约为 1～3。

中药材的硬度多属软质，但也有一些骨甲类药材较硬而韧，要经过砂烫或炒制加工以利于粉碎。

2. 脆性　指物料受外力冲击易于碎裂成细小颗粒的性质。

晶体物料具有一定的晶格，易于粉碎，一般沿晶体的结合面碎裂成小晶体，如生石膏、硼砂等多数矿物类物料均具有相当的脆性，比较容易粉碎。非极性晶体物料如樟脑、冰片等脆性较晶体物料的脆性弱，受外力产生变形而阻碍粉碎，通常需加入少量液体渗入固体分子间隙以降低分子间的内聚力，使晶体易从裂隙处开裂，从而有助于粉碎。

3. 韧性　指物料受外力作用变形，但不易折断的性质。植物的根茎，由纤维组成，有较强的韧性。

4. 弹性　固体受力后其内部质点之间产生相对运动，即质点的相对位置发生改变，固体因此而发生变形，若外加载荷消除后，变形随之消失，则称这种特性为弹性。

非晶体药物其分子呈不规则的排列，如树脂、树胶、乳香、没药等具有一定的弹性，粉碎时部分机械能消耗于弹性变形而使粉碎效率降低。可采取降低温度的方法，减小弹性变形，增加脆性，促其粉碎。

5. 水分　一般认为物料的水分越小越易于粉碎，如水分为 $3.3\%\sim4\%$ 时，粉碎比较容易进行，也不易于引起粉尘飞扬。水分超过 4% 时，常因黏着而阻塞设备。若植物药水分为 $9\%\sim16\%$ 时则脆性减弱难以粉碎。

6. 温度　粉碎过程中有部分机械能转变为热能，造成某些物料的损失，如有的受热而分解，有的变软、变黏，影响粉碎的正常进行，一旦发生此类现象，可采用低温粉粹。

（三）粉碎度

又称粉碎比，是药物在粉碎前的粒径与粉碎后的粒径之比，它是检查粉碎操作效果的一个重要指标。

（四）粉碎方式

粉碎时，粉碎机的刀具（如锤头、齿板、刀片、瓷球等）对物料作用以不同的力使其粉碎，所施加的力的类型主要有劈裂力、撞击力、压缩力、剪切力和研磨力等。多数情况下，物料受到上述几种力的联合作用。一般地，粗碎以撞击力、压缩力和劈裂力为主，细碎以剪切力和研磨力为主。

二、粉碎的基本原理

物体的形成依赖于分子间的内聚力，物体因内聚力的不同显示出不同的硬度和性质，因此，粉碎过程就是借助于外力来部分地破坏物质分子间的内聚力，达到粉碎目的的过程。

药物被粉碎时，受到外加的作用力，其内部相应产生应力，当内应力超过药物本身的分子间力时即可引起药物的破碎，但药物粉碎时其实际破坏程度往往小于理论破坏程度，原因是药物内部存在结构上的缺陷及裂纹，在外力作用下，会在缺陷、裂纹处产生应力集中，当应力超过药物的破坏强度时，即引起药物沿脆弱面破碎。另外，当药物没有小裂纹时，外力首先集中作用于药物的突出点上，产生较大局部应力和较高温度，使药物产生小裂纹，这些裂纹迅速伸展，传播，最终使药物破碎。

三、粉碎的原则

粉碎需把握的原则如下：

1. 药物不宜过度粉碎，达到所需要的粉碎度即可。以节省能源和减少粉碎过程中的药物损失。

2. 在粉碎过程中，应尽量保存药物的组分和药理作用不变。中药材的药用部分必须全部粉碎应用。对较难粉碎的部分，如叶脉或纤维等不应随意丢弃，以免损失有效成分或使药物的有效成分含量相对增高。

3. 粉碎毒性药或刺激性较强的药物时，应注意劳动保护，以免中毒。粉碎易燃易爆药物时，要注意防火防爆。

4. 植物性药材粉碎前应尽量干燥。

5. 粉碎过程中应注意粉碎机械的选用、使用和维护，注意安全防护以及劳动保护。

四、粉碎的方法

根据被粉碎药物的性质和使用要求，可采用以下几种粉碎方法：

（一）干法粉碎和湿法粉碎

1. 干法粉碎 大多数物料的粉碎不需加入液体，故称为干法粉碎，也可是将药物通过不同干燥途径，使水分降低到一定限度再粉碎的方法。大多数的中药材一步都采用干法粉碎。

2. 湿法粉碎 系在药物中加入适量的溶媒（水或有机溶媒）进行研磨粉碎的方法。如将樟脑、冰片或水杨酸等粉碎时，常加入少量挥发性液体如醇或醚等。它们可以渗入颗粒的裂隙中，减少分子间的引力以利于粉碎，对于某些有较强刺激性、毒性药物，为避免粉尘飞扬宜用湿法粉碎。根据粉碎时加入液体种类和体积的不同，可分为"水飞法"和"加液研磨法"。

（1）水飞法：是将药物与水共置乳钵中研磨，使细粉漂浮液面或混悬于水中，然后将混悬液倾出，余下的药物再加水反复研磨，直至全部研磨完毕。将研得的混悬液合并，沉降，倾出上清液，将湿粉干燥即得极细的粉末。因"水飞法"费时费力，现在药厂改用电动乳钵或球磨机粉碎。

中药矿物类、动物的贝壳类中的水不溶性药物常用水飞法制成细粉或极细粉，如朱砂、滑石、珍珠、炉甘石等。

（2）加液研磨法：是将药料加入少量液体研磨的方法。如樟脑、冰片、薄荷等，加入少量的挥发性液体（乙醇等），用乳锤研磨。研麝香时常加入少量水研磨，更易研碎，俗称"打潮"。中药细料药粉碎时，对麝香和冰片两药常"轻研冰片，重研麝香"。

（二）单独粉碎和混合粉碎

1. 单独粉碎 是将处方中的一味药材单独进行粉碎的方法。这种粉碎方法既可以按欲粉碎药料的性质选取较为合适的粉碎机械，又可以避免粉碎时因不同药料损耗不同而引起含量不准确的现象出现。一般药物通常为单独粉碎，氧化性药物与还原性药物必须单独粉碎，否则易引起爆炸现象，贵重药物及刺激性药物为了减少损耗和便于劳动防护，亦应单独粉碎。如处方中黏软性差异较大的药物如乳香、没药；芳香性药物如冰片、樟脑；贵重药物如牛黄；毒性药物如红粉、轻粉；细小种子类药物如车前子、葶苈子；还有某些化学性质特殊的药物，如氧化还原性药物混合粉碎，可能引起爆炸、燃烧或起某些化学变化的，均须单独进行粉碎。此外处方中如含有大量油性、黏性较大的药物，或含有动物药如皮、肉、筋骨、血液等，都要特殊处理。

2. 混合粉碎 两种以上的药物同时混合并粉碎的操作称为混合粉碎。混合粉碎可避免一些黏性药物单独粉碎的困难，又可使粉碎与混合操作同时进行。

（1）串油：处方中有大量含油脂性药物，如桃仁、柏子仁、枣仁、胡桃仁，虽易粉碎，但过筛困难，可将处方中其他药物先粉碎，然后取一部分粉末与含油脂的药物共同粉碎。

（2）串料：处方中含有黏性药物较多时，如熟地、山萸、黄精、玉竹、天冬、麦冬，可将处方中其他药物先粉碎成粗末，再取其一部分与黏性药物串压，使成不规则的碎块或颗粒，在60℃以下充分干燥，再混合粉碎。

（3）蒸罐：将处方中适于蒸制的动物性药物、树脂以及含大量糖分的药物置于夹层罐中，加入定量（1∶1或1∶1.5）黄酒，加热蒸制，待酒蒸尽后取出，另将方中含有挥发性成分或不宜蒸制的药物粉碎成粗末，再与蒸制过的药物掺合均匀，干燥，碎成细粉。如制作乌鸡白凤丸就用此法来粉碎药物。此种操作方法一般称为"综合蒸制法"，俗称"蒸罐"。

（三）低温粉碎

药物在低温时脆性增加，利用药物低温性脆的特点，在粉碎之前或粉碎过程中将药物进行冷却的粉碎方法称为低温粉碎。多用于熔点低、常温下有热可塑性，保留挥发性有效成分的药物。

低温粉碎可采用冷冻原料，粉碎机夹层制冷或药料与干冰、液氮等混合后进行粉碎。采用低温粉碎，不但产品粒度较细，能够较好地保持药物的有效成分，而且可以降低粉碎机械的能量消耗。

低温粉碎多用于具有热塑性、强韧性、热敏性、挥发性及熔点低的药材。低温粉碎时，应尽量避免在潮湿环境中进行，粉碎后的产品也应及时置于防潮容器内，否则会导致含水量增大。

在长期制药实践中，中药细料药的粉碎已形成单独一套保管、加工、粉碎与下料办法。细料药的粉碎方法有干法粉碎和湿法粉碎，但均为单独粉碎，对操作要求严格，如细度、损耗率等有较严的规定。

（四）某些细料药的常用粉碎方法

1. 珍珠 其质地坚硬不易粉碎成粉，可先将珍珠浸入豆浆内，加热至沸后10分钟，弃去豆浆，清水洗净珍珠，捣碎装入电动乳钵，再放入清水淹没珍珠，研磨60小时，取出烘干，再粉碎过100目筛即可。

2. 琥珀 先洗净杂质，用铁碾压碎，装入球磨机，研磨80小时，过60～80目筛即可。

3. 朱砂 先吸尽铁屑，装入球磨机，研磨80小时，过100目筛即可。

4. 人参、三七 用铁碾或小型粉碎机粉碎成颗粒，过40目筛后装入球磨机，研磨80小时，过90～110目筛即可。

5. 沉香、檀香 先将沉香劈成小块，用铁碾压碎，过40目筛，装入球磨机，研磨 80 小时，过 90～110 目筛即可。

6. 羚羊角 其质地坚韧不易研成细粉。先将整支角用电锯锯成二段，去掉下段角内的塞子，用温水浸泡 24 小时，剔净血筋。然后装入羚羊角粉碎机，锉成末，再装入球磨机，研磨 120 小时，过 120 目筛，余渣再入球磨机反复操作。

7. 牛黄 质地轻松，粉碎时可于乳钵中加微量清水同研，便于研细，又可避免药物飞扬，造成损失。

8. 鹿茸 先将鹿茸以灯火或涂抹酒精烧燎去毛后，刮净，适量白酒湿润。待角质变软取出，切成厚度约 0.2～0.3 的片子，阴干，用铁碾压成细粉，余下不易成粉的部分，可适当加热微烘，反复压成细粉。

9. 麝香 先挑除皮膜绒毛等杂质，再于乳钵内研磨，或在研磨过程中加入少量乙醇共研，筛取粗末重研，反复操作至全部研细为止。

五、粉碎设备

粉碎机的种类很多，不同的粉碎机粉碎出的产品粒度不同，适用的范围也不同。为达到良好的粉碎效果，应按被粉碎物料的特性和所需要的粒度，选择适宜的粉碎机。表 6-1 列出了制药工业常用的粉碎机及其性能。

表 6-1 常用粉碎机的一般性能

粉碎机	作用方式	产品粒度（μm）	适用范围
截切式粉碎机	剪切	180～850	纤维状植物药材
锤击式粉碎机	冲击	75～4750	几乎所有的药物
万能磨粉机	撞击和研磨	75～850	几乎所有的药物
球磨机	冲击和研磨	75～425	脆性物料和中等硬度物料
乳钵研磨机	研磨	75～425	脆性物料和中等硬度物料
射流磨	撞击和摩擦	20～30	脆性物料和中等硬度物料
流通磨	剪切、撞击和摩擦	1～30	低熔点或对热敏感的药物
胶体磨	剪切、撞击和摩擦	可在 5μm 以下	可湿法粉碎的物料

（一）切药机

切药机系将药材均匀放到传送带上，随着带的运动，药材进入两对刻有网纹的给料辊的间隙中被挤压，并向前推出适宜的长度，切刀由曲柄连杆机构带动上下往复运动，切断药材。已切碎的药材，通过出料槽而落入容器中。切药机可把中草药的药用部分切成片、段、细条或碎块，主要用于根、茎、叶、草等的切制，不适用于颗粒状、块茎等切制。

（二）锤击式粉碎机

锤击式粉碎机如图 6-1 所示，是一种中碎和细碎设备。它由钢壳、筛板及鼓风机等组成，系利用高速旋转的锤头借撞击及锤击作用的一种粉碎设备。药物自加料斗加入，经螺旋加料器进入粉碎室，粉碎室上部装有衬板，下部装有筛板，回转盘高速旋转，带动其上活动锤头对药物进行强烈锤击，药物被粉碎到一定细度后自筛板分出，经吸入管、鼓风机及排出管排入集粉袋中，不能通过筛板的粗颗粒则继续在室内粉碎。它适用于脆性药物而不适于黏性药物的粉碎。

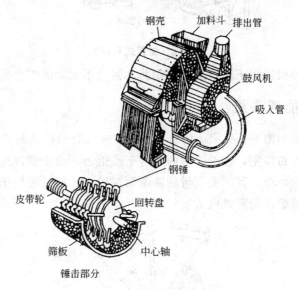

图 6-1　锤击式粉碎机

锤击式粉碎机的优点是粉碎能耗小；粉碎度大；设备结构紧凑，操作比较安全，生产能力大。其缺点是锤头磨损较快；筛板易于堵塞；过度粉碎的粉尘较多。

（三）柴田式粉碎机

柴田式粉碎机如图 6-2 所示，其粉碎能力大，目前在中药厂应用普遍。在粉碎机的水平轴上装有甩盘，甩盘上装有打板和挡板，在轴的后端装有风轮。药物由加料口进入机内，当转轴高速旋转时，药物受到打板的打击、剪切和衬板的撞击作用而粉碎，通过风扇，细粉被空气带至出口排出。

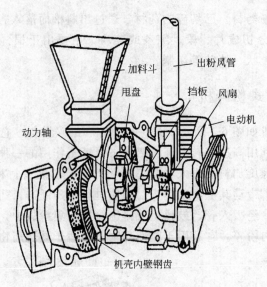

图 6-2　柴田式粉碎机

柴田式粉碎机适用于植物药、动物药和强度不太大的矿物类药物的粉碎。

（四）万能粉碎机

万能粉碎机如图 6-3 所示，药物自加料斗加入时借抖动装置以一定的速度连续由加料口进入粉碎室，在粉碎室内有若干圈钢齿，由于惯性离心作用，药物从中心部位被甩向外壁，其间受钢齿的冲击而被粉碎，细粉经位于粉碎机底部的筛板排出，粗粉继续在粉碎机内重复粉碎。

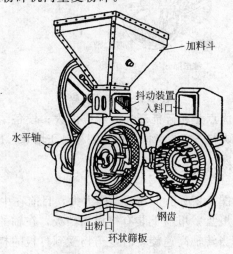

图 6-3　万能粉碎机

万能粉碎机适用范围广，宜用于粉碎干燥的非组织性药物，中草药的根、茎、皮及干浸膏等。不宜用于腐蚀性药、毒剧药及贵重药。由于在粉碎过程中发热，也不宜用于含有大量挥发性成分和软化点低且具有黏性的药物。

（五）球磨机

球磨机如图 6-4 所示，是一种细碎设备。在其不锈钢或陶瓷圆形罐体内装有一定数量的钢球或瓷球。当罐体转动时，由于钢球或瓷球之间及研磨体与罐体之间的摩擦作用，球体随罐壁上升一定高度后呈抛物线下落而产生撞击作用，见图 6-5（a），药料受球体的撞击和研磨作用而被粉碎。球磨机要有适当的转速，才能获得良好的粉碎效果。如果转速太快，则球紧贴罐壁旋转而不落下，故不能粉碎药料，见图 6-5（b）。如果转速过慢，圆球不能达到一定高度，即沿罐内壁滑动，此时主要发生研磨作用，见图 6-5（c）。转速过快或过慢粉碎作用都会减弱或失去。

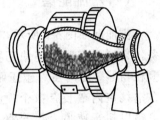

图 6-4 球磨机

(a)　　　　　　　(b)　　　　　　　(c)

图 6-5 球磨机不同转速圆球转动情况

球体开始随罐体做整周旋转的转速称为球磨机的临界转速，它与罐体直径的关系式为：

$$n_c = \frac{42.3}{\sqrt{D_{max}}}$$

式中：n_c——罐体临界转速，转/分钟。

　　　　D_{max}——罐体最大内径，m。

临界转速时，圆球已失去研磨作用，故在实际应用中，球磨机的转速一般取临界转速的 75%～88%。

影响球磨机粉碎效果的因素有很多，除转速外还有圆球的大小、重量、数量及被粉碎药料的性质等。一般来说，圆球直径应大于 65mm，应为被粉碎药料直径的 4～9 倍，罐内装填圆球的体积约占罐体总容积的 1/3，被粉碎药料不超过罐体总容积的 1/2。

球磨机适于粉碎结晶性药物、易熔化的树脂类药物、树胶类药物及非组织的脆性药物。此外，可防止刺激性的药物粉尘飞扬，可防止具有较大吸湿性的浸膏吸潮，也适用于挥发性药物及一些细料药。如与铁易起反应的药物可用瓷制球磨机进行粉碎。球磨机除广泛应用于干法粉碎外，亦可用于湿法粉碎。如用球磨机水飞炉甘石、朱砂等所得粉末可达到七号筛的细度，比干法制得的粉末润滑，且可节省人力。

（六）流能磨

流能磨如图6-6所示，是一种超细碎设备，是利用高速气体使药物颗粒之间以及颗粒与器壁之间强烈碰撞而产生粉碎作用。在空气室内壁装有数个喷嘴，高压气体由喷嘴以超音速喷入粉碎室，药物由加料口经高压气体引射进入粉碎室，在粉碎室内相互碰撞而被粉碎，细粉由气体夹带通过分级器由内管出料，而粗粉被气流吸引继续粉碎。

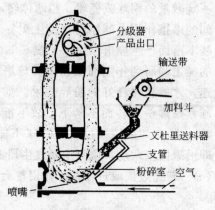

图6-6　流能磨

流能磨的优点是在粉碎过程中温度几乎不升高；设备简单；可得到 $5\sim1\mu m$ 以下的超微粉；经无菌处理后，可适用于无菌粉碎要求。其缺点是功率消耗较大，噪声大，有振动。

（七）胶体磨

胶体磨又称分散磨，是将液流及细颗粒高速进入磨内窄小的空隙，液流产生的强大剪切力使聚合体的颗粒分散为单位颗粒，或使轻度粘连的颗粒聚合体分散于液相中以及将液体分散为粒度约为 $1\mu m$ 的液滴。

胶体磨的粉碎效率较高，但只能适用于湿法粉碎。

六、粉体学基础知识

（一）微粉学的概念

微粉或称粉体，是指固体微细粒子的集合体，组成粉的粒子由 $0.1\mu m$ 到几个毫米。大块的固体物料加工成粉粒后，粒子的大小、形状以及表面状态不同，使得其理化特性发生很大的变化。研究微粉的微粉学，已形成一个分支学科。

微粉表现出的理化特性有很多，与药剂有关的有：粒径、比表面积、粒子形态、密度、空隙率、流动性等。

1. 粒径与粒度的测定

（1）粒径表示法：粉粒若是规则的圆球或立方体形，可直接用圆球的直径或立方体的边长表示其粒径。而粉粒的形状往往极不规则，且许多粉粒的表面很粗糙，不能直接测定，常用的粒径的测定以及表示方法有以下几种：

长径：以粒子的长度为粒径。

短径：粒子最短方向测得的粒径。

定向径：将粉粒置显微镜下，全部粒子均按同一方向测得的粒径。

外接圆径：以粉粒外接圆的直径代表粒径。

有效径：是根据斯托克（Stokes）沉降定律，由粉粒的沉降速度来求出。

等价径：形状不规则的粉粒，可以一个具有相同表面积或体积的圆球代表，将它看作为形状不规则粉粒的等价球体，并用此等价球体的径代表欲测定的形状不规则粉粒的粒径。降速度求出的粒径，又称斯托克径。

此外，还有其他的粒径表示方法，如平均表面积径、平均容积径、平均重量径等。各种平均径仅在特定情况下有意义。如散剂、胶囊剂等在生产或包装时，一般按容积分剂量，流动性等与之有密切关系，可采用平均容积径表示；溶解、吸收等过程与粉粒的表面积有关，可采用平均表面积径表示；对于混悬液来说，微粒的沉降是必须考虑的，故其粒径可用有效径表示。

（2）粒度的测定方法

筛析法：过筛是测定粒径在 $45\mu m$ 以上的粉粒粒度的常用方法之一。可利用标准套筛，使一定量的粉体从上到下由粗到细，振摇一定时间后，称取留在每一筛上的粉末重量，可以计算出各种粒径范围内粉粒的重量百分率。用筛析法时，由于粒径有方向性，所以通过某一筛孔粉粒的实际粒径可能较筛孔的孔径大，因而以上下两筛孔的平均值代表粒径。本法仅适用较粗大的粉粒的测定。

显微镜法：可测定 $0.5\sim100\mu m$ 之间的粉粒。将粉粒用适宜的液体分散后涂片，加盖玻片，置普通光学显微镜下计数。由于粉粒的形状不一，应采用定向径。采用此法不需特殊设备，适用于太细以致不能用过筛法测定的粉粒。

沉降法：可测定 $1\sim200\mu m$ 之间的粉粒。沉降法是利用粉粒在液体介质中沉降速度与粉粒大小关系，用 Stokes 定律测定粒径的方法。具体的测定方法有吸管法、天平法、离心法等。

2. 比表面积 比表面积是单位重量粉粒所具有的表面积。大多数中药微粉中粉粒的表面很粗糙，有的粉粒有缝隙和孔隙。微粉的比表面积大小与其性质有着密切关系。例如活性炭的吸附力较强,是因为它比表面积很大,因此测定粉粒的比表面积是有意义的。

无孔粉粒的比表面积可由测出粒子的统计径后,经计算求得,而实际中的粒子并非如此理想,均有孔隙,则需用吸附或透过法等方法测定后求出。

3. 密度与孔隙率

(1) 微粉的密度:密度系指物质单位容积的质量。测定流体或没有孔隙的固体的容积或体积并不困难,但微粉是由众多粒子组成,粉粒之间有空隙,粉粒粒子表面粗糙,也有孔隙或裂缝。因此,测定粉粒容积方法不同,测定的结果也不同,就有不同的密度表示方法。

真密度:指排除粒子本身及粒子之间的孔隙所有的容积后求得物质的容积,并测其质量而求得的密度称为真密度,为该物质的真实密度。

粒密度:排除微粉中粉粒间的空隙,但不排除粒子本身的孔隙,测定其容积而求的密度称为粒密度,亦即粉粒本身的密度。

堆密度:又称为松密度。系指单位容积粉粒的质量。堆密度所用的容积是指包括粉粒本身的孔隙以及粉粒之间空隙在内的总容积。

(2) 孔隙率:微粉的孔隙率是指粉粒中粒子间的和粒子本身所占的容积与粉粒总容积之比。常以百分率表示之。

4. 粉粒的流动性

粉粒的流动性是粉体的重要性质之一,有些粉末松散,并能自由流动,有的则具黏着性。微粉的流动性与粒子间的作用力(如范德华力,静电等)、粒度分布、粒子形态及表面摩擦力等因素有关。如从粉粒中除去粒径小于 $10\mu m$ 的粉粒,或将小于 $10\mu m$ 的粉粒吸附在较大的粉粒上,其流动性增大;若因微粉湿度大而导致流动性不好,可将其干燥,使流动性改善,在药剂生产与应用中,如散剂、颗粒剂分装,压片时模孔中颗粒的充填,外用散剂撒布等均与流动性有关。微粉流动性的表示方法较多,可用休止角、滑出角、流速表示。

(1) 休止角:休止角是表示粉粒流动性最常用的方法之一。测定方法是使粉粒堆成尽可能陡的堆(圆锥状),圆锥的斜边与水平线成的夹角即为休止角。测定时可将微粉置于漏斗中,使流下并堆成圆锥形的堆,设锥体高为 H,底部的半径为 R,则 $tg\alpha = H/R$,α 角即为休止角。一般认为当粉粒的休止角 $\leqslant 30°$ 时,其流动性好;休止角大,流动性就差。

(2) 滑出角:测定方法是将微粉铺于平板上,将板倾斜到能使约 90% 的粉粒滑出,此时平板与水平所成角度即为滑出角。

(3) 流速:单位时间流出的粉粒量叫流速。具体测定方法是在圆筒容器底部中央开出一定直径的孔，把微粒装入容器内，测定单位时间内流出的微粉量。微粉的流速快，说明其均匀性好，流动性好。

（二）微粉学在中药药剂中的应用

在中药药剂制备过程中微粉的特性对制剂工艺、质量、疗效都有一定的影响，主要表现在以下方面：

1. 对混合均匀性的影响　混合是制剂生产中的重要工序，混合均匀度是某些固体制剂的重要质量标准之一。药物粉粒的粗细、密度、形态等都与混合均匀度有关。各成分的粒子大小、密度不同或其形态不适宜，都可能使混合发生困难或使已混匀的粉粒因加工、运输中的振动而分层。

2. 对分剂量的影响　粉粒的堆密度、流动性对分剂量的准确性有影响，在散剂、胶囊剂等分装以及片剂生产中常按容积分剂量。粉粒的堆密度除决定于药物本身的密度外，还与粉粒大小及形态等有关。而粉粒的流动性则与粒子大小及其分布、粒子形态等有关。在一定范围内，粒子大，流动性好；流动性好的颗粒中掺有较多的细粉末，将使其流动性变差；当粒子大小分布范围很宽时，小粒子可通过大粒子间的孔隙落到底部而使分层。

3. 对可压性的影响　结晶性药物的形态与片剂成型的难易有关，一般立方晶体具有较高的晶体对称性，压缩时晶体表面凹凸不平，能相互嵌合，因此容易压片，而且所得片剂的硬度大。鳞片状、针状等结晶除因其流动性不好外，也因结晶易横向排列，使压成的片剂易于裂片。

粉粒大小及粒度分布对可压性亦有影响。通常粒子细小或粒度分布均匀的粒子具有较大的比表面，片剂的可压性好，硬度大，片重差异小。反之，粒子粗大或粒度分布不匀，引起颗粒填模不均匀，片重差异大。

4. 对制剂有效性的影响　难溶性药物的溶解度和溶出速度对药物的吸收有影响。难溶性药物的溶解与其比表面积有关，粒子小则比表面积大，溶解性能好，故可改善其疗效。

也可控制粒子表面积大小调节缓释制剂药物的释放。粒子大，表面积变小，药物吸收减慢，药效延长。一般认为，粒度大的药物能在较长时间内维持较高的血药浓度。

5. 对制剂稳定性的影响　混悬液属于动力学不稳定体系，在放置中微粒易下沉，常用减小粒径的方法来增加混悬液的动力学稳定性。粒度分布的均匀性也影响混悬液的稳定性，如果粒子大小不一，粒子能充填空隙，制得的混悬剂紧密，容易结块。

6. 对制剂安全性的影响　制剂中固体粒子大小，不仅与其有效性和稳定性有关，对其安全性亦有影响。对一般口服、肌内注射用混悬液，对药物颗粒都有特定要求，以免引起微血管栓塞。混悬型软膏如果药物粒子粗大，不但影响药物的吸收，而且能增加对黏膜及炎症部位的刺激。

第二节　筛　析

一、筛析的含义与目的

药物粉碎后，粉末有粗有细，为了适应要求，可用筛将粗粉和细粉分开。

筛即过筛，是用筛将粉碎后的药料粉末，按所要求的颗粒大小分开的操作；析即离析，是指借流体（常用空气或水）流动或旋转之力，使粗粉与细粉分离的操作。

筛析的目的：①是为了获得粒度较均匀的药物。药物经过筛分后，其粒径分布范围变小，粒径较均匀一致，有利于提高混合物的均匀性。②将粉碎的药物分成不同等级，以制备不同的剂型。③从已粉碎的药粉中及时筛出达细度的粉末，提高粉碎的效率。

二、药筛的种类及标准

（一）筛的种类

根据筛的制作方法不同，可将筛分为编织筛和冲制筛。编织筛筛网材料可为铜丝、铁丝、不锈钢丝、尼龙丝、绢丝等；冲制筛是在金属板上冲压出圆形或其他形状的筛孔而制成，其筛孔坚固，孔径不易变动，多用于高速粉碎筛选联动机械。

（二）筛的标准

我国制药工业上常用的筛的标准是泰勒制标准筛和中国药典筛。泰勒制标准筛是以每英寸（2.54cm）筛网长度上的孔数作为各号筛的名称，简称为目。如100目筛即是指每英寸长度上有100个孔，能通过100目筛的粉末称为100目粉。目数越大，粉末越细。《中国药典》对药筛规定了9个筛号，即一号筛至九号筛，其中一号筛的孔径最大，九号筛的孔径最小。具体规定见表6-2。

表 6-2   《中国药典》（2005 年版）药筛选用国家标准的 R40/3 系列分等

筛号	筛孔内径（平均值）	目号
一号筛	2000μm±70μm	10 目
二号筛	850μm±29μm	24 目
三号筛	355μm±13μm	50 目
四号筛	250μm±9.9μm	65 目
五号筛	180μm±7.6μm	80 目
六号筛	150μm±6.6μm	100 目
七号筛	125μm±5.8μm	120 目
八号筛	90μm±4.6μm	150 目
九号筛	75μm±4.1μm	200 目

（三）粉末的分等

任何方法粉碎的粉末，其粒度都是不均匀的，必须通过药筛才能得到粒度比较均匀的粉末。过筛的粉末包括所有能通过该药筛筛孔的全部粉粒，例如通过五号筛的粉末，不都是直径近于 180μm 的分离，包括所有能通过六号至九号筛甚至更细的粉粒在内。纤维性药材粉碎后，有的粉粒呈长条状，直径小于筛孔，长度大于筛孔，过筛时也可能通过筛网。为了控制粉末的均匀度，《中国药典》2005 年版规定了六种粉末分等标准。

1. **最粗粉** 指能全部通过一号筛，但混有能通过三号筛不超过 20% 的粉末。
2. **粗粉** 指能全部通过二号筛，但混有能通过四号筛不超过 40% 的粉末。
3. **中粉** 指能全部通过四号筛，但混有能通过五号筛不超过 60% 的粉末。
4. **细粉** 指能全部通过五号筛，并含能通过六号筛不少于 95% 的粉末。
5. **最细粉** 指能全部通过六号筛，并含能通过七号筛不少于 95% 的粉末。
6. **极细粉** 指能全部通过八号筛，并含能通过九号筛不少于 95% 的粉末。

三、过筛设备

筛的种类很多，主要有五类：手摇筛、振动筛、旋动筛、滚筒筛、摇动筛。应根据粉末的性质、粗细要求、数量来适当选择。常用的过筛器械有手摇筛、振动筛粉机、电磁振动筛粉机、封闭式偏重筛粉机等。

1. **手摇筛** 手摇筛亦称套筛，按照筛号大小依次重叠成套，最底层为接受体，最上层为筛盖，从上至下筛号由粗号到细号。常用标准筛框直径为 200mm，高度为 50mm，操作时可用手摇动过筛，每次试样可取 100g，每次筛分时间为 5～10 分钟。

手摇筛适用于小量、剧毒性、刺激性或质轻药粉的筛分，可避免细粉飞扬。

2. 旋转式振动筛粉机　旋转式振动筛粉机如图 6-7 所示，主要由筛网、电机、重锤等组成。筛网与电机的上轴相连，筛框以弹簧支承于底座上，电机的上轴及下轴各装有不平衡重锤，上部重锤使筛网产生水平圆周运动，下部重锤使筛网产生垂直方向运动。药物加到筛网中心部位后，以一定曲线方式向器壁运动，细颗粒通过筛网落到斜板上，由下部排出口排出，粗颗粒则由上部排出口排出。

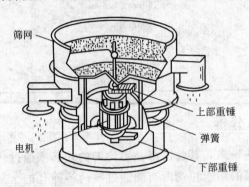

图 6-7　旋转式振动筛粉机

旋转式振动筛具有分离效率高，单位筛面面积处理物料能力大，维修费用低，占地少，重量轻等优点。

3. 电磁振动筛粉机　电磁振动筛粉机如图 6-8 所示，是一种利用较高频率与较小振幅往复振荡的筛粉装置。主要由磁铁、筛网、接触器等组成，筛网一般为倾斜放置，在筛网的一边装有磁铁，另一边装有弹簧，当弹簧将筛拉紧时与接触器接触，这时电路接通，使磁铁产生磁性而吸引衔铁，使筛向磁铁方向移动，此时接触器被拉脱而切断电流，磁铁失去磁性，筛又重新被弹簧拉回，接触器重新接触而引起第二次的电磁吸引，如此连续不停地发生振动作用，使药物被筛过。

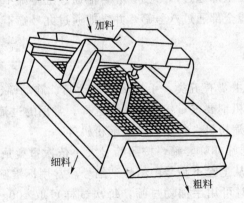

图 6-8　电磁振动筛粉机

电磁振动筛粉机适用于黏性较强的药物，其筛分效率较高。

4. 封闭式偏重筛粉机　封闭式偏重筛粉机如图6-9所示，由电机、偏重轮、筛网和振动架等组成，电机底部由弹簧支撑，另有四条拉簧牵拉电机上部，使电机在筛粉机内呈悬吊状态，另外，筛网不与筛架固定，可根据需要更换不同规格的筛网。操作时，开动电机，带动偏重轮转动，同时带动振动架上下振动，药物加到筛网上后，受到两种力作用，产生圆周运动和上下簸动两种运动方式，细粉落下后经筛架落入粉斗，粗粉则留在筛网上。

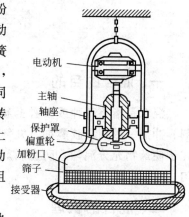

电动机
主轴
轴座
保护罩
偏重轮
加粉口
筛子
接受器

图 6-9　封闭式偏重筛粉机

封闭式偏重筛粉机的优点是体积小，占地面积少，使用方便，能有效地防止粉尘飞扬。

四、过筛的注意事项及影响因素

1. 过筛时药筛要不断振动　药粉在静置状况下由于受相互摩擦及表面能的影响，易形成粉块不易通过筛孔。当施加外力振动时，各种力的平衡受到破坏，小于筛孔的粉末才能通过，所以过筛时需要不断振动。振动时药粉在筛网上运动的方式有滑动、滚动及跳动，跳动较滑动易通过筛孔。粉末在筛网上的运动速度不宜过快，这样可使更多的粉末有落于筛孔的机会，但运动速度也不宜过慢，否则也会使过筛的效率降低。

2. 粉末应干燥　如药粉含水量较高时应充分干燥再过筛。易吸潮的药粉应及时过筛或在干燥环境中过筛。富含油脂的药粉易结成团块，很难通过较细的筛网，应先脱脂。

3. 粉层厚度要适中　药筛中放入粉末不宜太多，让粉末有足够的余地在较大范围内移动便于过筛。但粉层也不能太薄，这样过筛效率太低。

此外，影响过筛效率的因素还有药物的性质、形状和带电性。粉粒间摩擦力的大小取决于粉粒的表面结构。表面愈粗糙，相互间摩擦力愈大，对过筛的影响也愈大。粉粒的形状对过筛也有影响，一般晶体物常碎裂为细小的颗粒，而中草药的粉粒常呈长条形状，故晶体物较中草药的粉末易通过筛孔。富含纤维或多毛的中草药，因粉粒多呈长形；且易彼此绞合成团，如与质地坚硬的药材共同粉碎，在一定程度上可以克服。此外，某些药物由于摩擦而产生电荷，能使药物吸附在金属网上而堵塞筛孔，可装以接地的导线加以克服。

第三节　混　合

一、混合的目的

混合是指将两种或多种药物相互分散而达到均匀状态的操作。它是制备片剂、冲剂、散剂、胶囊剂、丸剂等固体制剂生产中的一个重要操作，其最终目的在于使药物充分混匀，防止制剂表面出现色斑、崩解时限不合格，以达到含量均匀、疗效一致。

二、混合的机理

（一）对流混合

药物颗粒在设备中翻转，或靠设备内搅拌器的作用进行着粒子群的较大位置移动，使药物从一处转移到另一处，经过多次转移使药物在对流作用下而达到混合。

（二）剪切混合

固体粉末的不同组分在机械力作用下，在其界面间发生剪切作用，若剪切力平行于其交界面时，这种剪切作用就起到降低分离程度的作用，若剪切力发生在交界面垂直方向上，同样可降低分离程度，从而达到混合的目的。

（三）扩散混合

由于药粉的紊乱运动而改变其彼此间的相对位置发生的混合现象。扩散混合在不同剪切层的界面处发生，由于颗粒间的位置互换，使分离程度降低，达到扩散均匀的混合程度。

上述三种混合机理在实际的混合设备内一般同时发生，只不过表现程度随混合器类型而异。

三、混合方法及设备

（一）混合方法

1. 搅拌混合　混合少量药物时，可反复翻动使之混合。生产中大量药物的混合常用混合筒或搅拌混合机，混合一定时间，可使药粉混合均匀。

2. 研磨混合 将药物粉末置于乳钵中，边研磨边混合。此法适用于结晶性药物的混合，对于引湿性及爆炸性药物的混合则不能使用。

3. 过筛混合 将药物初步混合之后再过一次至数次筛。对于密度相差较大的药粉的混合，还须在过筛混合后加以适当的搅拌，才能混合均匀。此法适用于大量生产。

（二）混合设备

1. 槽形搅拌混合机 槽形搅拌混合机如图6-10所示，其槽形容器内部有螺旋形搅拌桨，可将药物由外向中心集中，又将中心药物推向两端，以达到混合。槽可绕水平轴转动，以便自槽内卸出药粉。槽形混合机适于混合各种药物，它是我国目前中药厂常用的混合设备。

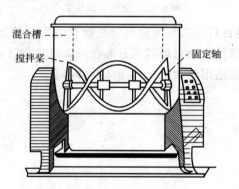

图 6-10 槽形搅拌混合机

2. 锥形双螺旋混合机 锥形双螺旋混合机如图6-11所示，它是在单螺旋锥形混合机基础上研制改进而成。主要由锥体、螺旋杆、转臂和传动部分等组成。操作时，由于双螺旋的自转将药物自下而上提升，形成两股对称的沿臂上升螺旋柱物料流，转臂带动螺旋杆公转，使螺柱形外的药物相应地混入螺柱形药物内，以使锥体内的药物不断地混渗错位，最后由锥形体中心汇合后向下流动，使药物在短时间内即可达到混合均匀。

双螺旋锥形混合机比单螺旋锥形混合机效率高，该设备较新颖，无粉尘，清理方便，是目前国内较好的一种混合设备。

3. V 形混合机 V形混合机是把一个圆筒在其与长轴大约呈45°角处切成两半，然后拼成V形。设备旋转时，可将筒内药物反复地分离与汇合，以达到混合。V形混合机在较短时间内即可混合均匀，目前在中药厂得到较广泛的应用。

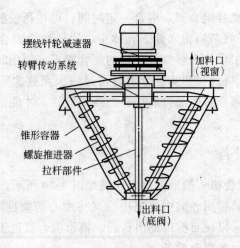

摆线针轮减速器

转臂传动系统

加料口
（视窗）

锥形容器

螺旋推进器

拉杆部件

出料口
（底阀）

图 6-11 锥形双螺旋混合机

4. 二维运动混合机 二维运动混合机运转时混合筒既转动又摆动，同时筒内带有螺旋叶片，使筒中物料得以充分混合。该机具有混合迅速、混合量大、出料便捷等特点，尤其适用于大批量的固体物料混合。

第七章

浸 出 技 术

第一节 概 述

一、药材成分与疗效的关系

药材来源于植物、动物和矿物，但其中大部分为植物药材，每一种药材都含有多种化学成分。如消食药山楂，据现代研究发现，其所含的化学成分总数达70多种以上，已知的药理作用有抑菌、强心、降压等；清热解毒药金银花，含黄酮类化合物，其中有黄色黄素、忍冬苷、绿原酸、异绿原酸、肌醇及皂苷等。这些药材所含的化学成分具有一定的生理活性或疗效，能够起到治疗疾病的作用，这类化学成分被称为有效成分或有效部位。有效成分一般指化学上的单体化合物，能够用分子式和结构式表示，并具有一定的物理常数，如生物碱、苷、挥发油、微量元素、有机酸等；有效部位是指多种化学成分的混合物，它在药理和临床上能够代表或部分代表原药材的疗效，如总生物碱、总苷、总黄酮、总挥发油等。因为药材的成分复杂，若单以有效成分来说明药材的多功效及其综合作用是不够的，用有效部位描述中药化学成分，有利于发挥其综合效能，符合中医用药特点，如麻黄的浸出液中包含中药麻黄的有效部位，其中含有三种不同的有效成分，一种是止咳平喘的麻黄碱，另一种是可以解表退烧的挥发油，还有一种为利尿的伪麻黄碱，麻黄浸出液中一般包含这三种药理作用，既有止咳平喘作用，又有解表退烧作用，还有利尿作用。

药材中还有一些化学成分如皂苷、鞣质、蛋白质等，本身没有特殊的生理活性，但能辅助有效成分发挥疗效，或有利于有效成分的浸出或增强制剂的稳定性，这类化学成分称为辅助成分，如洋地黄中的皂苷可以帮助洋地黄毒苷溶解和促进其吸收；麦角中的蛋白成分如组胺、酪胺以及乙酰胆碱等均能增强麦角生物碱的缩宫作用等。

在药材中还有一些化学成分是普遍存在的，如脂肪、淀粉、糖类、酶、树脂、黏液质、叶绿素、果胶、无机盐等，它们无生理活性，不起药效，有的甚至还会影响浸出效能及制剂的稳定性、外观、药效，被称为无效成分。构成药材细胞或其不溶性物质如纤维素、石细胞、栓皮等，被称为组织物质。

在浸出工艺中，有效成分或有效部位、辅助成分统称为药用成分，是浸出的主要对象，而无效成分及组织物质则应尽量使之不含于制剂中。应当指出，"药用成分"和"无效成分"的概念是相对而不是绝对的，应当根据医疗需要和实际药效来定。例如鞣质，在许多液体制剂中是影响澄明度的无效成分，制备时应当尽量除去，而用于收涩固敛的五倍子、没食子及地榆中的鞣质，则是有效成分；大黄中的鞣质能起到缓和大黄峻下作用的效果，它在大黄中可作为辅助成分；多糖或蛋白质过去认为是无效成分应除去，而现代研究证明，用于中期引产的天花粉毒蛋白质，是引产的有效成分；用于抗肿瘤的猪苓多糖是猪苓中的有效成分；金龙胆草含有的树脂有镇咳平喘效用。因此在进行药材成分的浸出时，应当坚持科学实践，根据用药的治疗目的，分清药用成分与无效成分，尽可能完全地将药用成分浸出，满足医疗临床的需要。

二、药材成分浸出的目的

中药制剂的疗效在很大程度上取决于药材浸出方法的选择是否恰当、工艺过程是否科学合理。浸出的目的在于尽可能地将药材中的药用成分浸出，最低限度地浸出无效成分甚至是有害的物质；增加制剂的稳定性；减少服用剂量，提高疗效。

由于中医治病是应用复方，具有多成分、多途径、多环节、多靶点的综合作用和整体效应，故在药材成分的浸出工艺设计时，应根据临床疗效的需要、处方中各组成药材的性质、拟制备的剂型，结合生产设备条件、经济技术的合理性等，选择和确定最佳浸出工艺。

第二节　浸　出　原　理

浸出是指用适宜的溶媒和方法将药用成分从药材中提出的操作过程。用于浸出的溶剂称为浸出溶剂或浸出溶媒；浸出后得到的液体称浸出液；用浸出法制得的制剂称为浸出制剂。浸出制剂可以直接用于临床，也可作为其他制剂的原料。

一、浸出过程

浸出过程是指溶剂进入药材细胞组织将其药用成分溶解后形成浸出液的全部过程。它的实质就是溶质由药材固相转移到溶剂液相中的传质过程。浸出过程不是简单的溶解作用，一般需经过下列几个阶段：

（一）浸润与渗透阶段

用于浸出的药材多数为干燥品，其细胞干涸，药用成分一般在细胞组织内呈结晶或无定形状态存在。浸出前药材应进行适当粉碎。浸出时，溶剂首先将药材的表面润湿，再通过毛细管或细胞间隙逐渐渗入到药材细胞组织中。药材能否被润湿，取决于药材粉粒与溶剂二者之间的界面情况。如果药材与溶剂之间的附着力大于溶剂分子间的内聚力则药材易被润湿，反之，如果溶剂的内聚力大于药材与溶剂之间的附着力，则药材不易被润湿。

药材粉粒表面并不光滑，当其表面与溶剂接触时，附着于表面的空气便形成气膜，阻止溶剂将药材润湿。溶剂的界面张力越大，形成的气膜越不易被破坏，药材也越不易润湿。由此，在制剂生产上可加入适量的表面活性剂或强力搅拌等降低或破坏界面张力达到润湿的目的。

浸出溶剂与粉粒具有亲和力才能附着和渗入粉粒中。大多数药材组织中的组成物质均带有极性基团，如蛋白质、糖类、淀粉、果胶、纤维素等，极性溶剂如水、乙醇等与之有较强的亲和力，易通过细胞壁进入药材内部将其润湿；而非极性溶剂如石油醚、乙醚等则不易渗入药材内部而较难湿润。因此，当用非极性溶剂进行浸出时，应将药材充分干燥，避免水分阻止非极性溶剂进入药材组织。用极性溶剂浸出时，如果药材中含油脂较多时则应先脱脂。例如从芫花根中用汽油浸出芫花萜时，首先要将芫花根充分干燥，才能使汽油顺利进入药材；从苦杏仁中用95％乙醇浸出杏仁苷时，应先把苦杏仁中的油去掉，再用95％乙醇浸出。

药材浸润、渗透过程的速度与溶剂性质，药材表面状态，药材粉碎程度，药材内毛细管状态、大小、分布，浸润时的温度及压力等因素有关。生产中应结合具体情况，选择适当的条件及措施，有利于加速浸润过程。

（二）解吸与溶解阶段

溶剂进入细胞组织后，可溶性成分逐渐溶解，胶性物质由于胶溶作用亦转入溶液中或膨胀生成凝胶。随着可溶性成分的溶解和胶溶，浸出液的浓度逐渐增大，渗透压提高，溶剂继续向细胞内透入，部分细胞壁膨胀破裂，为已溶解的成分向外扩散创造了有利条件。

细胞内的各种成分并非各自独立存在，而是相互之间以一定的亲和力相吸附。当溶剂渗入药材时，溶剂必须首先解除这种吸附作用（这一过程即为解吸），才可使药用成分以分子、离子或胶体粒子等形式或状态分散于溶剂中（这一过程即为溶解）。例如，叶绿素本身可溶于苯或石油醚中，但单纯用苯或石油醚并不能很好地自药材组织中浸出叶绿素，这是因为叶绿素的周围被蛋白质等亲水性物质包围所致。若在苯或石油醚中加入少量乙醇或甲醇，可促使苯或石油醚渗过细胞组织的亲水层，将叶绿素溶解浸出。药用成分能否被溶解，取决于药用成分的结构和溶剂的性质，通常遵循"相似相溶"的规律。

解吸与溶解的快慢主要取决于溶剂对药用成分的亲和力大小。因此，选择适当的溶剂对于加快这一过程十分重要。此外，加热浸出或在溶剂中加入酸、碱、甘油及表面活性剂有助于药用成分的解吸与溶解。

（三）扩散与置换阶段

当浸出溶剂溶解可溶性成分后在细胞内形成浓溶液而具有较高的渗透压，从而形成扩散点，不断地向周围扩散其溶解的成分以平衡其渗透压，这是浸出的动力。一般在药材粉粒表面附有一层很厚的浓液膜，称为扩散"边界层"，浓溶液中的溶质向粉粒表面液膜扩散，并通过此边界膜向四周的稀溶液中扩散。一旦渗透压达到平衡扩散即终止。

扩散是浸出过程的关键阶段，扩散的速度决定浸出的快慢。在进行药材浸出工艺设计时，用浸出溶剂或稀浸出液随时置换药材周围的浓浸出液，应力求创造出最大的浓度差，以求取得最佳的浸出效果。如在浸渍法中，搅拌、药材粉粒悬于溶剂上部；渗漉法中浸出溶剂或稀溶液缓缓从上向下流，上部浸出溶剂浓度最低，底部流出液为浓溶液，形成了最大的浓度差，获得最好的浸出效果，达到浸出完全的目的。生产中最重要的是保持最大的浓度梯度。

二、影响浸出的因素

药用成分的浸出过程是由润湿、渗透、解吸、溶解、扩散、置换等几个相互联系的阶段综合组成的。药用成分的浸出质量及效率，除应选用适当溶剂外，还与下列因素有关：

（一）药材的粉碎程度

一般认为，药材粉碎得愈细，其扩散面积愈大，愈有利于药材成分的浸出。但实践证明，药材粉碎过细并不能提高浸出的效率，因为过度粉碎常致大量细胞破裂，使浸出过程变为"洗涤浸取"为主，细胞内不溶性高分子物质被大量洗出，增加成品的杂质，增大浸出液的黏度而影响扩散速度，并造成过滤困难，产品混浊；若用渗漉法进行浸出时，可造成溶剂流通不畅或引起堵塞。药材的粉碎程度要视药材本身的性质、所用浸出溶剂及浸出方法决定。如叶、花、草等质地疏松的药材，粉碎度应小些；而根、茎类等质地坚硬的药材，则粉碎度宜大些。

（二）浸出温度

温度升高，有利于药材组织的软化，增加可溶性成分的溶解度和扩散速度，同时温度升高可使蛋白质凝固、浸出液的黏度降低，而且高温还能杀灭微生物，使酶失去活性，有利于浸出制剂的稳定。升高浸出温度，固液两相相对运动速度增高，能使扩散边界层变薄或边界层更新加快，有利于加速浸出过程。但浸出温度升高会使易挥发性成分挥发损失、某些不耐热成分破坏失效，还能使无效成分的浸出量增加，产生沉淀而影响浸出质量。因此在浸出时一般药材的浸出温度以保持在溶剂沸点温度下或接近沸点温度为宜，通常将浸出温度控制在不破坏药用成分的范围内。

（三）浸出时间

浸出时间与浸出量成正比，但当扩散达到平衡后即使再延长时间也不会增加药用成分的浸出量，反而是时间延长，无效成分的浸出量增多，且会增加某些药用成分（如苷类）被酶解或水解而破坏的可能性，影响制剂质量。若以水为溶剂，长时间的浸出还会造成浸出液的生霉、腐败和变质。所以浸出时间应根据具体药材的性质、浸出溶剂、浸出方法等来确定，不宜太长。

（四）浓度梯度

浓度梯度是指药材粉粒细胞内的浓溶液与其外面周围稀浸出液之间的浓度差。浓度梯度与扩散物质量成正比，即浓度梯度越大，扩散速度越快，扩散的物质量越多。当浓度梯度为零时，扩散停止。在浸出操作中，浓度梯度是影响浸出的主要因素，浓度梯度所致的渗透压差是浸出发生扩散作用的主要动力。因此，在浸出过程中，应尽可能地保证最大的浓度梯度，以加速浸出。可采用更新溶剂或利用流动的溶剂来保持最大浓度梯度。

（五）浸出溶剂

浸出溶剂的溶解性能、质量以及某些理化性质对药材成分的影响较大。应根据浸出成分的溶解性能选择适当的溶剂。如水和醇是药材成分浸出中最常用的溶剂，当水中的 Ca^{2+}、Mg^{2+} 过多时（硬水），能影响药材成分的浸出，若水中的含钙量大于 13.5ppm 时，能与药材中的生物碱、苷类、有机酸等起化学反应而呈色或产生沉淀。当水中重金属含量高时，将影响酚类等药用成分的浸出效果及一些成分的稳定性，并可导致产品重金属含量超限。因此，一般采用蒸馏水或去离子水最为适宜。但根据生产实际，洗涤、煎煮等因为用水量很大，应保证在不影响制剂质量的前提下选用符合卫生标准的饮用水。

（六）浸出压力

提高浸出压力可加速溶剂对药材的浸润与渗透过程，使药材组织内部更快地充满溶剂，并形成浓浸出液，使发生溶质扩散过程所需的时间缩短。同时，在加压条件下细胞壁破裂，亦有利于浸出成分的扩散。若药材组织内部充满溶剂后，加大压力对扩散速度则没有影响。对组织松软的药材、容易浸润的药材，加压对浸出影响也不显著。

（七）新技术的应用

随着科学技术的迅速发展，新技术的不断推广应用，不仅加快了浸出过程，提高了浸出效果和制剂质量。如用胶体磨浸出曼陀罗中的生物碱以制备酊剂，仅用几分钟即可完成浸出；利用超声波浸出颠茄叶中的生物碱，使原来渗漉法需要 48 小时缩短至 3 小时。超声波浸取药材成分，可大大加速溶剂分子和药材成分分子的运动或振动，缩短溶剂的渗透过程和增加溶质的扩散系数，从而提高浸出效果。此外，半仿生提取、超临界萃取、电磁振动下浸取、脉冲浸取等浸取方法也都有较好的浸出效果。

第三节　浸　出　溶　剂

在药材成分的浸出过程中，浸出溶剂起着极其重要的作用。同一种药材用不同的溶剂浸出可以得到成分不同的浸出液。例如，用冷水浸渍番泻叶其浸出液主要含蒽醌类衍生物，与传统方法以沸水泡药所起泻热导滞功效相同，这是因为冷水和沸水都可将番泻叶中的泻下成分——蒽醌浸出；而当用 90％～95％的乙醇浸渍时，浸出液中主要含胶树脂、叶绿素等无效成分，而含泻下的蒽醌类成分则非常少，该浸出液的泻下作用极弱或消失。所以，浸出溶剂的正确选择直接影响制剂的有效、安全、稳定与可控。

一、浸出溶剂的要求

选择浸出溶剂时应考虑下列基本要求：①能最大限度地溶解和浸出药用成分，最低限度地浸出无效成分和有害物质。②不与药用成分发生不应有的化学反应，亦不影响其稳定性、药效和质量控制。③没有或少有生理作用。④具有适宜的物理性质，如比热小、沸点低、黏度小、不易燃烧。⑤来源广泛、价格低廉。

实践中，浸出溶剂的选用原则上是基于上述基本要求，根据药材的组织与成分特性、医疗要求及溶剂的溶解性能等，通过试验选定。

二、常用浸出溶剂

1. 水　水是一种常用的浸出溶剂。由于极性大，它可与乙醇、甘油等其他极性溶剂相混溶。药材中的极性成分大多能溶于水，如生物碱盐类、苷类、有机酸、糖类、苦味质、多糖类（果胶、黏液质、淀粉等）、酶类等。由于中药成分复杂，有些成分还可能出现相互间的"助溶"作用，使本来在水中不溶或难溶成分在用水作浸出溶剂时被浸出。

水用作浸出溶剂具有溶解范围广、极性大、经济易得、无药理作用、使用安全等优点。但它对药用成分的选择性差，浸出液含杂质较多，导致过滤困难、成品色泽不佳、容易生霉、不利于贮存等；有些药用成分还可能在水的存在下会引起水解或分解等（如苷类）。

2. 乙醇　乙醇是仅次于水的常用浸出溶剂。与水相比较，具有选择性较强，能溶解极性较大的药用成分如生物碱盐类、苷类、糖、苦味质等，也能溶解生物碱、挥发油、树脂、内酯、芳烃及少量脂肪油等极性较小的药用成分。

乙醇能与水按任意比例进行混合。乙醇的浓度越高，极性越小；相反，浓度越小，极性越大，因此药剂生产中经常利用不同浓度的乙醇有选择性地浸出所需要的药用成分。通常选用 20％～35％的乙醇用作蒽醌及苷、苦味质等水溶性成分的浸出；选用 60％～70％的乙醇用作强心苷、酯类、鞣质等成分的浸出；用 70％～80％的乙醇对部分游离生物碱及其盐类等进行浸出；还可用 90％～95％的乙醇对挥发油、油树脂、叶绿素等极性较小的成分进行浸出。除此之外，当乙醇的浓度达到 20％以上时即有显著的防腐作用；当浓度达到 40％以上时，可以延缓酯类、苷类等水解作用的发生，增加浸出液的稳定性。乙醇还有比热小、沸点低、潜热小、易浓缩等优点，故蒸发浓缩工艺过程中的热量耗用小。

乙醇有一定的生理活性，价格较贵，易挥发、燃烧，在生产时应注意安全防护。制剂生产中所使用的乙醇应符合药用乙醇的质量标准。

3. 酒　酒性味甘、辛、大热，具有通血脉、行药势、散风寒、矫臭矫味的作用，它也是一种良好的浸出溶剂，主要用于酒剂的制备。因药酒中含醇量较大，小儿、孕妇、心脏病及高血压病人不宜服用。

浸出所用的酒一般选用黄酒和白酒。黄酒直接由粮食（米）和曲酿制而成，其含醇量在 12％～15％（ml/ml），内含乙醇、糖类、酸类及矿物质等成分，相对密度为 0.98，为淡黄色澄明液体，有特异的醇香气，制剂中多用黄酒制备滋补性药酒和作矫味剂；白酒含醇量在 50％～70％（ml/ml），主要含乙醇、酯、醛、酚类等成分，相对密度 $0.82\sim0.92$，为无色液体，有特异醇香味，并有较强的刺激性，制剂生产中多用白酒制备祛风活血、止痛散瘀的药酒。

4. 其他 其他有机溶剂如乙醚、石油醚、氯仿、苯等，因生理活性较强，对人体的毒害作用大，故在中药药剂生产中很少用作浸出溶剂，一般仅用于某些有效成分的纯化精制。

此外，丙酮、乙酸乙酯、正丁醇等也是比较常用的有机溶剂。丙酮是良好的脱脂脱水剂，具有防腐作用，但易于挥发和燃烧，并有一定毒性，若选用丙酮作浸出溶剂时应从药剂中除尽。

三、浸出辅助剂

浸出操作中，为了提高浸出效率，增加药用成分的溶解度和稳定性，除去或减少浸出液杂质，在浸出溶剂中加入的一些物质称为浸出辅助剂。常用的浸出辅助剂有酸、碱及表面活性剂等。在中药药剂生产中一般只用于单味药材的浸出，对复方制剂的浸出较少应用。

1. 酸 使用酸作浸出辅助剂的目的在于促进生物碱的浸出，并且对很多生物碱有稳定作用，同时还能使部分杂质沉淀，除去酸不溶性杂质等。应用酸作浸出辅助剂时其酸的用量不宜过多，否则会引起药用成分的水解或其他不良的作用；加酸时最好是将其一次加入到开始浸出时的部分浸出溶剂中，这样能较好地控制用量，当酸化浸出溶剂用完后，只需使用纯溶剂即可顺利完成浸出操作。例如在进行黄连流浸膏的制备中就是在最初的部分溶剂中加入 0.1% 枸橼酸，这样可提高成品中的小檗碱含量，增加其稳定性。

常用的酸有盐酸、硫酸、醋酸、酒石酸、枸橼酸等。

2. 碱 药材中含有皂苷、有机酸、黄酮、蒽醌、内酯、酚类等成分浸出时，加碱可以提高浸出效率，增加药用成分的稳定性，同时还可以除去碱不溶性杂质。例如在制备远志流浸膏时加入微量氨水可以抑制酸性皂苷的水解，减少浑浊或沉淀现象的发生，提高成品的稳定性；又如在进行甘草流浸膏的制备中向浸出溶剂中加入适量氨水，可确保甘草酸的完全浸出。

碱的使用不如酸普遍。常用的碱有氨水、碳酸钙、碳酸钠、氢氧化钙、氢氧化钠等。以氨水最为常用，因为氨水是一种挥发性弱碱，对药用成分的破坏作用小，容易控制其用量，而且在浓缩或加热时可以挥发除去。碳酸钙为可溶性的碱化剂，使用时较安全，且能除去如鞣质、有机酸、树脂、色素等杂质，故在浸出生物碱或皂苷时常加以利用。

3. 表面活性剂 表面活性剂的使用能增加药材的润湿性而提高浸出溶剂的浸出效率。通常选用非离子型表面活性剂。如利用水煮醇沉法浸取黄芩苷时酌加聚山梨酯－80能提高收率。若浸出方法不同或使用不同的表面活性剂，浸出效率有明显差异。例如在70％乙醇中加入0.2％聚山梨酯－20渗漉颠茄草时，则渗漉液中药用成分含量较相同用量聚山梨酯－80为好；但用振荡法浸出时，则聚山梨酯－80又比聚山梨酯－20的浸出效率高。

使用表面活性剂作浸出辅助溶剂时应注意浸出液的杂质较多，对生产工艺、制剂的稳定性及疗效均有一定的影响，尚待进一步研究。

第四节 浸 出 方 法

药材成分浸出的经验方法有煎煮法、浸渍法、渗漉法、回流法、水蒸气蒸馏法。近年来超临界CO_2萃取技术、半仿生提取技术以及超声波提取技术等用于药材成分的提取研究很多，并已在生产中试用。在进行浸出方法的选择中，应尽量根据药物的性质、溶剂性质、剂型要求与生产实际等综合考虑。

一、煎煮法

（一）概述

煎煮法系将药材以水为溶剂经加热煮沸取其煎出液以浸出药用成分的浸出方法，又称水煮法或水提法。它是最早使用的一种简易浸出方法。本法具有溶剂价廉易得、操作简单易行；在沸点状态下（101.3kPa，100℃）浸出，能浸出大部分药用成分等优点；但对热不稳定的成分或易水解、酶解的成分或挥发性成分在煎煮过程中易被破坏或挥散，同时浸出液中杂质含量较多。所以本法适用于药用成分溶于水且对热稳定、不易挥发成分以及药用成分不明确药材的浸出。

（二）操作工艺

1. 操作流程

配料 →（药材炮制合格 / 加冷水浸泡）→ 煎煮 →（每次煎煮0.5~2小时(过滤) / 2~3次）→ 滤液 →（合并，静置 / 过滤）→ 浸出液

2. 操作方法

（1）配料：按照处方要求将所需药材进行加工炮制，切成饮片或粉碎成碎块，准确称量配齐，备用。

（2）煎煮：将药材饮片先用清水快速冲洗洁净，再放入适宜的煎煮容器中，加冷水淹过药面，浸泡20～60分钟，使药材充分膨胀后加热至沸，保持微沸，

0.5～2 小时后用筛或纱布分离煎出液，滤液保存，药渣再加水反复煎煮 1～2 次，或至煎出液味淡为止。

（3）浸出液：将几次煎煮液合并，静置，过滤即得。

3. 操作中的注意事项

（1）药材：所用药材必须符合《中国药典》2005 年版有关规定，药材应加工成饮片，因为饮片具有"细而不粉"的特点，使浸出液中的杂质含量减少。

（2）水：水的质量对煎出液的质量有一定的影响。煎药所用的水应是经过处理的饮用水，水中的杂质及离子应越少越好，有条件的地方可用纯化水。水中离子含量能影响药用成分的浸出，如金银花以水为溶剂进行煎煮时，若水中的钙离子较多，会与药材中的绿原酸形成水不溶性沉淀，影响绿原酸的浸出。水的用量应视药材的性质决定，第一煎的用水量一般为 8～10 倍，第二煎为 6～8 倍，若质地坚硬的药材可适当少些，而质地疏松的药材可适当增加用水量。具体的用水量还要根据煎煮时间、所用设备等因素综合考虑。

（3）加冷水浸泡：加热前应先用冷水将药材饮片浸泡一段时间，使药材组织充分软化膨胀，以利于溶剂的渗透及药用成分的浸出。如除湿热黄疸的茵陈蒿汤，不用冷水浸泡，两次煎药的煎出量为 23.74%，而用冷水浸泡两次煎药的煎出量为 31.07%；治疗痢疾的白头翁汤（白头翁、黄柏、黄连、秦皮）经抗菌对比试验证实，浸泡后的煎煮液抑菌能力强于不浸泡的煎煮液。由于药材中根、茎、叶、花、果实等的不同，浸泡的时间有一定差异，实验证明，除极难浸透的质地坚硬的饮片外，82 种药材饮片的平均浸透时间为 77 分钟，因此，一般药材的浸泡时间不宜少于 20～60 分钟。但含苷类等易水解药用成分的药材（黄芩、洋地黄、杏仁）不宜用冷水浸泡。

（4）煎煮容器：小量生产可用陶制容器或砂锅，大量生产选用不锈钢制容器或搪瓷制容器，一般不宜用铜、铁制容器，因为铜、铁离子会影响药材中某些药用成分的浸出，还能与药材中的鞣质等成分生成鞣质金属（铜绿、铁绿），既影响药用成分的浸出，还会使浸出液的安全性降低。

（5）煎煮火候：即煎煮药物的火力大小，俗称"火候"。要求是用大火（武火）至沸，小火（文火）保持微沸。火力太大，易引起水分大量蒸发，不仅影响药用成分的浸出，而且还容易引起焦糊；火力太小，浸出温度太低，药用成分也不易浸出，同样影响浸出效果。

（6）煎煮时间：通常根据药材的性质、数量、煎煮次数确定。时间太长，杂质煎出量增多，挥发性成分挥发损失；时间太短，又不能使药用成分充分浸出。一般煎煮时间为 1～2 小时，煎煮 2～3 次。若质地坚硬、成分难以煎出、有毒的药材或投料量较大，第一煎时则可适当延长煎煮时间；若质地松软、清解剂、芳香类、药用成分受热易破坏的药材或投料量较小，第二煎时则煎煮时间可短些。

4. 设备 用于煎煮药材的设备较多，一般根据煎煮药材的数量选用适当的设备。目前制药生产中常用敞口可倾式夹层锅、强制循环煮料罐、多功能提取罐等。

（1）敞口可倾式夹层锅：内壁为不锈钢或搪瓷，靠夹层加热，适用于少量药材煎煮和化膏时（如溶化稠浸膏）使用。由于该设备是敞口操作，水分挥发量大，易受外界污染，使用时应注意。

（2）强制循环煮料罐：该设备是在煎煮过程中不断将一定温度的水浸液从罐体的出液口流出，再经水泵打回罐体，使浸出液始终处于循环之中，保持浸出液与药材细胞内的药用成分存在一定的浓度差，使浸出更加迅速完全。强制循环煎煮对含黏性较大、淀粉较多的药材不适用。

（3）多功能提取罐：如图 7-1 所示。为目前中药生产普遍采用的一种可调节压力、温度的密闭间歇式提取或蒸馏等多功能设备。可以在常压、减压、加压条件下进行中药的煎煮、浸渍、渗漉、回流、水蒸气蒸馏，还可以回收有机溶剂。具有操作方便、生产效率高、节约能源、适应范围广及能实现机械化、自动化生产，大大减轻劳动强度，利于流水生产的特点。多功能提取罐的提取操作如下：

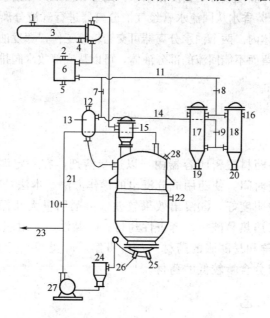

图 7-1 多能式中药提取罐示意图

1、2. 水出口 3. 热交换器 4、5. 水进口 6. 冷却器 7、8、9、10. 阀门 11. 油水液 12. 放空
13. 气液分离器 14. 芳香水回流 15. 泡沫捕集器 16. 芳香油出口 17、18. 油水分离器 19、20. 放水阀
21. 强制循环 22. 间接 加热蒸汽进口 23. 至浓缩工段 24. 管道过滤器 25. 排液口
26. 直接加热蒸汽进口 27. 水泵 28. 加料口

加热方式：水提与醇提的加热方式略有不同。若用水提，则药材与水装入罐内后直接向罐内通入蒸汽加热，当温度达到浸出工艺规定的要求后，改用夹层进行间接加热，以维持罐内温度稳定在规定范围内；如用醇提，则应全部采用夹层通蒸汽进行间接加热。

回流循环：在提取过程中，罐内产生大量蒸汽，这些蒸汽经泡沫捕集器进入热交换器进行冷凝，再进入冷却器进行冷却，然后进入气液分离器进行气液分离，使残余气体逸出，液体回流到提取罐内。如此循环，直至提取终止。

强制循环：将水泵开启，对药液进行强制性循环提取，即药液从罐体下部排液口放出，经管道滤过器滤过，再用水泵打回罐体内，直至提取完毕。此操作可以提高浸出效率，但对含淀粉多和黏性大的药材不适宜。

收集浸出液：药材浸出至规定时间或达到一定要求后，从罐体下部排液口放出浸出液，经管道滤过器滤过，再用泵将药液输送至浓缩设备中，浓缩至规定密度。

挥发油的提取（吊油）：提取挥发油时，将通向油水分离器的阀门打开，所提药材蒸汽经冷却器冷却后进入油水分离器中进行油水分离，使所提挥发油从油水分离器的油出口放出（若挥发性成分的密度比水小，则芳香油出口在油水分离器的上方，反之则出口在下方）；芳香水从回流水管经气液分离器进行气液分离，残余气体放入大气，液体回流到罐体内。两个油水分离器可交错轮流工作，挥发油提取完毕后，对油水分离器内最后残留而不能回流的部分液体，可以从底部放水阀排出。

二、浸渍法

（一）概述

浸渍法系指将药材置密闭容器内，以适量溶剂，在一定温度（40℃～60℃）条件下浸泡至规定时间，使药用成分浸出的操作方法。本法具有：①操作简单易行；②浸出液的澄明度好；③浸出效果较差，溶剂用量大及操作时间长等特点。浸渍法适用于：①遇热易破坏、芳香性药材；②黏性、无组织结构的药材（如乳香、没药）；③新鲜和易膨胀的药材（如鲜石斛、叶类等）。不适用于贵重药材、毒性药材及药用成分含量较低的药材。

（二）操作工艺

1. 浸渍法的操作流程　配料→粉碎→浸渍→分离、压榨→浸出液

配料　按照处方要求将所需药材进行加工炮制，准确称量配齐，备用。

粉碎　将药材制成碎块或粉碎成粗粉。

浸渍　将药材加一定量的溶剂在规定温度条件下进行浸泡，根据浸泡的温度

和浸渍次数可分为冷浸渍法、热浸渍法、重浸渍法。

（1）冷浸渍法：即在室温条件下进行的浸渍操作，又称常温浸渍法。一般在室温下浸渍 3～5 天或至规定时间，经常振摇或搅拌。本法不用加热，特别适用于不耐热、含挥发性以及含黏性物质的药材，所制成品澄明度较好。常用于酊剂、酒剂的制备。

（2）热浸渍法：药材在密闭容器内，通过水浴或蒸汽加热（须低于溶剂沸点，高于室温）进行的浸渍操作。根据选用的溶剂不同，浸渍的温度也不同。以水为溶剂，通常在 60℃～80℃ 温度下浸渍；若以乙醇为溶剂，一般在 40℃～60℃ 温度下浸渍。热浸渍法由于是在加热条件下进行操作的，可以大大缩短浸渍时间，提高生产效率，并使药用成分浸出完全；但因温度升高，杂质的溶出增加，导致冷后沉淀析出，澄明度较冷浸渍法差。含对热不稳定成分的药材不能采用此法。热浸渍法多用于酒剂的制备。

（3）重浸渍法：又称多次浸渍法。由于药材经一次浸渍后，药渣中还残留有部分浸出液而造成药用成分的损失。为了提高浸出效果，减少药用成分的损失，可采用多次浸渍法。该法属于多级浸出工艺，操作时将一定量的溶剂分为几份，先用其中一份浸渍药材，药渣再用第二份溶剂进行浸渍，如此重复 2～3 次，最后将各份浸渍液合并。此法操作麻烦、费工时。

压榨 浸渍法中，药渣所吸附的药液浓度总是和浸出液相同，浸出液的浓度愈高，药渣吸附所引起的药用成分损失就愈大。除利用重浸渍法可以减少浸出成分的损失外，应通过压榨机来提高浸出效率。将药渣压榨液与滤液合并，静置，滤过后使用。

2. 操作中的注意事项

（1）药材：所用药材必须符合《中国药典》2005 年版有关规定，按处方要求炮制合格。根据溶剂性质及药材性质粉碎至碎块或粗粉。

（2）溶剂：浸渍溶剂多用乙醇，也可以用水、酸水、氨水。由于水不具挥发性，且无防腐作用，故用水作浸出溶剂时应采用热浸法。溶剂的用量按处方规定应用，若处方无规定者，一般用药材量的 10 倍左右，可根据药材性质适当加减。

（3）容器：应选用化学稳定性好的材料，并有密封盖的容器，如带搅拌、夹层更好。常用搪瓷、陶瓷、木材或不锈钢等制成。

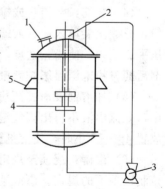

图 7-2 冷循环浸渍罐简图
1. 加料口 2. 气缸
3. 离心泵 4. 伸缩杆 5. 支座

3. 设备 凡用于煎煮的设备均可用于浸渍，如多功能提取罐等。图 7-2 所示为单纯用于浸渍的冷循环浸渍罐简图。

三、渗漉法

（一）概述

渗漉法系指将适宜的药材粉末装于渗漉装置中，不断在药粉上添加浸出溶剂使其渗过药粉，自下部流出口收集浸出液的操作方法。此法为一种动态浸出方法，所得到的浸出液称为渗漉液。

当溶剂渗过药粉时，由于浸出液的相对密度大而向下移动，上层的溶剂则置换浸出液而形成了良好的浓度梯度，使扩散能更好地自动连续进行，省去了浸出液与药渣的分离时间和操作，溶剂的用量较浸渍法少，浸出效果优于浸渍法。本法适用于药用成分含量较低、药用成分不耐热或易挥发的药材、有毒或贵重药材及高浓度浸制剂的制备。膨胀性较大的药材如树脂类松香、芦荟、乳香、没药等不宜用此法。

（二）操作工艺

1. 操作流程　配料→粉碎→湿润→装筒→浸渍→渗漉→渗漉液

（1）配料：按照处方要求将所需药材进行加工炮制，准确称量配齐，备用。

（2）粉碎：药材粉碎成粗粉或中粉，分出粗细粉，分别放置。

（3）湿润：将药材粗细粉分别放入有盖容器内，加入药材量的 $60\% \sim 100\%$ 的溶剂混合均匀，密闭放置 15 分钟至数小时，使药粉充分膨胀。

（4）装筒：在筒（或罐）的底部先做一个假底，分别将已湿润膨胀后的粗细粉，分数次装填入筒（或罐）中，先装粗粉，再填细粉。每次装入药粉后应将其压平、压匀，使松紧适度，药粉装填完毕应在药面上加适当的重物，防止加入溶剂后药材粉末漂浮影响渗漉。

（5）加溶剂浸渍：药粉装好后先将下部出口处打开，自药面上加入溶剂，待出口处流出液不再出现气泡时关闭出口。继续添加溶剂至高出药面数厘米，加盖放置 48～72 小时，使溶剂充分进行渗透和扩散。

（6）渗漉：浸渍至规定时间后即可打开出口进行渗漉，其渗漉速度应符合各该制剂项下的规定。渗漉速度分为慢渗和快渗两种，慢渗为 1～3ml/（kg·分钟），快渗为 3～5 ml/（kg·分钟）。

（7）漉液的收集与处理：因制剂的种类不同，漉液的收集和处理方法是不同的。制备流浸膏剂，先收集药材量 85% 的初漉液另器保存，续漉液低温浓缩后，与初漉液合并，取上清液分装；制备浸膏剂，应将全部渗漉液低温浓缩至稠膏状，加稀释剂或继续浓缩至规定标准；制备酊剂、酒剂时，待规定溶剂全部用完或漉液量达欲制备量的 3/4 时即停止渗漉，压榨残渣，压出液与漉液合并，滤过，添加适量乙醇或白酒至规定浓度和体积后，静置，滤过即得。

2. 操作中的注意事项

（1）药材粉碎度的选择：药材粉碎度必须适宜。过细，容易堵塞孔隙，妨碍溶剂通过，形成"塌缸"；过粗，溶剂流动太快，药用成分浸出不完全，影响浸出效率。一般药材以粉碎成粗粉或中粉为宜。

（2）药粉应充分润湿：药粉在装筒（罐）前应先用浸出溶剂润湿，并应放置足够的时间使其充分膨胀，避免在装筒（罐）后药粉膨胀形成堵塞，影响渗漉操作的进行。

（3）装筒（罐）的质量：装筒（罐）时应分次投入、层层压平、压力均匀（松紧适度）、不超过筒（罐）的 2/3。装筒（罐）过松，溶剂很快通过药粉，造成浸出不完全，并导致溶剂浪费；装筒（罐）过紧，易使流出口堵塞，溶剂不能通过，渗漉过程无法进行。而当装筒（罐）松紧不均时，可导致溶剂沿较松的一边流下，松的一侧浸出不完全，紧的一侧不能充分浸出。装量不宜太高，以留下一定的空间存放溶剂，使渗漉得以连续，也便于操作。

（4）排除气泡：粉末间隙存在有一定的空气，在加入溶剂时若未将空气排除，溶剂加入后就会产生气泡，该气泡会使已装好的粉层破坏，造成空隙，溶剂则沿气泡形成的空隙流出，造成浸出不完全。所以加溶剂时应注意将出口处打开，使空气随流出液排出，待流出液不含气泡时再将出口关闭。

（5）溶剂的添加：在整个渗漉过程中，自加溶剂后至渗漉结束之前，应始终保持溶剂高于药面，以防止药粉层干涸开裂，若此时加入溶剂，则会出现溶剂从开裂的裂隙间流过而使浸出不完全。如果采用图 7-3 所示的连续渗漉装置，可避免药粉层的干涸现象发生。

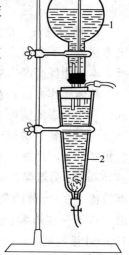

（6）渗漉用溶剂：最常用的是各种浓度的乙醇或白酒，其次为酸水、碱水，不宜使用挥发性很强的溶剂进行渗漉，因为散失量太大。也不宜用水作渗漉溶剂，因为水不具备防腐性能。溶剂用量一般为药材量的 6～8 倍。

（7）渗漉速度：渗漉速度应根据药材性质按药典要求选择。若太快，则药用成分来不及浸出和扩散，导致药液浓度过低；太慢则影响设备利用率和产量。生产实践中也有按每小时流出量为渗漉器被利用容积的 1/48～1/24。

图 7-3　连续渗漉装置
1. 溶剂　2. 渗漉筒

3. 设备

（1）实验室：实验室所用的各种渗漉筒多由陶瓷、玻璃、搪瓷及不锈钢等材料制成，形状有圆锥形、圆柱形两种。易膨胀的药粉选用圆锥形，因为圆锥形渗漉筒上部直径较下部大，筒壁的倾斜度能较好地适应其膨胀变异，从而使渗漉能正常地进行；不易膨胀的药粉则选用圆柱形筒。选用溶剂不同，渗漉筒的形状选择也不同。如以酸或氨水为溶剂进行渗漉，因易使药材膨胀，故应采用圆锥形渗漉筒；而以乙醇或白酒为溶剂时，因药材不易膨胀，宜采用圆柱形筒。

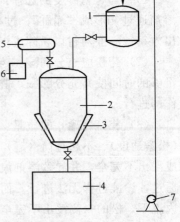

（2）工厂：应用多能提取罐或渗漉罐。渗漉罐的结构如图 7-4 所示。罐体由不锈钢制成，内放经润湿待渗漉药材粗粉，渗漉用溶剂用泵打入高位槽 1 中，通过管道与阀门加入罐体 2 中，渗漉液由下口流出收集到密闭的不锈钢接受罐 4 中。当渗漉完毕后，在夹层 3 中通入蒸汽使药渣中残留的乙醇蒸发，经冷凝器 5 回收乙醇入溶剂回收罐 6 中，达到降低成本及减少溶剂损耗的目的。

图 7-4　渗漉罐
1. 高位槽　2. 罐体　3. 夹套　4. 接收罐　5. 冷凝器　6. 溶液回收罐　7. 离心泵

（三）其他渗漉方法

1. 重渗漉法　重渗漉法是将浸出液重复用作新药粉的溶剂进行多次渗漉的浸出方法。由于多次进行渗漉，溶剂通过的粉柱长度为各次渗漉粉柱高度的总和，所以本法能提高浸出液的含药浓度，从而达到提高浸出效率目的。

具体操作方法：渗漉 1000g 药粉，可将其分为 500g、300g、200g 3 份，分别装于 3 个渗漉筒内，并将 3 个渗漉筒串联排列。先用溶剂渗漉 500g 装的药粉，渗漉时先收集最初流出的浓漉液 200ml，另器保存；然后继续渗漉，续漉液每次收集 300ml，共得 5 份，并依次将续漉液流入 300g 装的药粉中，又收集最初漉液 300ml，另器保存；再继续渗漉，收集续漉液 200ml，共得 5 份，又依次将续漉液流入 200g 装的药粉中，收集最初漉液 500ml，另器保存；最后收集剩余漉液，供下一次渗漉同一品种新药粉之用。所收集的 3 份最初漉液合并，共得 1000ml 渗漉液。

由于重渗漉法中是将一份溶剂作多次利用，溶剂用量较单渗漉法减少，同时渗漉液中药用成分浓度高，可不必再加热浓缩，因而可避免药用成分受热分解或挥发损失，成品质量较好。但所占容器多，操作麻烦，费时，所以在生产中应用较少。

2. 逆流渗漉法 逆流渗漉法是指药材与溶剂在浸出容器中，沿相反方向流动，从上口流出渗漉液的一种浸出方法。又称反渗漉法。由于溶剂借助毛细管力和液柱静压力自下向上移动，因此对药材粉末的浸润渗透比一般渗漉法彻底，浸出效果好。

四、回流法

（一）概述

回流法系指将药材粉末与适宜的溶剂共置蒸馏器中，在溶剂沸点温度进行加热以使药用成分浸出的操作方法。此法由于溶剂受热汽化变成蒸气，经冷凝后又流回蒸馏器中，如此反复直至浸出完全为止，故浸出效果好，而且浸出溶剂可以循环使用，溶剂的用量少，利用率高。适用于药用成分易溶于浸出溶剂且受热不易破坏者，以及质地坚硬不易浸出者。常用于挥发性溶剂如乙醇、乙醚等有机溶剂浸出药材成分时使用。

（二）操作方法

将粉碎后的药材装入圆底烧瓶内，添加溶剂至淹过药粉，浸泡一定时间，将烧瓶在水浴上加热，回流至规定时间，过滤，另器保存，药渣再添加新溶剂回流2～3次，合并各次回流液，回收溶剂，所得浓缩液再按需要作进一步处理。此法又称回流热浸法，大生产多采用多功能提取罐。

（三）循环浸出法

本法又称索氏提取法。系利用少量溶剂通过连续循环回流使药材中的药用成分充分浸出的操作方法。若药材中药用成分在溶剂中不溶解或药材质地坚硬而药用成分不易浸出时，采用回流法需要反复多次才能达到药用成分全部浸出。为了能用少量溶剂而使药材的大量药用成分浸出，可用循环回流法。该法加热浸出时，热溶剂能连续进入蒸馏器与药材接触，从而使浸出过程始终保持最大的浓度梯度，与渗漉法、回流法相比较，溶剂可循环使用；由于溶剂在不断更新，故溶剂耗用量少，药用成分浸出完全。但是因为连续加热，浸出液受热时间较长，故不适于对热不稳定成分的浸出。实验室常使用索氏提取器进行小量药物药用成分的浸出。工厂生产可采用循环提取设备，如图7-5所示。操作时将药材粗粉置于浸出器的钢丝篮中，由贮液筒经阀门加入有机溶剂，待浸出液充满虹吸管时，则自动经阀门流入蒸发锅中，在蒸发锅中被加热蒸发，蒸气沿导管进入冷凝器冷凝后又流入贮液筒中，再由阀门流入浸出器，反复提取。当浸出完全时放出浸出液，将蒸气通入浸出器的夹层中，使药渣中的有机溶剂蒸发，并沿导管经三通阀进入冷凝器的蛇形管中而被冷凝。蒸发锅上附有温度计、压力表、放气阀。

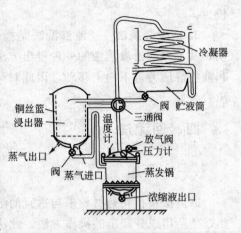

图 7-5　连续回流浸出器

五、水蒸气蒸馏法

水蒸气蒸馏法是指将药材放入密闭的蒸馏器（釜）中，通入水蒸气进行蒸馏，使挥发性成分浸出的操作方法，分为共水蒸馏法（即直接加热法）、通水蒸气蒸馏法及水上蒸馏法三种。适用于具有挥发性，能随水蒸气蒸馏而不被破坏，与水不发生反应，又难溶或不溶于水的药用成分的提取、分离，如挥发油的提取。

为提高馏出液的纯度或浓度，一般需进行重蒸馏，收集重蒸馏液。但蒸馏次数不宜过多，以免挥发油中某些成分氧化或分解。

六、中药提取新技术

（一）半仿生提取法

即从生物药剂学的角度，将整体药物研究法与分子药物研究法相结合，模拟口服给药后药物经胃肠道转运的环境，为经消化道给药的中药制剂设计的一种新的提取工艺。即先将药料以一定 pH 的酸水提取，继以一定 pH 的碱水提取，提取用水的最佳 pH 和其他工艺参数的选择，可用一种或几种药用成分结合的主要药理作用指标，采用比例分割法来优选。实验证明，以芍药苷、甘草次酸为指标比较芍甘止痛颗粒"半仿生提取法"和传统水煎煮法的提取率，结果"半仿生提取法"优于传统水煎煮法。以小檗碱、黄芩苷、栀子苷为指标，对寒痛定泡腾冲剂 4 种提取方法进行比较，结果是半仿生提取法＞半仿生提取醇沉法＞水提取法＞水提取醇沉法。

（二）超临界流体萃取法（SFE）

超临界流体萃取法是以超临界状态下的流体为萃取剂，从液体或固体中萃取药材中的药用成分并进行分离的方法。

早在 1879 年，超临界流体对许多物质具有溶解能力的现象就被 Hanuary 和 Hogath 发现，但直到本世纪 60 年代才有应用研究。我国科技工作者在 20 世纪 80 年代将超临界萃取法引入，并进行菜籽油的萃取研究。20 世纪 90 年代该技术开始被引进用于中药提取领域。CO_2 因其本身无毒、无腐蚀、临界条件适中（7.488MPa，304.15K）的特点，成为超临界流体萃取法最为常用的超临界流体（SF）。由于夹带剂的使用，超临界 CO_2 萃取技术在中草药有效成分提取中的应用范围得到了扩展。用 SFE-CO_2 从新疆紫草中提取萘醌色素，全过程仅 2 小时，提取效率较传统石油醚等溶剂提取法高。

应用超临界 CO_2 萃取的优点是：①操作范围广，便于调节。最常用的操作范围是压力 8～30MPa，温度 35℃～80℃。②选择性好，可通过控制压力和温度，改变超临界 CO_2 的密度，从而改变其对物质的溶解能力，有针对性地萃取药材中的药用成分。③操作温度低，在接近室温（31.06℃）条件下萃取，尤适宜于热敏性成分的提取。萃取过程密闭、连续进行，排除了遇空气氧化和见光反应的可能性，使萃取物稳定。④从萃取到分离可一步完成。萃取后 CO_2 不残留于萃出物中。⑤CO_2 价廉易得，可循环使用。⑥可以调节萃出物的粒度，借超临界流体的核晶作用，使萃出物达到期望的粒度和粒度分布。

SFE-CO_2 技术也有一定的局限性，它较适用于亲脂性、分子量较小物质的萃取。对极性大、分子量太大的物质如苷类、多糖等，要加夹带剂，并在很高的压力下进行，给工业化带来一定的难度；该设备一次性投资大，限制了该技术的普及。

（三）超声提取法

超声提取法是利用超声波增大物质分子运动频率和速度，增加溶剂穿透力，提高药物溶出速度，缩短提取时间的浸提方法。用超声提取法从黄芩中提取黄芩苷，提高了黄芩苷的得率。将制备当归流浸膏的渗漉法工艺改为超声（超声波发生器工作频率 26.5±1KHz，输出功率 250W），低温（45℃）浸提，提高了提取物中阿魏酸的含量。

（四）酶法

酶法提取是在传统的溶剂提取方法的基础上，根据植物药材细胞的构成，利用酶所具有的高度专一性等特点，选择相应的酶，将组成细胞壁的成分水解或降解，破坏细胞壁结构，使细胞内有效成分充分暴露出来，溶解、混悬或胶溶于提取溶剂中的一种新型提取方法。同时根据中药提取液中的杂质大多为淀粉、果胶、蛋白质等，可选用相应的酶使其分解除去，达到精制提取液的目的。由于酶法较传统提取方法具有提取效率高，提取条件温和，减少有机溶剂用量，有利于环境保护等优点，近年来得到广泛关注和应用。在国内，上海中药一厂应用酶法成功制备了生脉饮口服液。

第五节　浸出液的纯化技术

一、固体与液体的分离

药材通过各种浸出方法后得到浸出液，由于蛋白质、淀粉、黏液质等高分子等的混入，药物的氧化、还原、聚合、分解，以及有意识地将药用成分进行沉淀等而导致浸出液中出现沉淀，通过固-液分离可以得到澄清的液体或纯净的固体。

固-液分离是将固体-液体非均相体系用适当方法分开的操作过程。中药浸出液的精制、药物重结晶以及注射剂的除菌均要使用固-液的分离技术。分离方法一般有三类：沉降法、过滤法和离心分离法。

（一）沉降法

沉降法是利用固体微粒与液体介质密度差异，固体微粒依靠自身重量自然下沉，再通过虹吸法或倾泻法分离上层澄清液，使固体与液体分离的操作方法。当固体与液体相对密度相差悬殊时，固体物易于下沉，故凡不易变质的溶液可用沉降法分离固体与液体。此法简单易行，不需要特殊设备，但所需时间长，分离不完全，工效低，通常将本法与其他方法配合使用。料液中固体物含量少、粒子细而轻者不宜使用此法。

由斯托克公式可知，沉降速度与微粒粒径大小及微粒和溶剂的相对密度之差成正比，与溶剂黏度成反比。操作中要有目的地改变一些条件使沉降速度加快。

（二）过滤法

过滤法是将固-液混悬液通过一种多孔介质，固体粒子被截留在介质上，液体经介质孔道流出，使固-液分离的操作方法。

1. 过滤原理　过滤原理有两种，一种是过筛作用，即料液中大于滤器孔隙的微粒全部被截留在过滤介质表面，如薄膜过滤；另一种是深层过滤，微粒截留在滤器的深层，如砂滤棒。

2. 影响过滤的因素

（1）过滤面积：在过滤初期，过滤的速度与滤器的面积成正比，即过滤面积越大，过滤速度越快。为加快过滤速度可增加过滤的面积。

（2）滤器两侧的压力差：两侧的压力差愈大，则过滤速度愈快。在过滤操作中常通过加压或减压来提高过滤的效率。

（3）滤材的性质：滤材的孔径大小、孔数多少、毛细管长度等都会影响过滤的速度。

（4）滤液的黏度：滤液的黏度与过滤的速度成反比，黏度愈大，滤速愈慢。故采用趁热或保温过滤。同时还应注意过滤的顺序，应先过清液，再过稠液。

（5）滤饼的性质：滤饼有可压缩与不可压缩两种。不可压缩滤饼在压力作用下不易变形，通过单位床层厚度的流体阻力不变，过滤速度受影响较小。而可压缩滤饼在压力增大时，流道变细，堵塞通道，流动阻力加大，过滤速度减慢。为提高过滤速度，常在滤材上先铺上一层助滤剂（活性炭、滑石粉、硅藻土、纸浆等），防止流道堵塞。

3. 过滤方法与设备

（1）常压过滤：利用滤液本身在过滤介质上的重量所产生的压力作为过滤动力进行的过滤操作。本法设备简单，但过滤速度慢，生产能力低，一般用于初滤。常用滤器有玻璃漏斗、搪瓷、金属夹层保温漏斗等。此类滤器采用滤纸或脱脂棉作过滤介质。

（2）减压过滤：又称真空过滤。通过在过滤介质下方抽真空，增加过滤介质两侧压力差，达到加快过滤速度的过滤操作。此法过滤、洗涤沉淀的速度较快，固-液分离完全，但对滤渣的彻底洗涤和干燥困难，滤液和洗液难于分别排除，减压过滤后所得滤饼一般含液量约为 18％～50％。可用于实验室或口服液、注射液配液后的精滤。常用布氏漏斗、垂熔玻璃滤器。

（3）加压过滤：利用压缩空气或往复泵、离心泵等物料所形成的压力为推动力进行的过滤操作。压力一般在 290～490kPa。由于压力差大，过滤速度快，所以本法适用于黏度大、颗粒细小及可压缩性各类物料的过滤。但滤饼洗涤困难，滤布易损坏。常用压滤器和板框式压滤机。

（4）薄膜过滤：薄膜过滤是利用对组分有选择透过性的薄膜，实现混合物组分分离的操作方法。膜分离过程通常是一个高效的分离过程，被分离的物质大多数不发生相的变化；膜分离一般在接近室温的条件下进行，能耗低；且操作方便，不产生二次污染。该法与蒸发、萃取、离子交换等分离操作比较，不仅可避免组分受热变质或混入杂质，而且还具有显著的经济效益。常用的有微孔滤膜过滤、超滤等方法。

微孔滤膜过滤　微孔滤膜是由高分子材料制成的多孔性薄膜过滤介质，其孔径为 0.025～14μm，主要滤除≥50μm 的细菌和悬浮颗粒。在药剂生产中可用于精滤，如注射液及大输液的过滤、热敏性药物的除菌净化、液体中微粒含量的分析和无菌空气的净化等。微孔滤膜过滤的特点在于孔径均匀、滤过精度高；微孔占薄膜总体积的 80％ 左右，孔隙率高，滤速快；质地很薄，吸附损失小；过滤时无介质脱落，对药液不污染；但易形成流道堵塞，故料液在用微孔滤膜过滤时，必须先经预滤处理。微孔滤膜滤器有平板式膜滤器和筒式膜滤器两种。

超滤　超滤是一种能够将溶液进行净化、分离或者浓缩的膜透过法分离技术。超滤非对称结构的多孔膜孔径为 1～20nm，主要滤除 5～100nm 的颗粒。所以超滤又是在纳米数量级进行选择性过滤的技术。

超滤作用的基本原理如图 7-6 所示。通过滤膜流动的流体若含有两种溶质的溶液：一种是分子体积较小的溶质 B，滤膜不能截留；另一种是分子体积较大的溶质 A，滤膜可以截留。把流体静压施加到固定滤膜的上侧，溶剂和分子体积小的溶质 B 就通过滤膜，而分子体积大的溶质 A 就被滤膜截留。在滤膜的上侧聚集的是含溶质 A、B 的加压溶液，而滤膜下侧聚集的是含分子体积小的溶质 B 的溶液。当然，只在仅有单一溶质，并且这些溶质全部被截留的情况下，聚集在滤膜下侧的液体才是纯净的溶液。

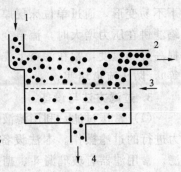

图 7-6　薄膜超滤示意图
1. 含有溶质 A、B 的受压溶液　2. 浓缩液 A　3. 滤膜　4. 含有溶质 B 的溶液

超滤的特点是易出现浓度极化的现象，即不以浓度差为推动力的传质过程中出现的浓度分布现象。超滤广泛应用于医药、化工、食品和轻工等工业，也用于机械、电子和环保工程等方面。如医药工业和生物化工中用于药物、注射剂的精制；蛋白质、酶、核酸、多糖类药物的超滤浓缩；蛋白质和酶类制剂的超滤脱盐；不同分子量的生化药物用串联式超滤装置进行分级分离和纯化；还可以与发酵、酶化学反应联用；对于不能用高压消毒灭菌的制剂用超滤除菌更为适宜。在食品工业中用于酒类和饮料的过滤，会使产品清澈透明。电子工业中用于高纯水的最终处理。环保工程方面用于工业排放水的处理及回收有用物质等。

（三）离心分离法

离心分离法是指将待分离的药液置于离心机中，借助离心机的高速旋转，使药液中的固体和液体或两种不相混溶的液体产生大小不同的离心力，从而达到固-液分离的操作方法。由于离心力比重力大 2000～3000 倍，故分离效率高，净化度高。本法适用于分离细小微粒，黏度大的待滤液及用一般的过滤或沉淀方法不易奏效或难以进行分离的物料。

离心机按转速常分为：①常速离心机：转速在 3000 转/分钟以下，适用于易分离的浸出液分离及固体物料的脱水。②高速离心机：转速在 3000～6000 转/分钟，用于细粒子、黏度大的浸出液及乳浊液的分离。③超高速离心机：转速为50000 转/分钟以上，主要用于分离高分散度的浸出液和胶体溶液。

目前常用的离心机有：三足式离心机、上悬式离心机、管式超速离心机、碟片式高速离心机、卧式自动离心机、离心沉淀机等。

二、精制方法

精制是采用适当的方法和设备除去药材浸出液中杂质的操作过程。生产中常用的传统精制方法有：水提醇沉淀法、醇提水沉淀法、酸碱法、盐析法、透析法、萃取法等，以水提醇沉淀法应用最多。现代精制方法如超滤法、澄清法、大孔树脂吸附法也愈来愈受到重视，已在药材浸出液的精制过程中得到了较多的研究和应用。

（一）水提醇沉淀法

水提醇沉淀法是以水为溶剂将药材中药用成分浸出，再用不同浓度的乙醇沉淀浸出液中杂质的方法。通过此法处理，可以达到降低制剂服用量、增加制剂稳定性、改善澄明度等精制目的。

1. 原理　药材中所含的药用成分大多数在水和乙醇中都能溶解，通过水和不同浓度的乙醇交替处理，可保留生物碱盐类、苷类、氨基酸、有机酸等，而蛋白质、糊化淀粉、黏液质、油脂、脂溶性色素、树脂、树胶及部分糖类等杂质在水醇交替处理中被除去。通常认为，浸出液中含醇量达到 50％～60％时，可除去淀粉等杂质；当含醇量达到 75％以上，除了鞣质、水溶性色素等少数无效成分外，其余大部分杂质均可沉淀除去，而药用成分则仍然保留在浸出液中。

2. 操作注意事项

（1）药液应适当浓缩：煎煮液应浓缩后再加乙醇沉淀，目的是使沉淀完全，减少乙醇用量及药用成分的损失。浓缩时最好采用减压低温，特别是经水醇反复数次沉淀处理后的药液，不宜用直火加热浓缩。由于某些药用成分如多种苷元、香豆精、内酯、黄酮、蒽醌、芳香酸等在水中难溶，故浓缩程度应适宜，在实际生产中一般控制在 1∶1～2。浓缩前后可酌情调节 pH 值，以保留更多的药用成分，尽可能去除无效物质。例如，黄酮苷类在弱碱性水溶液中溶解度增大，生物碱在酸性溶液中溶解度增大，而蛋白质在 pH 值接近等电点时易沉淀去除。

（2）加醇方式：分次醇沉或以梯度递增方式逐步提高乙醇浓度，有利于除去杂质，减少杂质对药用成分的包裹而引起沉淀损失。浓缩液加入乙醇时应缓缓加入并充分搅拌，使乙醇与药液充分接触，沉淀完全。

（3）冷藏：浓缩液加醇沉淀后应在室温或更低温度冷藏放置 12～24 小时以上，以保证杂质充分沉淀。但温度不能太低，否则沉淀会停留在冰层中间，导致沉淀不完全。

（二）醇提水沉淀法

醇提水沉淀法是以醇为溶剂将药材中药用成分浸出，再用水沉淀浸出液中杂质的方法。原理及操作与水提醇沉淀法基本相同。适用于提取药用成分为醇溶性或在醇水中均有较好溶解性的药材。其优点是可避免药材中大量淀粉、蛋白质、黏液质等高分子杂质的浸出，水处理又可较方便地将醇提液中的树脂、油脂、色素等杂质沉淀除去。使用本法精制应特别注意药用成分在水中难溶或不溶时，则不能采用水沉处理，这样会导致浸出液中药用成分的含量降低，而沉淀中的含量增高。如厚朴中的厚朴酚、五味子中的五味子甲素，这些成分均为药用成分，它们易溶于乙醇而难溶于水，若采用醇提水沉淀法，则水溶液中厚朴酚、五味子甲素的含量甚微，而沉淀物中含量却很高。

（三）酸碱法

酸碱法是利用药材中所含单体成分的溶解度与酸碱度的性质，通过在溶液中加入适量酸或碱，调节 pH 值至一定范围，将单体成分溶解或析出，从而达到分离精制药用成分目的的方法，如芦丁等的提取精制。目前中药生产中常用"石硫法"，即用石灰乳、硫酸调节水煎液使单体成分溶解或析出，杂质沉淀或溶解，以达到精制的目的。

1. 原理 药材的水煎液加 20％石灰乳调至 pH12 以上时，生物碱游离析出，黄酮类与 Ca^{2+} 生成螯合物析出，鞣质为多元酚类化合物，与 Ca^{2+} 也能形成螯合物析出，当用 20％～50％硫酸调 pH 至 5～6 时，游离的生物碱可成盐而溶解，黄酮螯合物消除而溶解，但鞣质螯合物不溶解，经过滤，可将鞣质等除去。用硫酸调 pH5～6 时，也可使一部分在 pH12 不能沉淀的蛋白质一并沉淀除去。

2. 操作注意事项

（1）煎煮液的浓缩：利用"石硫法"精制药液时，煎煮液应先进行浓缩，浓缩程度一般为 1∶7～10，由于个别水煎煮液的黏液质较多，故浓度不宜太高。否则沉淀颗粒太细，导致过滤困难。

（2）石灰乳与硫酸规格：石灰乳应取质量较好的新鲜生石灰配制，硫酸应取药用规格的硫酸，工业用硫酸应慎用。

（3）用石灰乳调 pH 值沉淀后不能马上过滤，因为生物碱此时游离析出或与

Ca^{2+} 生成螯合物沉淀，若马上过滤会导致药用成分随沉淀流失。

（4）硫酸调 pH 值一般调至 5～6，但含苷类成分者宜调至 pH7.5～8。如蒲公英与益母草经石灰乳处理，再用硫酸调 pH3～4 时产生较多的沉淀。滤出沉淀后再用石灰乳调 pH 5，药液中药用成分的量并未减少，而稳定性与澄明度却有很大的提高。但当浸出液中含非水溶性有机酸或黄酮、香豆素、酚性化合物等有效成分时，则不宜用硫酸调 pH 值至 3，因为在 pH3～4 时，此类成分也能产生沉淀。

（四）其他精制方法

1. 大孔吸附树脂法 大孔树脂的表面积大、交换速度快、机械强度高、抗污染能力强、热稳定性好，在水溶液和非水溶液中都能使用。

（1）大孔吸附树脂在中药中的应用：大孔吸附树脂广泛应用于制药及天然植物中活性成分如皂苷、黄酮、内酯、生物碱等大分子化合物的提取分离。对人参皂苷、三七皂苷、绞股蓝皂苷、薯蓣皂苷、甜菊皂苷、甘草甜素、银杏黄酮内酯、山楂黄酮、黄芪皂苷、橙皮苷、淫羊藿黄酮、大豆异黄酮、茶多酚、洋地黄强心苷、麻黄精粉、柚苷、毛冬青黄酮苷、红豆杉生物碱、多种天然色素、中药复方药物提取等，以及生物化学制品的净化、分离、回收都有良好的效果。并在抗生素、维生素、氨基酸、蛋白质提纯、生化制药方面有很广泛的应用。利用大孔吸附树脂的多孔结构和选择性吸附功能可从中药提取液中分离精制有效成分或有效部位，最大限度地去粗取精，因此目前这项技术已广泛地运用于各类中药有效成分及中药复方的现代化研究中。

（2）大孔吸附树脂工艺的特点：①可提高中药制剂中药用成分的相对含量，仅从固形物收率一项看，水煮法收率一般为原生药量的 30% 左右，水提醇沉法收率一般为原生药量的 15% 左右，而用大孔树脂技术仅为原生药的 2%～5% 左右。可以克服传统中成药"粗、大、黑"的缺点。②产品不吸潮，水煎液中大量的糖类、无机盐、黏液质等强吸潮性成分，因不被大孔树脂吸附而除去，所以在作固体制剂时吸潮性小，易于操作和保存。③缩短生产周期，免去静置沉淀、浓缩等耗时多的工序，节约生产成本。④去除重金属污染，提高成品的国际竞争力。

由于大孔树脂吸附在纯化效果、评价标准、安全性等问题上尚有争议，有待进一步深入研究。

2. 澄清剂法 澄清剂法是在中药浸出液中加入一定量的澄清剂，利用它们具有可降解某些高分子杂质，降低药液黏度或能吸附、包合固体微粒等特性来加速药液中悬浮粒子的沉降，经滤过除去沉淀物而获得澄清药液的一种方法。它能较好地保留药液中的药用成分（包括多糖等高分子有效成分），除去杂质，操作简单，澄清剂用量小，能耗低。本法在中药制剂的制备中，用于除去药液中粒度较大及有沉淀趋势的悬浮颗粒，以获得澄清的药液。

常用的澄清剂有壳聚糖、101果汁澄清剂、ZTC1+1天然澄清剂等。

3. 透析法 透析法是利用小分子物质在溶液中可通过半透膜，而大分子物质不能通过的性质，借以达到精制目的的一种方法。在中药生产中主要用于除去浸出液中的鞣质、蛋白质、树脂等高分子杂质，也用于某些具有生物活性的植物多糖的纯化。

操作时，先将中药浸出液进行醇沉、离心等预处理，以避免在透析时药液中的混悬微粒阻塞半透膜微孔。为提高透析膜内药物分子的扩散速度、加速透析过程，可在加温条件下进行。始终保持透析膜外有一定的液面，以维持相对的透析时间，使透析达到一定的程度，避免由于液面过小导致透析很快达到动态平衡而增加透析次数，给操作带来麻烦。不断更换透析膜外的蒸馏水，并经常搅拌，使透析膜袋周围的浓透析液能较快地扩散到膜外的水中而降低膜内的药物浓度。

第六节 蒸 发

一、概述

蒸发是指借汽化作用从溶液中除去溶剂的操作过程。用于蒸发的设备叫蒸发器。通过蒸发，可以使溶液中部分溶剂汽化并除去，从而提高浸出液的浓度。蒸发在中药制剂生产中应用广泛。

蒸发有自然蒸发和沸腾蒸发两种。所谓自然蒸发是指溶液中的溶剂在不加热的情况下进行汽化蒸发；而沸腾蒸发是指通过加热使溶液中的溶剂在沸腾条件下汽化蒸发。由于沸腾蒸发的效率远远超过自然蒸发，故在生产中一般采用沸腾蒸发。为了使溶液维持沸腾而溶剂不断汽化，应不断地向蒸发器输送热能，并随时排除被汽化出来的溶剂蒸汽。药厂生产应用最广的是用水蒸气夹层加热的方法。一般把热源蒸汽叫做加热蒸汽或一次蒸汽，从溶液中汽化出来的蒸汽叫二次蒸汽。若将二次蒸汽多次利用作为其他蒸发器的热源时，则此类蒸发称为多效蒸发。

二、影响蒸发的因素

影响蒸发的因素可通过下列蒸发公式表示：

$$m \propto \frac{S(F-f)}{P} \tag{7-1}$$

式中：m——单位时间内的蒸发量

S——液体暴露面积

P——液体表面压力

F——在一定温度时液体的饱和蒸汽压

f——在一定温度下液体的实际蒸汽压

从式中可知，m 与 P 成反比，与 $S(F-f)$ 成正比，若 $F=f$（即压差为零），蒸发即停止。故蒸发时应注意下列因素：

1. 加热温度与液体温度应有一定的温度差　要使蒸发速度加快，就需要加热温度高于液体沸腾的温度，以使溶剂分子获得足够的热能而不断汽化。一般要求加热温度与液体沸腾的温度差应不低于 20℃。

2. 蒸发面积　从蒸发公式可以看出，单位时间内溶剂的蒸发量与蒸发面积 S 成正比，S 愈大，蒸发速度越快。所以在常压蒸发时多采用锅底浅、直径大的广口蒸发锅。在密闭容器内可利用液体形成薄膜达到增加液体蒸发面积的目的。

3. 搅拌　溶剂汽化时总是在表面进行，特别是敞口蒸发，由于浸出液中溶剂的蒸发，导致液体表面的浓度增大而使液面产生结膜现象。液面结膜后阻止了溶液的汽化，不利于传热和蒸发，所以在蒸发时必须加强搅拌，使蒸发速度加快。

4. 液体静压力　液体静压力的大小对液体的对流与沸点有一定影响。液层愈厚，静压愈大，所需的热量也大，因此蒸发不能很好地进行；由于下部液体受较大液柱静压力而致液体沸点高于上部，影响蒸发操作。可以通过分次投入或加大液面或采用沸腾蒸发加以克服。

5. 液体表面压力　蒸发公式中的 P 与 m 成反比，即液体表面压力愈大，蒸发速度愈慢。可以通过减低蒸发器内的压力来提高蒸发效率。

6. 蒸汽浓度　在温度、蒸发面积以及液面压力等因素不变的情况下，蒸发速度与蒸发时液面上的蒸汽浓度成反比，蒸汽浓度越大，分子逸出受阻，蒸发速度慢，反之则快。在进行蒸发操作时可使用电扇、排风扇等通风设备及时地排除液面蒸汽，加速蒸发。

三、常用蒸发方法与设备

1. 常压蒸发　常压蒸发是指液体在一个大气压（101.33kP）条件下进行的蒸发操作。本法用于被蒸发溶剂无毒、无害、无燃烧性、无经济价值者，且被蒸发液体中的药用成分是耐热的。常压蒸发的设备简单，操作方便，可保持最大的蒸汽压差；但存在蒸发速度慢，温度高，操作环境湿度大，易污染等。

进行常压蒸发操作时，小量可用瓷质蒸发皿，大量生产用蒸发锅。若以水为溶剂得到的浸出液多采用敞口可倾式夹层锅。若以乙醇等有机溶剂得到的浸出液，应采用蒸馏装置。

2. 减压蒸发 在密闭容器内，利用抽真空以降低容器内部压力，使浸出液的沸点降低进行蒸发的方法，又称为减压浓缩。本法具有温度低（40℃～60℃）、蒸发速度快等优点，适用于药用成分不耐热的浸出液的蒸发。如含生物碱、苷类等药用成分的浸出液常采用减压蒸发进行浓缩。

减压蒸发在制剂生产中应用比较广泛，常用的设备如图 7-7 所示。操作时，先开启真空泵，使蒸发锅内的部分空气抽出，将浸出液自进口吸入，继续抽至压力降至最低时，徐徐开启蒸汽进口，放入适量高压蒸汽于夹层内以保持锅内液体适度沸腾为度。放入蒸汽的同时须开启废气口以放出不凝气体，并开启排水口以排除冷凝水，待不凝气体排尽，废气口有蒸汽外逸时，将废气口关闭，排水口关小以能保持其继续排水。被蒸发液体的蒸汽经隔沫装置与液沫分开，进入冷凝器并冷凝，然后流入收集器中。蒸发完毕后先关闭真空泵，开启放气阀，或收集器左上方阀门放入空气后，浓缩液即可自浓缩液出口处放出。

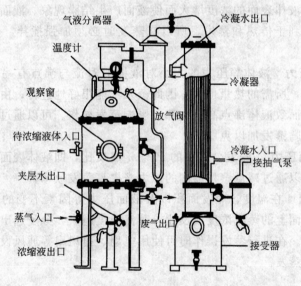

图 7-7 减压蒸馏装置（柱式）

3. 薄膜蒸发 薄膜蒸发系指使浸出液形成液膜而进行的蒸发操作，为目前制药生产中广泛应用的较先进的蒸发方法。在蒸发操作中，增加汽化表面是加速蒸发的重要因素。浸出液形成液膜时，能极大地增大汽化表面，从而提高蒸发效率。所以，薄膜蒸发的特点是热传播速度快而且均匀，不受液体静压力和过热现象的影响，浸出液的总受热时间短，能连续操作，缩短生产周期，浓缩效率高，能将溶剂回收重复利用,可在常压或减压条件下进行操作。特别适用于药用成分不耐热浸出液的蒸发。

薄膜蒸发的方式有两种:一是使浸出液快速流过加热面形成液膜进行蒸发,此类蒸发可在短暂的时间内达到最大的蒸发量,但蒸发速度与热量供应的平衡较难掌握,浸出液变稠后易黏附在加热面上,增加热阻,影响蒸发,目前生产上较少应用;另一种是使浸出液剧烈沸腾使之产生大量泡沫,以泡沫的内外表面为蒸发面进行蒸发,此类蒸发速度快,易控制,故目前使用较多。一般采用流量计控制浸出液的流速以保持液面恒定,否则也会出现第一种薄膜蒸发的弊端。

常用的薄膜蒸发设备有下列几种:

(1) 升膜式蒸发器:图 7-8 所示为生产中常用的升膜式蒸发器。适用于蒸发量较大、浸出液药用成分对热不稳定、浸出液黏度小于 0.05Pa·s,以及易产生泡沫的浸出液。若为高黏度、有结晶析出或易结垢的浸出液不宜选用。

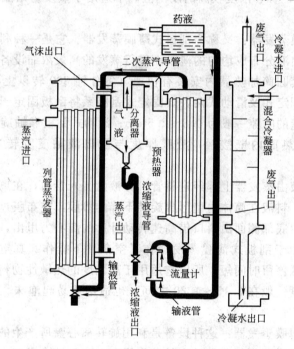

图 7-8 升膜式蒸发器

操作时,浸出液用离心泵打入高位槽中,由于位差产生静压,使浸出液经输液管通过流量计进入预热器中预热。然后由低位到高位在蒸发器内加热使剧烈沸腾,进而形成大量的泡沫,生成的泡沫及二次蒸汽沿加热管高速上升,一般为 $20\sim50m/s$,减压条件下可达 $100\sim160m/s$ 或更高。浸出液在呈膜状高速上升的过程中，以泡沫内外表面为蒸发面迅速蒸发，泡沫与蒸发出来的二次蒸汽同时进入汽液分离器中，浓缩后的药液自浓缩液导管流出，而二次蒸汽进入预热器的夹层，作为预热器的热源使用。多余的废气则进入混合冷凝器中冷凝后自冷凝水出口流出，未经冷凝的废气自冷凝器顶端排出。中药浸出液经该设备处理后，一般可使药液的相对密度达到 1.05～1.10 左右。

（2）降膜式蒸发器：其原理与升膜式蒸发器基本相同。它与升膜式蒸发器的区别在于浸出液是由蒸发器的顶部加入，被蒸发的浸出液在重力作用及蒸汽的拉拽作用下，沿管内壁呈膜状下降，在下降过程中被蒸发浓缩，气液混合物流至底部，进入分离器，浓缩液由分离器底部放出。为保证浸出液呈膜状沿加热管内壁下降，在每根加热管顶部装设降膜分布器。

降膜式蒸发器适用于药用成分对热敏感的浸出液的蒸发操作，一般可蒸发黏度在 0.05～0.45Pa·s、浓度较高的浸出液。不适用于蒸发易结晶或易结垢的浸出液。

（3）旋转薄膜蒸发器：又称为刮板式薄膜蒸发器。它是一种利用高速旋转的刮板转子，将浸出液分布成均匀的薄膜而进行蒸发的高效浓缩设备。主要结构是在一个直立的夹套圆筒加热器内安装有快速（每分钟 300 转以上）旋转的叶片（刮板）。刮板有固定式及滑动式两种。固定式刮板系将刮板固定于旋转轴上，刮板外缘与筒体内壁的间隙一般为 0.8～2.5mm；滑动式刮板靠轴旋转时产生的离心力使刮板与加热面内壁接触，液膜厚度与浸出液黏度及转速有关，可达 0.33mm。

操作时，料液由蒸发器上部经进料管、分液盘流入器内，在离心力、重力及旋转刮板刮动下，料液在筒体内壁形成旋转下降的薄膜，在布膜过程中同时被蒸发浓缩。浓缩液由底部侧面出料口借高速转动叶片的离心力甩出，二次蒸汽经上部分离器排出。由于刮板式薄膜蒸发器在真空条件下操作（真空度约 90kPa），而且料液在加热区停留时间短，所以它适用于高黏度的热敏性物料的蒸发，浓缩后药液的相对密度一般在 1.15～1.20 之间。也适用于易起泡沫、易结垢料液的浓缩。

（4）离心式薄膜蒸发器：这种设备是利用旋转离心盘所产生的惯性离心力将液体分散成均匀薄膜而进行蒸发的高效蒸发设备。它是综合了离心分离和薄膜蒸发二种工程原理，由稀液槽、管道过滤器、平衡槽、离心薄膜蒸发器、浓缩药液贮罐、水力喷射泵等部分组成。所产生的离心力数值超过重力的 100 倍，在强有力的离心力作用下，具有液膜薄（0.1mm）、传热快、浓缩效率高（可浓缩到原体积的 1/15～1/20）、物料受热时间短（仅为 1 秒）、浓缩时不易起泡和结垢、设备体积小及蒸发室便于拆洗等特点，适用于高热敏性物料的蒸发浓缩，在蜂蜜以及颗粒剂等的中药浸出液浓缩应用中效果良好。其缺点是结构复杂、价格较高。

4. 多效蒸发　多效蒸发是根据能量守恒定律，在低温低压（真空）条件下，蒸汽所含有的热能与高温高压含有的热能相差很小，而汽化热反而高的原理设计。由于二次蒸汽的反复利用，多效蒸发器是一类节能蒸发器。如图7-9所示为多效蒸发器的不同加料方式。

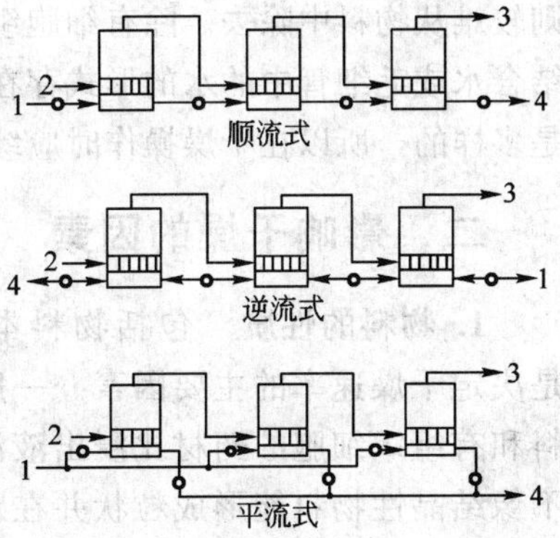

图 7-9　多效蒸发器流程示意图
1. 料液　2. 加热蒸汽　3. 蒸汽　4. 浓缩液

（1）顺流：料液与加热蒸汽走向一致，随着浓缩液稠度的逐渐增大，蒸汽温度逐渐降低。适用于随温度的降低黏度增高不大或随浓度增大而热敏性增加的料液。

（2）逆流：料液与加热蒸汽走向相反，即随着加热蒸汽的温度逐渐升高，而浓缩液稠度逐渐增大。适用于与顺流相反的情况。

（3）平流：料液分别通过各效蒸发器，浓缩到一定程度后再集中浓缩。适用于各效易于析出结晶的料液。中药颗粒剂的生产多用此操作。

第七节　干　燥

一、概述

干燥是通过汽化作用除去湿物料中水分或其他溶剂而获得干燥物品的操作过程。对固体物料而言，干燥时水分从物料内部借扩散作用到达表面，并从表面受热汽化而被除去。干燥操作广泛用于中药药剂生产中，如新鲜药材的除水，原辅料的除湿以及水丸、片剂、颗粒剂等制备均要应用干燥。

干燥的目的是：①提高原料和制剂的稳定性，利于保管与贮藏。②有利于控制原料和制剂达到一定的规格和数量。③便于制剂的进一步加工处理。

不同物料有不同的平衡水分，即该物料在一定温度和相对湿度下的水分，这部分水分不能用干燥的方法除去。因此要降低平衡水分，只有降低相对湿度。由此可见，在一定条件下即使无限制地延长干燥时间也不能改变物料的湿度。干燥的物料应密闭保存，否则物料将吸收湿空气中的水分而使平衡水分数据增大。

水与物料结合力的强弱直接影响干燥的效率。水分在湿物料中存在的形式有两种，即存在于物料表面或孔隙中的非结合水和存在于细胞壁内、毛细管中以及物料内可溶性固体溶液中的结合水。非结合水易通过一般加热汽化除去，而结合水则较难从物料中除去。除有细胞组织的药材外（主要在新鲜品中），水分多数以非结合水或毛细管中的水的形式存在。湿料中水分存在的形式可能是单一的，也可能是多样的，所以在干燥操作时应缓缓进行，使各种存在的水分能被逐步除去。

二、影响干燥的因素

1. 物料的性质　包括物料本身的结构、形状和大小、水分的结合方式等，是决定干燥速率的主要因素。一般说来，颗粒状物料比粉末状干燥快；结晶性物料和有组织细胞的药材比浸出液浓缩后的膏状物料干燥快。因为膏状物料的结构不像结晶性物料能形成粒状并在颗粒之间有间隙；也不同于有组织细胞的药材，具有毛细管；膏状物料中的水分主要以溶解的形式与溶质结合，由于内部水分不易扩散出来，故蒸发只能在表面徐徐进行；同时这些溶解成分具有较强的吸湿性，若没有特殊适用条件是很难达到干燥目的。过厚的膏状物铺层在干燥时还易导致过热现象，对此类物料通常选用涂膜干燥方法。

2. 温度　温度越高，干燥介质与湿物料间温度差越大，分子运动速度加快，干燥速度越快。但过高的干燥温度会致不耐热药物成分破坏，所以应根据物料的性质，在不破坏药物成分的前提下提高温度。

3. 空气的湿度与流速　干燥介质的相对湿度愈低，流速愈快，则湿度差愈大，愈利于干燥。因此，在静态干燥（如烘箱、烘房等）时，为避免相对湿度饱和而停止蒸发，常采用吸湿剂（如变色硅胶）以吸出空气中的蒸汽，或利用排风扇、鼓风装置加大空气流动速度，及时将汽化了的湿气带走。在更新气流时，为使干燥介质的相对湿度降低，应对补充的空气进行预热。

4. 暴露面　被干燥物暴露面的大小直接影响到干燥的效率。在静态下进行干燥，由于气流只在物料层表面掠过，所以干燥的暴露面小，干燥效率差。可在干燥过程中将物料体积改小，铺层宜薄且均匀，并及时翻动。在动态下进行干燥，应使物料处于跳动或悬浮在气流中，粉粒彼此分开，能快速增大被干燥物料的暴露面，如沸腾干燥、喷雾干燥等。

5. 压力　压力与干燥的速度成反比，压力越大，干燥速度越慢。因此减压是加快干燥的有效手段，如真空干燥。减压干燥既能加快干燥速度，且能降低干燥温度，并使物料干燥后疏松易碎，有利于保证制剂质量。

三、常用干燥方法和设备

由于被干燥物料形式、性质各有差异，且干燥产品的要求、生产规模及生产能力各不相同，因此，在制药工业中采用的干燥方法与设备也不相同。以下重点介绍制剂生产中最常用的几种干燥方法和设备。

1. 接触干燥 接触干燥是指被干燥物料直接与加热面接触而进行的干燥方法，由于直接与加热面接触，故干燥速度快，产品脆性大易碎，尤适应于对热稳定的浓缩液及或稠膏等物料的干燥。

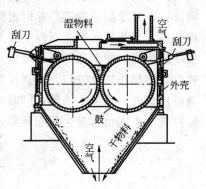

图 7-10　双滚筒式干燥器

滚筒式干燥器是常用的接触干燥设备，如图 7-10 所示。其干燥原理是利用光滑表面的金属鼓，鼓内用热空气或电阻丝加热，当鼓转动时，从贮液槽中流出的稠膏在鼓面涂成一薄层，鼓转动 3/4～7/8 圆周后，此薄层已达干燥而被刮刀刮下。如此连续转动，达到干燥稠膏的目的。

2. 气流干燥 气流干燥是指利用温热干燥空气或干燥气流进行干燥的方法。其原理是通过控制气流的温度、湿度和流速来达到干燥目的。常用干燥设备有烘箱、烘房、隧道式烘箱等。适用于小批量、多品种等生产。

（1）烘箱：又称为干燥箱，为实验室常用的干燥设备。适用于少量药物及玻璃仪器等的干燥和灭菌。由于为间歇式操作，在向设备装料时热量损失较大，若无鼓风装置，则上下层温差较大，操作时应注意。

（2）烘房：干燥原理与烘箱基本一致，但由于容量加大，在设计上必须注意温度、气流路线及流速等因素的相互影响，以保证干燥效率。

（3）隧道式烘箱：被干燥物料置传送带上，开动传送带，并根据物料性质调整速度。物料从入口进入烘箱，在箱内随履带移动并被加热。当移动至出口时应完成干燥过程，达到干燥要求。加热的装置可用红外线、远红外线、加热蒸汽、电炉丝或微波等。隧道式烘箱的原理是被烘物料在动态移动中进行干燥，因而适当提高温度可相应地降低相对湿度，控制气流速度可以缩短干燥时间。中药制剂生产中多用该设备干燥药材饮片。

3. 减压干燥 减压干燥又称真空干燥。它是指在密闭容器中，用真空抽去空气，以降低压力而进行的干燥方法。其特点是温度低、干燥速度快、干燥后的物料呈疏松海绵状、易粉碎；密闭操作减少了物料与空气的接触机会，避免了污染或氧化变质；挥发性液体可以回收利用。但生产能力小、间歇操作、劳动强度大。

如图 7-11 所示为减压干燥器。由干燥柜、冷凝器与冷凝液收集器、真空泵三部分组成。操作时，将湿物料置浅盘内，放于干燥柜的搁板上，加热蒸汽由蒸汽入口引入至夹层搁板内，冷凝水自干燥箱下部出口流出。冷凝液收集器分上下两部，上与冷凝器连接，并通过侧口与真空泵相连接，上部与下部之间用导管与阀相通。当蒸发干燥进行时，将阀门开启，冷凝液可直接流入收集器的下部，收集满后关闭，使上部与下部隔离，打开放气阀门恢复常压，冷凝液经冷凝水出口放出，使操作连续进行。注意浸膏等黏稠物料干燥时，装盘量不宜太多，以免起泡溢出盘外，污染干燥器；同时应控制真空度不能太高，真空管路上的阀门应慢慢打开，否则也易发生起泡现象，一般真空度为 3.3~6.6kPa。

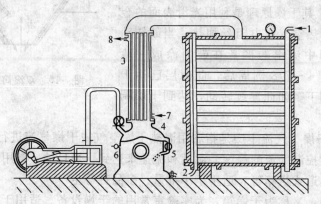

图 7-11　减压干燥器

1. 蒸汽入口　2. 冷凝水出口　3. 列管式冷凝器　4. 冷凝液收集器　5、6. 阀　7. 水进口　8. 水出口

4. 喷雾干燥　喷雾干燥是流化技术在液态物料干燥应用的较好方法。它是将被干燥的液体物料浓缩到一定的相对密度后，经喷雾嘴喷成细小雾粒，再与一定流速的热气流进行热交换，使水分迅速蒸发，物料干燥成粉末或颗粒状。由于干燥的总面积能达到极大（当雾粒直径为 $10\mu m$ 左右时，每升液体所成的雾滴总面积可达 $400\sim600m^2$），故干燥速度快、产品质量高、成品溶解度好；因干燥后的成品粉末极细，不需再进行粉碎，缩短了生产工序；且生产过程处在密闭系统中，有利于 GMP 管理。喷雾干燥特别适用于热敏性物料的干燥。但设备复杂、不易清洗，因此更适用于单一品种的干燥。

喷雾干燥是一项比较先进的干燥技术，已广泛用于制药工业、食品工业和塑料、洗涤剂、染料等其他工业领域。在中药生产中也在逐步采用，例如将双黄连（金银花、黄芩、连翘）注射液通过喷雾干燥法改制成粉针剂，从而提高了产品稳定性。三黄泻心汤可经喷雾干燥制成干浸膏。

如图 7-12 所示为一种喷雾干燥装置。主要包括空气加热系统和干粉收集系统。操作时，将浓缩至一定相对密度（1.1~1.2）的药液输入贮液器内，开启鼓风机、预热器，空气经滤过器除尘和预热器加热至 280℃左右后，自干燥器上部沿切线方向进入干燥室，干燥室温度一般控制在 120℃以下，待达到该温度数分钟后，将药液自贮液罐经导管、流量计至喷头后，在进入喷头的压缩空气（压力为392.4～490.5kPa）作用下形成雾滴喷入干燥室，与热气流混合进行热交换，即被干燥。已干燥的细粉落入收集桶中，部分干燥的粉末随热气流进入气粉分离室后捕集于布袋中，热废气自排气口排出。气粉分离室可用其下部预热器预热，并在操作过程中维持排气温度不使其过度降低，以防发生冷凝，影响操作的进行。

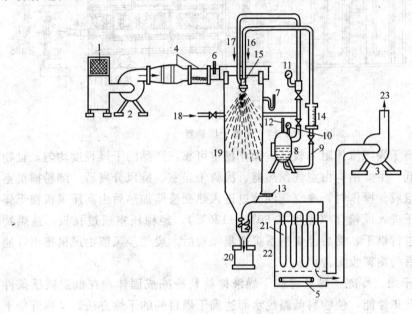

图 7-12　喷雾干燥示意图

1. 空气滤过器　　2、3. 鼓风机　　4、5. 预热器　　6、7. 风压表　　8. 贮液罐
9. 药液导管　10、11. 压力表　12、13. 温度计　14. 流量计　15. 喷头
16. 药液　17、18. 压缩空气　19. 干燥室　20. 收集桶　21. 布袋
22. 气粉分离器　23. 排气口

　　喷雾干燥的效果决定于雾滴的大小，雾滴的大小与喷雾器的性能和压缩空气的压力有关，喷嘴愈小，喷速愈高，雾滴愈小，液体总面积愈大，愈容易干燥。

5. 沸腾干燥　沸腾干燥又称流化床干燥，是流化技术在干燥中的又一个发展。它是利用热空气流使湿颗粒悬浮，呈流态化，如"沸腾状"，热空气在湿颗粒间通过，在动态条件下进行热交换，带走水汽而达到干燥目的。适用于湿粒性物料如片剂、颗粒剂、水丸的干燥。沸腾干燥的气流阻力较小，物料磨损较轻，热利用率较高；干燥速度快，一般湿颗粒流化干燥时间为 20 分钟左右；产品质量好，制品干湿度均匀，无杂质带入；干燥时不需翻料，且能自动出料，节省劳动力；适用于大规模生产和片剂的流水线作业。但热能消耗大，清扫设备较麻烦，不适于有色物料的干燥。如图 7-13 所示，为目前制药工业生产中应用较多的沸腾干燥装置。

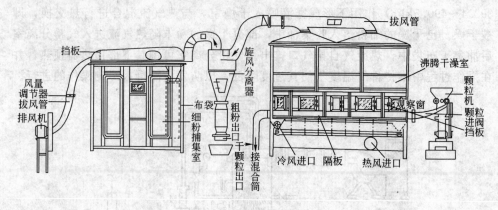

图 7-13　沸腾干燥装置

此种沸腾干燥床流体阻力较低，操作稳定可靠，产品的干燥程度均匀，且物料的破碎率低。主要结构由空气预热器、沸腾干燥室、旋风分离器、细粉捕集室和排风机等组成。操作时，冷空气经滤过进入热交换器加热后由高压风机在干燥箱中造成负压进入风箱体（温度在 60℃～120℃），经稳压室通过孔板，被烘物料成沸腾状进行烘干，然后经集粉系统捕集飞粉后，废气经风道由风机排出，捕集器将干燥后的物料收集待用。

6. 冷冻干燥　冷冻干燥是将被干燥液体物料冷冻成固体，在低温减压条件下利用冰的升华性能，使物料低温脱水而达到干燥目的的干燥方法，又称升华干燥。它的特点是物料在高度真空及低温条件下干燥，故适用于极不耐热物品的干燥，如血浆、血清、抗生素等生物制品，天花粉针和淀粉止血海绵等；它能避免药品因高温分解变质；干燥制品多孔疏松、易溶解；含水量低，一般为 1%～3%，用于药品长期贮存。但冷冻干燥需要高度真空与低温，能耗大，成本高。

7. 红外线干燥　红外线干燥是利用红外线辐射器所产生的电磁波被湿物料吸收后直接转变成为热能，使物料中水分汽化而达到干燥的一种方法。红外线是介于可见光与微波之间的电磁波，其波长范围为 0.76～1000μm。通常将波长在 0.77～3.0μm 的红外辐射称为近红外，波长在 30.0～1000μm 的红外线红外辐射称为远红外。由于物料对红外线的吸收光谱大部分分布在远红外区域，特别是有机物、高分子化合物及水等在远红外区域有很宽的吸收带，因此，利用远红外干燥的效率优于近红外线干燥，而且药物受热均匀，还可节约 30% 左右的能源。如隧道式烘箱就是采用红外线灯泡作热源。

8. 微波干燥 微波干燥是在微波理论和技术以及微电子管技术的基础上发展起来的干燥技术。微波是一种高频波,其频率在300MHz到300kMHz。制药工业上只用915MHz和2450MHz两个频率,后者在一定条件下兼有灭菌作用。

含水的物料采用微波加热干燥比其他溶剂更易干燥,中药饮片、水丸、蜜丸、袋泡茶等利用微波进行干燥,不仅干燥速度快,而且产品质量高。因为微波穿透介质的程度较深,热的产生来自被加热物料的内部,物料内部与表面可同时均匀加热,热效率高,干燥时间短,并且不影响产品的色香味及组织结构,还兼有杀虫和灭菌作用。但投资费用高,产品成本费用也高,对人体,尤其对眼睛有一定的影响,应注意微波的泄漏和防护。

近年来,利用流态技术、喷射技术、惰性载体技术等对膏状物料和黏稠物料干燥的研究,已引起了广大制药工作者的高度重视,干燥装置正朝设备多功能化、小型化、节能有效,融合先进技术于一体的方向发展,如一步制粒机、旋转闪蒸干燥机、热喷射气流干燥机、惰性载体干燥机等,这些新的研究结果若用于中药制剂生产,将会大大改善中药制剂的技术水平,提高生产效率及产品质量。

第八章

常用浸出制剂

第一节　概　述

一、浸出制剂的含义与特点

浸出制剂系指用适宜的浸出溶剂和方法浸出药材中的药用成分，直接制成或再经一定的加工处理制成的供内服或外用的一类药剂。本章重点介绍汤剂、合剂、口服液剂、糖浆剂、煎膏剂、酒剂、酊剂、流浸膏剂与浸膏剂等。以药材浸出物为原料制备的颗粒剂、片剂、注射剂、气雾剂、滴丸剂、膜剂、软膏剂等则另章叙述。

由于浸出制剂既保留了中药传统制备方式，又利用了现代去粗取精的浸出工艺，因此，浸出制剂既是中药各类剂型的基础，也是中药现代化的重要途径。浸出制剂具有以下特点：

1. 具有处方中各药用成分的综合疗效　浸出制剂与同一药材所浸出的单体化合物相比较，不仅疗效较好，有时还能呈现单体化合物不能起到的治疗效果。如芒果叶，若制成浸膏，则有较好的镇咳作用，而将其分离制成较纯的芒果苷，则镇咳作用降低，甚至作用完全消失；又如阿片，若制成阿片酊，因其中含多种生物碱，除具有镇痛作用外，还有止泻功效，但从阿片粉中提取出来的吗啡，虽然镇痛作用很强，可并无明显的止泻功效，如用于腹泻兼有痉挛性疼痛时，用阿片酊效果较好。这充分显示了药材中多种成分的综合作用，对复方制剂来讲，药材中的综合作用更为突出。如补中益气汤，具有调整肠道蠕动作用，方中的升麻、柴胡有明显增加肠道蠕动作用，若抽去此两味药物，则肠道蠕动作用明显减弱，而单用此两味药则对肠道蠕动无直接作用。

2. 作用缓和持久、毒性较低　因为浸出制剂中共存有辅助成分，能促进药用成分的吸收，延缓药用成分在体内的运转，增强制剂的稳定或在体内转化成有效物质。例如鞣质可缓和生物碱的作用，并使药效延长；莨菪浸膏中的东莨菪内酯可以提高莨菪碱对肠黏膜组织的亲和性，促进其吸收，同时尚能延长莨菪碱在肠管的停留时间，减少莨菪碱向体内转移，因而浸膏与莨菪碱比较，前者对肠管平滑肌的解痉作用缓和持久，毒性也较低。四逆汤的强心升压效应优于处方中各单味药物，且能减慢窦性心率，避免单味附子所产生的异位心律失常，充分体现了中医药关于"附子无干姜不热、得甘草则性缓"的传统论述。

3. 药用成分浓度较高、服用剂量少 浸出制剂除去了大部分无效成分与组织物质，相应地提高了药用成分的浓度，与原方相比较，服用量少，便于服用。同时某些药用成分经浸出方法处理后可增强其稳定性及疗效。

二、浸出制剂的类型

浸出制剂按浸出溶剂和制备方法不同可分为以下几类：

1. 水浸出型制剂 水浸出型制剂系指以水为主要溶剂，在一定的加热条件下，浸出药材中的药用成分制成的含水浸出制剂，如汤剂、合剂等。

2. 醇浸出型制剂 醇浸出型制剂系指在一定条件下，用适宜浓度的乙醇或酒为溶剂浸出药材中的药用成分制成的含醇浸出制剂，如酒剂、酊剂、流浸膏剂等。有少数流浸膏剂虽然采用水为溶剂浸出药材中的药用成分，但成品中仍需加适量乙醇。

3. 含糖型浸出制剂 含糖型浸出制剂一般指在水或含醇浸出型制剂的基础上，通过一定处理，加入适量蔗糖或蜂蜜制成，如煎膏剂、糖浆剂等。

4. 精制型浸出制剂 精制型浸出制剂系指在水或醇浸出型制剂的基础上经过精制处理后，再灌封于安瓿中经灭菌方法处理制成的浸出制剂，如口服液等。

第二节 汤 剂

一、概述

（一）汤剂的含义与特点

汤剂系指药材用水煎煮或用沸水浸泡，去渣取汁后制成的液体制剂，亦称"汤液"，供内服或外用。

汤剂是我国最早使用的有效剂型之一。晋代皇甫谧在《甲乙经》序中载有"汤液始于伊尹"，说明汤剂在三千多年前就已在我国应用。我国最早的医药方剂书《五十二病方》中已有"水煮药物煎汁"的记载；《灵枢经》中载有半夏秫米汤，并评述了制备方法。汤剂在现代中医临床上也是应用数量最多的一个剂型，它占整个中药处方数的 50％左右，这主要是因为汤剂具有以下优点：能适应中医辨证施治需要，随证加减处方；可充分发挥处方中多种药用成分的综合疗效；为液体制剂，吸收快，奏效迅速；为多种剂型的起始操作，制法简单等。但汤剂也存在一定的缺点，如使用不便，久置易发霉变质；携带不方便；儿童及昏迷的病人难以服用；脂溶性和难溶性成分浸出不完全等。据报道，在汤剂的制备过程中，有些药用成分会被药渣再吸附、挥发性成分易逸散、不耐热成分分解、有些药用成分也会沉淀损失等，这些问题应引起重视和深入研究。

（二）分类

1. 按制法分类

（1）煮剂：煮剂是将药材加水煎煮去渣取汁所得的液体制剂。煮剂一般煎煮 2～3 次，具有浓度适中、吸收快、奏效迅速、作用强等特点。

（2）煎剂：煎剂是将煎煮去渣得到的药液再经加热浓缩制成的液体制剂。其加热时间比较长，药液的浓度比较高。

（3）沸汤泡药：沸汤泡药是将药材用沸水浸泡去渣所得的液体制剂。由于服用量和服用时间不定，随意饮用，故又称为"饮剂"。沸汤泡药加热时间短，温度比较低，药液味薄气清，擅长于清泻上焦热邪。

2. 按用途分类

（1）内服汤剂：是指通过口服，药液经胃肠道直接吸收后产生治疗作用的汤剂。此为汤剂的主要用途。

（2）外用汤剂：多用于局部治疗，有洗浴、熏蒸、含漱等。

二、汤剂的制备

汤剂主要用煎煮法制备。对汤剂的制法和服药法，历代医药学家都非常重视，留下了许多宝贵的经验。李时珍在《本草纲目》中说："凡服汤药，虽品物专精，修治如法，而煎煮者，鲁莽造次，水火不良，火候失度，则药亦无功。"清代名医徐灵胎说："煎药之法，最宜深究，药之效与不效全在乎此，夫烹饪禽鱼、牛羊失其调度，尚能损人，况药专主治病，而可不讲乎。"说明正确地掌握汤剂的煎煮方法，对中药临床疗效的发挥起着比较重要的作用。

制备汤剂包括原辅料的准备与处理、药材的浸润、煎煮、去渣取汁、贮存。下面就汤剂制备的关键操作叙述如下：

（一）原辅料的准备与处理

1. 药材的准备 根据处方要求，将药材炮制合格，制成饮片，以保证煎煮质量，提高药效。

2. 溶剂 小量生产选用饮用水，大量生产用去离子水。

3. 煎器 煎煮汤剂所用的容器，传统采用砂锅或瓦罐。李时珍说："煎药并忌铜铁器，宜银器瓦罐。"根据现代实验研究证明，用铁或铜器煮药，可致金属与药材中的化学成分发生反应，如铁与鞣质生成鞣酸铁、与黄酮生成难溶性络合物、与有机酸生成盐类等，均会影响药液质量（沉淀、铁锈味、色泽加深成紫黑、墨绿等）；铜锅煎五味子，可检出 Cu^{2+}；砂锅性质稳定，锅底厚，导热均匀和缓，保温性强，水分蒸发量小，相对有利于保存对热不稳定的药用成分，自古沿用至今。但煎煮外用汤剂时可用铁锅煎煮，以取"以毒攻毒"之效。

（二）药材的浸润

除特殊品种外，一般药材在煎煮前应用冷水将其浸润，以利药用成分能很好地浸出来。依据药材性质，花、叶、草、茎等类药材浸泡的时间为 20～30 分钟，根、根茎、种子、果实类药材浸泡 60 分钟左右即可。

（三）煎煮

1. 煎药的用水量 煎药用水量的多少直接影响汤剂质量。药多水少，会造成"煮不透、煎不尽，药味则不出"，即药用成分浸出不完全；而药少水多，虽能增加药用成分的溶出量，但汤剂的成品量大，病人服用不便。应根据药材用量及质地而定。传统经验是将饮片置煎锅内，加水至超过药面 3～5cm 为度，第二煎可超过药面 1～2cm；或按第一煎加水 8～10 倍，第二煎加水 6～8 倍，第三煎加水 5～6 倍；也有按每克药材加水约 10ml 计算，然后将计算的总用水量的 70％加到第一煎药中，余下的 30％留作第二煎用。

2. 火候 煎药的火候直接影响浸出效果及煎液质量。汤剂的传统制备方法一般是用直火加热煎煮，武火至沸，文火保持微沸。用文火的目的是减慢水分的蒸发，有利于药用成分的浸出。现在有采用砂浴炖法、高压蒸煮法、夹层蒸汽煎煮法、远红外煎煮法等，煎煮质量与传统方法相似。

3. 煎煮时间 药材煎煮的时间必须根据药材的性质、煎煮次数、剂量大小而定，一般来说，解表药因多含挥发性成分，故头煎 10～15 分钟，二煎 10 分钟；滋补药头煎 30～40 分钟，二煎 25～30 分钟；一般性药材，头煎 20～25 分钟，二煎 15～20 分钟。汤剂煎煮到规定时间后，应趁热过滤，防止煎液中的药用成分反渗到药渣中。

4. 煎煮次数 为保证药用成分浸出完全，又节省时间，一般汤剂煎煮 2～3 次。若药用成分难于浸出或为滋补类药，可酌情增加煎煮次数，或延长煎煮时间。据报道，茵陈蒿汤以栀子苷作为煎煮成分指标，第一煎浸出率为 88.43％，第二煎浸出率为 10.68％，两煎的总浸出率为 99.11％，说明煎煮两次基本能将药用成分浸出完全。

5. 需特殊处理的药材 汤剂制备中，由于药材的性质不同、质地不同，故煎煮时应针对不同情况，采取不同的处理方法，以保证汤剂疗效。

（1）先煎：即将某些药材先煎煮 30 分钟甚至更长时间，再加入其他药材一同煎煮，其目的是提高药用成分的浸出率，降低药物的毒性。先煎的药材有：①质地坚硬的矿石类、贝壳类、角甲类药材如磁石、自然铜、青礞石、花蕊石、赤石脂、海蛤壳、石决明、珍珠母、瓦楞子、龟甲、鳖甲、水牛角、穿山甲等，可打碎先煎 30 分钟。②有毒的药材如生川乌、生附子、雪上一枝蒿、生南星等，要先煎药 1～2 小时，乌头类药材因含乌头碱而有毒，久煎可使乌头碱分解为乌头次碱，进而分解为乌头原碱，其毒性只为原来的 1/2000；附子久煎不仅能降低毒性，还能增强强心作用。③药用成分难溶于水的药材如天竺黄、石斛、藏青果、火麻仁等，先煎药用成分才能浸出，如石斛含内酯类生物碱，只有久煎后的水解产物才能起到治疗作用。

（2）后下：即在其他药材煎煮 5～15 分钟后再加入后下药材一同煎煮。目的是减少挥发性成分的损失、避免药用成分分解破坏。后下的药材有：①气味芳香、含挥发油多的药材如砂仁、豆蔻、沉香、降香、檀香、藿香、薄荷等，一般在其他药材煎煮 5～10 分钟后入煎即可。②不耐久煎的药材如钩藤、大黄、苦杏仁、番泻叶等，一般在其他药材煎药煮 10～15 分钟后入煎。

（3）另煎：将药材置另一煎器中单独煎煮取汁，再兑入其他药材煎出液内，混合服用。目的是防止与其他药材共煎时被吸附于药渣或沉淀损失。另煎的药材一般是贵重药如人参、鹿茸等。

（4）包煎：把药材装入纱布袋，扎紧袋口后与其他药材一起煎煮。目的是防止药材沉于锅底引起糊化、焦化，或浮于水面引起溢锅；避免绒毛进入汤液，服用时刺激咽喉引起咳嗽。需包煎的药材有：①花粉类药材如松花粉、蒲黄等；细小种子类药材如葶苈子、苏子等；药材细粉如六一散、黛蛤散等。这些药材表面积大，疏水性强，质轻易浮于水面，故需用纱布包好与其他药材同煎。②含淀粉、黏液质较多的如北秫米、车前子、浮小麦等，煎煮时易沉于锅底引起焦糊，也需包煎。③带有绒毛的药材如旋覆花、金沸草等，包煎可避免绒毛脱落，以免混于汤液中刺激咽喉引起咳嗽。

（5）冲服：即将药材磨成极细粉以汤液冲服或加入汤液中服用。目的是保证药效，减少药材损耗。需要冲服的药材有难溶于水的贵重药材如牛黄、三七、麝香、朱砂、羚羊角等。

（6）烊化：将药材加适量开水溶化，冲入汤液中或直接投入煎好的汤液中溶化后服用。目的是避免因汤液的稠度太大，影响其他药用成分的煎出或被药渣吸附，影响疗效。需要烊化的有胶类或糖类药材，如阿胶、龟鹿二仙胶、蜂蜜、饴糖等。

（7）取汁兑服：将新鲜药材压榨取汁兑入汤液中服用，目的是保证鲜药的疗效。需要取汁兑服的药材有鲜生地、生藕、梨、生韭菜、鲜姜、鲜白茅根等。竹沥亦不宜入煎，可用火烤取汁兑入汤液中服用。

（四）去渣取汁

汤剂煎煮至规定时间，及时倾出药液，弃去药渣，合并，静置，取上清液服用。一般头煎取 200ml 左右，二煎取 100ml 左右，儿童酌减。煎液分两次或三次服用。

（五）贮存

汤剂在室温条件下保存时间为一天。

三、举例

例 1 旋覆代赭汤

【处方】 旋覆花（包煎）15g 党参 12g 代赭石（先煎）30g 甘草（炙）6g 制半夏 12g 生姜 9g 大枣 4 枚

【制法】 以上药材，将代赭石打碎入煎器内，加水 700ml，煎煮 1 小时，旋覆花用布包好，与其他五味药材用水浸泡后置煎器内共煎 30 分钟，滤取药液；药渣再加水 500ml，煎煮 20 分钟，滤取药液。合并两次煎出液，静置，过滤，即得。

【功能与主治】 降逆化痰，益气和胃。用于胃虚气逆、痰浊内阻所致的噫气频作，胃脘痞硬，反胃呕恶，口吐涎沫。

【用法与用量】 口服。分 3 次温服。

例 2 清营汤

【处方】 水牛角（磨汁冲服）9g 生地 15g 玄参 9g 丹参 6g 黄连 5g 金银花（后下）15g 连翘 6g 竹叶心（后下）3g

【制法】 以上药材，水牛角磨汁单放，生地等五味药入煎器内，加水 600ml，煎煮 20 分钟后加入金银花和竹叶心，共同煎煮 10 分钟后滤取药液；药渣再加水 500ml，煎煮 20 分钟，滤取药液。合并两次煎出液，静置，过滤，即得。

【功能与主治】　清营解毒，泄热救阴。用于温邪传营所致的身热烦渴，或反不渴，时有谵语。

【用法与用量】　口服。一日一至二剂，水牛角用汤液冲服。

例 3　胶艾汤

【处方】　川芎 6g　阿胶（烊化）6g　甘草 6g　艾叶 9g　白芍 12g　干地黄 12g

【制法】　以上药材，取出阿胶，将其余 6 味置煎器内，加水 500ml，煎煮 30 分钟，滤取药液；药渣再加水 400ml，煎煮 20 分钟，滤取药液。合并两次煎出液，置煎器内，加入阿胶，文火加热烊化，即得。

【功能与主治】　补血调经，安胎止崩。用于血虚寒滞所致的小腹疼痛，崩漏不止，月经过多，妊娠下血，胎动不安，产后下血，淋漓不断。

【用法与用量】　口服。分 2 次温服。

第三节　合　　剂

一、概述

合剂系指药材用水或其他溶剂，采用适宜方法提取制成的口服液体制剂（单剂量包装者也可称"口服液"）。

合剂与口服液是在汤剂的基础上改进和发展起来的新的中药剂型。其特点是：能保证制剂的综合疗效，奏效快，易被吸收；而且比汤剂的服用量小，能大量生产，贮存时间长；还克服了汤剂不易携带，需临时煎煮的缺点。但合剂不能随症加减，故它不能代替汤剂；成品生产和贮存不恰当时易产生沉淀或霉变。目前多数合剂尚缺乏科学的质量检测方法和标准，有待于进一步深入研究，积累经验，使合剂质量更加完善和提高。

二、制备方法

合剂的制备工艺流程一般为：备料→浸提→净化→浓缩→分装→灭菌→成品。

按处方称取炮制合格的药材，按各品种项下规定的方法进行浸提，一般采用煎煮法煎煮两次，每次煎煮 1～2 小时，滤液静置沉降后过滤；若处方中含芳香挥发性成分药材，可用"双提法"收集挥发性成分另器保存，备用；亦可根据药用成分的特性，选用不同浓度的乙醇或其他溶剂，用渗漉法、回流法等进行浸出；所得滤液浓缩至规定的相对密度，必要时加入矫味剂、防腐剂或着色剂，分装于灭菌瓶中密闭，灭菌。在制备过程中，也可选用先煎、后下、另煎、包煎、烊化等特殊处理方法，以确保合剂质量。

合剂在生产与贮藏期间应注意：

1. 药材应按各品种项下规定的方法提取、纯化，浓缩至一定体积，除另有规定外，含有挥发性成分的药材宜先提取挥发性成分，再与余药共同煎煮。

2. 可加入适宜的附加剂。如需加入防腐剂，山梨酸和苯甲酸的用量分别为 0.05％～0.15％和 0.1％～0.2％。如需加入其他附加剂，其品种与用量应符合国家标准的有关规定，不影响成品的稳定性，并应避免对检验产生干扰。必要时可加入适量的乙醇。

3. 合剂若加蔗糖作为附加剂，除另有规定外，含蔗糖量应不高于 20％（g/ml）。

4. 合剂应密封，置阴凉处贮存。

三、质量要求与检查

（一）外观

除另有规定外，合剂应澄清，不得有发霉、酸败、异物、变色、产生气体或其他变质现象。在贮存期间允许有少量摇之易散的沉淀。

（二）相对密度

照《中国药典》2005 年版（附录ⅦA 相对密度测定法）测定，应符合规定。

（三）pH 值

照《中国药典》2005 年版（附录ⅦC pH 值测定法）测定，应符合规定。

（四）装量

单剂量灌装的合剂，照下述方法检查应符合规定。

检查法　取供试品 5 支，将内容物分别倒入经校正的干燥量筒内，在室温下检视，每支装量与标示装量相比较，少于标示装量的不得多于 1 支，并不得少于标示装量的 95％。

多剂量灌装的合剂，照《中国药典》2005 年版（附录ⅫC 最低装量检查法）检查，应符合规定。

（五）微生物限度

照《中国药典》2005 年版（附录 ⅩⅢC 微生物限度检查法）检查，应符合规定。

四、举例

例 1　清喉咽合剂

【处方】　地黄 180g　麦冬 160g　玄参 260g　连翘 315g　黄芩 315g

【制法】　以上五味，粉碎成粗粉，用渗漉法，以 57％乙醇作溶剂，浸渍 24 小时后，以每分钟约 1ml 的速度缓缓渗漉，收集漉液约 6000ml，减压回收乙醇并浓缩至约 1400ml，取出，加水 800ml，煮沸 30 分钟，静置 48 小时，滤过，滤渣用少量水洗涤，洗液并入滤液中，减压浓缩至约 1000ml，加苯甲酸钠 3g，搅匀，静置 24 小时，滤过，取滤液，加水使成 1000ml，搅匀，即得。

【性状】　本品为棕褐色的澄清液体；味苦。

【功能与主治】　养阴清肺，利咽解毒。用于阴虚燥热、火毒内蕴所致的咽喉肿痛、咽干少津、咽部白腐有苔膜、喉核肿大；局限性的咽白喉、轻度中毒型白喉、急性扁桃体炎、咽峡炎见上述证候者。

【用法与用量】　口服。第一次 20ml，以后每次 10～15ml，一日 4 次；小儿酌减。

【规格】　每瓶装 100ml 或 250ml

【贮藏】　密封，置阴凉处。

例 2　桂枝合剂

【处方】　桂枝 215g　白芍 215g　生姜 215g　甘草 143g　大枣 215g

【制法】　以上五味，桂枝蒸馏提取挥发油，蒸馏后的水溶液另器收集；药渣与甘草、大枣加水煎煮三次，每次 2 小时，合并煎液，滤过，滤液与上述水溶液合并，浓缩至约 900ml；白芍与生姜用渗漉法，以 50％乙醇作溶剂，浸渍 24 小时后进行渗漉，漉液回收乙醇，与浓缩液合并，静置，滤过，滤液浓缩至约 1000ml，加入苯甲酸钠 3g，放冷，加入桂枝挥发油，加水至 1000ml，搅匀，即得。

【性状】　本品为棕黄色的澄清液体；气香，味辛、微甜。

【功能与主治】　解肌发表，调和营卫。用于外感风邪所致的头痛发热，鼻塞干呕，汗出恶风。

【用法与用量】　口服。一次 10～15ml，一日 3 次。

【注意】　表实无汗者或温病内热口渴者忌用。

【贮藏】　密封，置阴凉处。

第四节　糖　浆　剂

一、概述

糖浆剂系指含有药材提取物的浓蔗糖水溶液。除另有规定外，糖浆剂的含糖量应不低于45%（g/ml）。单纯的蔗糖近饱和水溶液称为"单糖浆"，含糖量为85%（g/ml）。糖浆剂的特点是能掩盖药物的苦、咸等不适气味，改善口感，利于服用，深受儿童患者欢迎。

因中药糖浆剂大部分含高分子浸出物，或直接混悬有少量药材细粉，所以从分散体系角度看，它属于胶体溶液或混悬液型液体制剂。但糖浆剂在制备时，通常是由浸出药材中的药用成分后加单糖浆或直接加入蔗糖配制而成，所以糖浆剂又列入含糖型浸出制剂。与煎膏剂的区别在于：煎膏剂中多含滋补性药材，用蜂蜜、冰糖等糖类作辅料，不加着色剂和防腐剂，以滋补为主兼有缓和治疗作用，多用于滋补调理；糖浆剂中一般以治疗性药材为主，只用蔗糖作辅料，必要时需加矫味剂、着色剂和防腐剂，以治疗为主兼有微弱的滋补效能，多用于治疗疾病。

制备糖浆剂的蔗糖应符合《中国药典》规定，蔗糖应是精制的无色或白色干燥的结晶，极易溶于水，水溶液较稳定，但在加热时，特别是在酸性条件下易水解转化为葡萄糖和果糖（称作转化糖），其甜度比蔗糖高，具还原性，可以延缓易氧化药物的变质；较高浓度的转化糖在糖浆中还能防止在低温中析出蔗糖结晶。果糖易使制剂的颜色变深暗，微生物在单糖中也比在双糖中容易生长，制备时应控制好加热的温度和时间。

糖浆剂因含糖等营养成分，在制备和贮藏过程中极易被微生物污染，导致糖浆剂霉败变质。为防止霉败现象的发生，生产中应在清洁避菌环境中配制，及时灌装于灭菌的洁净干燥容器中，在25℃以下避光贮存。除采取防止污染措施外，常加入适宜的防腐剂以阻止或延缓微生物的增殖，使糖浆剂的质量符合微生物限度要求。常用的防腐剂有：对羟基苯甲酸酯类，用量不得多于0.05%；苯甲酸或苯甲酸钠，用量不得多于0.3%，山梨酸用量为0.05%～0.15%。使用防腐剂时应注意防腐效果与糖浆剂的pH有很大关系。一般防腐剂在pH较低时防腐效果较好；几种防腐剂联合使用能增强防腐效能。对羟基苯甲酸甲酯、乙酯混合物在一些含枸橼酸的糖浆剂中对霉菌和酵母菌的抑制作用较强。此外，适当浓度的乙醇、甘油也有一定的防腐效能；某些挥发油在糖浆剂中除具有矫味作用外，尚有一定的防腐作用，如0.01%的桂皮醛能抑制长霉，若用量在0.1%时可抑制发酵，橘子油和八角茴香油单独使用（0.3%）都能起到抑制生霉和发酵。

糖浆剂根据其组成和用途的不同可分为以下几类：

1. 赋形糖浆 又称矫味糖浆，主要用于中药药剂的配方矫味或赋形，如单糖浆、橙皮糖浆、姜糖浆、甘草糖浆等。

2. 药用糖浆 又称含药糖浆，主要用于治疗疾病，如五味子糖浆、灵芝糖浆、小儿急支糖浆等。

二、制备方法

糖浆剂的制备工艺流程为：备料→浸出→净化→浓缩→配制→滤过→分装→成品。

（一）备料

1. 药材的准备 按处方要求将药材炮制合格，准确称量配齐；根据浸出方法的不同，将药材制成饮片、粗末或粗粉，备用。

2. 蔗糖的处理 若是未经提纯的蔗糖，精制后才能使用；若用糖浆进行配制，则应将蔗糖制成单糖浆（制法详见举例项下）。

（二）浸出、净化、浓缩

详见第七章"浸出技术"有关内容。

（三）配制

糖浆剂的配制方法，根据药材性质的不同有下列几种：

1. 溶解法 系指在精制浓缩液中直接加入蔗糖溶解制成糖浆剂的方法。有热溶法和冷溶法两种。

（1）热溶法：将蔗糖加入沸蒸馏水或中药浓缩液中，加热使溶解，滤过，自滤器上补充蒸馏水至规定量即得。其特点是溶解快，制得的糖浆易于过滤澄清，且能借加热杀死微生物，成品易于保存。但加热时间过长或温度过高会导致转化糖含量增加，产品颜色变深。本法适用于单糖浆、不含挥发性成分的糖浆、受热较稳定的药物糖浆及有色糖浆的制备，不适于含有机酸糖浆剂的制备。

（2）冷溶法：在室温下将蔗糖溶解于蒸馏水或冷中药浓缩液中，待完全溶解后，滤过，即得。其特点是所制糖浆的色泽较浅或呈无色，转化糖含量较少。但糖的溶解时间较长，生产过程中容易受微生物污染。本法适用于单糖浆和不宜用热溶法制备的糖浆剂，如含挥发油或挥发性药材的糖浆。

2. 混合法　系将中药浓缩液与单糖浆直接混合制成糖浆剂的方法。操作时，一般是先将药材加工成饮片，按规定方法浸出、滤过，滤液浓缩至规定浓度。蔗糖按溶解法制成单糖浆。然后将浓缩液、单糖浆、其他药物以及需要加入的附加剂混合均匀，补充蒸馏水至全量，即得。

无论采用什么方法进行配制，均应在清洁避菌的环境中进行，若需加入挥发性物质，则应将糖浆剂冷至适当温度时方可加入。

（四）滤过

糖浆配制好后，按规定方法静置一定时间，先用筛网初滤，再用微孔滤膜进行精滤。必要时应加入澄清剂加速沉降以利于过滤。

糖浆剂在贮存一段时间后会产生沉淀，其原因是药材浸出液中或多或少存在高分子和小颗粒物质的缘故。《中国药典》规定：糖浆剂在贮存期间允许有少量摇之易散的沉淀。因此，对沉淀物应具体分析，若沉淀物为无效成分，则应加强净化手段予以除去；若沉淀物是工艺规定药材细粉，则可选用少量琼脂、明胶等作混悬剂或酌加适量稳定剂如甘油等；对浸出液中的高分子物质和热溶冷沉物质，不能简单地将其视为"杂质"加以除去，而应加入适量表面活性剂，既能使某些难溶性物质溶解度增加，又可阻止高分子胶态粒子聚集。

（五）分装

过滤后的澄清糖浆液应及时地分装于灭菌的洁净干燥容器中，原则上是当天配制的糖浆液要当天分装完毕。一般是分装在有刻度的玻璃瓶或塑料瓶中，用瓶盖塞紧盖严。趁热分装的糖浆剂应将瓶倒立放置，冷却后再放正。贴上标签。

（六）贮存

除另有规定外，糖浆剂应密封，置阴凉处贮存。

三、质量要求和检查

（一）外观性状

除另有规定外，糖浆剂应澄清。在贮存期间不得有发霉、酸败、产生气体或其他变质现象，允许有少量摇之易散的沉淀。

（二）蔗糖含量

除另有规定外，含蔗糖量应不低于 45％（g/ml）。

（三）相对密度

照《中国药典》2005 年版（附录ⅦA 相对密度测定法）测定，应符合规定。

（四）pH 值

照《中国药典》2005 年版（附录ⅦC pH 值测定法）测定，应符合规定。

（五）装量

单剂量灌装的糖浆剂，照下述方法检查应符合规定。

检查法　取供试品 5 支，将内容物分别倒入经校正的干燥量筒内，尽量倾净。在室温下检视，每支装量与标示装量相比较，少于标示装量的应不得多于 1 支，并不得少于标示装量的 95％。

多剂量灌装的糖浆剂，照《中国药典》2005 年版（附录ⅫC 最低装量检查法）检查，应符合规定。

（六）微生物限度

照《中国药典》2005 年版（附录ⅩⅢC 微生物限度检查法）检查，应符合规定。

四、举例

例 1　单糖浆

本品为蔗糖的近饱和的水溶液。

【处方】　蔗糖 850g　水适量加至 1000ml

【制法】　取水 450ml，煮沸，加蔗糖，搅拌使溶解；继续加热至 100℃，用脱脂棉滤过，自滤器上添加适量的热水，使其冷至室温时为 1000ml，搅匀，即得。

【性状】　本品为无色或淡黄白色的浓厚液体；味甜；遇热易发酸变质。

【检查】　相对密度　本品的相对密度（附录ⅥA）应不低于 1.30。

【类别】　药用辅料（赋形剂和调味剂）。

【贮藏】　遮光，密封，在 30℃以下保存。

【注】　　（1）本品可用热溶法制备，也可用冷溶法制备。热溶法制得的成品因含较多的转化糖，长期贮存后，色泽易变深。制备时注意控制加热时间，以免色泽加深。

（2）盛装本品的容器，在装瓶前药瓶及瓶塞均应灭菌。

例2 川贝枇杷糖浆

【**处方**】 川贝母流浸膏 45ml 桔梗 45g 枇杷叶 300g 薄荷脑 0.34g

【**制法**】 以上四味，川贝母流浸膏系取川贝母 45g，粉碎成粗粉，用渗漉法，以 70% 乙醇作溶剂，浸渍 5 天后，缓缓渗漉，收集初漉液 38ml，另器保存，继续渗漉，至可溶性成分完全漉出，续漉液浓缩至适量，加入初漉液，混合，继续浓缩至 45ml，滤过；将桔梗和枇杷叶加水煎煮二次，第一次 2.5 小时，第二次 2 小时，合并煎液，滤过，滤液浓缩至适量，加入蔗糖 400g 及防腐剂适量，煮沸使溶解，滤过，滤液与川贝母流浸膏混合，放冷，加入薄荷脑和适量杏仁香精的乙醇溶液，随加随搅拌，加水至 1000ml，搅匀，即得。

【**性状**】 本品为棕红色的黏稠液体；气香，味甜、微苦、凉。

【**功能与主治**】 清热宣肺，化痰止咳。用于风热犯肺，痰热内阻所致的咳嗽痰黄或咳痰不爽，咽喉肿痛，胸闷胀痛；感冒、支气管炎见上述证候者。

【**用法与用量**】 口服。一次 10ml，一日 3 次。

【**贮藏**】 密封，置阴凉处。

第五节 煎 膏 剂

一、概述

煎膏剂系指药材用水煎煮，取煎煮液浓缩，加炼蜜或糖（或转化糖）制成的半流体制剂。主要供内服。

煎膏剂俗称"膏滋"，是中药药剂四大传统剂型之一。由于药材经煎煮浓缩并含较多的炼蜜或糖（或转化糖），故该剂型味甜可口，服用方便，易于贮存；煎膏剂以滋补为主，兼有缓慢的治疗作用，多用于慢性疾病或体质虚弱患者的治疗，也适于小儿用药。中医临床上常将止咳、活血通经、滋补性以及抗衰老方剂制成煎膏剂应用。

二、制备方法

煎膏剂的生产工艺流程为：备料→煎煮浓缩→加糖收膏→包装→成品

（一）备料

1. 药材的处理 按处方要求将药材加工炮制合格，准确称量配齐。一般药材加工成饮片；若为新鲜果品类如桑椹、雪梨等应先去果核和腐烂部分，洗净后压榨取汁备用，果渣加水煎煮浓缩；胶类药材如阿胶、鹿角胶等应采用烊化的方法制成胶液，在加糖前加入清膏中；细料药应粉碎成细粉，收膏后待煎膏冷后加入煎膏中搅匀。

2. 辅料　煎膏剂中常用蜂蜜、蔗糖、冰糖、红糖、饴糖作辅料。无论采用何种辅料，在加入清膏前均应炼制，其目的在于除去杂质及部分水分，杀死微生物及酶，防止"返砂"（煎膏剂制成后出现糖的结晶的现象）。

（1）蜂蜜的炼制：详见第十五章第三节蜜丸项下。

（2）糖的炼制：糖的炼制方法，一般可按糖的种类及质量加适量水进行炼制。如蔗糖可加 30%～60% 的水，用高压蒸汽或直火加热煮沸 30 分钟，加 0.1% 酒石酸，继续加热炼制，不断搅拌至糖液呈金黄色，透明，清亮，此时转化糖的转化率在 60% 以上，含水量约 22%。由于各种糖的水分含量不相同，故炼糖时应随实际情况掌握时间和温度。一般冰糖的含水量较少，炼制时间宜短，且应在开始炼制时加适量水，以免引起焦糊；饴糖含水量较多，炼制时可不加水，炼制时间较长；红糖含杂质较多，转化后一般加糖量 2 倍的水稀释，静置适当时间，除去沉淀备用。

（二）煎煮浓缩

根据药材性质进行煎煮，一般药材应加水煎煮 2～3 次，每次 1～3 小时，随时补充沸水以免焦糊。煎液用适宜的滤器过滤。

将滤液置蒸发锅中，先以武火加热至沸腾，当浓度变稠时改用文火，不断搅拌，继续浓缩至规定的相对密度，或取少许浓缩液滴于牛皮纸上以液滴周围不渗水为度，即得"清膏"。

（三）加糖收膏

将炼蜜或糖冷至 100℃，加入清膏中。炼蜜或糖的用量，除另有规定外，一般不超过清膏量的 3 倍。收膏时随着稠度增加，加热温度可相应降低，并需不断搅拌和掠去液面上的浮沫。收膏稠度视品种而定，一般是夏天宜老、冬天宜嫩。收膏的标准经验判定，用竹片挑起煎膏，夏天挂旗、冬天挂丝；手捻现筋丝；滴于冷水中不散也不成珠状；滴于桑皮纸上周围不现水迹即可。《中国药典》2005年版以相对密度控制煎膏剂的稠度。药材细粉在煎膏冷却后加入，搅拌混匀。

（四）包装与贮存

煎膏剂制备好后应放冷后分装于清洁、干燥、无菌的广口容器中，密封，置阴凉处贮存。

三、质量要求和检查

（一）外观

煎膏剂应无焦臭、无异味、无糖的结晶析出。

（二）相对密度

除另有规定外，应符合各品种项下的有关规定。凡加药材细粉的煎膏剂，不检查相对密度。

（三）不溶物

取供试品 5g，加热水 200ml，搅拌使溶化，放置 3 分钟后观察，不得有焦屑等异物（微量细小纤维、颗粒不在此限）。

加药材细粉的煎膏剂，应在未加入药粉前检查，符合规定后方可加入药粉。加入药粉后不再检查不溶物。

（四）装量

照《中国药典》最低装量检查法（附录ⅫC）检查，应符合规定。

（五）微生物限度

照《中国药典》微生物限度检查法（附录ⅩⅢC）检查，应符合规定。

四、举例

例1 二冬膏

【处方】 天冬 500g 麦冬 500g

【制法】 以上二味，加水煎煮三次，第一次 3 小时，第二、三次各 2 小时，合并煎液，滤过，滤液浓缩成相对密度为 1.21～1.25（80℃）的清膏。每 100g 清膏加炼蜜 50g，混匀，即得。

【性状】 本品为黄棕色稠厚的半流体；味甜、微苦。

【功能与主治】 养阴润肺。用于肺阴不足引起的燥咳痰少，痰中带血，鼻干咽痛。

【用法与用量】 口服。一次 9～15g，一日 2 次。

【贮藏】 密封，置阴凉处。

例2 夏枯草膏

本品为夏枯草经加工制成的煎膏。

【制法】　取夏枯草，加水煎煮三次，每次 2 小时，合并煎液，滤过，滤液浓缩成相对密度为 1.21～1.25（80℃～85℃）的清膏。每 100g 清膏加炼蜜 200g 或蔗糖 200g，加热溶化，混匀，浓缩至规定的相对密度，即得。

【性状】　本品为黑褐色稠厚的半流体；味甜、微涩。

【功能与主治】　清火，明目，散结，消肿。用于火热内蕴所致的头痛，眩晕，瘰疬，瘿瘤，乳痈肿痛；甲状腺肿大，淋巴结核，乳腺增生症见上述证候者。

【用法与用量】　口服。一次 9g，一日 2 次。

【贮藏】　密封，置阴凉处。

第六节　流浸膏剂与浸膏剂

一、概述

流浸膏剂、浸膏剂系指药材用适宜的溶剂提取，蒸去部分或全部溶剂，调整至规定浓度而成的制剂。

流浸膏剂与浸膏剂除少数品种可直接供临床应用外，绝大多数是作为配制其他制剂的原料。流浸膏剂一般用于配制合剂、酊剂、糖浆剂等液体制剂；浸膏剂一般多用于配制散剂、胶囊剂、颗粒剂、丸剂等。

流浸膏剂与浸膏剂含药材量都很高，除另有规定外，流浸膏剂每 1ml 相当于原药材 1g，浸膏剂每 1g 相当于原药材 2～5g。若浸膏剂含水量在 15%～20%，具有黏性呈膏状半固体时称为稠浸膏；若其含水量在 5%，呈干燥块或粉末状固体时称干浸膏。稠浸膏可用甘油、液状葡萄糖调整含量，而干浸膏可用淀粉、乳糖、蔗糖、氧化镁、磷酸钙、药材细粉等调整含量。

二、制备方法

（一）流浸膏剂的制备方法

流浸膏剂的生产工艺流程为：备料→渗漉→浓缩→调整浓度→包装→成品

除另有规定外，流浸膏剂用渗漉法制备，也可用浸膏剂稀释制成。渗漉时应先收集药材量的 85% 的初漉液另器保存，续漉液经低温浓缩后与初漉液合并，调整浓度至规定，静置，取上清液分装即得。若药用成分明确者，应作含量测定。若溶剂为水，且药用成分又耐热，可不必收集初漉液，将全部漉液常压或减压浓缩后，加适量乙醇作防腐剂。

流浸膏剂制备时所用的溶剂量一般为药材量的 4～8 倍。富含油脂的药材在制成流浸膏时应先脱脂后再提取。

流浸膏剂应置棕色遮光容器内密封，置阴凉处贮存。

（二）浸膏剂的制备方法

浸膏剂的生产工艺流程为：备料→煎煮或渗漉→浓缩→调整浓度→包装→成品

除另有规定外，当浸膏剂用煎煮法或渗漉法制备，全部煎煮液或渗漉液应低温浓缩至稠膏，加稀释剂或继续浓缩至规定的量。制备干浸膏时，干燥操作往往比较费时且麻烦，生产中可将浸膏摊铺在涂油或撒布一层药粉或淀粉的烘盘内，在 80℃以下干燥，制成薄片状物；也可在浸膏中掺入适量药粉或淀粉稀释后再干燥。若要直接将其制成干浸膏粉，达到既能缩短干燥时间，又能防止药用成分分解或失效，最好是采用喷雾干燥法。

三、质量要求和检查

（一）流浸膏剂

1. 外观　为棕色或棕褐色或红棕色液体。

2. 鉴别　应具备各药材中药用成分的特殊鉴别反应。

3. 含量测定　药用成分明确者，按规定测定含量，应符合规定。药用成分不明确者，测定总固体量，应符合规定范围。

4. 乙醇量　流浸膏剂一般应检查乙醇量，检查方法照《中国药典》乙醇量测定法（附录ⅨM）测定，应符合各品种项下的规定。

5. 装量　照《中国药典》最低装量检查法（附录ⅫC）检查，应符合规定。

6. 微生物限度　照《中国药典》微生物限度检查法（附录ⅩⅢC）检查，应符合规定。

（二）浸膏剂

浸膏剂外观、鉴别、理化检查（如干燥失重、总灰分、水中不溶物等）按《中国药典》附录检查，应符合各该品种项下的规定。含量测定应符合各该品种项下含药量规定。

四、举例

例 1　远志流浸膏
本品为远志经加工制成的流浸膏。

【制法】　取远志中粉，用渗漉法，以 60％乙醇作溶剂，浸渍 24 小时后，以每分钟 1～3ml 的速度缓缓渗漉，收集初漉液 850ml，另器保存，继续渗漉，俟有效成分完全漉出，收集续漉液，在 60℃以下浓缩至稠膏状，加入初滤液，混合后滴加浓氨试液适量使微显碱性，并有氨臭，用 60％乙醇稀释使成 1000ml，静置，俟澄清，滤过，即得。

【性状】　本品为棕色的液体。

【功能与主治】　祛痰药。用于咳痰不爽。

【用法与用量】　口服。一次 0.5～2ml，一日 1.5～6ml。

【贮藏】　密封。

例 2　颠茄浸膏

本品为颠茄草经加工制成的浸膏。

【制法】　取颠茄草粗粉 1000g，用渗漉法，以 85％乙醇作溶液，浸渍 48 小时后，以每分钟 1～3ml 的速度缓缓渗漉，收集初漉液约 3000ml，另器保存。继续渗漉，俟生物碱完全漉出，续漉液作下次渗漉的溶剂用。将初漉液在 60℃减压回收乙醇，放冷至室温，分离除去叶绿素，滤过，滤液在 60℃～70℃蒸至稠膏状，加 10 倍量的乙醇，搅拌均匀，静置，俟沉淀完全，吸取上清液，在 60℃减压回收乙醇，浓缩至稠膏状。取约 3g，照〔含量测定〕项下的方法，测定生物碱的含量。加稀释剂适量，使生物碱的含量符合规定。低温干燥，研细，过四号筛，即得。

【性状】　本品为灰绿色的粉末。

【适应证】　抗胆碱药，解除平滑肌痉挛，抑制腺体分泌。用于胃及十二指肠溃疡，胃肠道、肾、胆绞痛等。

【用法与用量】　口服。常用量，一次 10～30mg，一日 30～90mg；极量，一次 50mg，一日 150mg。

【注意】　青光眼患者忌服。

【贮藏】　密封，置阴凉处。

第七节　酒剂与酊剂

一、概述

酒剂系指药材用蒸馏酒提取制成的澄清液体制剂。又称药酒，供内服、外用或内外兼用。

在我国最早的医药典籍《黄帝内经素问·汤液醪醴论》中记有汤液醪醴的制法和作用等内容。"醪醴"即为药酒。由此可见，酒剂的应用历史悠久。酒含有微量酯类、酸类、醛类等成分，气味醇香特异，是一种良好的浸取溶剂，药材中的多种药用成分皆易溶于酒中。酒味甘辛性大热，能通血脉，行血活络，并能引药上行和助长药效，适用于治疗风寒湿痹、血瘀痛经及跌打损伤等症。但儿童、孕妇及心脏病和高血压患者不宜服用。内服酒剂可加适量的矫味剂和着色剂。

酊剂系指药材用规定浓度的乙醇提取或溶解而制成的澄清液体制剂，也可用流浸膏稀释制成。供口服或外用。酊剂因服用剂量较小，故一般不加矫味剂和着色剂。除另有规定外，含有毒性药的酊剂，每 100ml 应相当于原药材 10g；其有效成分明确者，应根据其半成品的含量加以调整，使符合各酊剂项下的规定。其他酊剂，每 100ml 相当于原药材 20g。

二、制备方法

（一）酒剂的制备方法

酒剂的生产工艺流程为：备料→浸出→静置、过滤→包装→成品

1. 备料

（1）药材的处理：按处方要求将药材加工炮制合格，一般应适当切成片、段、块、丝或制成粗粉。

（2）酒的选用：酒剂用酒应符合《食品卫生国家标准》关于蒸馏酒质量标准的规定，生产内服酒应用谷类酒为原料。蒸馏酒的浓度和用量均应符合各品种制法项下的规定。一般祛风湿类酒剂所用的酒浓度可高些，而滋补类酒剂的酒浓度可低些。

（3）矫味剂与着色剂：为了增加酒剂的色香味，掩盖其不良臭味，可在酒剂中加入矫味剂与着色剂。常用的有：①矫味剂：用于酒剂的矫味剂有糖或蜂蜜。糖有冰糖、蔗糖、红糖等。用糖作酒剂的矫味剂成本低，澄明度好。蜂蜜具有矫味及治疗功能，多用于滋补类酒剂，但澄明度差，一般使用炼蜜。②着色剂：酒剂通常为红棕色，可用焦糖或应用处方中的有色药材如红花、栀子、姜黄、紫草、红曲等作为着色剂。

2. 浸出 酒剂的浸出方法可用冷浸法、温浸法、渗漉法或其他适宜方法制备。

（1）冷浸法：即在常温条件下进行浸渍的方法。将药材加工炮制合格后，置适宜的容器中，加入规定量的蒸馏酒，密闭浸渍，每日搅拌 1～2 次，一周后改为每周搅拌 1 次，除另有规定外，浸渍 30 天以上。取上清液，压榨药渣，榨出

液与上清液合并。此法制得的成品澄明度较好，但浸渍时间较长。

（2）温浸法：药材在 40℃～60℃ 的条件下进行浸渍的方法。适宜于耐热药材制备酒剂。将药材加工炮制合格后，置适宜的容器中，加入规定量蒸馏酒，搅匀密闭，水浴或蒸汽加热至微沸后立即取下，倾入另一有盖容器中，浸泡 30 天以上，每日搅拌 1～2 次，滤过，压榨药渣，榨出液与滤液合并。本法温度高，药用成分浸出完全，时间短，但澄明度较差，且酒与挥发性成分易挥发损失。

（3）渗漉法：以蒸馏酒为溶剂，按渗漉法操作，收集渗漉液，若处方中需加矫味剂或着色剂者，可加至渗漉完毕后的药液中。

（4）其他方法：可用回流法等方法进行浸出。

3. 静置、过滤　将上述方法制得的浸出液静置，待杂质充分沉淀后取上清液，滤过。需加矫味剂或着色剂的酒剂应在浸出完毕后加入，搅匀，密闭静置，澄清，滤过。

4. 包装与贮存　将检验合格的酒剂灌装于洁净的细口中性玻璃瓶内，密封，置阴凉处贮存。

（二）酊剂的制备方法

酊剂可用浸渍法、渗漉法、溶解法和稀释法制备。

1. 溶解法或稀释法　取药材粉末或流浸膏，加规定浓度的乙醇适量，溶解或稀释，静置，必要时滤过，即得。如复方樟脑酊、远志酊等。

2. 浸渍法　取适当粉碎的药材，置有盖容器中，加入溶剂适量，密闭，搅拌或振摇，浸渍 3～5 日或规定的时间，倾取上清液，再加入溶剂适量，依法浸渍至有效成分充分浸出，合并浸出液，加溶剂至规定量后，静置 24 小时，滤过，即得。如十滴水等。

3. 渗漉法　用适量溶剂渗漉，至渗漉液达到规定量后，静置，滤过，即得。如颠茄酊等。

酊剂久置产生沉淀时，在乙醇量和有效成分含量符合各品种项下规定的情况下，可滤过除去沉淀。除另有规定外，酊剂应置遮光容器内密封，置阴凉处贮存。

三、质量要求和检查

（一）酒剂的质量要求和检查

1. 外观　酒剂应澄清，在贮存期间允许有少量摇之易散的沉淀。

2. 乙醇量　照《中国药典》乙醇量测定法（附录ⅨM）测定，应符合各品种项下的规定。

3. 总固体 酒剂一般应做总固体检查，并应符合各品种项下的有关规定。

4. 甲醇量检查 照《中国药典》甲醇量检查法（附录ⅨT）检查，应符合规定。

5. 装量 照《中国药典》最低装量检查法（附录ⅨC）检查，应符合规定。

6. 微生物限度 照《中国药典》微生物限度检查法（附录ⅩⅢC）检查，细菌数每1ml不得过500个，霉菌和酵母菌数每1ml不得过100个，大肠埃希菌每1ml不得检出。

（二）酊剂的质量要求和检查

酊剂应为澄清液体，久置产生沉淀时，在乙醇量和有效成分含量符合各品种项下规定的情况下，可滤过除去沉淀。

酊剂的乙醇量、药物含量等按《中国药典》附录方法测定，应符合规定。装量与微生物限度标准见合剂。

四、举例

例1 舒筋活络酒

【处方】 木瓜45g 桑寄生75g 玉竹240g 续断30g 川牛膝90g 当归45g 川芎60g 红花45g 独活30g 羌活30g 防风60g 白术90g 蚕砂60g 红曲180g 甘草30g

【制法】 以上十五味，除红曲外，其余木瓜等十四味粉碎成粗粉，然后加入红曲；另取红糖555g，溶解于白酒11100g中，照流浸膏剂与浸膏剂项下的渗漉法（附录ⅠO），用红糖酒作溶剂，浸渍48小时后，以每分钟1～3ml的速度缓缓渗漉，收集渗漉液，静置，滤过，即得。

【性状】 本品为棕红色的澄清液体；气香，味微甜、略苦。

【功能与主治】 祛风除湿，活血通络，养阴生津。用于风湿阻络、血脉瘀阻兼有阴虚所致的痹病，症见关节疼痛、屈伸不利、四肢麻木。

【用法与用量】 口服。一次20～30ml，一日2次。

【注意】 孕妇慎用。

【贮藏】 密封，置阴凉处。

例2 枸杞药酒

【处方】 枸杞子250g 熟地黄50g 黄精（蒸）50g 远志（制）25g 百合25g

【制法】 以上五味，粉碎成粗粉，装入布袋，与白酒5000g同置容器内，加盖，隔水加热至沸腾时，倾入缸中密封，浸泡30～40天，每日搅拌1次，取出布袋，得浸出液，再将布袋压榨，榨出液与浸出液合并，加入蔗糖 500g，搅拌溶解，静置数天，滤过，即得。

【性状】 本品为棕红色的澄清液体；气芳香，味甜、微苦。

【功能与主治】 滋肾益肝。用于肝肾不足所致的虚羸风湿、腰膝酸软、失眠见上述证候者。

【用法与用量】 口服。一次 10～15ml，一日 2 次。

【贮藏】 密封，置阴凉处。

例 3　正骨水

【处方】 九龙川　木香　海风藤　土鳖虫　豆豉姜　猪牙皂　香加皮　莪术　买麻藤　过江龙　香樟　徐长卿　降香　两面针　碎骨木　羊耳菊　虎杖　五味藤　千斤拔　朱砂根　横经席　穿壁风　鹰不扑　草乌　薄荷脑　樟脑

【制法】 以上二十六味，除徐长卿、两面针、降香、薄荷脑、樟脑及部分五味藤（41.7g）外，其余九龙川等二十味及剩余的五味藤，置回流提取罐中，加入乙醇 1000ml 及水适量，密闭，加热回流提取 7 小时后，进行蒸馏，收集蒸馏液约 1200ml。取徐长卿、两面针、降香及五味藤等四味，分别粉碎成粗粉，加入上述蒸馏液中，搅匀，浸渍 48 小时。取浸渍液，加入薄荷脑、樟脑，搅拌使溶解，滤过，调整总量至 1000ml，即得。

【性状】 本品为棕红色的澄清液体；气芳香。

【功能与主治】 活血祛瘀，舒筋活络，消肿止痛。用于跌打扭伤，骨折脱位以及体育运动前后消除疲劳。

【用法与用量】 用药棉蘸药液轻搽患处；重症者用药液湿透药棉敷患处 1 小时，每日 2～3 次。

【注意】 忌内服。不能搽入伤口；用药过程如有瘙痒起疹，暂停使用。

【规格】 每瓶装　（1）12ml　（2）30ml　（3）45ml　（4）88ml

【贮藏】 密封，置阴凉处。

第八节　浸出制剂的质量控制

由于浸出制剂所含药用成分复杂，能够体现药物处方各种成分的综合疗效与特点，对药材有效成分不明确或不能分离提纯的中药尤为适用。浸出制剂的质量是否符合规定要求，不仅关系到浸出制剂本身的质量，同时还会影响到以浸出制剂为原料的制剂如散剂、胶囊剂、片剂、颗粒剂、丸剂等的质量，所以对浸出制剂质量的控制非常重要。对浸出制剂的质量目前主要从以下几个方面进行控制。

一、药材质量

药材的来源、品种与规格是控制浸出制剂质量的基础。我国幅员辽阔，药材资源丰富，品种繁多，由于各地用药习惯的不同，存在同名异物或异物同名等品种混乱问题，加之因产地、采收季节等的不同，又使药材的药用成分含量有一定的差异。如广州石牌的广藿香，气香纯，含挥发油较少，而广藿香酮的含量较高；海南产的广藿香气较辛浊，油含量较高，但广藿香酮的含量甚微。又如草麻黄在春天其生物碱含量很低，到了夏天，含量猛增至最高峰，秋天又显著下降。因此，制备浸出制剂时必须严格控制药材质量，按照药典及地方标准收载的品种及规格选用药材。目前有许多中药制药厂选用 GAP 基地生产的药材进行生产，以保证浸出制剂的质量。

二、制备方法

制备方法与浸出制剂的质量也密切相关。根据临床防治疾病的需要、药材成分和药材本身的性质选定剂型后，应对生产工艺条件进行研究，优选出最佳生产工艺，确保浸出制剂的质量。如含解表药、含解表药的制剂采用传统的煎煮法浸出药用成分时，则易造成挥发性成分的损失，若选用蒸馏法提取挥发性成分，再用煎煮法浸出则能提高疗效；大承气汤中的大黄须后下才能发挥清泻实热的功效。

三、含量测定

1. 药材比量法 即浸出制剂若干体积或重量相当于原药材多少重量的测定方法。因为多数药材的成分还不明确，又无适宜的测定方法，以此作为参考指标在制剂生产上具有一定的指导意义。但须在药材标准严格控制、制备方法固定的情况下，药材比量法才能在一定程度上反映药用成分含量的高低。如《中国药典》2005 年版附录对酊剂、流浸膏剂、浸膏剂等仍以此法来控制质量。

2. 化学测定法 采用化学手段测定有效成分含量的方法，对药材成分明确且能通过化学方法进行定量测定的浸出制剂，可用本法来控制质量。如颠茄浸膏等。

3. 仪器分析测定法 随着科学技术的发展和进步，现代分析技术已广泛用于浸出制剂的含量测定。如用高效液相色谱法测定正骨水中丹皮酚含量；用气相色谱法测定川贝枇杷糖浆中薄荷脑含量等。

4. 生物测定法 利用药材浸出成分对动物机体或离体组织所发生的反应，确定浸出制剂含量（效价）标准的方法。此法适用于尚无化学测定方法和仪器测定方法的有毒药材的药剂，如乌头属药材的含量（效价）测定。生物测定法要求选用标准品作测定对照依据，所用动物来源和实验方法与条件对测定结果有一定影响，所以本法较化学测定法复杂。

第九章
液体药剂

第一节 概 述

一、液体药剂的含义与特点

液体药剂系指药物分散在适宜分散介质（分散媒或溶剂）中制成的液态剂型，可供内服和外用。通常是以不同的分散方法和不同的分散程度将固体、液体或气体药物分散在适宜的分散介质中而制成。液体药剂的品种多，临床应用广泛，它们的性质、理论和制备工艺在药剂学中占有重要地位。

液体药剂按分散系统可分为真溶液、胶体溶液、混悬液和乳浊液型液体药剂；按给药途径可分为内服、外用和注射用液体药剂三大类；按使用方法还可分为皮肤用、五官科用、腔道用液体药剂。本章所述的液体药剂，主要指药物分散在液体分散介质中制成的液体分散体系药剂。而由浸出方法、灭菌方法制备的液体药剂分别在浸出制剂、注射剂或眼用溶液剂中论述。

液体药剂中被分散的药物称为分散相，分散介质称为分散媒。其中溶液型和胶体溶液型的高分子溶液中药物是以分子或离子状态分散于介质中，分散媒也可称为溶剂；乳浊液型液体药剂的分散媒又称为外相或连续相。

液体药剂是临床上广泛使用的一类剂型，具有分散度大，吸收快，作用迅速；给药途径广泛，使用方便，易于分剂量，特别适用于婴幼儿和老年患者；可减少某些药物的刺激性；固体药物制成液体制剂后，能提高生物利用度等优点。液体药剂也有不足之处，例如液体药剂易受分散介质的影响，药物发生化学降解，使药效降低甚至失效；液体药剂的体积较大，携带、运输、贮存不方便；水性液体药剂易霉变，常需加入防腐剂；非均相液体药剂的药物分散度大，分散粒子具有很高的比表面能，易产生一系列物理方面的不稳定问题。

二、液体药剂的分类和质量要求

（一）液体药剂的分类

1. 按分散系统分类 液体药剂中的药物可以是固体、液体或气体，在一定条件下以分子、离子、胶体粒子、微粒、液滴状态分散于液体分散媒中形成分散体系。由于被分散的微粒大小决定了分散体系的特征，根据分散相粒子大小及分散情况的不同，可分为真溶液型、胶体溶液型、乳浊液型和混悬液型四类。分散体系的分类见表 9-1。

表 9-1 　　　　　　　　　　　　**分散体系的分类与特征**

类　　型		分散相大小（nm）	特　　征
真溶液型		＜1	以分子或离子分散，透明溶液，为单相体系，体系稳定，能透过滤纸和半透膜，用溶解法制备
胶体溶液型	高分子溶液	1～100	以高分子分散，为热力学稳定体系，扩散慢，能透过滤纸，不能透过半透膜，用胶溶法制备
	溶胶		以胶粒分散，为多相分散体系，属热力学不稳定体系，扩散慢，能透过滤纸，具有丁铎尔效应，不能透过半透膜，用分散法和凝聚法制备
乳浊液型		＞100	以液体微粒分散，为多相分散体系，属动力学和热力学不稳定体系，用分散法制备
混悬液型		＞500	以固体微粒分散，为多相分散体系，属动力学和热力学不稳定体系，用分散法和凝聚法制备

2. 按给药途径分类　液体药剂按给药途径不同有以下类型：

（1）内服液体药剂：如合剂、糖浆剂、口服乳剂、口服混悬剂等。

（2）外用液体药剂：①皮肤用液体药剂：如洗剂、搽剂等。②五官科用液体药剂：如洗耳剂、滴耳剂、滴鼻剂、含漱剂、涂剂等。③直肠、阴道、尿道用液体药剂：如灌肠剂、灌洗剂等。

（二）液体药剂的质量要求

1. 溶液型液体药剂应澄明，乳浊液或混悬液应保证其分散相小而均匀，且在振摇时易均匀分散。

2. 液体药剂的剂量应准确、性质稳定、无毒性、无刺激性，具有一定的防腐能力。

3. 分散介质最好选用水，其次可以选用乙醇、甘油、植物油等，最后才考虑其他毒性小的有机溶剂。

4. 包装容器大小适宜，便于病人携带和服用。

第二节 液体药剂的溶剂和附加剂

液体药剂的溶剂对药物起到溶解和分散作用，溶剂的质量直接影响液体药剂的制备和稳定性，所以制备液体药剂时要选择适宜的溶剂。优良溶剂的条件是：对药物具有较好的溶解性或分散性；化学性质稳定，不与主药或附加剂发生化学反应；不影响主药的作用和含量测定；毒性小，无不适气味，无刺激性；成本低。但完全符合以上条件的溶剂很少，故应根据药物性质、制剂要求和临床用途合理选择溶剂。

一、液体药剂的常用溶剂

药物的溶解或分散状态与溶剂的种类和极性有密切关系。按介电常数的大小可分为极性溶剂、半极性溶剂和非极性溶剂。

（一）极性溶剂

1. 水 水是最常用的溶剂，本身无药理作用，能与乙醇、甘油、丙二醇等溶剂任意比例混合，能溶解绝大多数的无机盐类和有机药物，能溶解药材中的生物碱盐类、苷类、糖类、树胶、黏液质、鞣质、蛋白质、酸类及色素等。但水性液体药剂不稳定，容易产生霉变，不宜长期贮存。应用蒸馏水或精制水等药剂用水。

2. 甘油 为常用溶剂，在外用液体药剂中应用较多。本品为黏稠性澄明液体，味甜，毒性小，能与水、乙醇、丙二醇混溶。甘油吸水性强，在外用制剂中可作保湿剂，含水 10％的甘油对皮肤和黏膜无刺激性；甘油黏稠度大，含甘油 30％以上时有防腐作用。

3. 二甲基亚砜（DMSO） 为无色澄明液体，具大蒜臭味，有较强的吸湿性，能与水、乙醇、甘油、丙二醇等溶剂任意比例混合。溶解范围广，有"万能溶剂"之称。具有促进药物在皮肤和黏膜上的渗透作用。对皮肤有轻度刺激性，能引起烧灼或不适感，孕妇禁用。

（二）半极性溶剂

1. 乙醇 乙醇是常用溶剂，可与水、甘油、丙二醇等溶剂以任意比例混合，能溶解大部分有机药物和药材中的有效成分，如生物碱及其盐类、苷类、挥发油、树脂、鞣质、有机酸和色素等。20％的乙醇即有防腐作用。但乙醇有一定的生理作用，有易挥发、易燃烧等缺点。为防止乙醇挥发，成品应密闭储存。乙醇与水混合时，由于水合作用而产生热效应，使体积缩小，所以用水稀释乙醇时，应凉至室温（20℃）后再调整至规定浓度。

2. 丙二醇 药用规格必须是 1，2-丙二醇。丙二醇兼有甘油的优点，刺激性与毒性均小，能溶解很多有机药物，能与水、乙醇、甘油等任意比例混合。一定比例的丙二醇和水的混合溶剂能延缓许多药物的水解，增加药物的稳定性。丙二醇的水溶液对药物在皮肤和黏膜上有一定的促渗作用，其价格高于甘油。

3. 聚乙二醇（PEG） 液体药剂中常用聚合度低的聚乙二醇，如 PEG300～600，为无色澄明液体，能与水、乙醇、丙二醇、甘油等以任意比例混溶，不同浓度的 PEG 水溶液是良好的溶剂，能溶解许多水溶性无机盐和水不溶性有机药物。本品对一些易水解的药物具有一定的稳定作用。在洗剂中，能增加皮肤的柔韧性，具有一定的保湿作用。

（三）非极性溶剂

1. 脂肪油 为常用非极性溶剂，是指药典上收载的植物油，如棉籽油、花生油、麻油、橄榄油、豆油等。脂肪油能溶解游离生物碱、挥发油和芳香族药物。脂肪油容易酸败，也易受碱性药物影响而发生皂化反应，影响制剂质量。脂肪油多作外用制剂的溶剂，如洗剂、搽剂等。

2. 液体石蜡 本品为饱和烷烃化合物，化学性质稳定。分轻质和重质两种，前者密度 0.818～0.880g/ml，常用于外用液体药剂，后者密度为 0.860～0.905g/ml，常用于软膏剂或糊剂。本品能与非极性溶剂混合，能溶解生物碱、挥发油及一些非极性药物等。本品在肠道中不分解也不吸收，能使粪便变软，有润肠通便作用。

3. 油酸乙酯 无色或淡黄色流动性油状液体，可作为脂肪油的代用品，微臭。有挥发性和可燃性。在空气中容易氧化、变色，需加入抗氧剂。本品能溶解挥发油、甾体药物和其他油溶性药物，常作为搽剂的溶剂。

二、液体药剂的防腐

（一）液体药剂防腐的重要性

液体药剂特别是以水为溶剂的液体药剂，易被微生物污染而发霉变质，尤其是含有糖类、蛋白质等营养物质的液体药剂，更容易引起微生物的滋长和繁殖。抗菌药的液体药剂也能生长微生物，因这些药物对它们抗菌谱以外的微生物不起抑菌作用。微生物的污染会引起液体药剂的理化性质变化及其质量变化，有时会产生有害的细菌毒素，因此在制备和贮藏液体药剂时要注意防止污染和添加防腐剂。

（二）防腐措施

1. 防止污染 防止微生物污染是防腐的重要措施，包括加强生产环境的管理，加强操作室的卫生管理，设备、用具按规定进行卫生管理和清洁处理，加强操作人员个人的卫生管理，清除周围环境的污染源等措施。

2. 添加防腐剂 因为在液体药剂的生产制备过程中要完全防止微生物污染是很困难的，所以通过加入少量防腐剂，抑制微生物的生长繁殖，可完全达到有效防腐的目的。常用的防腐剂有：对羟基苯甲酸酯类、苯甲酸及其盐类、山梨酸、苯扎溴铵、醋酸氯乙定以及桂皮油、桉叶油、薄荷油等。

三、液体药剂的矫味与着色

许多药物具有不良气味，病人服用后易引起恶心和呕吐，特别是儿童患者往往拒绝使用。能使患者愿意接受与服用，是关系到医疗效果的一个重要措施。为了掩盖和矫正液体药剂的不良气味而加入到制剂中的物质称为矫味剂，为了心理上的需要或某些目的，有时需在制剂中加入调整颜色的物质，这些物质称着色剂。

（一）矫味剂与矫嗅剂

1. 甜味剂 包括天然的和合成的两大类。天然甜味剂有糖类、糖醇类、苷类，其中糖类最常用；蜂蜜也是甜味剂，甘草甜素不但能矫味，也能矫嗅。天然甜菊苷是从甜叶菊中提取精制而得，甜度比蔗糖大约 300 倍。人工甜味剂常用糖精钠，甜度为蔗糖的 200～700 倍，用量已受到限制，口服量每日每公斤体重不可超过 5mg，常用量为 0.03%。目前，蛋白糖得到广泛应用，甜度比蔗糖高 150～200 倍，而无后苦味，不致龋齿，可有效降低热量，适用于糖尿病、肥胖症患者。

2. 芳香剂 在制剂中有时需要添加少量香料或香精以改善药品的香味。这些香料与香精称为芳香剂。常用芳香剂有天然挥发性芳香油（柠檬、樱桃、茴香、薄荷挥发油等）及其制剂（薄荷水、桂皮水等）；人工合成香精是由人工香料添加一定量的溶剂调和而成的混合香料，如苹果香精、香蕉香精等。

3. 胶浆剂 胶浆剂具有黏稠缓和的性质，可以干扰味蕾的味觉而有矫味作用。如阿拉伯胶、羧甲基纤维素钠、甲基纤维素、海藻酸钠、琼脂、明胶、西黄蓍胶等制成的胶浆。

4. 泡腾剂 应用碳酸氢钠与有机酸混合，遇水后产生大量二氧化碳，溶于水呈酸性，能麻痹味蕾而矫味。对盐类的苦味、涩味、咸味有所改善。

5. 化学调味剂 麸氨酸钠能矫正鱼肝油的腥味，消除铁盐制剂的铁金属味。

（二）着色剂

着色剂能改善制剂的外观颜色，可用来识别制剂的浓度、区分应用方法和减少病人对服药的厌恶感。主要分为两类：天然色素和合成色素。

1. 天然色素 常用的有植物性和矿物性色素，作食品和内服制剂的着色剂。植物性色素有：红色的有苏木、甜菜红等。黄色的有姜黄、胡萝卜素等。蓝色的有松叶蓝。绿色的有叶绿酸铜钠盐。红棕色的有焦糖等。矿物性的有氧化铁（外用呈肤色）。

2. 合成色素 人工合成色素的特点是色泽鲜艳，价格低廉，大多数毒性较大，用量不宜过多。我国批准的内服合成色素有苋菜红、胭脂红、柠檬黄、日落黄、靛蓝及亮蓝，用量不得超过万分之一。外用色素有品红、美蓝、苏丹黄G等。

第三节 表面活性剂

一、概述

物体相与相之间的交界面称为界面，液体或固体与气体之间的界面通常又称为表面，在表面上所发生的一切物理化学现象称为表面现象。凡能够显著降低两相间表面张力（或界面张力）的物质称为表面活性剂。

表面活性剂之所以能显著降低表面（界面）张力，主要取决于结构上的特点。表面活性剂结构中同时含有亲水性和疏水性两种性质不同的基团。一端为亲水的极性基团，如羧酸、磺酸、氨基或胺基及它们的盐，也可是羟基、酚胺基、醚键等；另一端为亲油的非极性烃链，烃链的长度一般在 8 个碳原子以上。因此表面活性剂具有很强的表面活性。亲水基团易溶于水或易被水湿润，故称为亲水基；疏水基团具有亲油性，故称为亲油基。例如，肥皂是脂肪酸钠（R·COONa），其碳氢链 R 为亲油基团，—COONa 为亲水基团。如图 9-1 所示硬脂酸钠的结构示意图。

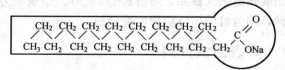

图 9-1 表面活性剂的化学结构（硬脂酸钠结构示意图）

将表面活性剂加入水中，低浓度时可被吸附在溶液表面，亲水基团朝向水中，亲油基团朝向空气（或疏水相）中，在表面（或界面）定向排列，从而改变了液体的表面性质，使表面张力降低。表面活性剂在溶液表面层的浓度大大高于溶液中的浓度。

二、表面活性剂的分类

表面活性剂按其解离情况可分为离子型和非离子型两大类，其中离子型表面活性剂又分为阴离子型、阳离子型和两性离子型三类。常用表面活性剂的结构、特征和性质介绍如下：

（一）阴离子型表面活性剂

本类表面活性剂起表面活性作用的是阴离子，即带负电荷。主要包括肥皂类、硫酸化物和磺酸化物。

1. 肥皂类　为高级脂肪酸的盐，其分子结构通式为 $(RCOO)_n^- M^{n+}$。常用脂肪酸的烃链在 $C_{11} \sim C_{18}$ 之间，以硬脂酸、油酸、月桂酸等较常用。根据其金属离子 M^{n+} 的不同，可分为碱金属皂如硬脂酸钠、硬脂酸钾等；碱土金属皂如硬脂酸钙等；有机胺皂如三乙醇胺皂等。

本类表面活性剂的共同特点是具有良好的乳化能力，容易被酸所破坏，碱金属皂还可被钙、镁盐等破坏，电解质可使之盐析，具有一定的刺激性，一般用于外用制剂。

2. 硫酸化物　为硫酸化油和高级脂肪醇硫酸酯类，其分子结构通式为 $R \cdot O \cdot SO_3^- M^+$，其中 R 在 $C_{12} \sim C_{18}$ 之间。常用的有：①硫酸化蓖麻油，俗称土耳其红油，为黄色或橘黄色黏稠液体，有微臭，可与水混合，为无刺激性的去污剂和润湿剂，可代替肥皂洗涤皮肤，也可作载体使挥发油或水不溶性杀菌剂溶于水中。②高级脂肪醇硫酸酯类，如十二烷基硫酸钠（月桂醇硫酸钠），十六烷基硫酸钠（鲸蜡醇硫酸钠），十八烷基硫酸钠（硬脂醇硫酸钠）等，其乳化能力很强，较肥皂类稳定，用作外用软膏的乳化剂。

3. 磺酸化物　主要有脂肪族磺酸化物、烷基芳基磺酸化物、烷基萘磺酸化物等，其分子结构通式为 $R \cdot SO_3^- M^+$。其水溶性和耐钙、镁盐的能力虽比硫酸化物稍差，但不易水解，在酸性水溶液中特别稳定。常用的有：①脂肪族磺酸化物，如二辛基琥珀酸磺酸钠（商品名阿洛索-OT）等。②烷基芳基磺酸化物，如十二烷基苯磺酸钠，均为目前广泛应用的洗涤剂。

（二）阳离子型表面活性剂

本类表面活性剂起表面活性作用的是阳离子部分。分子结构中含有一个五价的氮原子，也称为季铵盐型阳离子表面活性剂，其水溶性大，在酸性与碱性溶液中均较稳定，具有良好的表面活性和杀菌作用，本类表面活性剂主要用于杀菌和防腐。常用的有苯扎氯铵（洁尔灭）、苯扎溴铵（新洁尔灭）等。

（三）两性离子型表面活性剂

本类表面活性剂的分子结构中同时具有正、负离子基团，在不同 pH 值介质中可表现出阳离子或阴离子表面活性剂的性质，在碱性水溶液中呈现阴离子表面活性剂的性质，具有起泡性、去污力；在酸性水溶液中则呈现阳离子表面活性剂的性质，具有杀菌能力。包括天然和人工合成两种制品。

1. 天然的两性离子表面活性剂　主要有卵磷脂和豆磷脂，常用的是卵磷脂，其分子结构由磷酸酯型的阴离子部分和季铵盐型阳离子部分组成，因卵磷脂有两个疏水基团，故不溶于水，但对油脂的乳化能力很强，可制成油滴很小不易被破坏的乳剂。常用于注射用乳剂及脂质体的制备。

2. 合成的两性离子表面活性剂　本类表面活性剂的阴离子部分主要是羧酸盐，阳离子部分主要是胺盐或季铵盐。由胺盐构成者即为氨基酸型，由季铵盐构成者即为甜菜碱型。氨基酸型在等电点（一般微酸性）时，亲水性减弱，可产生沉淀；甜菜碱型不论在酸性、碱性或中性溶液中均易溶解，在等电点时也无沉淀，适用于任何 pH 值环境。

（四）非离子型表面活性剂

本类表面活性剂在水中不解离，其分子结构中亲水基团多为甘油、聚乙二醇和山梨醇等多元醇，亲油基团多为长链脂肪酸或长链脂肪醇以及烷基或芳基等，它们以酯键或醚键相结合，因而有许多不同的品种。由于不解离，具有不受电解质和溶液 pH 值影响，毒性和溶血性小，能与大多数药物配伍，在药剂上应用广泛，常用作增溶剂、分散剂、乳化剂、混悬剂。可供外用或内服，个别品种可作注射剂的附加剂。

1. 脂肪酸山梨坦类（司盘类）　为脱水山梨醇脂肪酸酯类，即山梨醇与各种不同的脂肪酸所组成的酯类化物，商品名为司盘类（Spans）。由于山梨醇羟基脱水位置不同，故有各种异构体，一般用以下通式表示：

$RCCOS^-$ 为脂肪酸根，山梨醇为六元醇，因脱水而环合司盘类亲油性较强，HLB 值为 1.8～8.6，为油溶性，一般用作 W/O 型乳剂的乳化剂，或 O/W 乳剂的辅助乳化剂。

根据所结合的脂肪酸种类和数量的不同，本类表面活性剂有以下常用品种：司盘-20（月桂酸山梨坦）、司盘-40（棕榈酸山梨坦）、司盘-60（硬脂酸山梨坦）、司盘-80（油酸山梨坦）、司盘-85（三油酸山梨坦）等。

2. 聚山梨酯类（吐温类） 为聚氧乙烯脱水山梨醇脂肪酸酯类，这类表面活性剂是在司盘类的剩余-OH 的基础上，再结合聚氧乙烯基而制得的醚类化合物，商品名为吐温（Tweens）。由于分子中含有大量亲水性的聚氧乙烯基，故其亲水性显著增强，成为水溶性表面活性剂。主要用做增溶剂、O/W 型乳化剂、润湿剂和助分散剂。

$$\text{H(C}_2\text{H}_4\text{O)}_n\text{O} \quad \begin{array}{c} \text{O} \quad \text{CH}_2\text{OOCR} \\ \\ \text{O(C}_2\text{H}_4\text{O)}_n\text{H} \\ \text{O(C}_2\text{H}_4\text{O)}_n\text{H} \end{array}$$

式中—（C_2H_4O）$_n$O—为聚氧乙烯基。

根据所结合脂肪酸种类和数量的不同，本类表面活性剂常用的有：聚山梨酯 20（吐温-20）系单月桂酸酯、聚山梨酯 40（吐温-40）系单棕榈酸酯、聚山梨酯 60（吐温-60）系单硬脂酸酯、聚山梨酯 80（吐温-80）系单油酸脂、聚山梨酯 85（吐温-85）系三油酸脂等。

3. 聚氧乙烯脂肪酸酯类 系由聚乙二醇与长链脂肪酸缩合而成，商品名为卖泽（Myrij）类，通式为 R·COO·CH$_2$·（CH$_2$OCH$_2$）$_n$·CH$_2$OH，其中—（CH$_2$OCH$_2$）$_n$—是聚乙二醇形成的聚氧乙烯基，n 是聚合度。该类表面活性剂的水溶性和乳化性很强，常用作 O/W 型乳剂的乳化剂。

4. 聚氧乙烯脂肪醇醚类 是由聚乙二醇与脂肪醇缩合而成的醚类，通式用 R·O（CH$_2$OCH$_2$）$_n$H 表示，商品名为苄泽（Brij）。因聚氧乙烯基聚合度和脂肪醇的不同而有不同的品种。药剂上常用作乳化剂或增溶剂。常用的有西土马哥（由聚乙二醇与十六醇缩合而成）、平平加 O（由 15 个单位聚乙烯与油醇形成的缩合物）、埃莫尔弗（由 20 个单位以上的氧乙烯与油醇的缩合物）等。

5. 聚氧乙烯-聚氧丙烯共聚物 由聚氧乙烯与聚氧丙烯聚合而成。聚氧乙烯具有亲水性，而聚氧丙烯基随着分子量的增大而亲油性增强，具有亲油性。常用的有普流罗尼克 pluronicF-68。该类表面活性剂对皮肤无刺激性和过敏性，对黏膜刺激性极小，毒性也比其他非离子型表面活性剂小，可用作静脉注射剂的乳化剂。

三、表面活性剂的基本性质

（一）形成胶束与临界胶束浓度

表面活性剂在水溶液中，低浓度时产生表面吸附而降低溶液的表面张力，当达到一定浓度后，溶液的表面吸附达到饱和，尽管表面活性剂的浓度继续增加，但其降低表面张力的能力已不再明显增强，表面活性剂的分子转入溶液中。表面活性剂的疏水部分相互吸引、缔合在一起，形成缔合体，这种缔合体称为胶团或胶束。开始形成胶束时的表面活性剂浓度称为临界胶束浓度。临界胶束浓度的大小与其结构和组成有关，同时受温度、pH 以及电解质等外部条件的影响。

胶束可呈现球形胶束、棒状胶束、束状胶束、板状胶束、层状胶束等多种结构。

（二）亲水亲油平衡值（HLB）

表面活性剂亲水亲油的强弱取决于其分子结构中亲水基团和亲油基团的多少。表面活性剂亲水亲油的强弱，可以用亲水亲油平衡值表示。表面活性剂的 HLB 值越高，其亲水性愈强；HLB 值越低，其亲油性愈强。一般非离子型表面活性剂的 HLB 值在 0～20 之间。不同 HLB 值的表面活性剂有不同的用途，HLB 值在 15～18 以上的表面活性剂适合用作增溶剂，HLB 值在 8～16 的表面活性剂适合用作 O/W 型乳化剂，HLB 值在 3～8 的表面活性剂适合用作 W/O 型乳化剂，HLB 值在 7～9 的表面活性剂适合用作润湿剂。

非离子型表面活性剂的 HLB 值有加和性，混合表面活性剂的 HLB 值计算如下：

$$HLB_{混合} = \frac{W_A \cdot HLB_A + W_B \cdot HLB_B}{W_A + W_B} \qquad (9\text{-}1)$$

式中，HLB_A 是 A 乳化剂的 HLB 值，W_A 是 A 乳化剂的重量，HLB_B 是 B 乳化剂的 HLB 值，W_B 是 B 乳化剂的重量，$HLB_{混合}$ 是混合乳化剂的 HLB 值。（注：上式不能用于混合离子型表面活性剂的 HLB 值的计算。）

（三）起昙和昙点

某些含聚氧乙烯基的非离子型表面活性剂的溶解度，随温度的升高而增大，当达到某一温度后，其溶解度急剧下降，溶液变浑浊或分层，但冷却后又恢复澄明，这种由澄明变浑浊的现象称为起昙，起昙的温度称为昙点（浊点）。产生起昙现象的原因，主要是由于含聚氧乙烯基的表面活性剂（如聚山梨酯）在水中其亲水基团（聚氧乙烯基）能与水发生氢键缔合而呈溶解状态，但这种氢键缔合很不稳定，当温度升高到昙点时，聚氧乙烯链与氢键断裂，使表面活性剂溶解度急剧下降并析出，溶液出现浑浊。在聚氧乙烯链相同时，碳氢链越长，昙点越低；在碳氢链相同时，聚氧乙烯链越长，昙点越高。

昙点是非离子表面活性剂的特征值，此类表面活性剂的昙点在 70℃～100℃，但有的含聚氧乙烯基的表面活性剂没有昙点，如聚氧乙烯聚氧丙烯共聚物 pluronicF－68，极易溶于水，在达到沸腾点时也没有起昙现象。

含有可能产生起昙现象的表面活性剂的制剂，由于加热灭菌等影响而导致表面活性剂的增溶或乳化能力下降，使被增溶物质析出或相应的乳剂破裂。有的可能在温度降低时恢复原状，有的则难以恢复。因此，含此类表面活性剂的制剂应注意加热灭菌温度的影响。

（四）表面活性剂的毒性

一般而言，阳离子型表面活性剂的毒性较大，其次是阴离子型表面活性剂，非离子型表面活性剂的毒性相对较小。两性离子型表面活性剂的毒性小于阳离子型表面活性剂。表面活性剂用于静脉给药的毒性大于口服给药。

阴离子及阳离子型表面活性剂还有较强的溶血作用，如十二烷基硫酸钠溶液就有强烈的溶血作用。非离子型表面活性剂也有轻微的溶血作用。聚山梨酯类（Tweens）的溶血作用通常比其他含聚氧乙烯基的表面活性剂小。其顺序为聚氧乙烯烷基醚＞聚氧乙烯烷芳基醚＞聚氧乙烯脂肪酸酯＞吐温类，在吐温的溶血顺序中，吐温 20＞吐温 60＞吐温 40＞吐温 80。

表面活性剂外用时呈现较小的毒性。仍以非离子型对皮肤和黏膜的刺激性为最小。例如季铵盐类化合物高于 1％时可对皮肤产生损害；十二烷基硫酸钠产生损害的浓度在 20％以上，而吐温类对皮肤和黏膜的刺激性很低。

四、表面活性剂的应用

在中药药剂的制备中，表面活性剂主要用作增溶剂、乳化剂、润湿剂、助悬剂、分散剂、稳定剂等。

（一）增溶剂

表面活性剂形成胶团后增大了某些难溶性药物在水中的溶解度，使形成澄明溶液的过程称增溶。具有增溶作用的表面活性剂称为增溶剂。

表面活性剂的增溶作用可用于以下几个方面：

1. 增加难溶性药物的溶解度　如苦参碱等生物碱及薄荷油等挥发油类，在水中的溶解度达不到治疗所需浓度，故需使用增溶剂。增溶剂的用量一般为挥发油的 5～10 倍。

2. 改善中药注射液的澄明度

3. 增加药物制剂的稳定性　添加增溶剂后，可防止某些药物的氧化和水解，因为某些不稳定的药物被增溶在胶团之中，与氧隔绝，从而使药物的不饱和位置受到保护。例如维生素 A 和 D 极不稳定，易于氧化失效，若用非离子型表面活性剂增溶，能防止其氧化。

（二）乳化剂

具有乳化作用的物质称为乳化剂。许多表面活性剂和一些天然的两亲性物质可作为乳化剂。乳化剂在乳剂中的作用是降低两种不相混溶液体的界面张力，同时在分散相液滴的周围形成一层保护膜，防止液滴碰撞时聚合，使乳剂易于形成并保持稳定。

（三）润湿剂

具有润湿作用的表面活性剂称为润湿剂。中药浸提时，在溶剂中加入适量表面活性剂，可加强溶剂的润湿和渗透，促进有效成分的解吸、溶解和浸出。表面活性剂对不溶性药物如硫黄、炉甘石等，有良好的分散、稳定作用。对于某些难于崩解的片剂，加入表面活性剂后可提高其与胃肠液的亲和力，加速片剂的润湿、崩解和溶解过程。软膏剂中加入表面活性剂，可以提高其亲水性和可洗性，加速药物从基质中的释放速度。

此外，表面活性剂还可以作为去污剂、发泡剂、消泡剂。总之，表面活性剂在中药制剂中的应用十分广泛。

第四节　增加药物溶解度的方法

一、药物的溶解度与影响药物溶解度的因素

（一）溶解度的概念

溶质以分子或离子状态均匀分散在溶剂中形成溶液的过程称溶解。溶解度是指药物在一定温度（气体在一定压力）下，在一定溶剂中溶解药物的最大量。

《中国药典》2005 年版关于溶解度有 7 种要求，即极易溶解、易溶、溶解、略溶、微溶、极微溶解、几乎不溶或不溶。溶解度一般以一份溶质（1g 或 1ml）溶于若干毫升溶剂中表示。如苦杏仁苷在水中的溶解度为 1：12，即 1g 苦杏仁苷溶于 12ml 水中。

药物能否发挥疗效，除与溶解度有关外，还与溶解速度有关，药物在单位时间内的溶解量即为溶解速度。对于难溶性固体药物，其显效的快慢基本上取决于药物的溶出速度。

（二）影响药物溶解度的因素

影响药物溶解度的因素很多，主要有以下几个方面：

1. 药物与溶剂的极性　影响药物溶解度的第一个因素可能是药物与溶剂的极性，药物的极性与溶剂极性相近或相似时才能相溶，这就是"相似者相溶"的规律，这是药物溶解的一种规律。水是极性最强的溶剂，可溶解离子型或其他极性大的药物，另外水中加入醇类可调节溶剂的极性，以适应溶解的需要。乙醚、石油醚等极性小的溶剂，可溶解极性小的脂溶性物质。

2. 温度　温度也是影响药物溶解度的重要因素，一般药物溶解是一个吸热过程，所以升高温度有利于增大药物的溶解度。但氢氧化钙等溶解度随温度的升高而降低。

3. 粒子大小　一般情况下，粒子大小与溶解度无关，但当药物粒径处于微粉状态时，药物溶解度随粒径减小而增加。

4. 其他因素　如同离子效应、溶液的离子强度、介质的 pH、药物的晶型与粒子大小等，都会不同程度影响药物的溶解度。

二、增加药物溶解度的方法

（一）加入增溶剂

药物在水中因加入表面活性剂而溶解度增加的现象称为增溶。具有增溶作用的表面活性剂称为增溶剂。

1. 增溶原理　由于表面活性剂水溶液当达到临界胶团浓度后，可在溶液内部形成胶团，胶团可因被增溶物质的不同化学结构，以不同的方式与被增溶物质结合，极性物质可被吸附在胶团的亲水表面，非极性物质分子被增溶在胶团内，两亲性物质则结合在胶团的栅状层中，电负性物质如芳香羧酸、酚类等则与表面活性剂形成氢键被增溶。

2. 影响增溶的因素

(1) 增溶剂的性质：增溶剂的种类不同可以影响增溶量的多少，即使属于同系物的增溶剂，也常因分子量的差异而有不同的增溶效果，增溶剂的碳链越长（同系物），其增溶量也越多。增溶剂的 HLB 值一般应在 15～18 之间，目前认为，对于极性或半极性药物，非离子型增溶剂的 HLB 值越大，其增溶效果也越好。但对极性低的溶质，结果相反。例如吐温类对于非极性的维生素 A 的增溶作用是 HLB 值越大，增溶效果越好，但对弱极性的维生素 A 棕榈酸酯却相反。

(2) 被增溶物质的性质：一般在同系物中，被增溶物质的分子量越大，被增溶量越小，因为增溶剂所形成的胶团体积是固定的，被增溶物质的分子量越大，则其摩尔体积也越大，在增溶剂浓度一定时，被增溶量越小。

(3) 加入顺序：一般是将增溶剂先加入到被增溶物质中，然后再加溶剂稀释至全量。否则增溶效果不好。

3. 使用增溶剂的注意事项

(1) 表面活性剂的毒副作用：内服制剂应选用毒性较小的表面活性剂作增溶剂，而注射液则选用毒性与溶血性更小的表面活性剂作增溶剂。

(2) 增溶剂对药物作用的影响：含有表面活性剂的药剂常能改善药物的吸收，增强其生理作用。

4. 增溶剂的使用方法 先将增溶剂与被增溶物质混合，必要时加入少量的水，使其完全溶解，再与吸附剂及溶剂混合，可使增溶量增加。若将增溶剂先溶于水，再加入被增溶物质，则不容易达到预期结果。例如用聚山梨酯类为增溶剂，对冰片进行增溶实验表明，如将聚山梨酯类先溶于水，再加入冰片，冰片几乎不溶；而先将冰片与聚山梨酯混合，待完全溶解后，再加入水中稀释能很好溶解。

(二) 使用助溶剂

助溶是指由于第三种物质的存在而增加难溶性药物在某种溶剂（一般为水）中溶解度而不降低活性的现象。这"第三种"物质称为助溶剂。一般认为，助溶剂能与难溶性的药物形成络合物、有机分子复合物和通过复分解而形成可溶性盐类等而增加药物溶解度。例如碘在水中的溶解度为 1：2950，而在 10％碘化钾水溶液中可制成含碘达 5％的水溶液，这是因为碘化钾与碘形成可溶性络合物而增大碘在水中的溶解度。咖啡因在水中的溶解度为 1：50，用苯甲酸钠可生成苯甲酸钠咖啡因分子复合物，其溶解度增大到 1：1.2；茶碱在水中的溶度为 1：120，加入乙二胺可形成氨茶碱，溶解度为 1：5；芦丁在水中的溶解度为 1：10000，加入硼砂可增大其溶解度。

常用的助溶剂有：一些有机酸及其钠盐，如枸橼酸、水杨酸钠、苯甲酸钠等；酰胺化合物，如乌拉坦、尿素、乙酰胺、乙二胺等；一些水溶性高分子，如聚乙二醇；羧甲基纤维素钠等。

（三）制成盐类

一些难溶性的弱酸、弱碱，可使其成盐而增大溶解度。对于弱酸性药物如含有磺酰胺基、亚胺基、羧基等酸性基团者，常用碱或有机胺，与其作用生成溶解度较大的盐。对于弱碱性药物常用无机酸或有机酸，与其作用生成盐。同一种弱酸性或弱碱性药物用不同的碱或酸制成盐，其溶解度不同。一般来说，有机酸的钠盐或钾盐的溶解度都很大。

对于不同的弱酸或弱碱成盐后除考虑到溶解度满足临床应用外，还应考虑溶液 pH、稳定性、吸湿性、毒性、刺激性及疗效等因素。

（四）应用潜溶剂

有的溶质在混合溶剂中的溶解度要比其在各单一溶剂中的溶解度大，这种现象称为潜溶，所使用的混合溶剂称为潜溶剂。例如氯霉素在水中的溶解度为0.25%，若用水中含有 25% 的乙醇和 55% 甘油的混合溶剂，则可制成 12.5% 的氯霉素溶液供注射用，且具有一定的防冻能力。这种现象被认为是由于两种溶剂对溶质分子间不同部位的作用而致。

常用的潜溶剂是由水和一些极性溶剂组成，如乙醇、丙二醇、甘油、聚乙二醇等。在生产中主要根据使用目的来选择潜溶剂。如苯巴比妥难溶于水，制成钠盐能溶于水，但水解后产生沉淀和变色，若用聚乙二醇与水的混合溶剂，溶解度增大而且稳定。

（五）改变部分化学结构

某些难溶性药物常在其分子结构中引入亲水性基团，增加其在水中的溶解度。但要注意，有些药物引入亲水基团后，水溶性增大，其药理作用可能有所改变。

第五节　真溶液型液体药剂

真溶液型液体药剂系指药物以分子或离子（直径在 1nm 以下）状态分散在液体分散媒中所制成的单相溶液型药剂，供内服或外用。根据需要可在真溶液型液体药剂中加入助溶剂、抗氧剂、甜味剂、着色剂等附加剂。

真溶液型液体药剂因是均相分散体系，在溶液中的分散度最大，溶液呈均匀分散状态，澄明并能通过半透膜，服用后与机体的接触面积最大，吸收完全而迅速，所以在作用和疗效方面比固体药剂快，而且比同一药物的混悬液或乳浊液也快。此外，真溶液型液体药剂分散均匀，分剂量方便，能深入腔道。

真溶液型液体药剂有溶液剂、芳香水剂与药露、甘油剂、醑剂、糖浆剂等。

一、溶液剂

（一）含义与特点

溶液剂系指将化学药物制成的澄明溶液，供内服或外用。

溶液剂的溶质一般为不挥发性化学药物（也有例外，如浓氨溶液），其溶剂大多为水；或不挥发药物的醇溶液或油溶液，例如维生素 D_2 溶液。

药物制成溶液剂的原因是为了以量取代替称取，剂量准确，服用方便，特别对于小剂量的药物，量取更有意义。此外，部分药物目前最好的供应方式还只能是溶液形式，如过氧化氢溶液，氨溶液等。

药物制成溶液剂，分散度增大，与机体的接触面积增大，因而吸收快，显效迅速。但由于药物在水溶液中稳定性差，易分解、霉变、变质，所以对于化学性质不稳定的药物不宜配成溶液剂，且不宜长期贮存，同时必须根据药物的性质和临床需要采取适当措施（如添加防腐剂等），以保证溶液剂的质量。

（二）溶液剂的制法

溶液剂一般有三种制法，即溶解法、稀释法和化学反应法。

1. 溶解法 该法是将药物直接溶于溶剂中的制备方法，适用于较稳定的化学药物。操作过程是药物称量、溶解、滤过、质量检查、包装。具体操作：取处方总量 1/2~3/4 的溶剂，加入称好的药物，搅拌使其溶解，滤过，自滤器上添加蒸馏水至全量，最后搅匀即得。处方中如有附加剂或溶解度较小的药物，应先将其溶解在溶剂中，再加入其他药物使溶解。滤过可用普通滤器、垂熔玻璃滤器及砂滤棒等。对热稳定而溶解缓慢的药物，可加热促进溶解，但挥发性药物或不耐热的药物则应冷至 40℃ 以下才能加入。滤过后的药液应进行质量检查。如处方中含有糖浆、甘油等液体时，用少量水稀释后加入溶液剂中。如使用非水溶剂，容器应干燥。制得的溶液剂应及时分装、密封、贴标签及外包装。

例 碘酊

【处方】 碘 20g 碘化钾 15g 乙醇 500ml 蒸馏水适量

【制法】 取碘化钾，加蒸馏水 20ml 溶解后，加碘及乙醇，搅拌使溶，再加蒸馏水，使全量成 1000ml，即得。

【性状】 本品为红棕色的澄清液体，有碘与乙醇的特臭。

【作用与用途】 消炎、杀菌，可用于皮肤的表面消毒。

【用法与用量】 外用。涂于皮肤，适量。

【注】 碘化钾为助溶剂，溶解碘化钾时应尽量少加水，以增大其浓度，有利于碘的溶解。

2. 稀释法 该法是将浓溶液用溶剂稀释成所需浓度溶液的制备方法，即先将药物制成高浓度溶液或易溶性药物制成贮备液，临用前再用溶剂稀释至所需的浓度。例如工业生产的浓氨溶液一般含 NH_3 为 $25\%\sim35\%$（g/g）；而药典规定的浓度为 $9\%\sim10\%$（g/ml），因而只能用稀释法制备稀溶液。

3. 化学反应法 该法系指将两种或两种以上的药物，通过化学反应制成新的药物溶液的方法，待化学反应完成后，滤过，自滤器上添加蒸馏水至全量即得。适用于原料药物缺乏或质量不符合要求的情况，如复方硼砂溶液等。

二、芳香水剂与药露

（一）含义与特点

芳香水剂系指芳香挥发性药物（多为挥发油）的饱和或近饱和水溶液。用水与乙醇的混合液作溶剂制成者，含较多挥发油，称为浓芳香水剂。

芳香性药材用水蒸气蒸馏法制成的芳香水剂，称为药露或露剂。

芳香水剂应澄明，必须具有与原有药物相同的气味，不得有异臭、沉淀或杂质。由于挥发油或挥发性物质在水中的溶解度很小（约为 0.05%），故芳香水剂的浓度一般都很低。一般用作矫味、矫臭剂使用。纯挥发油和化学药物多用溶解法和稀释法制备。

药露多为单味药用水蒸气蒸馏法制得，也有用多味药材制得。一般在夏季服用，作清凉解毒剂，不能久贮。

（二）芳香水剂与药露的制法

1. 溶解法 取挥发油 2ml（或挥发性物质细粉 2g），置大玻璃瓶中，加蒸馏水 1000ml，用力振摇约 15 分钟使成饱和溶液后放置，用蒸馏水润湿的滤纸滤过，自滤纸上添加适量蒸馏水至 1000ml，即得。为使滤过顺利进行，可在挥发油中加入适量滑石粉或磷酸钙等分散剂。

2. 稀释法 取浓芳香水剂 1 份，加蒸馏水若干份稀释而成。

浓芳香水剂除可用增溶法制备外，也可取挥发油 20ml，加乙醇 600ml 溶解后，分次加入蒸馏水使成 1000ml，剧烈振摇，再加滑石粉 50g 振摇，放置数小时，滤过即得。此法因加入乙醇，故久贮不变质，但气味比新鲜配制者差。

3. 水蒸气蒸馏法 取含挥发性成分的药材适量，洗净，适当粉碎，置蒸馏器中，加适量蒸馏水浸泡一定时间，进行蒸馏或通入蒸气蒸馏，一般约收集药材重量的 6～10 倍馏液，除去过量的挥发性物质或重蒸馏一次。必要时可用润湿的滤纸滤过，使成澄清溶液。

例 薄荷水

【处方】 薄荷油 2ml 滑石粉 15g 蒸馏水适量

【制法】 取薄荷油，加滑石粉，置研钵中研匀，移至细口瓶中，加入蒸馏水，加盖，振摇 10 分钟后，滤过至澄明，再由滤器上添加适量蒸馏水，使成 1000ml，即得。

【作用与用途】 矫味、矫臭。可作一些口服制剂的矫味剂或作驱风药。

【用法与用量】 根据制剂的不同，选用不同剂量，作驱风药应用时，口服，每次剂量为 10～15ml，一日三次。

【注】 本品为薄荷油的饱和水溶液，处方用量为溶解量的 4 倍，配制时不能完全溶解，滑石粉起分散作用，应与薄荷油充分研匀以发挥作用，加速溶解。

三、甘油剂

甘油剂系指药物的甘油溶液，专供外用。

甘油具有黏稠性、防腐性和稀释性，对皮肤黏膜有柔润和保护作用，附着于皮肤黏膜能使药物滞留患处而起延效作用，具有一定的防腐作用。常用于口腔、鼻腔、耳腔与咽喉患处。甘油对一些药物如碘、酚、硼酸、鞣酸等有较好的溶解能力，制成的溶液也较稳定。

甘油剂的引湿性较大，故应密闭保存。

甘油剂的制备常用溶解法与化学反应法。甘油剂的百分浓度一般用重量表示。

例 硼酸甘油

【处方】 硼酸 310g 甘油适量

【制法】 取甘油 460g，置已知重量的蒸发皿中，在砂浴上加热至 140℃～150℃。将硼酸分次加入，随加随搅拌，使硼酸溶解，待重量减至 520g，再加甘油至 1000g，趁热倾入干燥容器中。

【作用与用途】 消炎，杀菌。用于慢性中耳炎。

【用法与用量】 滴耳、鼻、喉部，一日 2～3 次。

四、醑剂

醑剂系指挥发性药物的浓乙醇溶液。凡用于制备芳香水剂的药物一般都可以制成醑剂，供外用或内服。挥发性药物在乙醇中的溶解度比在水中大，所以醑剂中挥发性成分浓度可以比芳香水剂大得多。醑剂含乙醇量一般为 60%～90%。当醑剂与水为溶剂的制剂混合时，往往会发生浑浊。

醑剂应贮藏于密闭容器中，置冷暗处保存。由于醑剂中的挥发油易氧化、酯化或聚合，久贮易变色，甚至出现黏性树脂物沉淀，故不宜长期贮藏。

第六节　胶体溶液型液体药剂

一、概述

胶体溶液型液体药剂系指分散相质点大小在 1～100nm 范围内，分散于分散介质中形成的溶液。分散介质大多为水，少数为非水溶剂。分散相质点以多分子聚集体（胶体微粒）分散于溶剂中称为溶胶（疏水胶体）。高分子化合物以单分子形式分散于溶剂中构成的溶液称为高分子溶液（亲水胶体）。

二、胶体溶液的种类

（一）高分子溶液

高分子化合物溶液如蛋白质、酶类、纤维素类溶液及淀粉浆、胶浆、右旋糖酐、聚维酮溶液等，因为高分子化合物分子结构中含有许多亲水基团（极性基团），如—OH、—COOH、—NH$_2$ 等，能发生水化作用，水化后以分子状态分散于水中，形成高分子溶液。

高分子化合物分子结构中还有非极性基团，如—CH$_3$、—C$_6$H$_5$ 及—（CH$_2$CH$_2$O）$_2$ 等，随着非极性基团数目的增加，高分子的亲水性能降低，而对弱极性或非极性溶剂的亲和力增加。高分子分散在这些溶剂中时，称为高分子非水溶液，如玉米朊乙醇溶液。

有些高分子溶液如明胶水溶液、琼脂水溶液等，在温热条件下为黏稠性流动液体，但在温度降低时，呈链状分散的高分子形成网状结构，分散介质水可被全部包含在网状结构中，形成不流动的半固体状物，称凝胶。形成凝胶的过程称为胶凝。凝胶分为脆性与弹性两种，前者失去网状结构内部的水分后变脆，易研磨成粉末,如硅胶;而弹性凝胶脱水后,不变脆,体积缩小而变得有弹性,如琼脂和明胶。

1. 高分子溶液的性质

(1)带电性:高分子水溶液中高分子化合物结构中的某些基团因解离而带电,有的带正电,有的带负电。带正电荷的高分子水溶液有:琼脂、血红蛋白、碱性染料、明胶等。带负电荷的有:淀粉、阿拉伯胶、西黄蓍胶、鞣酸、树脂、酸性染料等。一些高分子化合物所带电荷受溶液 pH 值的影响,如蛋白质分子中含有羧基与氨基,在水溶液中随 pH 值不同可带正电或负电。当溶液的 pH 值>等电点时,蛋白质带负电荷,pH 值<等电点时,蛋白质带正电荷。在等电点时,高分子化合物不带电,这时,高分子溶液的许多性质发生变化,如黏度、渗透压、溶解度、导电性等都变为最小值。在药剂学中,常利用高分子溶液的这种性质。高分子化合物在溶液中带有荷电,所以有电泳现象,用电泳法可测得高分子化合物所带电荷的种类。

高分子化合物含有大量亲水基团,能与水形成牢固的水化膜,可阻止高分子化合物分子之间的相互凝聚,这种性质对高分子化合物的稳定性起重要作用。

(2)渗透压:高分子溶液有较高的渗透压,渗透压的大小与高分子溶液的浓度有关。浓度越大,渗透压越高。

(3)黏性:高分子溶液是黏稠性流动液体,黏稠性大小用黏度表示。测定高分子溶液的黏度,可以确定高分子化合物的分子量。

2. 高分子溶液的稳定性 高分子溶液的稳定性主要是由高分子化合物的水化作用和电荷两方面决定的。高分子溶液含有大量的亲水基团,所以高分子溶液的质点周围形成较坚固的水化膜,水化膜可阻碍质点的相互聚集。如向高分子溶液中加入少量电解质,不会由于反离子的作用而聚集。但若破坏其水化膜,则会发生聚集而引起沉淀。破坏水化膜的方法之一是加入脱水剂,如乙醇、丙酮等。

在药剂学中制备高分子物质如右旋糖酐、羧甲基淀粉钠等,都是利用加入大量乙醇的方法,使它们失去水化膜而沉淀。控制加入乙醇的浓度,可将不同分子量的产品分离。另一方法是加入大量的电解质,由于电解质强烈的水化作用,夺去了高分子质点水化膜的水分而使其沉淀,这一过程称为盐析,在制备生化制品时经常使用。引起盐析作用的主要是电解质的阴离子。不同电解质的阴离子盐析能力是不同的。按对亲水胶体的凝结能力由强到弱,将电解质的阴离子排序称为感胶离子序:枸橼酸离子>酒石酸离子>SO_4^{2-}>$CHCOO^-$>Cl^->Br^->I^->CNS^-,如图 9-2 所示。

高分子溶液在放置过程中也会自发地聚集而沉淀,称为陈化现象。陈化速度受许多因素的影响,如光线、空气、电解质、pH 值、絮凝剂等。可使高分子的质点聚集成大离子而产生沉淀，称为絮凝现象，含药材提取物的制剂在放置过程中经常发生。带相反电荷的两种高分子溶液混合时，可因电荷中和而发生絮凝。这时两种高分子溶液均失去它们原有的一些性质，如表面活性、水化性等。

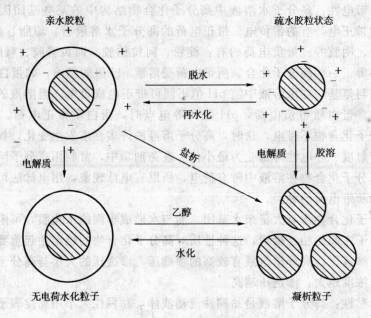

图 9-2　胶粒稳定示意图

4. 高分子溶液的制备　高分子溶液的制备多采用溶解法。溶解首先要经过溶胀过程，溶胀是指水分子渗入到高分子化合物分子间的空隙中，与高分子中的亲水基团发生水化作用而使体积膨胀，结果使高分子空隙间充满水分子，这一过程称为有限溶胀。由于高分子空隙间存在水分子，降低了高分子分子间的作用力（范德华力），溶胀过程继续进行，最后高分子化合物完全分散在水中而形成高分子溶液，这一过程称为无限溶胀过程。无限溶胀过程常需搅拌或加热等步骤才能完成。例如将明胶碎成小块，放于水中浸泡 3～4 小时，使其吸水膨胀，这是有限溶胀的过程，然后加热并搅拌使其形成明胶溶液，这是无限溶胀的过程。琼脂、阿拉伯胶、西黄蓍胶、羧甲基纤维素钠等在水中的溶化均属于这一过程。甲基纤维素则可直接溶于冷水中。淀粉遇水立即膨胀，但无限溶胀过程必须加热至 60℃～70℃才能制成淀粉浆。胃蛋白酶、蛋白银等高分子药物，其有限溶胀和无限溶胀过程都很快，需将其撒于水面，待其自然溶胀后再搅拌可形成溶液，如果将它们撒于水面后立即搅拌形成团块，这时在团块周围形成水化层，使溶胀过程变得相当缓慢，给制备过程带来困难。

（二）溶胶

溶胶是由多分子聚集体作为分散相的质点，分散在液体分散媒中组成的胶体分散体系。其外观像溶液一样是透明的，但具有乳光，即 Tyndall（丁铎尔）现象，是一种高度分散的热力学不稳定体系。由于其质点小，分散度大，存在强烈的布朗运动，能克服重力作用而不下沉，因而具有动力学稳定性。但由于界面能大，质点易聚集变大，聚集质点的大小超出了胶体分散体系的范围，质点本身的布朗运动不足以克服重力作用，而从分散媒中析出沉淀，这种现象称为聚沉。溶胶聚沉后往往不能恢复原态。

溶胶在制剂中直接应用较少，通常是使用经亲水胶体保护的溶胶制剂，称为保护胶体。如氧化银溶胶就是被蛋白质溶液保护而制成的制剂，用作眼、鼻收敛杀菌药。

1. 溶胶的性质

（1）光学性质：当强光线通过溶胶剂时从侧面可见到圆锥形光束，称为丁铎尔现象。这是由于胶粒粒度小于自然光波长引起光散射所致。溶胶剂的浑浊程度用浊度表示，浊度愈大表明散射作用愈强。溶胶剂的颜色与光线的吸收和散射有密切关系。不同溶胶剂对不同的特定波长的吸收，使溶胶剂产生不同的颜色，氯化金溶胶呈深红色，碘化银溶胶呈黄色，蛋白银溶胶呈棕色。

（2）电学性质：溶胶剂由于双电层结构而带有荷电，可以荷正电，也可以荷负电。在电场的作用下胶粒或分散介质产生移动，在移动过程中产生电位差，这种现象称为界面动电现象。溶剂的电泳现象就是界面动电现象所引起的。动电电位越高电泳速度就越快。

（3）动力学性质：溶胶剂中的胶粒在分散介质中有不规则的运动，这种运动称为布朗运动。布朗运动是由于胶粒受溶剂水分子不规则地撞击产生的。胶粒越小运动速度越大。溶胶粒子的扩散速度、沉降速度及分散介质的黏度等都与溶胶的动力学性质有关。

2. 溶胶的稳定性　溶胶剂属于热力学不稳定系统，主要表现为聚结不稳定性和动力不稳定性。

（1）溶胶的稳定机理：溶胶胶粒上既有使其带电的离子，也含有一部分反离子，形成的带电层称为吸附层。另一部分反离子散布在吸附层的外围，形成与吸附层电荷相反的扩散层。这种由吸附层和扩散层构成的电性相反的电层称双电层，又称扩散双电层。由于双电层的存在，在电场中胶粒与扩散层之间发生相对移动，表现出电位差。在滑动面上的电位称ζ电位。溶胶ζ电位的高低可以表示胶粒与胶粒之间的斥力，阻止胶粒因碰撞而发生聚集，所以大多数情况下可用ζ

电位作为估计溶胶稳定性的指标。溶胶质点还因具有双电层而水化，溶胶的质点是疏水的，但表面形成双电层，由于双电层中离子的水化作用，使胶粒外形成水化膜。胶粒的电荷越多，扩散层就越厚，水化膜也就越厚，溶胶越稳定。

（2）影响溶胶稳定性的因素：①电解质的作用：电解质的加入对ζ电位的影响很大，如使扩散层变薄，较多的离子进入吸附层，使吸附层有较多的电荷被中和，胶粒的电荷变少，使水化膜也变薄，胶粒易合并聚集。②高分子化合物对溶胶的保护作用：当溶胶中加入高分子溶液达到一定浓度时，能显著提高溶胶的稳定性，使其不易发生聚集，这种现象称为保护作用，形成的溶液称为保护胶体。保护作用的原因是由于足够数量的高分子物质被吸附在溶胶粒子的表面上，形成类似高分子粒子的表面结构，因而稳定性增高。此外，被保护了的溶胶聚集后再加入分散介质，能重新变成溶胶。但如加入溶胶的高分子化合物的量太少，则反而降低了溶胶的稳定性，甚至引起聚集，这种现象称为敏化作用。③溶胶的相互作用：两种带有相反电荷的溶胶互相混合，也会发生沉淀。聚沉的程度与两胶体的比例有关，两种溶胶的用量在所带的电荷等电点时，才会完全沉淀，否则可能不完全沉淀或不沉淀。

3. 溶胶的制备 溶胶可用分散法和凝聚法来制备。

（1）分散法：①研磨法：用机械力粉碎脆性强而易碎的药物，对于柔韧性的药物必需使其硬化后才能粉碎，常用的设备是胶体磨。②超声分散法：利用超声波所产生的能量进行分散的方法。当超声波进入粗分散系统后，可产生相同频率的振动波，而使粗分散相粒子分散成胶体粒子。

（2）凝聚法：药物在真溶液中可因物理条件的改变或化学反应而形成沉淀，若条件控制适度，使溶液有一个适当的过饱和度，就可以使形成的质点大小恰好符合溶胶分散相质点的要求。凝聚法包括：①化学凝聚法：借助于氧化、还原、水解、复分解等化学反应制备溶胶。如硫代硫酸钠溶液与稀盐酸作用，产生新生态的硫分散于水中，形成溶胶。这种新生态的硫具有很强的杀菌作用。②物理凝聚法：常用更换溶剂法，即将药物先制成真溶液，再向真溶液中加入其他溶剂，使溶质的溶解度骤然降低聚结成胶粒。

三、胶体溶液的制备

（一）胶浆剂

系指树胶、黏液质、淀粉及纤维素衍生物等高分子物质胶溶在水中形成的黏稠液体。它们的特点是具有黏性，可减小药物对黏膜的刺激，延缓药物的吸收等作用。

例　阿拉伯胶浆

【处方】　阿拉伯胶 350g　苯甲酸 2g　蒸馏水加至 1000mm

【制法】　将阿拉伯胶粗粉置广口瓶中，加蒸馏水，振摇洗净，弃去洗液，加苯甲酸及适量蒸馏水，使成 1000ml，静置，待全部胶溶后，用纱布滤过。

阿拉伯胶如为细粉，直接加水会引起结块，使胶溶速度减慢，可将阿拉伯胶置于研钵中，一次加足量水研磨，可加速溶解。

【作用与用途】　用于各种剂型。可作乳化剂、黏合剂和助悬剂。

【注】　阿拉伯胶中含有氧化酶，久贮黏性降低，宜临时配制。加苯甲酸的作用是防腐，阿拉伯胶不能与铁、铋等金属接触。

（二）溶胶剂

例　硫溶胶

【处方】　①硫代硫酸钠 400g　碳酸氢钠 7g　加蒸馏水至 1000ml

②稀盐酸 10ml，加蒸馏水至 1000ml

【制法】　①取硫代硫酸钠和碳酸氢钠溶于新鲜煮沸冷却的蒸馏水中，滤过，自滤器上添加蒸馏水至全量，搅匀，即得。

②取稀盐酸，加蒸馏水至全量，搅匀，即得。

【注】　（1）硫代硫酸钠不稳定，加热及水中二氧化碳可促其分解，所以配制时应用新鲜煮沸冷却的蒸馏水。碳酸氢钠用于调节 pH 值至 8～9.5，以增加溶液的稳定性。

（2）在治疗疥疮、汗斑等皮肤病时，先将处方①涂于患处，待稍干后再涂处方②，使稀盐酸与硫代硫酸钠反应，产生新生态硫溶胶溶液，渗透性和疗效都较好。

第七节　混悬液型液体药剂

一、概述

混悬液型液体药剂是指难溶性固体药物以微粒状态分散于分散介质中形成的非均相的液体制剂，也可称混悬液或混悬剂。混悬剂属于粗分散体系，分散相质点一般在 $0.5\sim10\mu m$，但凝聚体的粒子可小到 $0.1\mu m$，大到 $10\mu m$。多用水作分散介质，也可用植物油作分散介质。

凡难溶性药物需制成液体剂型应用、药物的用量超过了溶解度而不能制成溶液、两种药物混合时溶解度降低析出固体药物、为使药物产生长效作用等，可考虑将药物制成混悬型液体药剂。为安全起见，毒性药物或剂量小的药物不宜制成混悬剂。

混悬剂的质量应严格控制，对其要求是：药物本身的化学性质稳定，使用或贮藏期间含量符合要求；颗粒细腻均匀，大小符合该剂型要求；颗粒的沉降速度要慢，沉降后不应结块，经振摇后能均匀分散；黏稠度应符合要求；口服混悬液的色香味应适宜，贮存期间不得霉变；外用者应均匀涂布，不易流散，能较快干燥，干燥后能留下不易擦掉的保护层。在给患者发放混悬液时应注明"用时振摇"或"服前振摇"。

二、混悬液的稳定性

混悬液分散相粒子大于胶体粒子，绝大部分粒子失去布朗运动，由于重力作用而使粒子沉降。同时因分散相的分散度较大，由于表面自由能的作用可发生聚结。所以，混悬液既是热力学不稳定系统，也是动力学不稳定系统。所有的混悬液静置时都存在粒子的沉降与聚结问题。混悬液的稳定性与下列因素有关：

1. 润湿 固体药物能否润湿与混悬液制备的难易、质量好坏及稳定性关系极大。不润湿的药物不易均匀分散在分散媒中，微粒会漂浮或下沉。加入表面活性剂（润湿剂）可改变固体药物的润湿性，降低固液间的界面张力，去除固体微粒表面的气膜，使制成的混悬液稳定。

2. 混悬微粒的电荷与水化 混悬剂中的微粒由于吸附或解离等原因而带电荷，微粒表面电荷与分散媒中相反离子之间可构成双电层结构，具有 ζ 电位。由于微粒表面带电荷，水分子可在微粒周围形成水化膜，这种水化作用随双电层的厚薄而改变。微粒的电荷与水化增加了混悬液的聚结稳定性，因微粒相遇时受电荷的水化膜的排斥而阻止微粒合并，有利于混悬液的稳定。

加入少量电解质，改变双电层的厚度与结构，增加了混悬液的聚结不稳定性或产生絮凝。当 ζ 电位很大时，虽然增加了混悬液的聚结稳定性，但微粒沉降后，易形成紧密的结块而难以分散。疏水性微粒主要靠微粒带电而水化，这种水化作用对电解质敏感。但亲水性药物微粒的水化作用很强，水化作用受电解质的影响较小。

3. 混悬微粒的沉降 混悬液中微粒与分散介质之间存在密度差，因重力作用，静置时会发生沉降，在一定条件下，微粒沉降速度符合 Stokes 定律。

$$V = \frac{2r^2 (\rho_1 - \rho_2) g}{9\eta} \tag{9-2}$$

式中 V——微粒沉降速度；

r——微粒半径；

ρ_1——微粒密度；

ρ_2——分散介质密度；

η——分散介质的黏度，g 为重力加速度。

从以上公式可以看出，沉降速度 V 与 r^2、$(\rho_1-\rho_2)$ 成正比，与 η 成反比，V 越大，越不稳定。为增加混悬液的动力稳定性，在药剂学中有效的方法之一是减小微粒半径，这比增加分散介质的黏度或密度更有效。

4. 絮凝与反絮凝 混悬液中微粒的分散度比较大，因而具有较大的表面自由能，微粒具有降低表面自由能的趋势，微粒将趋于聚集。但由于微粒荷电，电荷的排斥力阻碍微粒产生聚集。加入适量的电解质，能使 E 电位降低，可减少微粒之间的排斥力，加入的电解质称为絮凝剂。当 E 电位降低到一定程度，混悬液中的微粒可形成疏松的絮状聚集体，使混悬液处于稳定状态。混悬微粒形成絮状聚集体的过程称为絮凝，絮凝沉淀物体积较大，振摇后容易再分散。为了得到稳定的混悬液，一般应控制 E 电位在 $20\sim25\,\mathrm{mV}$ 范围内，使其恰好能产生絮凝作用。反之，向混悬液中加入电解质，E 电位升高，阻碍微粒之间的聚集碰撞，使絮凝状态变为非絮凝状态的这一过程称为反絮凝，加入的电解质称为反絮凝剂。

5. 晶型的转变与结晶增长现象 结晶性药物可能有几种晶型，称为同质多晶型。巴比妥、黄体酮、氯霉素等都有同质多晶型。同一药物的多种晶型中只有一种最稳定，其他晶型都会在一定条件下，经过一定时间后转变为稳定型，这种热力学不稳定晶型均称为亚稳定型。

结晶型药物制成混悬液，微粒大小往往不一致。微粒大小的不一致性，不仅表现沉降速度不同，还会发生结晶增长现象，影响混悬液的稳定性。微粒的溶解度与粒子半径有关，在体系中微粒的半径相差越多，溶解度相差越大。小粒子的溶解度大于大粒子的溶解度，混悬液中的小粒子逐渐溶解变得越来越小，而大粒子变得越来越大，结果大粒子数目不断增多，使沉降速度加快，致使混悬液稳定性降低，微粒沉降到底部易紧密排列，即小粒子易填充在稍大微粒的空隙间，底层微粒受上层微粒的压力而逐渐被压紧而沉降成饼块。因此，在制备混悬液时，不仅要考虑到微粒大小，还应考虑粒子大小的一致性。

6. 分散相的浓度和温度 在同一分散介质中，分散相的浓度增加，易使微粒碰撞结合而沉淀，混悬液的稳定性降低。温度对混悬液的稳定性影响更大，温度变化不仅改变药物的溶解度和分解速度，还能改变微粒的沉降速度、絮凝速度、沉降容积，从而改变混悬液的稳定性。冷冻可破坏混悬液的网状结构，也使稳定性降低。

三、混悬液的稳定剂

混悬液为不稳定体系，为增加其稳定性，常加入使混悬液稳定的附加剂，称为稳定剂，主要包括助悬剂、润湿剂、絮凝剂和反絮凝剂等。

1. 助悬剂　助悬剂的作用是增加混悬液中分散介质的黏度，从而降低微粒的沉降速度；助悬剂可被吸附在微粒表面，形成机械性或电性的保护膜，防止微粒间互相聚集或结晶的转型，从而增加混悬液的稳定性。理想的助悬剂应助悬效果好，不粘壁，重分散容易，絮凝颗粒细腻，无药理作用。可根据混悬剂中药物微粒的性质与含量，选择不同的助悬剂，常用的助悬剂有：

（1）低分子物质：如甘油、糖浆、山梨醇等。内服混悬剂应使用糖浆等，兼有矫味作用；外用制剂常使用甘油，亲水性物质宜少加，疏水性物质要多加。

（2）高分子物质：分为天然与合成两大类：①天然高分子物质：常用的有阿拉伯胶，用量为5%～15%；西黄蓍胶，用量为0.5%～1%；琼脂、海藻酸钠、白及胶或果胶等也可应用，但在使用本类助悬剂时需要加防腐剂。②合成高分子物质：常用的有甲基纤维素、羧甲基纤维素钠、羟乙基纤维素、羟丙基甲基纤维素、聚维酮、聚乙烯醇等。它们的水溶液均透明，一般用量为0.1%～1%，性质稳定，受pH的影响小。

（3）硅酸类：主要是硅藻土，为胶体水合硅酸铝，分散于水中可带负电荷。能吸收大量水形成高黏度液体，防止微粒聚集合并，不需要加防腐剂。常用量为2%。当混悬液中含硅藻土5%以上时具有显著的触变性，但遇酸或酸式盐能降低其水化性，制成的混悬剂在pH 7以上时更稳定。多用于外用制剂。

（4）触变胶：2%硬脂酸铝在植物油中形成触变胶，常用作混悬型注射液、滴眼剂的助悬剂。触变胶是指在一定温度下静置时，逐渐变为半固体状溶液，当振摇时，复又变成可流动的胶体溶液，胶体溶液的这种性质称为触变性，这种胶体称为触变胶。

2. 润湿剂　润湿是指由固-气两相转变成固-液两相的结合状态。疏水性药物配制混悬液时，必须加入润湿剂，使药物能被水润湿，以产生较高的分散效果。常用的润湿剂有甘油、乙醇等，但润湿效果不强。表面活性剂有很好的润湿效果，为常用的润湿剂。宜选用HLB值7～9之间，且有合适的溶解度者。外用润湿剂可用肥皂、月桂醇硫酸钠、硫化蓖麻油等。内服润湿剂可选用聚山梨酯类，如聚山梨酯60、聚山梨酯80等。

3. 絮凝剂和反絮凝剂　使用絮凝剂和反絮凝剂时要注意：①同种电解质，可因用量不同，可以是絮凝剂，也可以是反絮凝剂。如酒石酸盐、酸式酒石酸盐、枸橼酸盐、酸式枸橼酸盐和磷酸盐等。所以要充分考虑絮凝剂与反絮凝剂之间的变化。②从用药目的、混悬剂的质量及絮凝剂与反絮凝剂的作用特点来选择。要求微粒细、分散好的混悬剂，需要使用反絮凝剂；大多数需要贮藏放置的混悬剂宜选用絮凝剂，其沉降体系疏松，易于分散。③注意絮凝剂、反絮凝剂和助悬剂之间是否有配伍禁忌。

常用的高分子助悬剂带负电荷，若混悬液中的粒子也带负电荷，加入的絮凝剂与反絮凝剂带正电就会导致助悬剂凝集失去助悬作用。

四、混悬剂的制备

制备混悬剂时应考虑尽可能使混悬液微粒分散均匀，降低微粒的沉降速度，使混悬液稳定。其制备方法有分散法和凝聚法。

1. 分散法 即将药物粉碎成微粒，直接分散在液体分散介质中制成混悬液。微粒大小应符合混悬液要求的分散程度。对于氧化锌、炉甘石、次硝酸铋、碳酸钙、碳酸镁、磺胺类等亲水性药物，一般先干研到一定程度，再加液研磨到适宜分散度，加入处方中其余的液体至全量。加液研磨可使粉碎过程易于进行。加入的液体量一般一份药物加 0.4～0.6 份液体即能产生最大的分散效果。对于质重、硬度大的药物，可采用"水飞法"，可使药物粉碎到极细的程度，有些粉末类药物放入水中时，易漂浮在水面上，不易混匀，这时可强力搅拌，或适当加热，必要时可加入少量表面活性剂。疏水性药物不能被水润湿，必须加入一定量的润湿剂，与药物研匀后，再加液体混合研匀。

小剂量制备时，可直接用研钵研磨，大量制备时，可用乳匀机、胶体磨制备。

2. 凝聚法 通过化学或物理的方法使分子或离子分散状态的药物溶液凝聚成不溶性的药物微粒制成混悬剂的方法。

（1）化学凝聚法：是两种化合物经化学反应生成不溶解的药物悬浮于液体中制成混悬液的一种方法。为使微粒细小均匀，化学反应应在稀溶液中进行，并应急速搅拌。如用于胃肠道透视用的钡餐即是用这种方法制成和的

（2）物理凝聚法：也称微粒结晶法，将药物制成热饱和溶液，在搅拌下加到另一种不同性质的冷溶剂中，使之快速结晶，可以得到 $10\mu m$ 以下（占 80%～90%）的微粒，再将微粒分散于适宜介质中制成混悬剂。如醋酸可的松滴眼剂的制备，是将醋酸可的松溶于氯仿中（1：5），滤过，将氯仿溶液在搅拌下滴加至 $10℃～15℃$ 的汽油中，加完后再搅拌 30 分钟，滤出结晶，120℃真空干燥，可得到微晶，$10\mu m$ 以下的占 75%，$20\mu m$ 以下的占 5%，个别微粒 $40\mu m$ 以下。将微晶分散于水中可制成混悬型滴眼液。药物的量、溶剂的种类和用量、温度、搅拌速度、加入速度等因素都可影响微粒的大小，其结晶条件要通过实验获得。

五、混悬液的制备举例

例1 炉甘石洗剂

【处方】 炉甘石150g 氧化锌50g 甘油50ml 羧甲基纤维素钠2.5g 蒸馏水适量

【制法】 取炉甘石、氧化锌，加甘油和适量蒸馏水共研成糊状，另取羧甲基纤维素钠加蒸馏水溶胀后，分次加入上述糊状溶液中，再加蒸馏水使成1000ml，搅匀，即得。

【作用与用途】 具有保护皮肤、收敛、消炎等作用。主要用于皮肤丘疹，亚急性皮炎，湿疹，荨麻疹等。

【注】 炉甘石洗剂按干燥品计算，含氧化锌不得少于40％。因此，洗剂中含锌化合物以氧化锌计算不得少于11％（15％×40％＋5％）。炉甘石与氧化锌均为水不溶的亲水性药物，能被水润湿。故先加甘油研成细糊状，再加羧甲基纤维素钠水溶液混合，使粉末周围形成水的保护膜，以阻碍颗粒的聚合，振摇时易悬浮。

例2 白色合剂

【处方】 硫酸镁350g 碳酸镁60g 薄荷水加至1000ml

【制法】 将硫酸镁溶于薄荷水750ml中，用棉花滤过。取硫酸镁溶液约30～40ml，与碳酸镁粉置研钵中研磨，逐渐加入其余溶液及薄荷水至1000ml，即得。

【作用与用途】 缓泻剂。

【注】 碳酸镁为亲水性药物，如制成品能很快用完，可不加助悬剂，但标签上应写明"服时振摇"。薄荷水为分散媒，且有矫味作用。

第八节 乳浊液型液体药剂

一、概述

乳浊液型液体药剂又称为乳剂，是指两种互不相溶的液体混合，其中一种液体以细小液滴的形式分散在另一种液体中形成的非均相液体制剂。其中一种液体往往是水或水溶液，另一种则是与水不相混溶的有机液体，统称为"油"。被分散的液滴称为分散相、内相或不连续相，包在外面的液体称为分散介质（分散媒）、外相或连续相。一般分散相直径在0.1～100μm范围内。

液体分散相分散在不相混溶的分散介质中形成乳浊液的过程称为乳化。制备乳浊液型液体药剂时，除需要油相与水相外，还需要加入一种物质，能够使分散相乳化，并能保持乳浊液稳定的物质，这种物质称为乳化剂。"油"为分散相，分散在水中，称为水包油（O/W）型乳剂；水为分散相，分散在"油"中，称为油包水（W/O）型乳剂。

乳浊液可供内服，也可供外用，口服容易吸收，且可掩盖药物的不良气味。乳剂型液体药剂存在于多种剂型中，如口服乳剂、搽剂、滴眼剂、注射剂、软膏剂、眼膏剂及气雾剂等制剂中。

二、乳剂的形成

乳剂由两种互不相溶的液体和乳化剂组成。由于两种液体互不相溶，因此这种体系具有较大的界面和界面自由能，如水与油相混合时，用力搅拌可形成液滴大小不同的乳剂，但很快会合并形成较大的油滴。这是因为两种液体之间存在较大的界面张力，两相间的界面张力越大，界面自由能越大，形成乳剂的能力越小。乳剂的分散度越大，新界面增加就越多，乳剂粒子的界面自由能也就越大。这时，乳剂就有很强的降低界面自由能的趋势，促使乳滴合并变大甚至分层。为保持乳剂的稳定性，必须降低界面张力，因此需要加入起稳定作用的第三种物质——乳化剂。乳化剂具有降低界面张力、形成界面膜、形成电屏障等作用。常见的界面膜有单分子乳化膜层、多分子乳化膜层和固体微粒乳化膜。

三、乳化剂

制备乳剂时应选用优良的乳化剂，乳化剂应具备如下条件：①乳化能力强，用较低浓度的乳化剂就能发挥乳化作用。②性质稳定，对外界的影响稳定。③对人体无害，价廉易得。

常用乳化剂按其性质不同，可以分为三类，即天然乳化剂、合成乳化剂、固体粉末乳化剂。

1. 天然乳化剂　这类乳化剂的种类较多，组成复杂，大多为高分子有机化合物，其主要特点是：乳化能力强，为 O/W 型乳剂的乳化剂；表面活性小，能形成稳定的多分子膜；在水中的黏度比较大，可作增稠剂；天然乳化剂易受微生物的污染，需临时配制或添加适当的防腐剂。

（1）阿拉伯胶：为 O/W 型乳剂的乳化剂，其黏度较低，制成的乳剂易分层，所以宜与西黄蓍胶、果胶等合用。pH 范围在 2～10 时较稳定，常用作内服乳剂，常用浓度为 10%～15%。

（2）西黄蓍胶：其水溶液黏度较高，pH 为 5 时黏度最大，但其乳化能力较差，多与阿拉伯胶合用以增加制剂的稳定性和黏度。常用浓度为 1%～2%。

（3）明胶：其成分为蛋白质，形成的界面膜可随 pH 的不同而带正电荷或负电荷，在明胶等电点时所得的乳剂最不稳定。用量为油的 1%～2%。因明胶易腐败，制剂中需加防腐剂。

（4）磷脂：由卵黄中提取的卵磷脂和大豆中提取的豆磷脂，乳化作用强，一般用量为 1%～3%，可供内服或外用，纯品可作注射用。

（5）其他天然乳化剂：白及胶、琼脂、海藻酸钠、果胶、桃胶、胆固醇等，有些在乳剂中作为辅助乳化剂。

2. 合成乳化剂 主要指表面活性剂，其种类多，乳化能力强，性质稳定，应用越来越广泛，有逐步取代天然乳化剂的倾向。

（1）阴离子型表面活性剂：常用的有一价碱金属皂（O/W 型），二价金属皂（W/O 型），有机胺皂（O/W 型），十六烷基硫酸钠和十二烷基硫酸钠等，后两者常与鲸蜡醇合用作乳化剂。

（2）阳离子型表面活性剂：毒性大，用作表面活性剂不如阴离子表面活性剂广泛。但这类表面活性剂很多具有抗菌活性，如溴化十六烷基三甲铵或溴化十四烷基三甲铵，与鲸蜡醇合用形成阳离子型混合乳化剂，同时具有防腐作用。

（3）非离子型表面活性剂：常用的有吐温类和司盘类。这类物质在水溶液中不解离，不受电解质溶液的影响，可与多数药物配伍。由于品种不同，可得到不同的 HLB 值，HLB 值可决定乳剂的类型。HLB 值为 8～16 者，形成 O/W 型乳剂，HLB 值为 3～8 者，形成 W/O 型乳剂。这类乳化剂不但可单独使用，也可与其他离子型表面活性剂合用作乳化剂。

3. 固体粉末乳化剂 不溶性的固体粉末可用作水油两相的乳化剂。这类固体粉末能被润湿到一定程度，在两相之间能形成膜，防止分散相液滴接触合并，而且不受电解质的影响。硅藻土、氢氧化镁、氢氧化铝、二氧化硅、白陶土等能被水更多润湿，可用于制备 O/W 型乳剂；氢氧化钙、氢氧化锌、硬脂酸镁等能被油更多润湿，可用于制备 W/O 型乳剂。

四、乳化剂的选用

选用乳化剂应根据药物的性质、乳剂的应用要求、油的类型、电解质是否存在、需要制备乳剂的类型、乳剂的黏度等因素来确定，以能制成最稳定的乳剂为目的，一般选择乳化剂的原则是：

1. 根据乳剂的用途 口服乳剂的乳化剂必须无毒、无刺激性。O/W 型乳剂可选用高分子溶液作乳化剂。选用表面活性剂作乳化剂时应注意毒性，如非离子表面活性剂虽经过精制，认为基本无毒，但可能引起腹泻，应尽量避免使用。静脉注射乳剂的乳化剂可选用非离子型表面活性剂如 pluronic F—68 或精制卵磷脂、豆磷脂等。肌内注射乳剂的乳化剂可选用非离子型表面活性剂如聚山梨酯80。外用乳剂的乳化剂可选用对皮肤、黏膜无刺激性的表面活性剂。一般选用阴离子型及非离子型表面活性剂及固体粉末为乳化剂。外用乳剂可以有不同的稠度，从易流动的液体至半固体的乳膏，可以是 O/W 型乳剂或 W/O 型乳剂，后者可在皮肤上留下保护层，且不易洗去。一般表面活性较强的物质，可以引起刺激性，产生过敏和皮炎，应避免用于破损皮肤。

2. 混合乳化剂的使用 为使乳剂发挥更好的效果，增加界面膜的强度，增加乳剂的稳定性以及调节乳剂的稠度等，可将几种乳化剂混合使用，其目的是调节 HLB 值。每种油要求一定 HLB 值的乳化剂才能形成稳定的乳剂，选择适宜的乳化剂是配制稳定的乳剂的重要因素。例如制备 O/W 型乳剂时，液状石蜡要求 HLB 值为 10～12，无水羊毛脂要求 HLB 值为 12，蜂蜡要求 HLB 值为 8～12，而制成 W/O 型乳剂时，液体石蜡要求 HLB 值为 4，无水羊毛脂要求 HLB 值为 8，蜂蜡要求 HLB 值为 5。

在混合使用时应注意乳化剂之间的相互配伍，一般原则是：①通常 O/W 型和 W/O 型的阴阳离子型乳化剂不能配伍使用，但非离子型乳化剂可共用，如司盘类和聚山梨酯类常共用。②非离子型表面活性剂可与其他乳化剂合并使用。③乳剂加入辅助乳化剂，可增加乳剂的黏度，提高乳剂的稳定性。混合使用两种以上的乳化剂，其 HLB 值有加合性，HLB 值高的乳化剂与 HLB 值低的乳化剂混合使用可达到油所需要的 HLB 值。混合乳化剂的 HLB 值的计算公式见本章第三节表面活性剂。

五、乳剂的稳定性

1. 乳剂的不稳定现象 乳剂属于热力学不稳定的非均相体系，它的不稳定有转相、分层、絮凝、破裂及酸败等现象。

（1）转相：O/W 型转成 W/O 型乳剂或者相反的变化称为转相。转相的主要原因是乳化剂类型的转变。例如钠肥皂可形成 O/W 型乳剂，但加入足量的氯化钙溶液后，生成的钙肥皂可使其转变成 W/O 型。转相具有一个转相临界点，在临界点时乳剂被破坏。在临界点之下，转相不会发生，只有在临界点之上才能发生转相。转相也可由相体积比变化造成，如 W/O 型乳剂，当水体积与油体积比例很小时，水仍然被分散在油中，加很多水时，可转变为 O/W 型乳剂。

（2）分层：乳剂在放置过程中，体系中的分散相会逐渐上浮或下沉，这种现象为分层，也称乳析。分层的乳剂没有被破坏，经过振摇后能很快均匀分散。但药品发生这种现象是不符合规定的。为避免乳剂分层现象的发生，可以减少内相的粒径，增加外相的黏度，降低分散相与连续相之间的密度差，均能降低分层速度。其中最常用的方法是适当增加连续相的黏度，但不应影响乳剂的倾倒。

（3）絮凝：乳剂中分散相液滴发生可逆的聚集成团的现象为絮凝。絮凝时聚集和分散是可逆的，但絮凝的出现说明乳浊液的稳定性已经降低，通常是乳浊液破裂或转相的前期。发生絮凝的主要原因是由于乳剂的液滴表面电荷被中和，因而分散相小液滴发生絮凝。

（4）破裂：乳浊液中分散相液滴合并，进而分成油水两相的现象为破裂。破裂后经过振摇也不能恢复到原来的分散状态。破裂的原因主要有：过冷、过热使乳化剂发生物理化学变化，失去乳化作用；添加相反类型的乳化剂，改变了两相的界面性质；添加电解质；微生物的作用等。破裂是不可逆的，破裂与分层可同时发生或发生在分层后。

（5）酸败：乳剂在放置过程中，受外界因素（光、热、空气等）及微生物的作用，使乳剂中的油或乳化剂发生变质的现象为酸败。乳剂中添加抗氧剂或防腐剂可防止酸败。

2. 影响乳剂稳定性的因素

（1）乳化剂的性质与用量：在乳剂的制备过程中，先借助机械力将分散相分割成微小液滴，使其均匀地分散在连续相中。乳化剂在被分散的液滴周围形成薄膜，防止液滴合并。因此选用乳化剂时应使用能显著降低界面张力的乳化剂或形成较牢固的界面膜的乳化剂，以利于乳剂的稳定。一般乳化剂用量越多，则乳剂越易于形成，且稳定。但用量过多，可造成外相过于黏稠，不易倾倒，一般用量为制备乳剂量的 0.5％～10％。

（2）黏度和温度：乳剂的黏度越大越稳定，但所需要的乳化功也越大。黏度与界面张力均随温度的升高而降低，故提高温度有利于乳化，但过冷、过热均可使乳剂稳定性降低甚至破裂。实验证明，最适宜的乳化温度为 50℃～70℃。但贮存的温度以室温为佳，温度过高易引起乳剂的分层。

（3）分散相的浓度与乳滴大小：乳剂的类型虽与乳化剂的性质有关，但当分散相的浓度大于 74％以上时，则容易转相或破裂。一般最稳定乳剂的分散相浓度在 50％左右，25％以下和 74％以上时均不稳定。乳剂的稳定性还与乳滴的大小有关，乳滴越小，乳剂越稳定。乳剂中乳滴大小如不均一，小乳滴通常填充于大乳滴之间，使乳滴聚集性增加，易引起乳滴的合并。为保持乳剂的稳定性，在制备乳剂时应尽可能保持乳滴大小均匀。

六、乳剂的制备

根据所需乳剂的要求及乳化剂的性质，可以选用以下方法制备：

1. 干胶法　本法是将水相加到含有乳化剂的油相中，先将胶粉与油混合，加入一定量的水乳化制成初乳，再逐渐加水至全量。在初乳中，油、水、胶有一定的比例，若用植物油，其比例为 1∶2∶1；若用挥发油，其比例为 2∶2∶1；若用液体石蜡，其比例为 3∶2∶1。本法适用于用阿拉伯胶或阿拉伯胶与西黄蓍胶的混合胶作乳化剂制成的乳剂。干胶法与湿胶法相比，制备的乳剂液滴小而均匀。

2. 湿胶法　本法是油相加到含有乳化剂的水相中，同样需要制备初乳。先将胶溶于水中制成胶浆作为水相，再将油相分次加到水相中，研磨制成初乳，再加水至全量。湿胶法制备初乳时，油相、水相与胶的比例与干胶法相同。湿胶法适于制备黏稠树脂类药物的乳浊液，但湿胶法没有干胶法易于形成乳剂。

3. 两相交替加入法　将水和油分次少量交替加入乳化剂中，边加边搅拌，形成乳胶。天然胶类、固体微粒作乳化剂时可用此法制备乳剂。

4. 新生皂法　将植物油与含碱的水相分别加热到一定的温度，混合搅拌发生皂化反应，生成的肥皂类可以作为乳化剂降低油水两相的界面张力而制得稳定的乳剂。植物油中含有硬脂酸、油酸等有机酸，加入氢氧化钠、氢氧化钙、三乙醇胺等，在 70℃以上或振摇会发生皂化反应。如果水相中含有氢氧化钠或三乙醇胺，则生成的肥皂是 O/W 型乳化剂，如果水相中含有氢氧化钙，则生成的肥皂是 W/O 型乳化剂。通常是用水相加入到油相中来制备。

5. 机械法　将油相、水相、乳化剂混合后用乳化机械制成乳剂。机械法制备乳剂时可不考虑加入顺序，其能借助机械提供的强大能量，很容易制成乳剂。常用制备乳剂的机械装置主要有乳钵、乳匀机、胶体磨、超声波乳化装置等。

6. 乳剂中添加药物的方法　乳剂中添加其他的药物，需要根据药物的溶解性能采用不同的方法添加。若药物溶于外相，要先将药物溶于外相液体中再制成乳剂；若药物溶于内相，可先将药物溶于内相液体中，然后制成乳剂；若需要制备初乳，将药物先溶于外相，再以此液体稀释初乳；若药物既不溶于内相也不溶于外相，可用亲和性大的液相研磨，再制成乳剂；或将药物用已制好的乳剂研磨，使药物混悬于其中。

乳剂的制备，需要外部施加能量，借助于机械力或加热都可给乳剂施加能量。加热是比较常用的一种方式，在两相液体乳化的过程中，加热能降低表面张力和黏度，有利于乳剂的形成，但同时也增加了液滴的动能，促进了液滴的合并，甚至会使乳剂转相。所以在乳化过程中的温度，需要根据具体情况进行具体分析。乳化时间对乳化的影响也很大，在乳化开始时，两相液体乳化可使液滴形成，但继续搅动，液滴间的碰撞机会增加，增加了液滴间的合并机会。因此应避免乳化时间过长。乳剂制备的具体时间，需要根据经验来确定。

七、乳剂举例

例1 鱼肝油乳

【处方】 鱼肝油 500ml　阿拉伯胶 125g　西黄蓍胶 7g　杏仁油 1ml　糖精钠 0.1g　氯仿水 2ml　蒸馏水加至 1000ml

【制法】 先将阿拉伯胶与鱼肝油研匀，一次加入蒸馏水 250ml，研磨制成初乳。加糖精钠水溶液、杏仁油、氯仿水，再缓缓加入西黄蓍胶胶浆，加蒸馏水至 1000ml，搅匀，即得。

【性状】 本品为白色乳状液体。

【作用与用途】 用于维生素 A、D 缺乏症。

【注】 本法为干胶法制备的乳剂。

例2 石灰搽剂

【处方】 氢氧化钙溶液 500ml　花生油 500ml

【制法】 将氢氧化钙溶液与花生油（先加热至 160℃灭菌，冷却）混合，经振摇后制成 W/O 型乳剂。

【性状】 本品为白色乳状液体。

【作用与用途】 收敛、消炎。用于治疗烫伤。

【注】 本品为外用剂，用消毒棉签蘸取，涂于患处。花生油中含有游离脂肪酸，与氢氧化钙生成脂肪酸钙，为 W/O 型乳化剂。本法可称为"新生皂法"。因油相与水相密度不同，因此可加羊毛脂以克服分层现象。

第十章

注射剂与滴眼剂

第一节　概　述

一、注射剂的特点与分类

　　注射剂俗称针剂，系指药材经提取、纯化后制成的供注入体内的溶液、混悬液、乳浊液及供临用前配制或稀释成溶液的粉末或浓溶液的无菌制剂。可分为注射液、注射用无菌粉末与注射用浓溶液。

　　虽然注射剂的应用只有一百多年的历史，但由于该剂型具有许多独特的优点，所以目前已成为临床治疗上应用最广泛的剂型之一。20 世纪 50 年代末到 60 年代初，我国先后研制出板蓝根注射液等二十余种中药注射剂。近年来中药注射液作为新剂型已基本定型，如治疗休克的生脉注射液、参附注射液，治疗冠心病和心绞痛的冠宁注射液、万年青注射液，治疗脑血管病的灯盏花素注射液、脉络宁注射液，镇惊开窍的清开灵注射液，抗菌消炎的茵栀黄注射液等已在临床广泛应用。

（一）注射剂的特点

　　1. 药效迅速，作用可靠　因药液直接注入组织或血管，尤其是静脉注射，往往注射刚结束，血药浓度已达高峰，特别适用于抢救危重病人或给病人提供能量；注射给药，药物不经胃肠道，亦不受消化液及食物的影响。因此，剂量准确，作用可靠。

　　2. 适用于不宜口服的药物　某些药物受其本身理化性质的影响，不宜被胃肠道所吸收，或易被消化液所破坏，或对胃肠道具有刺激性，将其制成注射剂后可避免上述问题的产生。

　　3. 适用于不能口服给药的患者　临床上某些昏迷、抽搐、惊厥不能吞咽或有其他消化系统障碍不能口服给药的患者，选择注射给药是有效的途径。

　　4. 可使某些药物发挥定时、定向、定位作用　如局部麻醉、关节腔注射、穴位注射等。

　　5. 某些注射剂可用于疾病诊断。

注射剂也存在一些不足：①注射时疼痛。②用药不方便。③质量要求比其他剂型严格，使用不当易发生危险。④制造过程比较复杂，需要一定的生产条件和设备，成本较高。

（二）注射剂的分类

注射剂按分散系统可分为以下四类：

1. 溶液型注射剂 包括水溶性和油溶性两类，以水溶性的注射剂为最常用。易溶且在水中稳定的药物或本身溶解度不大但经采用增溶、助溶剂能增加溶解度的药物均可制成水溶液，如复方氯化钠注射液等。有些在水中难溶或注射后希望延长药效的药物可制成油溶液，如维生素 E 注射液等。但油溶液注射剂一般仅供肌内注射用。

2. 混悬液型注射剂 在水中溶解度小的药物，或为了延长药物的疗效，可制成水或油的混悬液型注射液，一般仅供肌内注射，供静脉注射者，含 $2\mu m$ 以下的颗粒不得少于 99％以上。

3. 乳浊液型注射剂 不溶于水的液体药物可根据医疗需要制成乳浊液型注射剂。一般分散相微粒大小在 $1\sim10\mu m$，供静脉注射的乳剂，微粒大小应控制在 $1\mu m$ 左右。

4. 注射用灭菌粉剂和片剂 系指将药物的灭菌粉末或片剂分装在灭菌安瓿或其他的适宜容器中，临用前以适当的灭菌注射溶媒溶解或混悬使用的制剂。凡制成溶液后不稳定的药物均可制成本类制剂。

二、注射剂的给药途径

根据医疗上的需要，中药注射剂的给药途径可分为静脉注射、肌内注射、脊椎腔注射、局部病灶注射和穴位注射五种。给药途径不同，作用特点也不一样。

1. 静脉注射 静脉注射分为静脉推注与静脉滴注，前者用量小，一般 5～50ml；后者用量大，多至数千毫升。静脉注射药效最快，常作急救、补充体液和供营养应用。静脉注射剂多为水溶液和 O/W 型乳剂，油溶液和一般混悬型注射液不能做静脉注射。凡能导致红细胞溶解或使蛋白质沉淀的药物，均不宜静脉给药。

2. 肌内注射 注射于肌肉组织中，注射部位大都在臀肌或上臂三角肌。肌内注射剂量一般为 1～5ml。肌肉注射除水溶液外，尚可注射油溶液、混悬液及乳浊液。油注射液在肌肉中吸收缓慢而均匀，可起延效作用。

3. 穴位注射 小剂量中药注射剂穴位注射，兼有针灸治疗的基本特点。如复方当归注射液小剂量注射，对各种急慢性劳损、关节疼痛等均有一定的疗效。

4. 局部病灶注射 将中药注射剂直接注射于肿瘤、痔核等部位，使病灶局部药物浓度高，疗效较好。如莪术注射液注入病灶组织，治疗宫颈癌；银黄注射液注射于眼球结膜下，治疗病毒性结膜炎有效。

5. 脊椎腔注射 系将药物注入脊椎四周蛛网膜下腔内。由于脑脊液本身量少，循环又较慢，神经组织比较敏感，易出现渗透压的紊乱，能很快引起头痛和呕吐，所以脊椎腔注射产品质量应严格控制，其渗透压应与脊椎液相等，体积在10ml以下。

三、注射剂的质量要求

按照《中国药典》2005年版要求，注射剂的一般质量要求有：

1. 无菌 任何品种的注射剂均应无菌，按照《中国药典》2005年版中无菌检查法项下的方法检查，应符合规定。

2. 无热原或无细菌内毒素 许多注射剂尤其是注射用水等，应按规定进行热原检查或细菌内毒素检查，应符合药典规定。

3. 可见异物 注射液要在规定条件下检查，不得有肉眼可见的混浊或异物。色泽较深的品种，可根据其色泽的深浅程度提高检查光源的强度，也可采用注射剂异物检查仪进行检查。

4. 不溶性微粒 静脉滴注用注射液（装量为100ml以上者），应进行不溶性微粒检查，并应符合规定。

5. 渗透压和等张性 注射剂的渗透压，要求与血浆的渗透压相等或接近。供静脉注射的量大注射剂要求具有与血液相同的等张性。

6. pH值 中药注射剂的pH值要求与血液的pH值相等或接近，注射剂一般控制在4～9的范围内，但同一品种的pH值允许差异范围不超过1.0。

7. 安全性 注射剂必须经局部刺激性实验、血管刺激试验、过敏试验和溶血试验、急性毒性试验、长期毒性试验，符合规定后方可使用。

8. 稳定性 注射剂多系水溶液，而且从制造到使用需要经过一段过时间，所以稳定性问题比其他剂型突出，故要求注射剂具有必要的物理稳定性和化学稳定性，确保产品在贮存期内安全有效。

四、中药注射剂存在的问题

1. 可见异物问题 中药注射剂在灭菌后或在贮藏过程中易产生混浊或沉淀。中药成分复杂，在生产过程中的杂质未除净，尤其是鞣质、树脂、蛋白质等形成了胶体分散物，由于胶体陈化而呈现混浊或沉淀。

2. 刺激性问题 ①有效成分本身具刺激性，如黄芩中所含黄芩素，白头翁中的原白头翁脑以及药材中的挥发油，都可对局部产生刺激作用，引起疼痛。②含有多量鞣质可使局部产生硬结、肿痛、压迫痛和牵引痛，且由于形成鞣酸蛋白造成吸收困难，因此多次注射局部组织就有可能由硬结坏死而造成无菌性炎症。③药液渗透压不适宜。④药液 pH 不适宜。⑤钾离子的存在，药液中含有较高的钾离子可引起疼痛。

3. 复方配伍问题 复方注射剂中，往往各种中药所含的有效成分性质不同，如果按一种方法提取精制，就可能影响提取效果而使某些有效成分损失，或者由于配伍上的问题，使提取成分之间产生作用，而影响到成品的质量和疗效。

4. 中药中有效成分的溶解度问题 中药有效成分是注射剂有效性的物质基础，但通过提取分离得到有效成分，在很多情况下不溶或难溶于水，这不仅给制备注射剂带来困难，而且影响疗效。如苷类、生物碱、黄酮类等有效成分，需将其制成可溶性盐、酯和复合溶剂等解决溶解度问题。

5. 剂量与疗效问题 中药注射剂往往按药材量 100%～300% 制成。而肌内注射每次 2ml 即相当于药材几克，通常中药汤剂每方中常有八、九味药，而每味药又往往用 6～9g，由于中药注射剂需经提取、浓缩、纯化、精制等多道工序，而且有效成分又存在溶解度的问题，所以成品的有效成分保存率低，除了某些有效成分生理效应强烈外，大多数注射剂的药材用量剂量小，这可能是某些中药注射剂疗效不显著的原因之一。

6. 质量标准问题 中药注射剂除有效成分明确可以通过定性定量控制其质量外，大多数中药注射剂缺乏明确的质量指标，所以存在着因药材质量、生产工艺条件的影响，产品质量不稳定，进而影响疗效。

第二节 注射剂的溶剂

一、注射用水

（一）注射用水的质量要求

注射用水的质量要求在药典中有严格规定，除蒸馏水的检查项目如酸碱度、氧化物、硫酸盐、钙盐、铵盐、二氧化碳、易氧化物、不挥发物及重金属均应符合规定外，热原检查必须合格。并于制备后 12 小时内使用。

（二）注射用水的制备

见第五章制药用水制备技术。

二、注射用油

某些不溶于水而溶于油或需要在人体内缓慢释放呈现长效作用的药物，制成注射剂时可选用注射用油作溶媒。

（一）注射用油的质量标准

《中国药典》2005 年版二部附录ⅠB 规定，注射剂常用油溶剂为注射用大豆油。其质量规定为：①淡黄色澄明液体，无臭或几乎无臭。②酸值应不大于 0.1，碘值应为 126～140，皂化值应为 188～195。

酸值、碘值和皂化值是评定注射用油的重要指标。酸值系指中和脂肪、脂肪油或其他类似物质 1g 中含有的游离脂肪酸所需氢氧化钾的重量（mg），酸值的大小说明油中游离脂肪酸的多少，酸值越大，酸败程度越严重。碘值系指脂肪、脂肪油或其他类似物质 100g，当充分卤化时所需的碘量（g），碘值的高低说明油中不饱和键的多少，碘值高，则不饱和键多，油易氧化，不适用于制备注射剂。皂化值系指中和并皂化脂肪、脂肪油或其他类似物质 1g 中含有的游离酸类和酯类所需氢氧化钾的重量（mg）。皂化值的高低表示油中游离脂肪酸和结合成酯的脂肪酸的总量，可看出油的种类和纯度。凡用于制备注射剂的植物油在不配制前均须精制，以除去其中的醛类、酮类、脂肪酸、色素、植物蛋白等杂质。

（二）注射用油的精制

1. 中和 先测定植物油酸价，根据测定结果加入比计算量多 20%～30% 的氢氧化钠（预先配成 35% 的浓度）。另将油置蒸汽夹层锅内，加入上述碱液，不断搅拌，缓缓升温 60℃～70℃，保温半小时，静置过夜使作用完全、皂粒变大。最后取样测定油液酸价，降至 0.1 以下为合格，过滤除去生成的肥皂。

2. 洗涤与分离 分离出油液，加入油量 1/4 的 50℃～60℃ 的水，边加边搅（不可剧烈搅拌，以防乳化），静置 5 分钟，待其分层后弃去水层，反复操作，以除去碱和生成的肥皂，洗至油液澄明为止。

3. 脱色与除臭 在搅拌下将油加热至 50℃，加入相当于油量 3% 的白陶土和 1%～2% 的活性炭（使用前需经 160℃ 1 小时以上烘干），加热至 80℃ 左右，不断搅拌约 20 分钟，通水蒸气以除去挥发性物质，趁热过滤除去脱色剂，并滤至油液完全澄明。

4. 灭菌 注射用油在配制油针剂前应在 150℃ 干热灭菌 1 小时后方可使用。

三、其他注射用溶媒

（一）乙醇

本品为无色易挥发的液体，与水、甘油、挥发油等可以任意比例混合。当乙醇浓度超过 10％时肌内或皮下注射刺激性较大，当浓度达 60％以上时红细胞立即凝集，所以采用乙醇作溶媒时浓度不宜过大。某些在水中溶解度小或不稳定而在乙醇中溶解度较大又稳定的药物如洋地黄毒苷等，可用适当浓度的乙醇为溶媒制成注射液。

（二）甘油

本品为无色澄明具黏性的液体。由于甘油黏稠，可以引起溶血或产生毒副作用，一般不能单独用作注射溶媒，常与乙醇、丙二醇、水等同时应用，常用量为15％～20％。某些注射剂可高达55％。

（三）丙二醇

本品为无色澄明黏稠液体，能与水、乙醇、乙醚等混溶，能溶解多种挥发油，但不能与脂肪混溶。由于丙二醇溶解范围广，常与注射用水配成不同浓度的复合溶媒（如三尖杉酯碱注射液），可用于静脉或肌内注射。

丙二醇用量适当，可使制成品具有长效作用。此外不同浓度的丙二醇水溶液有冰点下降的特点，可用于制备各种防冻注射液。体外试验发现多种浓度的丙二醇对人与家兔的红血球有溶血作用，但氯化钠、葡萄糖、甘露醇对此有一定的阻抑作用。

（四）聚乙二醇

本品为环氧乙烷的聚合物，其中 PEG200～600 的制品均为中等黏度，无色略有微臭的液体。化学性质稳定，不易水解，略有引湿性。能与水、乙醇相混溶，注射给药时毒性较低。但大白鼠肌肉注射人用剂量 5～10 倍的 PEG300 能使局部肌肉产生化学炎症而坏死。各种浓度的 PEG200～300 水溶液及浓度大于40％的 PEG400～600 都能发生溶血作用，10％～40％的 PEG400～600 可使红细胞免受损害。氯化钠对 PEG 的溶血作用有一定的阻抑作用。

（五）油酸乙酯

本品为浅黄色油状液体，不溶于水，能与乙醇、乙醚及脂肪油等混合。黏度较小，5℃时仍能保持澄明，可迅速被组织吸收，久贮后变色。用本品作激素类药物的注射溶媒时可增加药效，并能延长药效。

此外，也可采用二甲基乙酰胺、二甲基亚砜、苯甲酸苄酯等作注射剂溶媒，但对其毒性、体内过程等尚需进一步研究评价。

第三节　注射剂的附加剂

《中国药典》规定，注射剂中除主药、注射用溶剂外，还可根据药物的理化性质和治疗要求添加其他物质，以增加注射剂的有效性、安全性与稳定性，这些物质被称为注射剂的附加剂。附加剂所用的浓度必须对机体无毒性，与主药无配伍禁忌，不影响主药的疗效和含量测定。制剂的成品说明书中也应注明附加剂的名称及含量，以便临床医生用时参考。常用的附加剂如下：

一、增加主药溶解度的附加剂

在配制注射液时，为了增加主药的溶解度，可以添加增溶剂或助溶剂，采用非水溶媒或混合溶媒，加酸、碱使难溶性药物生成可溶性盐，在主药的分子结构上引入亲水基团等方法。

目前常用的增溶剂有以下几种：

1. 聚山梨酯－80　为中药注射液中常用的增溶剂，常用于肌内注射剂，因有降压与轻微溶血作用，静脉注射剂须慎用。其常用量为 0.5%～1%，加入时应先将被增溶物与聚山梨酯－80 混匀后，再加入其他药液稀释。聚山梨酯－80 有"起昙"现象，能使尼泊金类、山梨酸、三氯叔丁醇等防腐剂的作用减弱，使用时应注意。

2. 胆汁　是一种天然的增溶剂，其主要成分是胆酸类的钠盐，适用于 pH6 以上的某些中药注射剂。将胆汁浓缩至原体积的 1/4，加入 3 倍量乙醇沉淀蛋白，滤过，回收乙醇，在 100℃烘干即可使用。用量为 0.5%～1.0%。

3. 甘油　是鞣质和酚性成分的良好溶媒。某些以鞣质为主要成分的注射剂可用甘油作增溶剂，常用量为 15%～20%。

二、帮助主药混悬或乳化的附加剂

为了制备性质稳定、通针性良好的混悬剂和乳剂注射液，须分别加入助悬剂或乳化剂。注射用助悬剂、乳化剂应无抗原性，无毒性，无热原，无刺激性，不溶血，耐热，在灭菌温度条件下不失效，有高度的分散性和稳定性，粒子一般应

小于 $1\mu m$。

常用于静脉注射剂的乳化剂有卵磷脂、豆磷脂、普流罗尼克 F-68、聚山梨酯-80。常用于注射剂的助悬剂有羧甲基纤维素钠、海藻酸钠、聚乙烯吡咯烷酮、明胶（无抗原性）、甘露醇、甲基纤维素等。

三、防止主药氧化的附加剂

有些药物在配成注射剂后容易逐渐变色分解、沉淀，减效或失效，甚至产生有毒物质，这些现象往往是由于主药氧化变质所致。为了避免或延缓药物的氧化，一般采取以下措施：

（一）抗氧剂

抗氧剂是一类极易氧化的还原性物质，当它与易氧化物质同时存在时，包装容器内的氧首先与还原性物质发生反应，从而保护主药不被氧化。选用抗氧剂主要根据主药的化学结构和理化性质；此外，还应考虑容器类型（玻璃安瓿或橡皮塞封口瓶）、容器内空间大小、有效期长短、单剂量或多剂量等因素，并通过实验观察来决定（表 10-1）。

表 10-1 注射剂中常用的抗氧剂

抗氧剂名称	使用浓度（％）	适 用 情 况
焦亚硫酸钠	0.05～0.5	水溶液呈微酸性，适用于偏酸性药液
亚硫酸氢钠	0.05～0.2	水溶液呈微酸性，适用于偏酸性药液
亚硫酸钠	0.1～0.3	水溶液呈中性或弱酸性，适用于偏碱性药液
硫代硫酸钠	0.1～0.3	水溶液呈中性或微酸性，适用于偏碱性药液
硫脲	0.05～0.1	水溶液呈中性，常用于抗坏血酸等药物
抗坏血酸	0.05～0.1	水溶液呈酸性，适用于偏酸性或微碱性药液
二甲基羟基甲苯	0.05～0.075	油溶性
α-生育酚	0.005～0.02	油溶性，对热和碱稳定

（二）惰性气体

为了避免水中溶解的氧和安瓿内剩余空间存在的氧对药物的氧化，除加入抗氧剂外，可将高纯度的惰性气体氮气或二氧化碳通入供配液的注射用水或已配好的药液中使之饱和，从而驱除其中溶解的氧气。并在药液灌入安瓿后立即通入惰性气体，以置换液面上空的氧气，然后再封口。氮气在酸性和碱性的溶液中都可使用，而二氧化碳在水中呈酸性，能生成碳酸盐而影响制剂的质量，应用时应注意。

通入注射液的惰性气体纯度一定要高，否则会污染药液而影响产品质量。工业用的二氧化碳含有硫化物、水分、氧和细菌等杂质，须通过浓硫酸、硫酸铜、高锰酸钾等洗气瓶除去各种杂质后方可使用。小量生产亦可用化学纯的盐酸与碳酸钙反应，产生较纯的二氧化碳，通过注射用水洗涤即可；含量在 99.5% 以下的氮气，需通过浓硫酸、碱式焦性没食子酸、1% 高锰酸钾、注射用水等洗气瓶洗涤后方可应用。

（三）金属络合剂

许多注射液的氧化降解作用可因微量金属离子的存在而加速，因此除应在生产工艺上采取一些必要的措施以避免带入金属离子外，对于已污染了金属离子的药液可加入金属络合剂，与溶液中微量金属离子生成稳定的络合物，从而避免金属离子对药物的催化作用和氧化作用。最常用的金属络合剂为依地酸二钠或依地酸钠钙，常用浓度为 0.01%～0.05%。

四、调节 pH 值的附加剂

正常人体的 pH 值在 7.35～7.45，若血液中 pH 值突然改变，对细胞的代谢有极大危险，可能引起酸中毒或碱中毒，甚至危及生命。正常人体的 pH 值能大体保持恒定，主要是通过血液缓冲体系等一系列调节来维持。因此，注射液的 pH 值只要不超过血液的缓冲极限，即能自行调整。一般要求注射液的 pH 值在 4～9 之间，大剂量的静脉注射液要尽可能接近正常人体的 pH 值。

调节注射液的 pH 值能影响有效成分的稳定性。含有酯链、酰胺结构的药物均会受 H^+ 及 OH^- 的影响而被催化水解，故在配制注射液时可将溶液调整至水解反应速度最小的 pH 值以使其稳定。有些药物在酸性溶液中比较稳定，如葡萄糖注射液；有些药物在碱性溶液中比较稳定，如硫代硫酸钠注射液。所以通过实验寻找最稳定的 pH 值，对保证和提高注射液的稳定性具有重要的意义。

常用的 pH 值调节剂有盐酸、硫酸、枸橼酸及其盐、氢氧化钠（钾）、碳酸氢钠、磷酸氢二钠与磷酸二氢钠等。

五、抑制微生物增殖的附加剂

为了防止注射剂在制备和使用过程中被微生物污染，特别是采用低温灭菌、过滤除菌或无菌操作法制备的注射液以及多剂量的注射液，应加入适当的抑菌剂，以杀灭或抑制微生物的增殖，确保用药安全。剂量超过 5ml 的注射剂在添加抑菌剂时应特别慎重。除另有规定外，一次注射量超过 15ml 的注射液不得加抑菌剂。静脉输液与脑池内、硬膜外、椎管内用的注射液均不得加抑菌剂。加有抑菌剂的注射液仍应采用适宜方法灭菌。

抑菌剂应符合以下要求：①抑菌效果可靠。②对人体无毒害。③与主药无配伍禁忌，不影响疗效与质量检查。④性质稳定，不易受温度、pH 值等因素影响而降低抑菌效果。⑤不与橡胶塞起作用。注射剂中常用的抑菌剂见表 10-2。

表 10-2　　　　　　　　注射剂中常用的抑菌剂

名　称	溶　解　性	常用量（%）	适　用　情　况
苯酚	室温时稍溶于水，65℃以上时能与水混溶	0.5	偏酸性药液
甲酚	难溶于水，易溶于脂肪油	0.25～0.3	对铁及生物碱有配伍禁忌
氯甲酚	极微溶于水	0.05～0.2	与少数生物碱及甲基纤维素有配伍禁忌
三氯叔丁醇	微溶于水	0.25～0.5	微酸性药液
苯甲醇	溶于水	1～3	对热稳定，偏碱性药液
苯乙醇	溶于水	0.25～0.5	偏酸性药液

六、减轻疼痛与刺激的附加剂

有些注射剂，尤其是中药注射剂，由于药液 pH 值或杂质原因，用于皮下或肌内注射时，对组织产生刺激或引起疼痛，除根据产生疼痛的原因采取相应措施外，应酌加局部止痛剂。常用的有以下几种：

1. 苯甲醇　常用量为 1%，2% 以上浓度即可使肌肉硬结，有些中药注射液加苯甲醇后澄明度不好，应用时必须注意。

2. 盐酸普鲁卡因　常用量为 0.5%～2.0%，个别患者有过敏反应，在碱性溶液中易析出沉淀。

3. 盐酸利多卡因　常用量为 0.2%～1.0%，止痛作用比普鲁卡因强，过敏反应发生率低。

4. 三氯叔丁醇　常用量为 0.3%～0.5%，既有止痛作用又有抑菌作用。

七、调节渗透压的附加剂

正常人体的血浆、泪液均具有一定的渗透压。凡与血浆、泪液具有相同渗透压的溶液称为等渗溶液，如 0.9％氯化钠注射液和 5％葡萄糖注射液。如果血液中注入大量的低渗溶液，就有大量水分子透过血细胞膜进入血细胞内，造成血细胞膨胀甚至破裂，引起溶血现象，病人感到头胀、胸闷、尿中有血红蛋白等。如果血液中注入大量高渗溶液时，血细胞就会因水分大量渗出而萎缩。尽管机体对渗透压具有一定的调节功能，只要输入量不太大，速度不太快，就不致产生不良影响。故临床上静脉注入 50％葡萄糖等高渗溶液是无害的。皮下或肌内注射时人体可耐受的渗透压范围相当于 0.4％～2.7％氯化钠溶液所产生的渗透压（即 0.5～3 个等渗浓度），但为了减少疼痛、不损害组织并利于吸收，最好能调整成等渗或接近等渗。凡注入椎管内的注射剂必须调至等渗。

　　常用的等渗调节剂有葡萄糖、氯化钠、磷酸盐或枸橼酸盐等。调节等渗的计算方法很多，最常用的是冰点降低数据法和氯化钠等渗当量法（表 10-3）。

表 10-3　　　　　　**常用药物水溶液冰点下降度与氯化钠等渗当量表**

名　　称	1％（g/ml）水溶液冰点降低度（℃）	每 1g 药物氯化钠等渗当量（g）
硼酸	0.28	0.47
硼砂	0.25	0.35
氯化钠	0.58	1.00
聚山梨酯	0.01	0.01
碳酸氢钠	0.375	0.65
乳酸钠	0.318	0.52
氯化钾	0.44	0.76
葡萄糖（H_2O）	0.910	0.16
无水葡萄糖	0.10	0.18
依地酸二钠	0.132	0.23
枸橼酸钠	0.18	0.31
亚硫酸氢钠	0.35	0.61
无水亚硫酸氢钠	0.375	0.65
焦亚硫酸钠	0.389	0.67
磷酸氢二钠（$2H_2O$）	0.24	0.42
磷酸二氢钠（$2H_2O$）	0.202	0.36
甘油	0.20	0.35
硫酸锌	0.085	0.12
盐酸麻黄碱	0.16	0.28

续表

名　　称	1% (g/ml) 水溶液冰点降低度 (℃)	每 1g 药物氯化钠等渗当量 (g)
盐酸吗啡	0.086	0.15
盐酸普鲁卡因	0.122	0.21
盐酸可卡因	0.091	0.16
氢溴酸后马托品	0.097	0.17
硫酸阿托品	0.073	0.13
青霉素 G 钾	0.101	0.16
氯霉素	0.06	
甘露醇	0.099	0.17
硫酸锌 (7H_2O)	0.090	0.12

（一）冰点降低数据法

冰点相同的稀溶液具有相等的渗透压。人的血浆或泪液的冰点均为 $-0.52℃$，因此，任何溶液只要将其冰点调整为 $-0.52℃$，即与血液或泪液等渗。

1. 配制单一药物等渗溶液的计算法

$$w = \frac{0.52 - a}{b} \qquad (10\text{-}1)$$

式中：w——配制等渗溶液 100ml 所需加入药物的量；

$\quad\;\; a$——未经调整的药物溶液冰点下降度数；

$\quad\;\; b$——1% (g/ml) 药物溶液的冰点下降值（见表 10-3）。

例　用无水葡萄糖配制 100ml 等渗溶液，需用多少克无水葡萄糖？

解：从表 10-3 查得，1% 无水葡萄糖的冰点降低度 $b=0.1℃$，水溶液的冰点下降度数为 0 ℃，代入公式（10-1）得：

$$w = \frac{0.52}{b} = \frac{0.52}{0.1} = 5.2\,(g)$$

所以配 100ml 葡萄糖等渗液需用无水葡萄糖 5.2g。

2. 配制两种以上药物等渗溶液的计算法

$$w = \frac{0.52 - (a_1 + a_2 + a_3 + L)}{b} \qquad (10\text{-}2)$$

式中：　　w——配制等渗溶液 100ml 所需加入药物量；

$\quad\; a_1$、a_2、a_3——未经调整的药物溶液的冰点下降度。

例 今欲配制 2%（g/ml）苯甲醇溶液 100ml，需加多少克氯化钠才能成为等渗溶液？

解： 查表 10-3 得 1%苯甲醇溶液冰点下降度 0.095℃。2%苯甲醇溶液冰点下降度为：

$$2×0.095℃＝0.19℃（即 a 值）$$

查表 10-3 又知 1%氯化钠溶液冰点下降度为 0.58℃（即 b 值），将 a、b 值代入公式（10-2）

$$w=\frac{0.52-0.19}{0.58}=0.75（g）$$

所以应加入 0.57g 氯化钠才能使其成为等渗溶液。

对于成分不明或查不到冰点降低数据的注射液，可测定药液的冰点降低数据后再按上式计算。

（二）氯化钠等渗当量法

氯化钠等渗当量（E）系指 1g 药物相当于具有同等渗透效应氯化钠的克数。例如 1%葡萄糖所具有的渗透压与 0.18%氯化钠溶液所具有的渗透压相等，故 1g 无水葡萄糖相当于 0.18g 氯化钠，即无水葡萄糖的氯化钠等渗当量为 0.18。又如硼酸的氯化钠等渗当量为 0.47，即表示 1g 硼酸相当于 0.47g 氯化钠所具有的渗透压。

计算时先从表 10-3 中查得数值，再求出使成为等渗溶液时所需添加等渗调节剂的量。

例 1 欲配制 1%依地酸二钠溶液 200ml，应加入氯化钠多少克才能成为等渗溶液？

解： 从表 10-3 中查得依地酸二钠的氯化钠等渗当量为 0.23，1%溶液 200ml 含依地酸二钠为 2g，相当于氯化钠 0.23×2＝0.46（g）；而 200ml 若为氯化钠等渗溶液时，应含氯化钠 0.9×2＝1.8（g），所以应加氯化钠为 1.8－0.46＝1.34（g）。

例 2 硫酸阿托品 2.0g，盐酸吗啡 4.0g，氯化钠适量，注射用水加至 200ml。问将此注射液制成等渗溶液，应加多少氯化钠？

解： 查表 10-3，知硫酸阿托品 E＝0.13，盐酸吗啡 E＝0.15

处方中：①硫酸阿托品相当于氯化钠的量：2.0g×0.13＝0.26g。②盐酸吗啡相当于氯化钠的量：4.0g×0.15＝0.60g。③硫酸阿托品与盐酸吗啡共相当于氯化钠的量：0.26g+0.60g＝0.86g。④200ml 0.9%氯化钠溶液应含氯化钠为 1.8g。⑤使 200 ml 上述注射液成为等渗溶液时所需添加氯化钠的量为 1.8g－

0.86g＝0.94g。上述计算可归纳成下列公式：

$$x=0.009v-G_1E_1-G_2E_2-\cdots$$

式中：　　　x——v ml 溶液中所加氯化钠的量；

G_1、$G_2\cdots$——v ml 溶液中溶质的克数；

E_1、$E_2\cdots$——溶质的氯化钠等渗当量数。

（三）等张溶液

等张溶液系指与红细胞张力相等的溶液，也就是能使在其中的红细胞保持正常体积和形态的溶液。"张力"实际上是指溶液中不能透过红细胞细胞膜的颗粒（溶质）所造成的渗透压。由此可见，等张与等渗既有联系又有区别，前者是生物学概念，后者是物理化学概念。多数药物的等渗溶液往往就是或近似等张溶液，如0.9％氯化钠溶液既是等渗又是等张溶液。但也有一些药物的等渗溶液并不等张，如2.6％甘油、2％丙二醇、1.63％尿素、1.9％硼酸等，均与0.9％氯化钠溶液等渗，但施于机体时在一定的 pH 值下可引起100％的溶血，加入适量葡萄糖或氯化钠后可避免溶血。

机体对药物溶液特别是对注射剂和滴眼剂的要求应该是等张而不是等渗。在实际工作中，凡皮下注射、肌肉注射以及滴眼液因用量小不一定要求等张；静脉注射一般要求等张；鞘内注射则严格要求等张。

等张溶液通常采用溶血试验法测定，但实验条件要求较高。

第四节　注射剂的制备

一、制备注射剂的工艺流程

一般工艺流程如下：

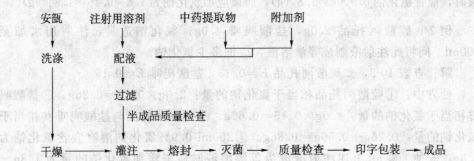

二、注射剂的容器与处理

注射剂的容器主要有安瓿、橡胶塞小瓶和输液瓶，亦可采用塑料容器如塑料输液袋、塑料安瓿等。安瓿的式样有直颈与曲颈两种，其容积有 1ml、2ml、5ml、10ml、20ml 等规格。

（一）安瓿的质量要求

由于药液分装于安瓿中，不仅在常温常压下与药液接触，而且在生产中还要受到高温高压的灭菌处理，如果安瓿质量差，则可使药液发生变色、浑浊、沉淀或失效。故安瓿应符合以下要求：①无色透明，洁净无污物附着。②具有较好的化学稳定性，不改变药液的 pH 值，不易被药液腐蚀。③有足够的机械强度、抗冲击强度，能耐受热压灭菌所产生的压力差并减少生产、运输中的破损。④具有优良的耐热性和较低的膨胀系数。⑤熔点较低，易于熔封。⑥不得有气泡、麻点及砂粒。

目前多数玻璃安瓿由含少量氧化锆的中性玻璃制成，具有较高的化学稳定性和热稳定性，耐酸、耐碱的性能均较好。

为了保证注射剂的质量，安瓿在使用前应经过一系列物理与化学检查。

1. 物理检查 包括外观、清洁度、耐热压性能检查。

2. 化学检查 包括耐酸、耐碱和中性检查。必要时进行装药试验。

具体要求及检查方法可按《中国药典》2005 年版附录规定的方法进行。

（二）安瓿的处理

1. 安瓿的洗涤 经割圆后的安瓿，一般均需进行热处理。热处理又称灌水蒸煮，即将已圆口的安瓿灌满蒸馏水、去离子水或 0.5%～1% 盐酸水溶液，于 100℃蒸煮 30 分钟，使玻璃表面的硅酸盐水解，除去微量的碱和金属离子，以提高安瓿的化学稳定性。

热处理后的安瓿再进行洗涤。小量生产采用安瓿洗涤器，将安瓿倒插在针头上，放水冲洗，最后用滤过的注射用水冲洗干净。

大量生产可采用甩水法或气水加压喷射法。甩水法系用安瓿灌水机，将安瓿灌满滤清的蒸馏水，然后用甩水机将水甩去，如此反复数次即可洗净。此法仅适用于 5ml 以下直颈安瓿的洗涤，生产效率高，但洗涤质量不及气水加压喷射法。气水加压喷射法是将经加压过滤的去离子水或蒸馏水与经处理后的洁净压缩空气由针头交替喷入安瓿内，靠洗涤水与压缩空气的高压交替数次强烈冲洗。洗涤水与压缩空气的压力一般控制在 294.2～392.3kPa 左右。冲洗顺序为气→水→气

→水→气，洗 4～8 次。为防止压缩空气带入油雾污染安瓿，必须对压缩空气进行净化处理，即将其先冷却，待平稳后，再经水洗和焦炭（木炭）、磁圈、泡沫塑料、砂心滤棒过滤使之净化。洗涤水亦需过滤后方能使用。压缩空气与洗涤水也可采用微孔滤膜过滤处理。

近年来国内生产也采用无润滑空压机，该机压缩出来的空气含油雾较少，过滤系统可以简化。

2. 安瓿的干燥与灭菌 将洗涤合格的安瓿倒置或平放在铝盒内，置烘箱内 120℃～140℃ 干燥 2 小时以上，用于无菌操作的安瓿需 200℃ 以上干热灭菌 45 分钟以上，以破坏安瓿中可能污染的微生物和热原。

大量生产时可应用隧道式红外线烘箱、电热红外线隧道式自动干燥灭菌机、电热远红外线隧道式自动干燥灭菌机等，后者干燥速度快、产量大、效率高，又可节约能量。

安瓿干燥后应及时使用，否则应密封保存。

三、中药注射剂原液的制备

中药注射剂原液的制备可分为两类。一类是有效成分已经明确且比较单一的，可选择合适的溶媒与附加剂配成注射液，如穿心莲、丹皮酚及银黄注射液等。另一类是有效成分尚不明确或不完全明确的，特别是一些验方和复方制剂，为了使有效成分在提取中不损失，通常采用传统的中药水煎剂和酒剂的制作方法，用水和乙醇提取有效成分，再用适宜的方法尽量除去杂质，制成注射液。如复方丹参注射液、复方大青叶注射液等。亦有少数品种用乙醚、醋酸乙酯等有机溶媒提取。

第一类注射液的提取、精制方法可参照中药化学的有关内容进行，第二类注射液的提取、精制方法可参照第七章浸出技术。这里重点介绍除去药液中鞣质的方法。

天然鞣质广泛存在于植物的茎、皮、根、叶或果实中，是多元酚的衍生物，既溶于水又溶于醇，有较强的还原性，在酸、酶、强氧化剂等存在或加热情况下，可发生水解、氧化、缩合反应，产生水不溶性物质。中药水提液中所含鞣质用醇沉淀不易除尽，故往往在灭菌后会有沉淀产生，影响注射液澄明度。鞣质还能与蛋白质形成不溶性鞣酸蛋白，肌肉注射后会使局部组织发生硬结、疼痛。因此，注射液中的鞣质必须进一步除去。目前常用的除鞣质方法有以下几种：

1. 明胶沉淀法 本法利用蛋白质可与鞣质在水溶液中形成不溶性鞣酸蛋白而沉淀除去的方法。具体操作为：在中药水提取液中，搅拌下加入 2％～5％ 的明胶溶液适量，至不再产生沉淀为止，静置，滤过，滤液适当浓缩后，加乙醇使含醇量达 75% 以上，静置，沉淀，滤除过量明胶。

蛋白质与鞣质的反应，在 pH4.0～5.0 时最灵敏，除鞣质时药液在此 pH 条件下最完全。但当有效成分为黄酮、蒽醌时不宜采用此法，以免具肽键结构的明胶会吸附上述成分，使其部分转入沉淀中，与鞣质一起滤除而损失。可采用改良明胶法进行处理，即在水提浓缩液中加入明胶后，不过滤而直接加乙醇处理，可减少明胶对某些有效成分的吸附，改良明胶法也称为胶醇法。有实验证明，在此水提浓缩液中加明胶，不经过滤而直接加乙醇的胶醇法制备丹参注射液，鞣质去除较完全，有效成分原儿茶醛的含量亦高。又如在明胶中加入适量甲醛，与明胶分子交联，生成变性明胶，不溶于水，仅能选择性地和鞣质结合。将这种变性明胶制成固相多孔微球，加入丹参水提液中，振摇，过滤，经分析，丹参有效成分不被吸附而鞣质去除彻底。微球用量可视药液中鞣质含量而定，可直接投入药液，也可装柱。

2. 醇溶液调 pH 法　本法又称碱性醇沉法。利用鞣质可与碱成盐，在高浓度乙醇中难溶而沉淀除去的方法。具体操作为：在中药水提浓缩液中加入乙醇，使含醇量达 80% 或更高，冷藏，静置，滤除沉淀后的醇液，用 40% 氢氧化钠溶液调 pH 为 8，醇液中的鞣质生成钠盐不溶于乙醇而析出，滤除即可。此法除鞣质较彻底，同时还能除去有机酸类杂质，如树脂酸和芳香有机酸，使药液澄明度有所改善。但若有效成分也能与氢氧化钠成盐，可能同时沉淀而损失，故醇溶液调 pH 以不超过 8 为宜。如黄芩苷，分子结构中有羧基，极易形成钠盐，即使醇溶液在 pH 8 左右也有较多损失。故应用中必须有实验依据。

3. 聚酰胺吸附法　聚酰胺又称聚酰胺树脂，是由酰胺聚合而成的一类高分子物质。目前使用的主要是聚乙内酰胺，商品名叫锦纶，国外商品名叫卡普纶或尼纶—6。本法是利用聚酰胺分子内存在的酰胺键，可以与酚类、酸类、醌类、硝基化合物等形成氢键，而有吸附作用的性质来达到除去鞣质的目的。因各种化合物与聚酰胺形成氢键的能力不同，聚酰胺对其吸附力也不同。鞣质是一种多元酚化合物．易被聚酰胺吸附，吸附能力较其他化合物为强，不易被水洗脱。因此，可用聚酰胺来除去中药注射用原液中的鞣质。具体操作为：在中药水提浓缩液中，加入乙醇沉淀除去蛋白质、多糖等杂质后，将此醇液通过聚酰胺柱，醇液中的鞣质因其分子中的羟基与酰胺键形成氢键而被牢固吸附，其他成分却不被吸附或吸附力弱，用醇冲洗后，就可被洗脱，而鞣质被吸附除去。

聚酰胺与各类化合物形成氢键的能力与溶剂的性质有关。一般在水中形成氢键的能力最强，所以不易被水洗脱。在有机溶剂中形成氢键的能力较弱，如黄酮类在醇溶液中与聚酰胺形成氢键能力弱，就不易被吸附，用稀醇洗脱使与鞣质分离。因此，应用本法除鞣质必须了解药液中主成分被聚酰胺吸附的能力，注意选用适当的乙醇浓度使之尽可能有效吸附鞣质而其他有效成分易洗脱，损失少。一般吸附柱的内径与长度之比为 1∶10 较为合适。聚酰胺粒度在四号筛至五号筛范围。

四、注射剂的配液与滤过

（一）注射液的配液

1. 原料的质量要求及投料计算

（1）原料的质量要求：①以有效成分或有效部位为组分配制注射剂时，所用原料应符合该有效成分或有效部位的质量标准，对溶解性、杂质检查、含量等指标要严格要求。②以净药材为组分配制单方或复方注射液时，必须选用优质正品的药材品种。规定含指标成分的量不低于总固体量的 20%（静脉用注射液不低于 25%）。③所用的各种附加剂均应符合药用标准，一般应采用"注射用"规格。

（2）投料量计算：配液前应按处方规定量及原料含量计算用量，若注射剂在灭菌后含量有所下降，应酌情增加投料量。中药注射剂的浓度常用以下方法表示：①有效成分的百分浓度。适用于有效成分已经明确并已提纯的单体。亦可注明每毫升含单体多少毫克或微克，如丹皮酚注射液每毫升含丹皮酚 5mg。②总提取物的百分浓度或每毫升含总浸出物的量。适用于以未制成单体的干燥提取物配制的注射液，如毛冬青注射液每毫升含毛冬青提取物 18～22mg。③每毫升相当于中药多少克。适用于有效成分不明确的中药，仅限于老产品，凡新品种均须有含量规定。

2. 配液用具的选择与处理

配液的用具均应由化学稳定性好的材料制成，玻璃、搪瓷、耐酸耐碱的陶瓷及无毒聚氯乙烯、聚乙烯塑料等均可，玻璃器皿应由中性硬质玻璃制成。不宜使用铝制品，因铝制品经肥皂刷洗后，能使液体中的小白点（脂肪酸与铝形成的络合物）增多。

配制少量注射液可在中性硬质玻璃瓶或搪瓷桶内进行，大量生产多采用搪玻璃反应罐、不锈钢配液缸、瓷缸等。配液用具使用前先用肥皂、洗衣粉等刷洗清洁，最后用注射用水冲洗。玻璃器皿可用清洁液处理，随即用自来水刷洗，最后用注射用水荡洗。使用后应用自来水洗涤干净，玻璃容器可加入少量清洁液，塑料管道可用较稀清洁液处理后，用常水冲洗，再用注射用水抽洗数次。乳胶管可置蒸馏水中煮沸 20 分钟后，再用注射用水反复抽洗。亦可用 1% 氢氧化钠溶液浸泡 10 分钟，用自来水搓揉冲洗，再用注射用水抽洗，使用后的管道应立即清洗，如暂时不用，可泡在 1%～1.5% 苯酚溶液中，防止微生物的生长。

3. 注射液的配液 与一般溶解法相同，配液方法有两种：

(1) 浓配法：将全部原料药物加入部分溶媒中配成溶液，加热过滤，必要时冷却后再过滤，根据含量测定的结果，再用滤过的注射溶媒稀释至所需浓度。本法适用于易溶性药物，溶解度较小的杂质可在浓配时滤过除去。

(2) 稀配法：将原料加入所需的溶媒中直接配制成所需浓度。适用于溶解度不大的药物及小剂量注射剂的生产。

如处方中有两种或两种以上药物时，则难溶性药物先溶；如有易氧化药物需加抗氧剂时，应先加抗氧剂，后加药物；如需加入增溶剂或助溶剂时，最好将增溶剂与助溶剂与主药预先混合后再加溶媒稀释。

中药成分复杂，虽经提取精制，仍然残存一些杂质，在配液时可通过吸附法、热处理与冷藏法等除去。吸附法中常用的吸附剂如活性炭、滑石粉等在水溶液中除能吸附树脂、鞣质、色素等杂质外，也能改善注射液的澄明度，尚有助滤作用，能提高过滤速度。活性炭用量一般为 0.1%～1%，应选用纯度高的优级品（常用 767 型一级针剂用炭）。为充分发挥活性炭的吸附作用，使用前应于150℃活化 4～5 小时，以除去所吸附的气体。应用时溶液加热有利于活性炭的吸附作用，但活性炭也能吸附一些有效成分，亦应予注意。

（二）注射液的过滤

过滤是保证注射液澄明的重要操作，一般分为初滤和精滤，有时也将二者结合起来同时进行。

如果药液中沉淀较多，特别是加过活性炭的溶液须经初滤后方可精滤，以免沉淀堵塞滤孔而减慢滤过速度。初滤常用的滤材有滤纸、长纤维脱脂棉、绸缎布、尼龙布等。小量制备以布氏滤器减压滤过最常用，大量生产多用滤棒（外面可用绸布或尼龙布包扎以便洗涤）进行。新绸布等使用前要先用常水洗涤，再分别用 2% 碳酸钠溶液和 1% 盐酸搓洗并煮沸，用蒸馏水或滤过澄明的蒸馏水冲洗至无纤维、无浑浊后灭菌备用。

微孔滤膜滤器是在注射剂生产中广泛使用的精滤装置。它是一种高分子薄膜过滤材料，如醋酸纤维素膜，薄膜上有许多微孔，孔径 $0.025～14\mu m$，微孔总面积占薄膜总面积的 80%，过滤效果好，过滤速度比滤棒快 40 倍。但易于堵塞，且易破裂，故在薄膜过滤前应先预过滤。为防止破裂，还应将滤膜装在衬有网状材料的膜滤器内使用。微孔滤膜在使用前一般先用蒸馏水冲洗，浸泡 24 小时备用。若无破损，再用注射用水冲洗，装入滤器。

注射液过滤的方式有高位静压过滤、减压过滤与加压过滤三种。过滤的装置式样很多，现分述如下：

1. 高位静压过滤装置　该装置在楼房较适用，配液间在楼上，配液通过管道过滤到楼下进行灌封，如再用微孔滤膜滤器则滤液质量更高。本装置的特点是不需加压或减压设备，压力稳定，质量好，但滤速较慢。

2. 减压滤过装置　减压滤过装置的式样很多，图 10-1 为常用的一种，其特点为：①可以连续滤过，过滤液瓶接受滤液时，另一滤液瓶中的溶液可经过滤器进入滤瓶以供灌注用，如此交替应用。②整套装置从过滤到灌注都在密闭的情况下进行，药液不易被污染。③由于减压过滤后又经过一次自然滴滤，可避免由于减压的压力不稳而造成滤层松动，影响滤液的澄明度。

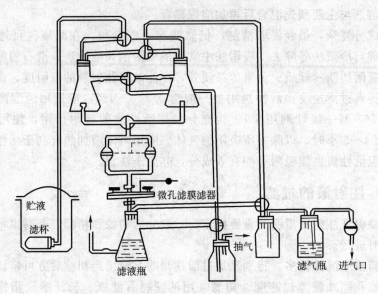

图 10-1　注射液减压连续过滤装置

3. 加压滤过装置　加压过滤系用离心泵将液体通过滤器进行过滤，其特点为压力稳定、滤速快、质量好、产量高。由于全部装置保持正压，空气中的微生物和微粒不易进入滤过系统，同时滤层不易松动，因而滤过质量好而且稳定。此法需要不锈钢或陶瓷的耐酸泵及压滤罐等设备，当配液、滤过、灌封等工序在同一平面时适于使用。

图 10-2 为自动加压滤过装置。限位开关为连接继电器的两组开关，贮液瓶中药液减少到一定重量时弹簧伸张，连板压点将限位开关的触点顶合，此时继电器通电，借磁性将离心泵的开关吸合，离心泵开动，继续压滤药液；贮液瓶重量增大，弹簧压紧，限位开关的触点脱离，继电器的自锁作用使离心泵继续开动；当贮液瓶重量增加使连板压点将限位开关的触点顶开，继电器释放，离心泵因此

关掉；当瓶内药液减少，限位开关的触点即复合，直至限位开关的另一触点顶合时，离心泵又重新启动。

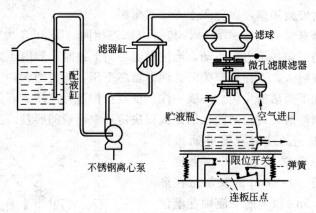

配液缸

滤器缸

滤球

微孔滤膜滤器

贮液瓶

空气进口

不锈钢离心泵

限位开关 弹簧

连板压点

图 10-2　自动加压滤过装置

操作时工作压力保持在 98.1~147.5 kPa，滤速能基本满足灌封的需要。

不论采用何种滤过装置，开始滤出的药液澄明度常不符合要求，因此过滤开始时常将最初的滤液反复回滤，待回滤药液的澄明度合格后，即可灌装。

五、注射液的灌封

灌封包括灌注药液和封口。灌注药液后应立即封口，以免污染。灌封间是无菌制剂制备的关键工作区，其环境要严格控制，达到尽可能高的洁净度。

1. 手工灌封　为了保证注射剂使用时有足够的剂量补偿，给药时由于瓶壁粘附和注射器及针头吸留所造成的损失，注射液的灌注剂量必须略高于标示量。灌装标示量不大于 50ml 的注射液，应按《中国药典》2005 年版附录ⅠU 项下规定增加的装量如表 10-4。除另有规定外，多剂量包装的注射液，每一容器的装量不得超过 10 次注射量，增加装量应能保证每次注射用量。

表 10-4　　　　　　　　　　注射液应增加的灌装量

标示量（ml）	增加量（ml）	
	易流动液体	黏稠液
0.5	0.10	0.12
1.0	0.10	0.15
2.0	0.15	0.25
5.0	0.30	0.50
10.0	0.50	0.70
20.0	0.60	0.90
50.0	1.00	1.00

灌注时要求：①装量准确，每次灌注前必须先试灌若干支，符合规定后再灌注。②灌注时应注意灌注针头尽量不与安瓿颈内壁碰撞，以免玻璃屑落入安瓿。③药液不可沾附安瓿颈壁，以免产生焦头或爆裂。

手工灌注器有竖式与横式两种，其结构原理相同。图10-3为竖式灌注器。单向活塞控制药液向一个方向流动，当注射器芯向上提时，器内压力减少，下面活塞开放将药液吸入，上面活塞关闭。注射器芯下压，压力增大，上面活塞开放将药液注出，而下面活塞关闭。一吸一注，反复操作进行灌注。容量调节螺丝上下移动，可控制注射器针筒芯拉出的距离以决定抽取药液的容量。

生产容易氧化的注射液需要通入惰性气体，一般认为二次通气的效果较一次通气的效果好。1~2ml的安瓿常在灌注药液后充气，5ml以上的安瓿则在灌注前后各充气1次。

灌注时，若操作不当使药液沾附瓶颈，熔封时会造成焦头，解决焦头的办法有：①灌注器的位置应高于贮液瓶的位置，借所产生的负压，使灌注针头的尖端不出现液滴。②正确操作，抽液与插针头的动作要协调，针头插入的位置要端正。③将沾有2%甲基硅油四氯化碳溶液的玻璃灌注针头在250℃~270℃下烘烤3小时，使针头不沾附药液。④若不慎药液已沾附安瓿颈壁，则用注射用水产生的高压蒸汽冲洗安瓿颈部内壁片刻，熔封时不会产生焦头，该法简易可行，但药液浓度稍有稀释。

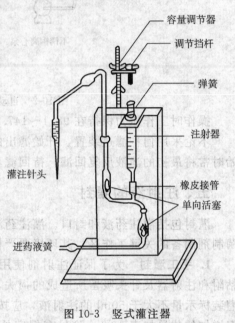

容量调节器
调节挡杆
弹簧
注射器
灌注针头
橡皮接管
单向活塞
进药液簧

图10-3　竖式灌注器

安瓿熔封应严密，不漏气；长短一致；颈端应圆整光滑，无尖锐易断的尖头及易破碎的球状小泡。

小量生产常用双焰熔封灯进行熔封。两个灯头对称地固定在支架上，其位置高低和距离均可调节，通入煤气或气化汽油，并同时吹入压缩空气助燃。调节火焰大小，使两火焰相遇而稍显火花。将已灌注的安瓿插入固定槽，移置火焰下，使安瓿颈部在两火焰的交叉点通过，即所谓"拦腰封口"，待熔融时用镊子将上部拉掉。拉丝时应在火中断丝，可避免玻璃细丝产生或留有过大的结节。熔封灯的燃料以汽油最为常用。

2. 机械灌封　机械灌注主要由灌封机来完成。工厂常使用洗灌封联动机

（图10-4），其具有结构紧凑、操作便利、经济效益高等优点。

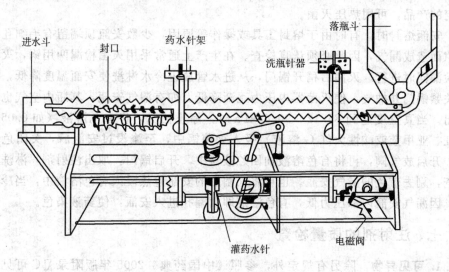

图10-4　洗灌封联动机示意图

灌封机的垂直输送系统有数个灌封头，其灌注药液封口由以下动作协调进行：移动齿档送洗净的安瓿，灌注针头下降，灌注药液入安瓿，灌注针头上升后封口，安瓿离开。以上动作通过主轴上的侧凸轮和灌注凸轮来完成，药液容量由容量调节螺旋上下移动调节。灌封机运行时若缺瓶可通过自动止灌装置停灌，若无瓶则停止启动，瓶子过多则停止洗瓶等联锁装置。

灌封机操作中可能出现的问题及其原因有：①剂量不准确，可能是剂量调节螺丝松动。②封口不严，出现毛细孔，多在顶封时出现，是由于火焰不够强所致。③出现大头（鼓泡），是因为火焰太强，位置太低，安瓿内空气突然膨胀所致。④出现瘪头，主要是因为安瓿不转动，火焰集中一点所致。⑤焦头，是药液沾颈所致，其原因可能是灌药太急，药液飞溅在瓶壁上，熔封时形成；或针头往安瓿中注药后，未能立即回药，尖端还带有药液，粘于瓶颈或针头安装不正，压药与针头打药的行程配合不好，造成针头刚进瓶口就灌药或针头临出瓶口时才给完药；或针头升降轴不够润滑，针头起落缓慢等，应针对具体原因加以解决。

安瓿若采用拉丝封口可解决毛细孔漏气问题，减少煤气燃烧时产生的二氧化碳对药液的污染，与顶封相比可节约能源60%以上。

六、注射液的灭菌与检漏

熔封后的安瓿应立即灭菌，不可久置。灭菌方法主要根据主药性质来选择，既要保证灭菌效果，又不能影响主药的有效成分。一般小容量的中药注射剂多采用 100℃30 分钟湿热灭菌，10～20ml 的安瓿可酌情延长 15 分钟灭菌时间，对热稳定的产品，可用热压灭菌。

安瓿熔封时，有时由于熔封工具或操作等原因，少数安瓿顶端留有毛细孔或微隙而造成漏气，因此必须认真检查。在生产上通常采用灭菌检漏两用锅，灭菌与检漏同时进行。灭菌后稍开锅门，从进水管放进冷水淋洗使安瓿温度降低，然后关紧锅门并抽气，使灭菌器内压力逐渐降低。如有漏气安瓿，其瓶内空气也被抽出。当真空度达到 85.12～90.44kPa 时，停止抽气，将有色溶液（如 0.05% 曙红、亚甲蓝或酸性大红 G 溶液）吸入灭菌锅中，至淹没过安瓿后，关闭色水阀，开启放气阀，再将有色溶液抽回贮液器中，开启锅门，取出注射剂，淋洗后检查，剔去带色的漏气安瓿。也可将灭菌后的安瓿趁热浸入有色溶液中，当冷却时，因漏气安瓿内部压力低，有色溶液即由漏孔进入安瓿，使药液染色。

七、注射剂的质量检查

1. 可见异物　除另有规定外，参照《中国药典》2005 年版附录ⅪC 可见异物检查法检查，应符合规定。

2. 不溶性微粒　除另有规定外，溶液型静脉用注射液、溶液型静脉用注射无菌粉末及注射用浓溶液参照《中国药典》2005 年版附录ⅪR 不溶性微粒检查法检查，应符合规定。

3. 有关物质　按各品种项下规定，参照《中国药典》2005 年版附录ⅪS 注射剂有关物质检查法检查，应符合有关规定。

4. 无菌　参照《中国药典》2005 年版附录ⅩⅢB 无菌检查法检查，应符合规定。

5. 热原或细菌内毒素　除另有规定外，静脉用注射剂按品种项下的规定，参照《中国药典》2005 年版附录ⅩⅢA 热原检查法或附录ⅩⅢD 细菌内毒素检查法检查，应符合规定。

6. 装量差异限度　注射用无菌粉末按《中国药典》2005 年版附录ⅠU 规定的方法进行，应符合规定。

此外，应根据具体品种要求进行鉴别试验、含量测定、杂质检查、溶血检查以及安全试验等项目。

八、注射剂的印字与包装

注射剂经质量检查合格后即可进行印字和包装，每支注射剂应直接印上品名、规格、批号等。

印字有手工印字和机械印字两种。少量安瓿印字时，通常将打印或刻印的蜡纸反铺在涂有少量玻璃油墨的 2～3 层纱布上，纱布固定在橡胶板、纸盒或其他物品上，将安瓿在蜡纸上轻轻滚过即可。机械印字常采用安瓿印字机。目前已有印字、装盒、贴标签及包扎等联成一体的印包联动机。

　　装安瓿的纸盒内应衬有瓦楞纸，并应放有割颈用小砂轮及说明书。盒外应贴标签，标签上须注明下列内容：①注射剂的名称（中文、拉丁文全名）。②内装支数。③每支容量与主药含量。④批号、生产日期与有效日期。⑤处方。⑥制造者名称和地址。⑦应用范围、用法、用量、禁忌。⑧贮藏法等。

九、注射剂举例

例 1　清开灵注射液

　　【处方】　胆酸　珍珠母（粉）　猪去氧胆酸　栀子　水牛角（粉）　板蓝根　黄芩苷　金银花

　　【制法】　以上八味，板蓝根加水煎煮二次，每次 1 小时，合并煎液，滤过，滤液浓缩至 200ml，加乙醇使含醇量达 60％，冷藏，滤过，滤液回收乙醇，加水，冷藏备用。栀子加水煎煮二次，第一次 1 小时，第二次 0.5 小时，合并煎液，滤过，滤液浓缩至 25ml，加乙醇使含醇量达 60％，冷藏，滤过，滤液回收乙醇，加水，冷藏备用。金银花加水煎煮二次，每次 0.5 小时，合并煎液，滤过，滤液浓缩至 60ml，加乙醇使含醇量达 75％，滤过，滤液调节 pH 值至 8.0，冷藏，回收乙醇，再加乙醇使含醇量达 85％，冷藏，滤过，滤液回收乙醇，加水，冷藏备用。水牛角粉用氢氧化钡溶液、珍珠母粉用硫酸分别水解 7～9 小时，滤过，合并滤液，调节 pH 值至 3.5～4.0，滤过，滤液加乙醇使含醇量达 60％，冷藏，滤过，滤液回收乙醇，加水，冷藏备用，将栀子液、板蓝根液和水牛角、珍珠母水解混合液合并后，加到胆酸、猪去氧胆酸的 75％乙醇溶液中，混匀，加乙醇使含醇量达 75％，调节 pH 值至 7.0，冷藏，滤过，滤液回收乙醇，加水，冷藏备用。黄芩苷用注射用水溶解，调 pH 值至 7.5，加入金银花提取液，混匀，与上述各备用液合并，混匀，并加注射用水至 1000ml，再经活性炭处理后，冷藏，灌封，灭菌，即得。

　　【性状】　本品为棕黄色或棕红色的澄明液体。

　　【功能与主治】　清热解毒，化痰通络，醒神开窍。用于热病神昏，中风偏瘫，神志不清；急性肝炎、上呼吸道感染、肺炎、脑血栓形成、脑出血见上述证候者。

　　【用法与用量】　肌内注射。一日 2～4ml。重症患者静脉滴注。一日 20～40ml，以 10％葡萄糖注射液 200ml 或氯化钠注射液 100ml 稀释后使用。

　　【不良反应】　本品偶有过敏反应，可见皮疹、面红、局部疼痛等。

例 2　参附注射液

【处方】　红参 93.7g　附片 156.25g　丹参 156.25g　注射用水加至 1000ml

【制法】

（1）人参提取物：将人参粗粉用 75%乙醇回流提取 3 次，每次 2 小时，合并提取液，滤过，回收乙醇，浓缩液加 6～7 倍量乙醇搅拌，冷藏 24 小时，滤过，灭菌，冷藏备用。

（2）附片、丹参提取物：二药加水煎煮 3 次，每次 1.5 小时，合并煎液，浓缩至糖浆状，加 3～4 倍量乙醇，冷藏 24 小时，滤过，回收乙醇；浓缩液加 5～6 倍量乙醇，冷藏 24 小时，滤过，回收乙醇；浓缩液再加 7～8 倍量乙醇，冷藏 24 小时，滤过，回收乙醇至无醇味，加生理盐水稀释，滤过，灭菌，备用。

（3）注射液配制：合并以上两种备用液，滤过，加生理盐水至 1000ml，加无水碳酸钠调 pH 6.5，精滤，分装，105℃热压灭菌 45 分钟。

【性状】　本品为棕黄色澄明液体。

【功能与主治】　益气活血，回阳救脱，强心生脉。用于元气大亏，阳气暴脱，手足厥冷，呼吸微弱，脉微，以及心源性休克、感染性休克和中毒性休克等。

【用法与用量】　静脉滴注。1 次 40～100ml，加于 5%或 10%葡萄糖液 500ml 中滴注，一日 1 次。

【注】　①人参提取物的精制，采用 LG601 型大孔树脂，用水和 20%乙醇洗涤吸附树脂，55%乙醇解吸，解吸后的人参提取液中人参总皂苷的含量明显高于乙醇回流提取法。②附片中主要成分为乌头碱，若在水醇法处理中增加 2 次碱性醇沉，可提高药液的澄明度，而主药含量并不低于原工艺。③因本品为静脉滴注，故不加聚山梨酯为好。

例 3　三尖杉酯注射液

【处方】　三尖杉酯碱 1000mg　丙二醇 20ml　酒石酸 500mg　4%氢氧化钠适量　注射用水加至 1000ml。

【制法】　将酒石酸溶于少量热蒸馏水中，取三尖杉酯碱溶于丙二醇，倒入酒石酸溶液中，搅拌溶解后，加注射用水至近总量时，用 4%氢氧化钠调 pH 3.6～4.2，加入注射用水至 1000ml。药液经酸洗石棉板预滤，滤液再经 4 号垂熔玻璃漏斗滤至澄明，通氮气灌封于 1ml 安瓿中，100℃灭菌 30 分钟，即得。

【性状】　本品为无色澄明液体。

【功能与主治】　抗肿瘤药。用于急性粒细胞性白血病、急性单核细胞性白血病及恶性淋巴瘤。也可用于真性红细胞增多症、慢性粒细胞性白血病及早幼粒细胞性白血病等。

【用法与用量】　静脉滴注。成人一日 1～4mg，加于 10％葡萄糖250～500ml中，缓慢滴注。

【注意】　慎与碱性药物配伍。

【注】　①三尖杉酯碱为粗榧科植物三尖杉枝、叶中提取的生物碱，为控制其纯度，必须检查混杂其中的其他生物碱与杂质。②本品为生物碱，难溶于水，故用丙二醇助溶，并加一定量酒石酸，使注射液澄明度稳定。③药液不可用活性炭处理，否则可使成品含量下降15％。

第五节　输　液　剂

一、概述

输液剂系指由静脉滴注输入体内的大剂量（一次给药在 100ml 以上）注射液。输液剂通常包装在玻璃的输液瓶或塑料的输液袋中，不含抑菌剂。使用时通过输液器调整滴速持续而稳定地进入静脉，用以补充体液、电解质或提供营养物质，以及中毒时稀释和排泄毒素等，也常把输液剂作为载体，将多种注射液如抗生素、强心药加入其中供静脉滴注，以使药物迅速起效。输液剂由于其用量大而且是直接进入血液的，故质量要求高，生产工艺与安瓿剂亦有一定差异。

近十多年来，新型输液剂复方氨基酸注射剂和静脉脂肪乳剂的应用，为开展全静脉营养创造了条件。目前，国内将某些中药试制成输液剂应用，这是中药制剂的新剂型。

临床上常用的输液分类如下：

（一）电解质输液

用以补充体内水分和电解质，纠正体内酸碱平衡等。如氯化钠注射液、复方氯化钠注射液、乳酸钠注射液等。

（二）营养输液

用于不能口服吸收营养的患者，其品种有：

1. 糖类及多元醇类输液　糖类输液用以供给机体热量和补充体液，常见的有葡萄糖注射液、转化糖注射液。多元醇类输液用于脑水肿降低颅内压及用于烧伤后产生的水肿。如山梨醇注射液、甘露醇注射液等。

2. 氨基酸类输液　用于危重患者和不能口服进食的患者补充营养。常见的有凡命 7％（Vamin，含 17 种氨基酸）、复合氨基酸（9R）注射液等。

3. 脂肪乳剂输液 是一种胃肠道外的高能输液剂。用于为不能口服进食、严重缺乏营养的患者提供全静脉营养，亦称完全胃肠外营养（TPN）。TPN 主要由复方氨基酸注射液、糖类与脂肪乳剂组成。脂肪乳剂必须单独输入。

（三）胶体类输液

是一种与血浆等渗及有近似黏度的胶体溶液，又称血浆代用液。用于维持血压和增加血容量，以防患者休克。必要时可与氨基酸输液合用，可克服代血浆只有扩张血容量作用而无营养功能的缺点。主要品种有右旋糖酐、淀粉衍生物（羧甲基淀粉钠、羟乙基淀粉等）、明胶、聚乙烯吡咯烷酮等。

二、输液剂的质量要求

输液剂的质量要求基本上与安瓿剂是一致的，但由于其一次用量较大（一次常用量为 500～2 000ml），故除应符合一般注射剂的要求外，还有下列质量要求：

1. 应具有适宜的渗透压 可为等渗或偏高渗，除个别特殊病例外，不得配成低渗溶液。因为大量输入低渗溶液会有引起溶血的危险。

2. 应调节适宜的 pH 在保证疗效和稳定性的基础上，输液剂的 pH 应力求接近人体血的 pH，一般控制在 4～9 之间。若 pH 过高会引起碱中毒，过低则引起酸中毒。

3. 应无毒性 输入体内不应引起血象异常变化，不得有溶血、过敏和损害肝、肾功能等毒副反应。

4. 应澄明、无菌、无热原反应。

5. 输液剂中不得添加任何抑菌剂。

三、输液剂的制备

（一）输液剂制备的工艺流程

（二）输液剂包装容器的质量要求与处理

输液剂的主要容器是玻璃制的输液瓶，20 世纪 60 年代国内外已开始用塑料袋盛装输液，我国目前生产输液剂仍以玻璃输液瓶为主。

1. 输液瓶 应为无色透明中性硬质玻璃所制，应能耐酸、碱、水和药液的腐蚀。且要耐压，使在高压灭菌和运输过程中不易破碎。外观应光滑均匀、端正、无条纹、无气泡。瓶口内径应适度、无毛口，以利于密封。

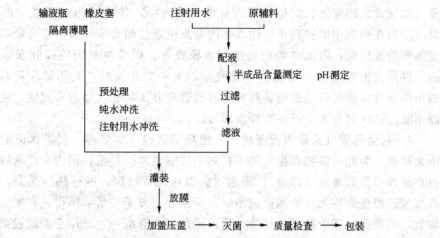

（1）新瓶的处理：先用常水冲洗，除去表面灰尘，再洗内壁，倒置沥干，然后用清洁液荡涤整个瓶内壁，放置。临用前先用常水冲去清洁液，再用注射用水冲洗，灌注前用微孔薄膜滤过的注射用水倒冲，备用。

药厂大规模生产多用冲瓶机，用70℃左右的2％氢氧化钠或3％碳酸钠溶液冲洗10秒左右，再依次用自来水、注射用水、滤过的注射用水冲洗干净。由于碱对玻璃有腐蚀作用，故碱液与玻璃接触时间不宜过长，碱洗法操作方便，易于组织生产流水线，也能消除细菌与热原，但其作用比酸洗法弱，故仅用于新瓶及洁净度较好的输液瓶的洗涤。

（2）回收旧瓶的处理：将标签和瓶塞去掉后，用合成洗涤剂刷洗瓶内外，用自来水冲净后再按新瓶处理法处理。若瓶内外污染严重则不宜使用。

2. 塑料输液袋　为无毒软性聚氯乙烯、聚丙烯等塑料压制而成。具有体积小、重量轻、便于运输等特点。

塑料输液袋需经过热原试验、毒性试验、抗原试验、变形试验及透气试验，合格后方可使用。

新塑料输液袋的处理：应先用清水将表面洗净，然后灌入已滤过的注射用水150ml，用玻璃塞塞紧袋口，49.04kPa热压灭菌30分钟备用。临用时放掉袋内注射用水，再用滤过的注射用水荡洗三次，即可灌装药液。

3. 橡胶塞　橡胶塞的质量对输液剂影响很大。橡胶塞的质量要求是：应富有弹性和柔曲性，针头容易刺入，拔出后能立即闭合；耐高热高压灭菌；具有高度的化学稳定性；吸附性较小；具有一定的耐溶性，以免增加药液的杂质；不易老化、表面光滑和厚薄均匀。

橡胶塞主要成分为合成橡胶，并含有附加剂，如硫黄（增加橡胶的机械强度）、氧化锌、碳酸钙（填充剂）、硬脂酸（增塑剂）等。质量差的橡胶塞，其成分（如硫黄、碳酸钙、氧化锌等）易落入溶液中，使输液出现浑浊、白点等现象。溶解在药液中的锌离子，注入体内与血清蛋白结合成锌蛋白络合物，可出现发热等输液反应，因此必须用质量好的橡胶塞。供输液剂用的橡胶塞应使用新的。目前我国常用的为卤化丁基橡胶塞，属一类药包材，其质量应符合 SFDA 颁布的《直接接触药品的包装材料和容器管理办法》和其他有关规定，使用前一般用滤过的注射用水进行多次漂洗即可。

4. 衬垫薄膜（又称隔离薄膜） 橡胶塞虽经反复处理，仍难保证输液成品中无微粒。为此，需要在橡胶塞下衬垫一层隔离膜。目前，国内生产输液常用的衬垫薄膜是聚酯薄膜（涤纶）。聚酯薄膜理化性质稳定，能耐热压灭菌，用稀酸煮洗或乙醇洗涤均无异物脱落或溶解。但由于在分子中含有酯键，对碱的稳定性较差，因此仅适用于微酸性药液。聚丙烯薄膜亦有应用，适用于微酸或微碱性溶液。

聚酯及聚丙烯薄膜都具有强的静电效应，能吸附各种尘埃细屑，且不易洗脱。

聚酯薄膜的处理方法为：①将薄膜刷去细屑，捻开，置于含 0.9％氯化钠的 85％乙醇的滤清溶液中（或用 95％乙醇），浸泡 12 小时以上，以除去有机物质及解除静电效应，洗去吸附的尘埃，漂洗干净。②放入滤过的蒸馏水中，煮沸 30 分钟或在蒸馏水中用 68.7kPa（0.7kg/cm²）压力灭菌 15～30 分钟，并用滤过的注射用水漂洗至水中无白点、纤维等异物为止。③浸泡在澄清的注射用水中备用。因聚酯薄膜长时间浸泡在乙醇中会发生醇解，故应即洗即用。

聚丙烯薄膜的处理基本与聚酯薄膜相同，只是不加热，而以 10％盐酸浸泡 12 小时，取出搓洗至无异物。

（三）原辅料的质量要求

原辅料的选择是制备输液剂的关键。配制输液剂应采用新鲜的注射用水。现在生产中多用离子交换法与蒸馏法联合制备，所用设备一般为多效式蒸馏水器或气压式蒸馏水器。

输液剂所用原辅料的质量要求很严格。如原辅料不纯，含有杂质，会使成品的澄明度不合格，且注射后会产生副作用，因而必须选用优质注射用规格的原辅料。通常应按《中国药典》规定项目进行质量检查。配制输液的原料其包装上必须注有"供注射用"字样才能应用。

每批原料使用前应检查是否包装严密，有否受潮、发霉、变质等现象。若原料已破损、受潮变质，则不可供注射用。制备代血浆用的右旋糖酐是利用微生物发酵制得，故需进行异性蛋白测定和安全试验，以确保临床使用安全。

活性炭（767型针用炭）是输液配制最常用的辅料，用以除去溶液中的热原、色素、胶体微粒等杂质及作助滤剂。市售药用炭因含硫化物及重金属较多，会影响产品质量，需经精制处理，符合针剂用活性炭要求后才能使用。若活性炭中铁和锌盐含量较高时，会使输液与维生素 C 及含水杨酸盐注射液配伍时引起药液变色。此时可将活性炭加适量盐酸煮沸，抽干，洗至氯化物符合规定，在120℃烘干即可得到改善。

（四）配液

输液剂的配液方法一般有两种。

1. 浓配法　原料质量虽符合《中国药典》规定标准，但其溶液有时澄明度较差者可采用此法，为输液剂配制的常用方法。具体操作是，将原料溶于新鲜的注射用水中配成浓溶液，加活性炭加热处理，滤过后再稀释至所需浓度。经活性炭加热处理，可吸附除去原料中的热原、色素和杂质。使溶解度较小的（在《中国药典》限度范围以内的）杂质在高浓度时不溶解而加以除去。例如葡萄糖注射液，可先配成 50%～70% 的浓溶液，加活性炭（0.3%～0.5%），调整 pH，用蒸汽加热（以防葡萄糖焦化），冷至 50℃，用布氏漏斗或砂滤棒抽滤，加注射用水稀释成所需浓度，再通过适宜的垂熔漏斗及微孔薄膜滤器精滤合格后灌装。

2. 稀配法　原料质量较好、成品合格率较高而配液量大时可用此法。即将原料直接加新鲜注射水配成所需的浓度，加活性炭（0.02%～0.1%），调整pH，搅拌，放置约20分钟后（必要时可适当加热以加速吸附），用砂滤棒抽滤至澄明（砂滤棒可预先用活性炭打底助滤，每根滤棒约用 10～20g，可先将炭粉放入注射用水中，经离心泵打入密闭砂棒滤器中使之吸附于滤棒外层后将水放去），再通过 3 号垂熔滤球及微孔薄膜滤器精滤后灌装。

国内外输液配制的设备，往往采用不锈钢制成的大型容器。配液器内装有搅拌桨、加热管和液位管。

（五）滤过

输液的滤过方法与滤过装置与安瓿剂基本上相同。滤过方法有有减压滤过和加压滤过等，不论采用何种方法，均应在密闭连通管道中进行，这样可避免药液与外界空气接触而减少污染机会。目前生产输液大多采用玻璃泵或不锈钢加压泵加压滤过。

因输液量大，滤器滤材一般用垂熔玻璃滤棒、陶质砂滤棒或不锈钢板框压滤机进行预滤，精滤目前多采用微孔滤膜，常用滤膜孔径为 $0.65\mu m$ 或 $0.8\mu m$。或用加压三级（砂滤棒-G_3 滤球-微孔滤膜）滤过装置。用聚四氟乙烯或聚碳酸酯或不锈钢滤器为支架加混合纤维素微孔滤膜组成的滤器多用作药液的精滤。我国《药品生产质量管理规范》（GMP）中均要求注射液经微孔薄膜滤过。实践表明，经过滤膜滤过的输液，微粒可大幅度降低，使输液剂的质量大大提高。

（六）灌封

药液滤过至澄明度合格后即可分装于输液瓶或塑料输液袋中。用输液瓶灌封的工序分为四步，连续完成：即灌注药液、放置隔离薄膜、橡胶塞和轧压铝盖。

输液瓶灌装前要用滤过的注射用水倒冲洗净，再灌装药液至刻度后，立即将隔离薄膜放瓶口中央，然后再取洗净的胶塞甩去余水，塞入瓶颈，再翻下胶塞边，加上铝盖并轧紧。

生产上多采用自动灌装机，用电子仪控制流量灌入输液瓶中，经履带传动，人工加盖涤纶薄漠和胶塞，再经自动翻塞机翻转胶塞边，最后经自动落盖轧口机、落盖、压紧。国内已有 SYL-GF500 型灌封机生产，此设备集洗瓶、灌装、加塞、轧口等多种功能于一体，每小时可生产输液 800～1200 瓶，自动化程度高，减少了污染机会，有利于提高输液质量。

铝盖应轧紧，以手用力扭转不应松动。否则灭菌时塞子松动，贮存时会因漏气染菌、长霉等而带来质量问题。

用塑料输液袋灌封时，将袋内最后一次洗涤水倒空，用常压滤过密封式灌装法进行灌装，灌装至需要量时立即用金属夹夹紧袋口，已装满的液袋要逐个检查，排尽袋内空气，以电热熔合封口，留有约 4cm 塑料管供输液时直接插管用。

大输液的配液及洗瓶均要求在半无菌室内进行，灌装室要求达到无菌条件，室内应采用垂直式空气层流净化装置，在层流四周加一圈丝绸帘子或透明塑料膜以加强净化效果。洁净区要求控制在 100 级并应定期检查。

（七）灭菌

输液灌封后应立即灭菌。一般应采用热压灭菌，115℃，68.7kPa（0.7kg/cm^2）30 分钟。塑料袋输液的灭菌条件为 109℃、45 分钟或 111℃、30 分钟。输液容器大，灭菌开始应逐渐升温，一般预热 20～30 分钟，若骤然升温，会引起输液瓶爆破，待达到灭菌温度和时间后必须等锅内压力下降至零，放出锅内蒸汽，使压力与大气相等后，才缓慢打开灭菌器门，绝对不能带压操作，否则将产生严重的人身安全事故。塑料袋输液灭菌时应有加压措施，防止其膨胀破裂。灭菌条件应进行验证，F_0 值应不低于 8 分钟。

双扉灭菌器是较为理想的热压灭菌器，灭菌器配有 F_0 显示屏，微机监控 F_0 值和动态工作流程。目前常用的还有快速冷却灭菌器、脉动真空灭菌器、旋转式灭菌器、水浴式灭菌器等。

在生产过程中染菌，而不能及时、有效灭菌，是导致存在热原的原因之一。包装不严密，灭菌技术不完善（包括灭菌设备有问题、灭菌时间不够、灭菌锅内堆放过密、蒸汽压力不足等）以致输液发霉长菌，严重者使用输液发生败血症、死亡事件。因而，必须重视输液的灭菌操作，输液从配制到灭菌这段时间愈短愈好，一般应控制在 4 小时之内。

（八）质量检查与包装

按《中国药典》规定，输液的质量检查项目有澄明度检查、热原与无菌检查、含量测定、pH 值及渗透压、检漏等。

1. 澄明度与微粒检查 输液澄明度按《中国药典》2005 年版规定的方法，用目检视，应符合卫生部关于澄明度检查判断标准的规定。为提高输液的质量，《中国药典》规定了注射液中不溶性微粒的检查法，除另有规定外，每 1ml 中含 $10\mu m$ 以上的微料不得超过 20 粒，含 $25\mu m$ 以上的微粒不得超过 2 粒。检查方法：①将药物溶液用微孔滤膜过滤，然后在显微镜下测定微粒的大小和数目（具体方法参看《中国药典》）。②采用库尔特计数仪。国产的 ZWY-4 型注射液微粒分析仪以及 DWJ-1 型大输液微粒计数器也可用于此项检查。

2. 热原与无菌检查 对输液十分重要，按《中国药典》规定进行。

3. 含量与 pH 值及渗透压检查 按该品种项下的具体规定进行。

澄明度检查时，若发现有崩盖、歪盖、漏气、隔膜脱落的成品，亦应挑出。

输液经质量检查合格后贴上标签，标签上须注明品名、规格、含量、用法与用量、注意事项、批号、生产单位等，贴好标签后即可进行包装。

（九）输液剂举例

例 1 葡萄糖输液

【处方】 注射用葡萄糖 50g（或 100g） 1% 盐酸适量 注射用水加至 1000ml

【制法】 取处方量葡萄糖投入煮沸的注射用水中，使成 50%～70% 的浓溶液，用盐酸调节 pH 为 3.8～4.0，加活性炭 0.1%（g/ml）混匀，煮沸约 20 分钟，趁热过滤脱炭，滤液中加入热注射用水至 1000ml，测 pH 及含量，合格后，精滤及微孔滤膜滤至澄明，灌装，封口，热压灭菌，115.5℃、68.7kPa（0.7kg/cm²）30 分钟即得。

【作用与用途】 葡萄糖用以供给人体热能，营养全身与心肌。25%～30% 的葡萄糖注射液，因其高渗透压作用，将组织（特别是脑组织）内液体引到循环系统内，由肾脏排出，用于降低眼压及颅内压、急性中毒、流血过多、虚脱、尿闭症、肾脏或心脏性浮肿等。

【用法与用量】 静脉注射。一次 5～50g，一日 10～100g。

【注】 （1）澄明度不合格（产生絮状物或小白点）的质量问题往往与原料质量有关。因葡萄糖由淀粉经酸水解、糖化而成，故可能带入淀粉中的杂质如蛋白质等，也可含有未完全糖化的糊精等。若在溶液中加入适量盐酸，就能使胶粒凝聚成较大的粒子而滤去。同时盐酸可使糊精继续水解为葡萄糖，以改善输液的澄明度。此外，在操作中采用浓配法，加热，使用活性炭等措施，使成品的澄明度合格。

（2）颜色变黄、pH 下降。此为本品不稳定性的主要表现。一般认为葡萄糖在弱碱性溶中能脱水形成 5-羟甲基糠醛（5-HMF），5-HMF 再分解为乙酰丙酸和甲酸。颜色的深浅与 5-HMF 产生的量成正比。以 pH3.0 时分解最少，故配液时用盐酸调节 pH 在 3.8～4.0，同时严格控制灭菌温度和受热时间使药液稳定。

例 2 右旋糖酐输液（血浆代用品）

【处方】 右旋糖酐 60g 氯化钠 9g 注射用水加至 1000ml

【制法】 将注射用水加热至沸腾，加入处方量右旋糖酐配成 12%～15% 的溶液，加 1.5% 活性炭，保持微沸 1～2 小时，加压过滤脱炭，加注射出用水至 1000ml，然后加入氯化钠，调整 pH 至 4.4～4.9，再加 0.05% 活性炭搅拌，加热至 70℃～80℃，过滤至药液澄明后灌装，热压灭菌 112℃30 分钟即得。

【作用与用途】 本品为血管扩张药。能提高血浆胶体渗透压，增加血浆容量，维持血压。常用于治疗外伤性休克、大出血、烫伤及手术休克等，但不能代替全血。

【用法与用量】 本品专供静脉注射，不可作皮下滴入，注入人体后血容量的程度，超过注射同容积的血浆。因本品有血液稀释作用，每次用量不可超过 1500ml，用量过多时易引起出血倾向和低蛋白血症，一般是 500ml，每分钟注入 20～40ml，在 15～30 分钟左右注完全量。

【注】 （1）因右旋糖酐由生物合成法制成，易夹杂热原，故活性炭用量较大。同时因本品黏度较大，需在高温下过滤，本品灭菌一次，其分子量下降 3000～5000，灭菌后应尽早移出灭菌锅，以免色泽变黄，且要严格控制灭菌的温度和时间。

（2）本品在贮藏过程中易析出片状结晶，主要与贮存温度和分子量有关，在同一温度下，分子量越低越容易析出结晶。

例3　静脉注射用脂肪乳剂

【处方】　精制大豆油（油相）150g　精制大豆磷脂（乳化剂）15g　注射用甘油（等渗调节剂）25g　注射用水加至1000ml

【制法】　称取精制大豆磷脂15g，置高速组织捣碎机内，加甘油25g与注射用水400ml，在氮气流下搅拌成均匀的磷脂分散液，倾入二步乳匀机的贮液瓶内，加精制豆油，在氮气流下高压乳化至油粒直径达到1μm以下时，经乳匀机出口输至盛器内，在液面有氮气流下，用4号垂熔玻璃漏斗减压滤过，分装于输液瓶中，充氮轧盖，先经水浴预热至90℃左右，再热压灭菌121℃15分钟，浸入热水中，缓慢冲入冷水逐渐冷却，在4℃～10℃下贮存，切不可结冰，否则油滴变大。

【质量检查】　成品经显微镜检查油滴分散度，并进行溶血试验、热原检查、降压试验、无菌检查、油及甘油含量及过氧化值、酸值、pH值和稳定性等质量检查。

【作用与用途】　静脉乳用于外周静脉营养，供给必需脂肪酸。适用于手术前后特别是消化道手术后进食困难或不能进食者；大面积烧伤尤其为颈部烧伤；各种消耗疾病；严重外伤及高度营养缺乏者。

【用法与用量】　静脉滴注。一日输入量以不超过1.5g/kg（体重）脂肪油为宜。

【注】　（1）输入静脉乳后可产生恶心呕吐、胃肠痛、发热、寒战等急性反应，以及轻度贫血、肝脾肿大、胃肠障碍等慢性副反应，应注意观察。输入时应缓慢，冬季时应预先温热本品。慢性反应往往是由于长期给药致血脂过高所致，故连续使用时须经常进行生物学检查。

（2）乳剂短时间内可与等渗糖液、氨基酸液配伍，但在滴注过程中不能任意添加其他药物，尤其禁忌与电解质溶液和血浆代用液等配伍，以免破坏乳剂，造成危害。

四、输液质量问题讨论

输液的质量要求较高，目前大生产中主要存在的主要质量问题为澄明度、染菌和热原问题。分别讨论如下：

（一）澄明度问题

输液中常见的微粒有碳黑、氧化锌、碳酸钙、纤维素、纸屑、玻璃屑、黏土、细菌和结晶等，主要来源是：

1. 原料与附加剂 注射用葡萄糖有时可能含有少量蛋白质、水解不完全的糊精、钙盐等杂质；氯化钠、碳酸氢钠中常含有较高的钙盐、镁盐和硫酸盐；氯化钙中含有较多的碱性物质。这些杂质的存在，会使输液中产生乳光、小白点、浑浊等现象。某些含糖输液发现有雾状物，活性炭 X 射线散射证明是石墨晶格内的少量杂质能使活性炭带电形成胶体溶液的缘故。故杂质含量较多时，不仅影响输液的澄明度，还影响药液的稳定性。因此，应严格控制原辅料的质量，国内已制定了输液原辅料的质量标准。

2. 输液容器与附件 输液中的小白点主要是钙、镁、铁、硅酸盐等物质，这些物质主要来源于橡胶塞和玻璃输液瓶。因此，应选用优质的橡胶塞和输液瓶。另外，大输液应贮存于冷暗处，并避免横卧或倒置，否则药液易透过隔离薄膜与橡胶塞接触，造成澄明度不合格。

3. 生产工艺及操作 车间洁净度差，容器及附件洗涤不净，滤器选择不当，过滤与灌封操作不符合要求，工序安排不合理等都可能会导致澄明度不合格，因此应严格遵循生产操作规程。

4. 医院输液操作及静脉滴注装置的问题 一般用输液器静脉滴注药液时，应注意在倾入药液前，先用部分药液冲洗输液器、胶管、滴管和针头。国内外在使用输液过程中，为滤除药液中的异物与细菌，在输液管上加一终端滤器（平均孔径为 5μm），接在橡皮管末端靠近注射针头处使用。

（二）染菌

输液染菌后出现霉菌、云雾状、浑浊、产气等现象，也有一些看不到的外观变化。如果使用了这些输液，将会造成脓毒症、败血症、内毒素中毒，甚至死亡。染菌的主要原因是生产过程污染严重、灭菌不彻底、瓶塞松动等，应特别注意防止。有些芽孢需热压灭菌 120℃、30～40 分钟，才能杀死，若输液为营养物质，细菌容易生长繁殖，即使经过灭菌，大量菌尸的存在也会引起致热反应。最根本的办法就是尽量减少制备生产过程的污染，严格灭菌条件，密闭包装。

（三）热原反应

微生物污染越严重，热原反应越严重。产品经灭菌可杀灭微生物，但不能除去热原，故需尽量减少制备时的细菌污染，热原污染途径和除去方法，详见制药用水热原项下。

第六节　粉　针　剂

一、概述

粉针剂为注射用无菌粉末的简称，系指临用前配成溶液或混悬液注入体内的无菌粉末。凡遇热不稳定或在水溶液中不稳定的药物，如某些抗生素、酶制剂及生化制品，由于不能制成一般的水溶性注射液或不适宜加热灭菌，均需制成注射用无菌粉末。近年来，为提高中药注射剂的稳定性，已将某些中药注射液研制成粉针剂应用。例如双黄连粉针剂、茵栀黄粉针剂等。

根据生产工艺条件不同注射用无菌粉末可分为两种，一种是将原料药精制成无菌粉末直接进行无菌分装，成品为无菌分装制品；另一种是将药物配成无菌溶液或混悬液，无菌分装后，再进行冷冻干燥，得到冻干粉末（块），该产品也称冻干制品。目前，中药粉针剂以冻干制品为多。

粉针剂的质量要求与注射用水溶液基本一致，应符合《中国药典》中关于注射用药物的各项规定及注射用无菌粉末的各项要求。

二、粉针剂的制备

（一）无菌粉末直接分装法

1. 原材料的准备　无菌原料可用灭菌溶剂结晶法或喷雾干燥法制备，若细度不符合要求，则需在无菌条件下粉碎、过筛以制得符合注射用的无菌粉末。

2. 容器的处理　安瓿或小瓶及橡胶塞的质量要求及处理方法与注射剂相同，但均须进行灭菌处理。各种分装容器洗净后，需用干热灭菌或红外线灭菌后备用。已灭菌的空瓶存放柜中应有净化空气保护，存放时间不超过 24 小时。

3. 分装　分装必须在高度洁净的无菌室中按无菌操作法进行。分装室的相对湿度必须控制在分装产品的临界相对湿度以下。分装过程中应注意抽样检查装量差异。分装后，小瓶立即加塞铝盖密封，安瓿熔封。药物的分装及安瓿的封口宜在局部层流下进行。目前使用的分装机械有螺旋自动分装机、插管式及真空吸粉式分装机等。此外，青霉素分装车间不得与其他抗生素分装车间轮换生产，以防交叉污染。

4. 灭菌及异物检查　对于耐热品种，可选用适宜灭菌方法进行补充灭菌，以确保安全。对于不耐热品种，必须严格无菌操作，产品不再灭菌。异物检查一般在传送带上目检。

（二）无菌水溶液冷冻干燥法

冷冻干燥法系将药物溶液预先冻结成固体，然后在低温低压条件下，将水分从冻结状态下升华除去的一种低温除水的干燥方法。制备冻干无菌粉末前药液的配制基本与水性注射剂相同，其冻干粉末的制备工艺流程如下：

分装好药液的安瓿或小瓶→预冻→升华干燥→再干燥

（三）粉针剂举例

例　注射用双黄连粉针剂

【处方】　　连翘　金银花　黄芩

【制法】　　以上三味，黄芩加水煎煮二次，每次 1 小时，滤过，合并滤液，用 2mol/L 盐酸溶液调节 pH 值至 1.0～2.0，在 80℃保温 30 分钟，静置 12 小时，滤过，沉淀加 8 倍量水，搅拌，用 40％氢氧化钠调节 pH 值至 6.0～7.0，加入等量乙醇，搅拌使溶解，滤过，滤液用 2mol/L 盐酸溶液调节 pH 值至 2.0，在 80℃保温 30 分钟，静置 12 小时，滤过，沉淀用乙醇洗至 pH 值 4.0，加适量水，搅拌，用 40％氢氧化钠调节 pH 值至 6.0～7.0，加入适量活性炭，充分搅拌，在 50℃保温 30 分钟，加入 1～2 倍量乙醇，搅拌均匀，滤过，滤液用 2 mol/l 盐酸溶液调节 pH 值至 2.0，在 80℃保温 30 分钟，静置 12 小时，滤过，沉淀用少量乙醇洗涤，于 60℃以下干燥，备用；金银花、连翘加水温浸 30 分钟，煎煮二次，每次 1 小时，滤过，合并滤液，浓缩至相对密度 1.20～1.25（70℃～80℃），放冷至 40℃，缓缓加入乙醇使含醇量达 75％，充分搅拌，静置 12 小时，滤取上清液，回收乙醇至无醇味，加入 3～4 倍量水，静置 12 小时，滤取上清液，浓缩至相对密度 1.10～1.25（70℃～80℃），放冷至 40℃，加入乙醇使含醇量达 85％，静置 12 小时以上，滤取上清液，回收乙醇至无醇味，备用。取黄芩提取物，加入适量的水，加热，用 40％氢氧化钠调节 pH 值至 7.0 使溶解，加入上述连翘、金银花提取物，加水至 1000ml，加入适量活性炭，调节 pH 值至 7.0，加热至沸，并保持微沸 15 分钟，冷却，滤过，加注射用水至全量，灭菌，冷藏，滤过。浓缩，冻干，制成粉末，分装，即得。

【作用与用途】　　清热解毒，疏风解表。用于外感风热所致的发热，咳嗽，咽痛；上呼吸道感染，轻型肺炎，扁桃体炎见上述证候者。

【用法与用量】　　静脉滴注。每次每千克体重 60mg，一日一次；或遵医嘱。临用前，先以适量灭菌注射用水充分溶解，再用氯化钠注射液或 5％葡萄糖注射液 500ml 稀释。

【注】 (1)本品为黄棕色无定形粉末或疏松固体状物,味苦、涩;有引湿性;

(2)本品与氨基糖苷类(庆大霉素,卡那霉素,链霉素)及大环内酯类(红霉素,白霉素)等配伍时易产生浑浊或沉淀,请勿配伍使用。

(3)应密闭,避光置阴凉处贮藏。

第七节 滴 眼 剂

一、概述

滴眼剂系指一种或多种药物制成供滴眼用的外用液体药剂。以澄明的水溶液为主,也有少数为胶体溶液和水性混悬液。

滴眼剂用于眼黏膜,每次用量一般 1～2 滴,对眼部起杀菌、消炎、收敛、缩瞳、麻醉等作用。有的在眼球外部发挥作用,有的则要求主药透入眼球内才能产生治疗效果。近年来,为了增加药物与作用部位的接触时间,减少给药次数与提高药效,除了适当增加滴眼剂的黏度外,还研制了一些新型的眼用剂型,如眼用膜剂、眼用凝胶制剂、接触眼镜等。

眼用液体药剂除滴眼剂外,在临床上常用的还有洗眼剂。洗眼剂系指药物配成一定浓度的灭菌水溶液,如生理氯化钠溶液,2%硼酸溶液等,供眼部冲洗、清洁用。

二、滴眼剂的质量要求

眼睛属机体最娇嫩的器官之一,因此对滴眼剂的质量要求类似于注射剂,在以下几个方面都有相应的要求。

1. pH 人体正常泪液的 pH 为 7.4,正常眼可耐受的 pH 值为 5.0～9.0,pH 值 6～8 时眼球无不舒适感,小于 5.0 或大于 11.4 时则有明显的不适感觉。由于 pH 不当而引起的刺激性,可增加泪液的分泌,导致药物迅速流失,甚至损伤角膜。眼对碱比较敏感,较酸更能使眼损伤。所以滴眼剂的 pH 值应控制在适当范围,要考虑并兼顾到药物的疗效、稳定性及药剂的刺激性等多方面的情况。

2. 渗透压 为减少刺激性,滴眼剂的渗透压应与泪液的渗透压相近。眼球能适应的渗透压范围相当于浓度为 0.6%～1.5%的氯化钠溶液,超过 2%就有明显的不适。低渗溶液应用合适的药物调整成等渗溶液,常用硼酸、氯化钠等。

3. 无菌 滴眼剂是一种多剂量型，为了避免在多次使用后染菌，成品都应添加适当的抑菌剂。对于一般用于无眼外伤的滴眼剂要求没有致病菌，尤其不得含有绿脓杆菌和金黄色葡萄球菌。眼部有无外伤是滴眼剂无菌要求严格程度的界限。正常人的泪液中含有溶菌酶，故有杀菌作用，同时泪液不断冲刷眼部，使眼部保持清洁无菌，角膜、巩膜等也能阻止细菌侵入眼球。但当眼有损伤时或眼手术后，这些保护机制就消失了，因此，对眼部损伤或眼手术后所用的眼用药剂，必须要求绝对无菌，成品要经过严格的灭菌，这类药剂中不允许加入抑菌制，一经打开使用后，不能放置再用，因此常采用单剂量包装。

4. 澄明度与混悬微粒细度 滴眼剂应澄明无异物，特别是不得有碎玻璃屑。混悬液型滴眼剂的颗粒细度要求小于 $50\mu m$，其中含 $15\mu m$ 以下的颗粒不得少于 90%，并且颗粒不得结块，易摇匀。

5. 黏度 适当增加黏度，可延长药物在眼内的停留时间，有利于增强疗效，同时黏度增加后亦减少了刺激性。滴眼剂合适的黏度在 $4\sim5cPa\cdot s$（厘泊）。

三、滴眼剂中药物的吸收

滴眼剂有的作用于眼球外部，有的作用于眼球内部。作用于眼球内部的滴眼剂，要求主药透入眼球内。

（一）眼的药物吸收途径

滴眼剂滴入结膜囊内主要通过角膜和结膜两条途径吸收。一般认为，滴入眼中的药物首先进入角膜，通过角膜至前房再进入虹膜；药物经过结膜吸收时，通过巩膜可达眼球后部。

用于眼部的药物，多数情况下以局部作用为主。进入眼内的药物有 90% 是经角膜吸收的，而结膜因有许多血管，从结膜吸收的药物可经结膜血管网进入人体血液循环，致使不能在眼球内达到有效浓度，有些药效较强的药物还有可能引起全身性副作用。

此外，药物尚可通过眼以外部位给药经吸收分布到达眼睛，有些药物能透过血管与眼球间的血水屏障，但有些药物全身给药后往往要达到中毒浓度后才能发挥治疗作用。因此，作用于眼部的药物，一般情况下仍以局部用药为宜。

（二）影响滴眼剂吸收的因素

1. 药物从眼睑缝隙的流失 人正常泪液的容量约为 $7\mu l$，不眨眼最多也只能容纳 $30\mu l$ 左右的流体。一般的滴眼瓶一滴药液约为 $50\sim75\mu l$，估计约 70% 的药液从眼溢出而造成损失，若眨眼药液的损失将达 90% 左右。溢出的药液大部分沿面颊淌下，或从排出器官进入鼻腔或口腔中，然后进入胃肠道。因此滴眼剂应用时，若每次增加药液的用量，将使药液有较多的流失；同时由于泪液每分钟能补充总体的 16%，角膜或结膜囊内存在的泪液和药液的容量越小，泪液稀释药液的比例越大。基于上述原因，若增加滴药的次数或每次多滴进一些药液，则有利于提高主药的利用率。

2. 药物的脂溶性与解离度　角膜厚度约为 0.5～1mm，由上皮细胞、实质层和内皮层构成，实质层主要为水化胶原，因此其化学组成为脂肪-水-脂肪三层。角膜上皮和内皮对大多数亲水性药物构成限速屏障，而亲脂性很高的药物又难以透过角膜实质层。因此药物必须具有适宜的亲水亲油性才能透过角膜。完全解离或完全不解离的药物则不能透过完整的角膜。而当角膜有某种程度的损伤时，药物的透过可发生很大的改变，通透性将大大增加。结膜下是巩膜，水溶性药物易通过，而脂溶性药物则不易渗入。

3. 药物经外周血管消除　滴眼剂中药物进入眼睑和结膜囊的同时，也通过外周血管迅速从眼组织消除。结膜含有许多血管和淋巴管，当由外来物引起刺激时，血管处于扩张状态，透入结膜的药物有很大比例进入血液中。

4. 滴眼剂的刺激性　滴眼剂的刺激性较大时，能使结膜的血管和淋巴管扩张，增加了药物从外周血管的消除；同时由于泪液分泌增多，不仅将药物浓度稀释，而且增加了药物的流失，从而影响药物的吸收作用，降低药效。

5. 滴眼剂的黏度　增加黏度可延长滴眼剂中药物与角膜的接触时间，例如 0.5% 甲基纤维溶液对角膜接触时间可延长约 3 倍，从而有利于药物的透过吸收，亦能减少药物的刺激性。

6. 滴眼剂的表面张力　滴眼剂的表面张力对其与泪液的混合及对角膜的透过均有较大影响。表面张力愈小，愈有利于泪液与滴眼剂的混合，也有利于药物与角膜上皮层的接触，使药物容易渗入。

四、滴眼剂的附加剂

滴眼剂中要加入用于调节张力、黏度、渗透压、pH 值以及提高药物溶解度的辅料，以保证制剂的安全、有效、稳定，适应临床用药的要求。常用的有以下几种。

1. pH 值调整剂　正常人泪液的 pH 值在 7.3～7.5 之间，滴眼剂 pH 值的选择，应综合从药物的溶解度、稳定性、刺激性等方面考虑，一般应控制在 pH 值5～9之间。为了避免过强的刺激性和使药物稳定，常选用适当的缓冲液作溶剂，这样可使滴眼剂的 pH 值稳定在一定范围内。常用的缓冲液如下：

（1）磷酸盐缓冲液：为 0.8% 的磷酸二氢钠溶液和 0.947% 的无水磷酸氢二

钠溶液按不同比例混合后得到 pH 值为 5.9～8.0 的缓冲液。二液等量配合的 pH 为 6.8 的缓冲液最常用，适用于阿托品、麻黄碱、后马托品、毛果芸香碱、东莨菪碱等。

（2）硼酸缓冲液：为 1.9％的硼酸溶液，pH 值为 5，可直接作溶剂，适用于盐酸可卡因、盐酸普鲁卡因、盐酸丁卡因、苯福林、盐酸乙基吗啡、肾上腺素、水杨酸毒扁豆碱、硫酸锌等。

（3）硼酸盐缓冲液：以 1.24％的硼酸溶液和 1.91％的硼砂溶液按不同比例配合后得到 pH 值为 6.7～9.1 的缓冲液。硼酸盐缓冲液能使磺胺类药物的钠盐稳定而不析出结晶。滴眼剂常用的缓冲液见表 10-5、表 10-6。

表 10-5   磷酸盐缓冲液

pH 值	0.8％磷酸二氢钠（ml）	0.947％磷酸氢二钠（ml）	使 100ml 溶液等渗加氯化钠克数
5.91	90	10	0.48
6.24	80	20	0.47
6.47	70	30	0.47
6.64	60	40	0.46
6.81	50	50	0.45
6.98	40	60	0.45
7.17	30	70	0.44
7.38	20	80	0.43
7.73	10	90	0.43
8.04	5	95	0.42

表 10-6   硼酸盐缓冲溶液

pH 值	1.24％硼酸（ml）	1.91 硼酸（ml）	使 100ml 溶液等渗应加氯化钠克数
6.77	97	3	0.22
7.09	94	6	0.22
7.36	90	10	0.22
7.60	85	15	0.23
7.87	80	20	0.24
7.94	75	25	0.24
8.08	70	30	0.25

续表

pH 值	1.24%硼酸（ml）	1.91 硼酸（ml）	使 100ml 溶液等渗应加氯化钠克数
8.20	65	35	0.25
8.41	55	45	0.26
8.60	45	55	0.27
8.69	40	60	0.27
8.84	30	70	0.28
8.98	20	80	0.29
9.11	10	90	0.30

缓冲溶液贮备液，应灭菌贮存，并添加适量的抑菌剂，以防微生物生长。

2. 渗透压调整剂 除另有规定外，滴眼剂应与泪液等渗。眼球能适应的渗透压范围相当于 0.8%～1.2%的氯化钠溶液，由于眼泪能使滴眼剂浓度下降，渗透压在此范围以外产生的刺激性也是暂时的。

滴眼剂是低渗溶液时应调成等渗，因治疗需要有时也采用高渗溶液，而洗眼剂则应力求等渗。作为调整渗透压附加的常用药物有氯化钠、硼酸、葡萄糖、硼砂等。

渗透压调节的计算方法与注射液相同，采用冰点降低数据法或氯化钠等渗当量法，详见本章注射剂的附加剂项下。

3. 抑菌剂 一般滴眼剂为多剂量包装，虽在生产时采用无菌和灭菌措施，但在使用过程中无法始终保持无菌。被污染的药液不仅会变质、失效，而且还可能引起病人眼部的继发性感染，甚至丧失视力，因此添加适当的抑菌剂十分重要。用于滴眼剂的抑菌剂不但要求有效，无刺激性，本身性质稳定，而且还要求作用迅速。但用于眼部损伤或眼手术的滴眼剂不得添加抑菌剂。常用的抑菌剂及其浓度见表 10-7。

表 10-7　　　　　　　　　　　　常用抑菌剂及其浓度

抑菌剂	浓度	抑菌剂	浓度	
氯化苯甲烃胺	0.01%～0.02%	苯乙醇	0.5%	
硝酸苯汞	0.002%～0.004%	三氯叔丁醇	0.35%～0.5%	
硫柳汞	0.005%～0.01%	对羟基苯甲酸甲酯与丙酯混合物	甲酯 0.03%～0.1%	丙酯 0.01%

单一的抑菌剂，经常因处方中的 pH 值不适宜或与其他成分的配伍禁忌而不能达到速效目的，尤其是在杀灭绿脓菌方面，效果不理想。采用复合的抑菌剂可

明显增强抑菌效果，如少量的依地酸钠能使其他抑菌剂对绿脓杆菌的作用增强，而依地酸钠本身是没有抑菌作用的。另外，洁而灭加依地酸钠；三氯叔丁醇加依地酸钠或对羟基苯甲酸酯类；硝酸苯汞加依地酸钠或对羟基苯甲酸酯类；苯乙醇加对羟基苯甲酸酯类等也是复合抑菌剂增强抑菌作用的成功例子。

4. 增稠剂 适当增加滴眼剂的黏度，既可降低药物对眼的刺激性，又能延长药物与作用部位的接触时间，从而提高疗效。常用的增稠剂为甲基纤维素、聚乙烯醇、聚乙二醇、聚乙烯吡咯烷酮、羟丙基乙基纤维素等，但增黏剂与某些抑菌剂有配伍禁忌，如甲基纤维素与羟苯酯类、氯化十六烷基吡啶等就不能配伍，选用时应注意。

5. 其他附加剂 滴眼剂根据需要，也可酌情加入抗氧剂、增溶剂、助溶剂等附加剂，其用法用量参见有关章节。

五、滴眼剂的制备

1. 制备工艺流程 根据药物性质和临床用药的需要，滴眼剂的制法一般分为下列三种：

（1）药品性质稳定者：

主药 ⎫
附加剂 ⎬ →溶解→滤过→滤液→灭菌 ⎫
滴眼瓶（塞）→洗涤→灭菌 ⎭ ⎬ 无菌操作分装→质量检查→印字包装

（2）药品不耐热者：药品溶解，垂熔玻璃滤器或微孔薄膜器滤过，分装，全部制备过程采用无菌操作法。

（3）用于眼外伤或眼部手术的滴眼剂：必须制成单剂量包装药剂，灌装后进行灭菌处理。

2. 包装容器的处理

（1）滴眼瓶：包括玻璃制或塑料制两种，目前工厂应用最普遍的是塑料瓶，其处理方法是用真空灌装器将滤过的灭菌蒸馏水灌入滴眼瓶中，然后用甩干机将瓶甩干，如此反复三次，气体灭菌后通风备用。医院药房制剂和一些对氧敏感的药物多用玻璃滴眼瓶，其处理方法是用洗涤剂洗涤后先常水洗净，然后用滤过的蒸馏水冲至澄明，最后干热灭菌备用。

（2）橡胶帽：先用 0.5%～1.0%碳酸钠煮沸 15 分钟，放冷揉搓，用常水冲洗干净，继用 0.3%盐酸煮沸 15 分钟，再用常水冲洗干净，最后用滤过蒸馏水洗净，煮沸灭菌后备用。

3. 配液 配制溶液型滴眼剂一般采用溶解法，将药物加适量灭菌溶媒溶解后，采用微孔滤膜或用 3 号或 4 号垂熔漏斗滤过至澄明，并从滤器上添加灭菌溶媒至全量，检验合格后分装。

混悬液型滴眼剂一般先将主药在无菌乳钵中研成极细粉末，另取助悬剂（如甲基纤维素、羧甲基纤维素等）加灭菌蒸馏水先配成黏稠液，与主药一起研磨成均匀细腻的糊状，再添加灭菌蒸馏水至全量，研匀即得。大量配制时常用乳匀机搅匀。

如制备中药滴眼剂，可将中药按注射液的提取和纯化方法处理制得浓缩液后，再用适当方法配液。

4. 灌装 配成的药液，应抽样经鉴别试验、含量测定合格后，方可分装于无菌的容器中。普通滴眼剂以每支 5～10ml 为宜，供手术用的可装于 1～2ml 的小瓶中，并用适当的灭菌方法灭菌。目前生产上均采用减压灌注法进行分装，简易真空灌装器则适用于小量生产。

减压灌装是将已清洗干净、灭菌后的滴眼剂空瓶塞上大橡皮塞，小口向下，排列在一平底盘中，将盘放入真空箱内，由管道将药液从贮液瓶定量地（稍多于实际灌装量）放入盘中，密闭箱门，抽气减压，瓶中空气从在液面下的小口逸出，然后通入空气，恢复常压。药液即灌入瓶中，取出盘子，立即套上小橡皮塞密封。分装后，必须检查澄明度，并应抽样作菌检，合格后方可应用。

六、滴眼剂举例

例 千里光眼药水

【处方】 千里光 500g 对羟基苯甲酸乙酯 0.5g 氯化钠 8.5g 蒸馏水加至 1000ml

【制法】 取千里光 500g，净制，切成 1cm 长小段，加入 75％乙醇 4000ml 左右，加盖密闭浸渍 52 小时，取出上清液，然后将残渣压榨至干，将榨出液与上清液合并，滤过，滤液回收乙醇，并浓缩至约 350ml，趁热滤过，滤液放冷置冰箱中过夜。取出浓缩液，加蒸馏水适量使成 500ml，再加入纯净白蜡 15g，同法再处理 1 次。将所得已除去白蜡的母液，置冰箱中冷却过夜后，取出滤过，得澄明千里光提取液 500ml，测定其 pH 并调整至 7 左右，备用。

取蒸馏水适量，溶解氯化钠、对羟基苯甲酸乙酯，再与千里光提取液混合，加蒸馏水至 1000ml，加入活性炭 5g，水浴加热脱色，滤过，滤液用热压灭菌 105℃ 30 分钟，再置冰箱中 24 小时以上，滤过，用无菌操作法将滤液分装于经灭菌的 5ml 眼药水瓶中，即得。

【作用与用途】 清肝明目，凉血消肿，清热解毒，抑菌消炎。用于急性目赤肿痛、急慢性结膜炎、角膜溃疡、角膜炎、急性期沙眼等。

【用法用量】 滴眼。一次 2～3 滴，一日 3～4 次。

【注】 （1）千里光眼药水采用醇提法，同时用白蜡处理提取液去油脂，不

仅可解决刺激性问题，而且提高了纯度。白蜡去油脂的方法，一般是在提取液中，加入适量（均为提取液体积的 3%）的纯净白蜡，水浴加热搅拌至白蜡全部液化，继续搅拌混匀后，静置放冷，待白蜡完全凝结，将已凝结含有杂质的白蜡除去即可。本品也可采用水提法制备，但制得的成品刺激性较大。

（2）本品灭菌前 pH 值可调至 7.2～7.4 之间，灭菌后 pH 值略有下降，对溶液的澄明度影响较小，而且容易保存。

第十一章

散 剂

第一节 概 述

　　散剂系指药材或药材提取物经粉碎、过筛、均匀混合制成的粉末状制剂，分为内服散剂和外用散剂。内服散剂一般分散于水或其他液体中服用，亦可直接用水送服；外用散剂可供皮肤、口腔、咽喉、腔道等处应用。

　　散剂是中药古老的传统剂型之一，在我国早期的医药典籍《黄帝内经》，以及现存最早的方书《五十二病方》中均有散剂的记载，《伤寒论》、《金匮要略》中记载散剂达五十余方。虽然化学药物散剂临床应用已日趋减少，但由于散剂具备很多优点，因此中药散剂迄今仍为常用剂型之一。

一、散剂的特点

　　散剂制法简单，剂量可随意增减；表面积较大，易分散，奏效快；使用后对皮肤、黏膜的创伤面产生覆盖、保护、收敛、止血等特殊效能；服用方便，对于不便服用丸、片、胶囊等剂型的患者，可改用散剂；运输携带方便。

　　由于药物粉碎后，比表面积加大，故散剂的臭味、刺激性、吸湿性及化学活性也相应增加，某些挥发性成分亦易散失，所以一些有特殊异味、刺激性、腐蚀性强及易吸潮变质的药物，不宜配成散剂。

二、散剂的分类

　　1. 按药物组成　可分为单散剂和复方散剂。单散剂由一味药物组成，如三七散、川贝散等；复方散剂由两味或两味以上药物组成，如六一散、蛇胆陈皮散等。

　　2. 按医疗用途　可分为内服散剂与外用散剂。内服散剂如参苓白术散、益元散等；外用散剂如如意金黄散、冰硼散等。有的散剂既可以内服，又可以外用，如七厘散。

　　3. 按药物性质　可分为含毒性药物散剂，如九分散、九一散等；含低共熔混合物散剂，如避瘟散、痱子粉等；含液体药物散剂，如蛇胆川贝散、紫雪等。

4. 按剂量 可分为分剂量型散剂与非剂量型散剂。分剂量型散剂系将散剂按每次服用剂量为单位进行包装，患者按剂量取服，如多数内服剂；非剂量型散剂系以总剂量形式包装，患者照医嘱自己分取剂量使用，如多数外用散剂。

三、散剂在生产与贮存期间应符合的要求

散剂在生产与贮存期间应符合下列有关规定：

1. 供制散剂的药材、药材提取物均应粉碎。除另有规定外，内服散剂应为细粉；儿科用及外用散剂应为最细粉；眼用散剂应为极细粉。

2. 散剂应干燥、疏松、混合均匀、色泽一致。制备含有毒性药、贵重药或药物剂量小的散剂时，应采用配研法混匀并过筛。

3. 多剂量包装的散剂应附分剂量的用具；含毒性药物的内服散剂应单剂量包装。

4. 用于深部组织创伤及溃疡面的外用散剂，应在清洁避菌环境下配制。

5. 除另有规定外，散剂应密闭贮存，含挥发性药物或易吸潮药物的散剂应密封贮存。

第二节 散剂的制备

一、一般散剂的制备

散剂制备的一般工艺流程为：

药材粉碎→过筛→混合→分剂量→质量检查→包装

（一）药材粉碎与过筛

粉碎与过筛的目的、方法、器械在第六章中已作详细介绍。

（二）药粉的混合

散剂要求混合均匀、色泽一致，故混合操作是制备散剂的重要工艺过程之一。混合的目的、方法、器械等在第六章中也已介绍，本节主要介绍散剂常用混合方法及操作要点。

1. 打底套色法 此法为中药丸、散等剂型对药粉进行混合的一种经验方法。所谓"打底"，系指将量少的、色深的、质轻的药粉先放入研钵中作为基础；然后将量多的、色浅的、质重的药粉逐渐分次加入研钵中，轻研混匀，此即为"套

色"。本法缺点是侧重色泽、质地，忽略了等容积不同药粉容易混合均匀的情况。

2. 配研法 两种物理状态和容积均相似的药粉等量混合时，一般容易混匀。若药物比例量相差悬殊时，则不易混合均匀，这种情况应采用"配研法"混合。"配研法"习称"等量递增法"，其方法是：取量小的组分及等量（等容积）的量大组分，同时置于混合器中混合均匀，再加入与混合物等量的量大组分混匀，如此倍量增加直至加完全部量大的组分为止。此法工时少，效果好。

在进行混合操作时，若首先加入研钵内的药粉量较少，则需在混合之前先用其他量多的药粉饱和研钵内表面，以防止量少药物被研钵内表面吸附而导致损耗。

（三）散剂的分剂量

分剂量是将混合均匀的散剂按照所需剂量分成相等重量份数的过程或操作。常用的方法有目测法（估分法）、重量法和容量法，现分述如下：

1. 目测法（估分法） 即称取总量的散剂，根据目测分成所需的若干等份，一般以每次 3～6 包为宜，以便于比较。此法比较简便，但准确性差，一般仅用于药房临时调配少量普通药物散剂，含毒性药物的散剂不可用此法。

2. 重量法 系用手秤（戥秤）或天平逐包称量的方法。这种方法剂量准确，但效率较低，难以机械化。主要用于含毒性药物散剂及贵重细料药物散剂。

3. 容量法 系用固定容量的容器进行分剂量的方法。目前一般所用的散剂分量器是以木质、牛角、金属或塑料制成的一种容量药匙。有的在匙内安有活动楔子，用以调节所需剂量。由于散剂的密度不同，故在更换品种时必须重新调节容量。又由于药物成分的性质、粉末的疏松或紧密程度、铲粉用力的轻重、快慢、方向、深浅度以及刮粉角度等的不同，均可影响分剂量的准确性，故在整个分剂量过程中，要注意条件一致，以减少误差。该器械适用于 0.5～2g 的散剂分量，很方便，误差在允许范围内。

目前国内大量生产散剂时的自动包装机、散剂定量分包机等，均系利用容量法分剂量的原理设计的，其效率较高，只是准确性稍差。

（四）包装与贮存

散剂的比表面积一般较原料大，故其吸湿性或风化性也较显著。散剂吸湿后常发生很多变化，如润湿、失去流动性、结块等物理变化；有的发生变色、分解等化学变化；有的发生微生物污染、虫蛀等生物学变化等，所以在包装与贮存中主要应解决好防潮的问题。选用适宜的包装材料与贮藏条件可延缓散剂的吸湿。

1. 包装材料 一般用纸、玻璃瓶、硬胶囊、塑料薄膜袋、复合膜袋等。

（1）包装纸：常用的有有光纸、玻璃纸和蜡纸等。有光纸：表面光滑，吸附药粉少，价格便宜，但能透油脂和气体，能被水和水蒸气浸透，适用于包装不易吸湿、不挥发、性质稳定的散剂。玻璃纸：质软易折且透明，不能透过脂肪，但水蒸气及可溶于水的气体（如二氧化碳、氨、硫化氢等）则容易透过，适用于包装含挥发性及油脂性药物的散剂，而不宜于包装引湿性、易风化及易被二氧化碳等气体分解的散剂。蜡纸：系白纸用蜡浸制而成，具有防潮、防风化、防二氧化碳侵入的作用，适用于包装易引湿、易风化及在二氧化碳作用下易变质的散剂；也可以用于包装含毒性药物的散剂，可减少吸附损耗。但不适用于包装含挥发性成分的药物，如含冰片、樟脑、薄荷脑、麝香等成分的散剂，因为蜡纸可部分地吸收这些挥发性药物，并能在接触处形成低熔点物质而粘附在一起。

（2）玻璃瓶（管）：玻璃容器密闭性好，适用于装芳香细料药、挥发性药物、含毒性药物和引湿药物的散剂。

（3）硬胶囊：硬胶囊能掩盖药物的臭味，所以一些小剂量而有异臭、异味的散剂，可填装于硬胶囊中服用。

（4）聚乙烯塑料薄膜袋：此袋质软透明，但在低温下久贮会脆裂，同时其透湿、透气问题也没有完全克服，故应用受到一定的限制。

（5）复合膜袋：此种包装材料防气防湿性能比较好，目前较为常用。

2. 包装方法　分剂量散剂的包装，一般可用包药纸包装，包折的式样有四角包、五角包。也有用聚乙烯塑料薄膜袋热封包装。非剂量型散剂多用纸盒、玻璃瓶（或管）包装。玻璃瓶（或管）包装时，应加盖软木塞，并用蜡封固，或加盖塑料内塞；塑料袋包装，封口应严密。

3. 贮存　散剂在贮存过程中，除应注意防潮以外，还应注意避免温度、微生物以及紫外光照射等对散剂质量的影响。贮存场所应选择干燥、避光、空气流通的库房，分类保管，并定期检查。

（五）举例

例1　参苓白术散

【处方】　人参 100g　茯苓 100g　白术（炒）100g　山药 100g　白扁豆（炒）75g　莲子 50g　薏苡仁（炒）50g　砂仁 50g　桔梗 50g　甘草 100g

【制法】　以上十味，粉碎成细粉，过筛，混匀，即得。

【功能与主治】　补脾胃，益肺气。用于脾胃虚弱，食少便溏，气短咳嗽，肢倦乏力。

【用法与用量】　口服。一次 6～9g，一日 2～3 次。

例2　益元散

【处方】　滑石 600g　甘草 100g　朱砂 30g

【制法】　以上三味，朱砂水飞成极细粉；滑石、甘草粉碎成细粉，与上述粉末配研，过筛，混匀，即得。

【功能与主治】　清暑利湿。用于感受暑湿，身热心烦，口渴喜饮，小便短赤。

【用法与用量】　调服或煎服。一次 6g，一日 1～2 次。

【注】　若用研钵制备本散，应先取少量滑石粉放于研钵内研磨，以饱和研钵的内表面。

例 3　桂林西瓜霜

【处方】　西瓜霜　硼砂（煅）　黄柏　黄连　山豆根　射干　浙贝母　青黛　冰片　无患子果（炭）　大黄　黄芩　甘草　薄荷脑

【制法】　以上十四味，除西瓜霜、硼砂、青黛、冰片、薄荷脑外，其余黄柏等九味粉碎成细粉，将西瓜霜、硼砂、青黛、冰片和薄荷脑分别研细，与上述细粉及适量的二氧化硅、甜菊素、枸橼酸等辅料配研，过筛，混匀，即得。

【功能与主治】　清热解毒，消肿止痛。用于风热上攻、肺胃热盛所致的乳蛾、喉痹、口糜，症见咽喉疼痛、喉核肿大、口舌生疮、牙龈肿痛或出血；急、慢性咽炎，扁桃体炎，口腔炎，口腔溃疡，牙龈炎见上述证候者及轻度烫伤（表皮未破）者。

【用法与用量】　外用。喷、吹或敷于患处，一次适量，一日数次；重症者兼服，一次 1～2g，一日 3 次。

二、特殊类型散剂的制备

（一）含毒性药物的散剂

毒性药物的应用剂量小，称取费时，服用时容易损耗，并易造成剂量误差。因此，常在毒性药中添加一定比例量的辅料制成稀释散（或称倍散），以利于制备与服用。中药复方散剂中含有毒性药物时，如其他药物量较多，常将毒性药物单独粉碎后，再与其他药物粉末混合均匀。

倍散的稀释比例可按药物的剂量而定，如剂量在 0.01g～0.1g 者，可配制成 10 倍散（即取药物 1 份加入辅料如乳糖或淀粉等 9 份混匀）；如剂量在 0.01g 以下者，则可配成 100 倍散或 1000 倍散。配制倍散时，药物与辅料混合应采用等量递增法，稀释后再经过筛混匀备用。

为了保证散剂的混合均匀性及与未稀释原药的区别，一般将稀释散剂着色，着色剂常用胭脂红、苋菜红、靛蓝等食用色素，借助着色剂可区别不同散剂，亦可借颜色深浅以区别稀释散的浓度。制备时一般先将着色剂与毒性药物混匀，再与辅料混合。

稀释散剂的辅料应为无显著药理作用，且不与主药发生反应，不影响主药含量测定的惰性物质。常用的有乳糖、淀粉、糊精、蔗糖、葡萄糖，以及无机物如硫酸钙、碳酸钙、氧化镁等，其中以乳糖为最佳。

某些含毒性成分的中药材，如马钱子等，因产地、采收季节及炮制方法等因素影响，致使成分含量相差悬殊。为使用药有效而安全，常将这些毒性药材粉末测定主要成分含量后，用辅料调整其含量，制成调制粉供配制用。

例1 硫酸阿托品倍散

【处方】 硫酸阿托品 1.0g 胭脂红乳糖（1.0%）1.0g 乳糖 98.0g

【制法】 取少许乳糖加入研钵中，研磨乳糖使研钵内表面饱和后倾出，将硫酸阿托品与胭脂红乳糖置研钵中研合均匀，再以等量递增法逐渐加入乳糖研匀，待全部色泽一致后即得。

【用途】 用于胃肠痉挛疼痛。

【用量】 疼痛时一次服 0.1g（相当于硫酸阿托品 0.001g）。

【注】 本品中 1.0% 胭脂红乳糖的制法：取胭脂红 1.0g，置研钵中加 90% 乙醇 10～20ml，研磨使溶，再按等量递增法加入乳糖 99g，研匀，50℃～60℃ 干燥，过筛即得。

例2 九分散

【处方】 马钱子粉（调制）250g 麻黄 250g 乳香（制）250g 没药（制）250g

【制法】 以上四味，除马钱子粉外，其余麻黄等三味粉碎成细粉，混匀。用等量递增法与马钱子粉混匀，过筛，分剂量，即得。

【功能与主治】 活血散瘀，消肿止痛。用于跌打损伤，瘀血肿痛。

【用法与用量】 口服。一次 2.5g，一日 1 次，饭后服用。外用适量，创伤青肿未破者以酒调敷患处。

【注意】 本品含毒性药，不可多服；孕妇禁用；小儿及体弱者遵医嘱服用；破伤出血者不可外敷。

【注】 根据实验资料，马钱子中士的宁的含量在 1.2%～1.7%，个别批号有低至 1.03% 或高至 1.9%，另外不同炮制品中的士的宁含量亦相差悬殊。由于药材本身含量不稳定，因此散剂亦存在无效或中毒等情况。为控制质量，《中国药典》2005 年版规定采用马钱子（调制）粉投料。马钱子粉配制法为：取制马钱子，粉碎成细粉，按《中国药典》含量测定方法测定士的宁含量后，加适量淀

粉混合调整，使士的宁的含量为 0.78%～0.82%，马钱子碱的含量不得少于 0.50%。

（二）含低共熔混合物的散剂

两种或两种以上药物经混合后，在室温条件下出现润湿或液化的现象称为低共熔现象。通常在研磨混合时出现液化现象较快，但在许多场合下，液化现象需一定时间后才出现。

一般低共熔现象的发生与药物品种及所用比例量有关，混合物润湿或液化的程度，可表现出不同的变化，如液化、润湿或仍保持干燥，这主要取决于混合物的组成及当时的温度条件：混合的比例量越接近低共熔物的比例，越容易发生低共熔；混合时的室温高于低共熔物的熔点，一般就会发生低共熔。

药剂配制中常见的可发生低共熔现象的药物有：水合氯醛、樟脑、薄荷脑、苯酚、麝香草酚等。对可形成低共熔混合物的散剂的制备方法，应根据形成低共熔混合物后对药理作用的影响及处方中所含其他组分数量的多少而定。一般采取以下几种措施：

1. 药物形成低共熔物后，若药理作用增强，则宜先采用低共熔法混合，然后再与其他药混合。处方设计时，应通过实验酌情减小剂量。

2. 药物形成低共熔物后，若药理作用无变化，如薄荷脑与樟脑、薄荷脑与冰片，或处方中固体的成分较多时，可先制成低共熔混合物，再与其他固体成分混合，使分散均匀。或者分别以固体成分稀释低共熔成分，再轻轻混合，使分散均匀。

3. 处方中如含有挥发油或其他足以溶解低共熔混合物的液体时，可先将低共熔混合物溶解，再借喷雾法或一般混合法与其他固体成分混匀。

4. 药物形成低共熔物后，若药理作用减弱，则应分别以其他固体成分稀释低共熔成分，再轻轻混合，以避免出现低共熔。

例　避瘟散

【处方】　檀香 156g　零陵香 18g　白芷 42g　香排草 180g　姜黄 18g　玫瑰花 42g　甘松 18g　丁香 42g　木香 36g　麝香 1.4g　冰片 138g　朱砂 662g　薄荷脑 138g

【制法】　以上十三味，除麝香、冰片、薄荷脑外，朱砂水飞成极细粉，其余檀香等九味粉碎成细粉，过筛，混匀。将冰片、薄荷脑同研至液化，另加入甘油 276g，搅匀，将麝香研细，与上述粉末配研，过筛，混匀，与冰片等液研合均匀，即得。

【功能与主治】　祛暑避秽，开窍止痛。用于夏季暑邪引起的头目眩晕，头痛鼻塞，恶心，呕吐，晕车晕船。

【用法与用量】 口服。一次 0.6g，外用适量，吸入鼻孔。

【注】 处方中加甘油的目的是保持散剂适当润湿，在吸入鼻腔时，防止过度地刺激鼻黏膜，涂敷时也易于黏着在皮肤上。

（三）含液体药物的散剂

在复方散剂中有时含有液体组分，如挥发油、非挥发性液体药物、酊剂、流浸膏、药物煎汁及稠浸膏等。对于这些液体药物的处理应该视药物的性质、用量及处方中其他固体组分的多少而定。

1. 若液体组分较少时，一般可利用处方中其他固体组分吸收后研匀。

2. 若液体组分含量较大而处方中固体组分不能完全吸收时，可另加适当的辅料（如磷酸钙、淀粉、蔗糖、葡萄糖等）吸收。

3. 当液体组分含量过大时，且属非挥发性药物，可加热浓缩至一定程度，加入固体药物或辅料吸收后，低温干燥后研匀即可。

例 1 蛇胆川贝散
【处方】 蛇胆汁 100g 川贝母 600g
【制法】 以上二味，川贝母粉碎成细粉，与蛇胆汁混匀，干燥，粉碎，过筛，即得。
【功能与主治】 清肺，止咳，除痰。用于肺热咳嗽，痰多。
【用法与用量】 口服。一次 0.3g～0.6g，一日 2～3 次。
【注】 蛇胆汁中含有水分，所以制备时与川贝母细粉混合后干燥，再粉碎。

例 2 紫雪散
【处方】 石膏 144g 北寒水石 144g 滑石 144g 磁石 144g 木香 15g 丁香 3g 升麻 48g 玄参 48g 沉香 15g 甘草 24g 芒硝 480g 硝石（精制）96g 羚羊角 4.5g 朱砂 9g 麝香 3.6g 水牛角浓缩粉 9g
【制法】 以上十六味，取石膏、北寒水石、滑石、磁石砸成小块，加水煎煮 3 次。木香、丁香、升麻、玄参、沉香、甘草用石膏等煎液煎煮 3 次，合并煎液，滤过，滤液浓缩成膏。芒硝、硝石粉碎，兑入膏中，混匀，干燥，粉碎成细粉。羚羊角锉研成细粉；朱砂水飞成极细粉；将水牛角浓缩粉、麝香研细，与上述细粉配研，过筛，混匀，即得。
【功能与主治】 清热开窍，止痉安神。用于热入心包，热动肝风证，症见高热烦躁、神昏谵语、惊风抽搐、斑疹吐衄、尿赤便秘。
【用法与用量】 口服。一次 1.5g～3.0g，一日 2 次；周岁小儿一次 0.3g；

5 岁以内小儿每增加 1 岁递增 0.3g，一日 1 次；5 岁以上小儿酌情服用。

【注意】　孕妇禁用。

（四）眼用散剂

眼用散剂，按《中国药典》规定应通过九号筛，以减少对眼的机械刺激性；另外，眼用散剂要求无菌，如含有致病性微生物，特别是金黄色葡萄球菌及绿脓杆菌等，容易引起严重的不良后果。因此，一般制备眼用散剂的药物多经水飞或直接粉碎成极细粉；配制的用具应灭菌；配制操作应在清洁、避菌环境下进行；成品经灭菌后密封保存。

例　八宝眼药

【处方】　珍珠 9g　麝香 9g　熊胆 9g　海螵蛸（去壳）60g　硼砂（炒）60g　朱砂 10g　冰片 20g　炉甘石（三黄汤飞）300g　地栗粉 200g

【制法】　以上九味，珍珠、朱砂、海螵蛸分别水飞成极细粉；炉甘石用三黄汤水飞成极细粉；地栗粉、硼砂分别研成极细粉；将上述极细粉以配研法混匀。麝香、冰片、熊胆研细，再与上述粉末配研，过九号筛，混匀，灭菌，即得。

【功能与主治】　消肿，明目。用于目赤肿痛，眼缘溃烂，畏光怕风，眼角涩痒。

【用法与用量】　每用少许，点入眼角。一日 2~3 次。

【注】　（1）炉甘石用三黄汤淬，主要是增加清热效果。制法：炉甘石 100kg，用黄连、黄柏、黄芩各 2.5kg，煎汤取汁淬。即取净炉甘石，煅红，倾入三黄汤中，研磨，倾出混悬液，下沉部分再煅，再按上法反复数次，合并混悬液，静置后分取沉淀物，干燥，研细，过筛。

（2）硼砂经炒后放冷，单独研成极细粉。

（3）地栗粉的制备：取鲜荸荠洗净，削去芽苗及根蒂，捣烂压榨取汁，滤过，滤液沉淀。取沉淀物干燥，研成极细粉，即得。

（4）灭菌方法：将以上粉末置洁净搪瓷盘内，摊成薄层，紫外线灭菌半小时。

第三节　散剂的质量检查

散剂的质量检查是保证散剂质量的重要环节。目前主要是检查其粒度、均匀度与水分。分剂量的散剂还应检查其装量差异是否在规定限度内。

一、粒度

用于烧伤或严重创伤的外用散剂，照下述方法检查，除另有规定外，通过六号筛的粉末重量，不得少于 95%。

取散剂 10g，称定重量，置规定的药筛中，筛上加盖，并在筛下配有密合的接受容器，按水平方向旋转振摇至少 3 分钟，并不时在垂直方向轻叩药筛。待粉末不再通过筛网时，取筛下接受器中的粉末，称定重量，计算通过筛网粉末的百分比。含挥发油或容易阻塞筛孔的粉末，在试验时应在一定时间内小心刷过筛孔。在过筛时易结块的粉末，应在过筛时不断轻轻搓碎，但不能用力过大而增加其细度。

二、均匀度

1. 外观均匀度检查法 取散剂适量，置光滑纸上，平铺约 $5cm^2$，用玻璃板将其表面压平，在明亮处观察，应色泽均匀，无花纹与色斑。

2. 含量均匀度检查法 从散剂的不同部位取样，测定某一成分含量，与规定含量比较，可较准确地得知混合均匀程度。此法较复杂，只适用于大量生产时药物成分有含量测定方法，且含量较高的散剂。

三、水分

按《中国药典》2005 年版制剂通则规定，不含或少含挥发性成分的散剂用烘干法测定；大部分药物含挥发性成分或以挥发性成分为主的散剂用甲苯法测定；除另有规定外，散剂水分不得超过 9.0%。

四、装量差异与装量

1. 装量差异 单剂量包装的散剂，照下述方法检查应符合规定。检查法：取散剂 10 袋（瓶），分别精密称定每袋（瓶）的重量后，开启封口，倾出内容物，并用毛刷拭净，再分别称定每一包装容器的重量，即可求出每袋（瓶）内容物重量，与标示装量相比较，应符合表 11-1 所示的规定。超出装量差异限度的散剂不得多于 2 袋（瓶），并不得有 1 袋（瓶）超出装量差异限度 1 倍。

表 11-1   散剂装量差异限度

标示装量	装量差异限度	标示装量	装量差异限度
0.1g 及 0.1g 以下	±15%	1.5g 以上至 6g	±7%
0.1g 以上至 0.5g	±10%	6g 以上	±5%
0.5g 以上至 1.5g	±8%		

2. 装量　多剂量包装的散剂，照《中国药典》附录最低装量检查法检查，应符合规定。

五、无菌

用于烧伤或严重创伤的外用散剂，照《中国药典》附录无菌检查法检查，应符合规定。

六、微生物限度

除另有规定外，照《中国药典》附录微生物限度检查法检查，应符合规定。

第十二章

颗 粒 剂

第一节 概 述

一、颗粒剂的含义与特点

颗粒剂系指药材的提取物与适宜辅料或与部分药材细粉混匀，制成的干燥颗粒状制剂。凡单剂量颗粒压制成块状的习称块状冲剂。

中药颗粒剂是在汤剂、酒剂、糖浆剂的基础上发展起来的一种中药剂型。它既保持了汤剂吸收快、显效迅速等特点，又克服了汤剂服用前临时煎煮不便，久置易霉败变质的缺点。加入多量糖粉制成的颗粒剂，又具有糖浆剂的特点，并可掩盖某些中药的苦味。而酒溶性颗粒剂用酒冲化服用，既保持了药酒的治疗作用，又增加了稳定性。此外，颗粒剂中药材全部或大部分经过提取精制，缩小了体积，便于运输、携带、服用，味甜适口，患者愿意服用，对儿童尤其适宜。但颗粒剂包装不严密时易于吸潮甚至潮解，因此包装成本相对提高。

二、颗粒剂的类型

颗粒剂按溶解性能和溶解状态可分为：可溶性颗粒剂、混悬性颗粒剂、泡腾性颗粒剂三类。而可溶性颗粒剂又分为水溶性颗粒剂和酒溶性颗粒剂两类。目前市售大多数颗粒剂属于水溶性颗粒剂，酒溶性颗粒剂是近几年来研制的一种新的颗粒剂类型，如养血愈风酒冲剂、木瓜酒冲剂等。混悬性颗粒剂一般加入药物细粉制成，冲服时呈均匀混悬状。泡腾性颗粒剂则加入适宜的酸与适宜的碱，冲服时产生大量的二氧化碳促使颗粒迅速溶解。若将药物颗粒加入赋型剂压制成块状即为块状冲剂。

第二节 制粒技术与设备

一、制粒的含义与目的

制粒是在混合均匀的粉末中加入适宜的湿润剂或黏合剂，采用适宜的方法制成一定粒度的颗粒的方法。是制备颗粒剂、胶囊剂、片剂等剂型的重要单元操作。

制粒的目的：①改善药物粉末的流动性，防止散剂包装和胶囊剂充填过程中重量差异超限。②防止剂型制备中由于振动、混合不均产生分层。③防止粉尘飞扬，从而造成药物损失、生产环境污染、操作人员损害等。④进一步使药物混合均匀。⑤在片剂生产中，通过制粒可减少细粉间容存的空气，防止压片中出现松片、裂片等现象。

二、制颗粒的方法与设备

常用的方法主要有挤出制粒法、湿法混合制粒法、喷雾转动制粒法、流化喷雾制粒法、喷雾干燥制粒法、干法制粒等。

(一) 湿法制粒技术

1. 挤出制粒法　系将药料加适量黏合剂或润湿剂或稠浸膏，混合制成"手捏成团，轻压则散"的软材，挤压通过筛网的制粒方法，为目前生产常用的制粒方法。常用的挤出制粒设备有摇摆式制粒机（图 12-1）和旋转式制粒机（图 12-2）。其中应用最广泛的是摇摆式制粒机。

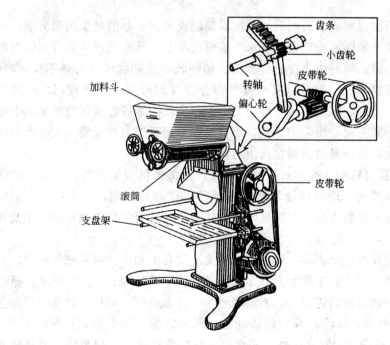

图 12-1　摇摆式制粒机

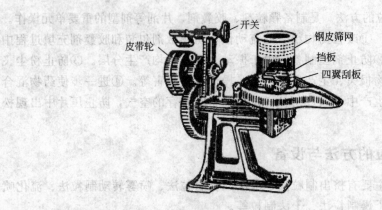

图 12-2　旋转式制粒机

　　摇摆式颗粒机的工作原理是：通过机械传动使滚筒往复摆动，将物料从筛网中挤出制成颗粒。由于是强制挤出机理，所以对物料的性能有一定的要求，物料必须黏松恰当，太黏挤出的颗粒成条不易断开，太松则不能形成颗粒而变成粉末。一般与槽式混合机配套使用。在制粒时，一般根据物料的性质选用5～20目范围内的筛网，根据颗粒的色泽和成型情况，干燥后需进行筛分以达到均匀的效果。

　　挤出制粒的润湿剂或黏合剂的用量应以能制成适宜软材的最少用量为准。一般当原、辅料粉末细而质地疏松，在水中溶解度小及黏性较差时，黏合剂的用量宜酌情增加。当原、辅料中含淀粉、糖粉、糊精较多或药物成分对热不稳定时，混合时黏合剂温度不宜过高。药料与辅料混合搅拌的时间应适当控制，时间越长，软材越黏，可能影响制粒，且制得的干颗粒较硬。掌握好软材的黏度和干湿度，才能制得松紧适度、均匀的颗粒。小量制粒可用手工制粒过筛，大生产用摇摆式制粒机，而黏性较差的药料可选用旋转式制粒机。

　　2. 快速搅拌制粒法　亦称高速搅拌制粒。系将药料与辅料共置于快速搅拌制粒机的密封容器内，通过快速旋转搅拌器和制粒刀的作用，完成混合、制软材、分粒与滚圆的制粒方法。搅拌桨叶和制粒刀的转速直接影响颗粒的大小及其圆整度。

　　快速搅拌制粒机主要由盛料容器、搅拌桨、制粒刀和电控制系统等组成。分卧式和立式两种形式，其工作原理和实际效果基本相同。如图12-3所示，操作时，把主、辅料通过物料进口加入盛料容器中，开动搅拌电动机，使搅拌桨先把干粉混合1～2分钟，待物料混匀后通过黏合剂入口加入黏合剂，再继续搅拌4～5分钟使物料变成软材状态，然后开启快速制粒电动机，使制粒切割刀将软材切割成颗粒状。由于容器内的物料快速地翻动和转动，使得每一部分的物料在短时间内都能经过制粒刀部位而被切成大小均匀的颗粒。

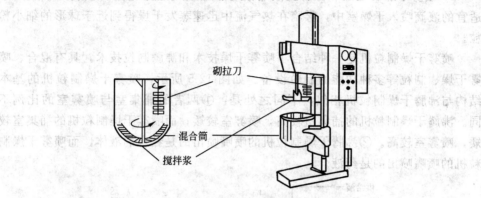

图 12-3 快速搅拌制粒机

3. 滚转制粒法 将药粉和辅料的混合物置于包衣锅或适宜的容器中转动，在滚转中将润湿剂或黏合剂呈雾状喷入，使粉末逐步粘结成颗粒。可同时加热使水分蒸发，继续滚转至颗粒干燥。此法适用于中药半浸膏粉、浸膏粉或黏性较强的药物细粉制颗粒。

4. 流化喷雾制粒法 系指利用热气流使制粒粉料在流化室内呈悬浮流化状态，再喷入润湿剂或黏合剂液体，使粉末凝结成颗粒的方法。此法将混合、制粒、干燥操作在同一设备内完成，故又称"一步制粒法"或"沸腾制粒法"（如图 12-4 所示）。所制得的颗粒均匀，圆整，流动性好，适用于对湿、热敏感的药物制粒。但对密度相差较大物料，黏性过大过小的物料不适宜用此法制粒。

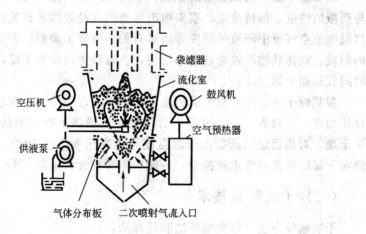

图 12-4 流化喷雾制粒机

5. 喷雾干燥制粒法 将中药浓缩液与压缩空气经雾化器的喷嘴，形成大小适宜的液滴喷入干燥室中，雾滴在热气流中迅速蒸发干燥得到近于球形的细小粉粒。

喷雾干燥制粒机是一种结合了喷雾干燥技术和沸腾制粒技术，具有混合、喷雾干燥、制粒等多种功能的制粒设备。如图 12-5 所示，喷雾干燥制粒机的基本结构与沸腾干燥制粒机相似，不同之处是：①两者的捕集室与喷雾室的比例不同。沸腾干燥制粒机的捕集室较高，喷雾室较矮；而喷雾干燥制粒机的捕集室较矮，喷雾室较高。②沸腾干燥制粒机的喷嘴喷出的是黏合剂液体，而喷雾干燥制粒机的喷嘴喷出的是药液。

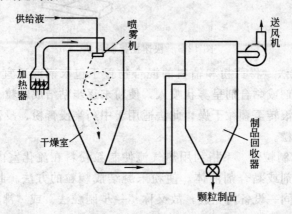

图 12-5 喷雾干燥制粒机

用喷雾干燥制粒机制出的颗粒大小均匀，流动性和可压性均佳。其颗粒直径与药液的浓度、加料速度、喷头喷出雾滴的直径等因素有关。干燥速度与进、出口温度及空气流中药液的浓度等因素有关。喷雾干燥制粒方法适用于热敏性物料的制粒。液体状物料被分散成小液滴，在数秒钟内即被干燥，可避免产品因受热时间较长而分解变质。

湿颗粒干燥：湿颗粒制成后应及时干燥，以免结块或变形。干燥温度由原料性质而定，一般为 60℃～80℃。含挥发性或遇热不稳定的药物应控制在 60℃ 以下干燥。对热稳定的药物，干燥温度可提高至 80℃～100℃，以缩短干燥时间。颗粒干燥的程度以含水量控制，一般中药颗粒含水量以 3%～5% 为宜。

（二）干法制粒技术

干法制粒方法可分为滚压法和压片法：

1. 滚压法制粒 系将药物细粉与辅料混匀后，用特殊的重压设备将其压成适宜的薄片，再碾碎、整粒的制粒方法。当滚压制粒机，两个有槽滚筒相对转动时，药粉被滚压成一定形状的薄片。如图 12-6 所示干法制粒，是可以完成滚压、碾碎、整粒的整体设备。转速相同的两个挤压轮将药物和辅料混合均匀后的粉末滚压成一定形状的薄片，随后薄片被七棱滚筒粉碎过筛后制成颗粒。

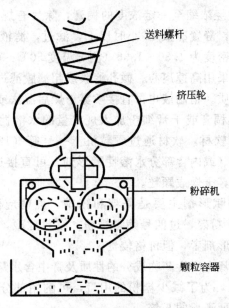

图 12-6　干法制粒机

2. 重压法制粒　又称大片法。将药物与辅料混合均匀后，用较大压力的压片机压制成直径为 20mm 左右的大片，然后经摇摆式制粒机碎解成适宜的颗粒压片。本法设备操作简单，但生产效率较低，冲模等因压力较大致使机械损耗也较大。

第三节　颗粒剂的制备

一、水溶性颗粒剂的制备

水溶性颗粒剂加水后应能完全溶解呈澄清溶液，无焦屑等杂质。其制备工艺流程为：

　　　　　　　　辅料
提取——→精制——→制粒——→干燥——→整粒——→质量检查——→包装

1. 提取　因中药所含有效成分的不同及对颗粒剂溶解性的要求不同。应采用不同的溶剂和方法进行提取。多数药物用煎煮法提取，也有用渗漉法、浸渍法及回流法提取。含挥发油的药材还可用"双提法"。详见第七章浸出技术。

煎煮法是将药材加工成片、段或粗末，按煎煮法常规进行煎煮，滤过，合并滤液，静置澄清，或用离心方法除去悬浮性杂质后，采用低温蒸发浓缩至稠膏状备用。

2. 精制 将上述经浓缩至一定浓度的稠膏，除另有规定外，加入等量 95% 乙醇，充分混合均匀，静置冷藏 12 小时以上，滤过，滤液回收乙醇后，再继续浓缩至稠膏状，相对密度为 1.30～1.35（测定温度 50℃～60℃），或继续烘成干浸膏备用。目前也有采用高速离心、微孔滤膜或超滤膜滤过、大孔树脂吸附、絮凝沉淀等方法去除杂质。精制液也可直接喷雾干燥后湿法或干法制粒。

3. 制粒 将上述稠膏或干膏细粉加入规定量的水溶性赋形剂，混匀，用适当浓度的乙醇适量制软材，软材通过颗粒机上一号筛（12～14 目）制成颗粒。以真空干燥的干浸膏（或内含部分水溶性赋形剂）可直接通过颗粒机碎成颗粒。也有以提取浓缩液喷雾干燥成颗粒。

水溶性颗粒剂的赋形剂主要是蔗糖和糊精。蔗糖应选择白砂糖，用前于 60℃ 干燥 1～2 小时，粉碎，过四号筛得糖粉，密封贮藏，以提高吸水率。颗粒剂也有应用乳糖为赋形剂者，但价格较贵。

糖粉用量，应视膏中所含药物成分的性质及膏中含水量而定，一般稠膏和糖粉的比例为 1:2～4，为了减少糖粉的用量，可酌用部分可溶性糊精。赋形剂的总用量一般不超过稠膏量的 5 倍。

芳香挥发性成分（如挥发油）常用 β-CD 制成包合物，再混匀于其他药物制成的颗粒中，可使液体药物粉末化，且增加油性药物的溶解度和颗粒剂的稳定性。

4. 干燥 将上述制得的湿颗粒迅速干燥，湿粒放置过久易结块或变形。干燥温度一般以 60℃～80℃ 为宜。干燥温度应逐渐上升，否则颗粒的表面干燥过快，易结成一层硬壳而影响内部水分的蒸发，且颗粒中的糖粉骤遇高温时熔化，使颗粒变得坚硬；尤其是糖粉与柠檬酸共存时，温度稍高更易粘结成块。

颗粒的干燥程度，一般应控制水分在 2% 以内。生产中常用的干燥设备有烘箱、烘房、沸腾干燥床、远红外干燥机等。

5. 整粒 湿粒干燥后，可能有结块粘连等，须再通过摇摆式颗粒机一号筛（12～14 目），使大颗粒磨碎，再通过四号筛（60 目）除去细小颗粒和细粉。筛下的细小颗粒和细粉可重新制粒，或并入下次同一批药粉中混匀制粒。

颗粒剂处方中若含芳香挥发性成分，一般宜溶于适量乙醇中，用雾化器均匀地喷洒在干燥的颗粒上，然后密封放置一定时间，待颗粒将之均匀吸收后方可进行包装。

6. 包装 颗粒剂含有浸膏和蔗糖，极易吸潮溶化，故应密封包装和干燥贮藏。目前多用复合铝塑袋分装，不易透湿、透气，贮存期内一般不会出现吸潮、软化现象。

二、酒溶性颗粒剂的制备

酒溶性颗粒剂加入白酒后即溶解成为澄清的药酒，可代替药酒服用。

1. 酒溶性颗粒剂的制备要求 ①处方中药材的有效成分应易溶于稀乙醇中。②提取时所用的溶剂为乙醇，但其含醇量应与服用时所用白酒的含醇量相同，方能使颗粒剂溶于白酒后保持澄明度。一般常用60度的白酒。③所加赋形剂应能溶于服用时所用白酒中，通常还可加入糖或其他可溶性矫味剂。④一般每包颗粒剂的量，应以能冲泡成药酒0.25～0.5kg为宜，由病人根据病情酌量饮用。

2. 制法

（1）提取：采用渗漉法、浸渍法或回流法等方法，以60%左右（或服用时所用白酒的含醇度数）的乙醇为溶剂，提取液回收乙醇后，浓缩至稠膏状，备用。

（2）制粒、干燥、整粒、包装：同水溶性颗粒剂。

三、混悬性颗粒剂的制备

混悬性颗粒剂是将方中部分药材提取制成稠膏，另一部分药材粉碎成极细粉加入制成的颗粒剂，用水冲后不能全部溶解，而成混悬性液体。这类颗粒剂应用较少，当处方中含挥发性、热敏性成分药材量较多，且是主要药物，可将这部分药材粉碎成极细粉加入，药物既起治疗作用，又是赋形剂，可节省其他赋形剂，降低成本。

其制法为，将含挥发性、热敏性或淀粉较多的药材粉碎成细粉，过六号筛（100目）备用；一般性药材，加水煎煮提取，煎煮液浓缩至稠膏备用；将稠膏与药材细粉及糖粉适量混匀，制成软材，然后再通过一号筛（12～14目）制成湿颗粒，60℃以下干燥，干颗粒再通过一号筛整粒，分装，即得。

四、泡腾性颗粒剂的制备

泡腾性颗粒剂是利用有机酸与弱碱遇水作用产生二氧化碳气体，使药液产生气泡呈泡腾状的一种颗粒剂。由于酸与碱中和反应，产生二氧化碳，使颗粒迅速崩裂，具速溶性，同时，二氧化碳溶于水后呈酸性，可达到矫味的作用，若再加入适宜甜味剂和芳香剂，可以制成碳酸饮料风味的颗粒剂。常用的有机酸有枸橼酸、酒石酸等，弱碱有碳酸氢钠、碳酸钠等。

其制法为将处方中药物按一般水溶性颗粒剂提取，精制得稠膏或干浸膏粉，分成二份，一份中加入有机酸制成酸性颗粒，干燥，备用；另一份中加入弱碱制成碱性颗粒，干燥，备用；将酸性与碱性颗粒混匀，包装，即得。

五、块状冲剂的制备

目前块状冲剂的制法有二种，一是模印法，二是机压法。

1. 模印法　与中药锭剂、糕剂及食品工业中咖啡块的生产方法相似。即将中药提取物或药材粉与糖粉或其他辅料，充分拌匀，制成颗粒，控制一定的含水量，用模具压印成块，干燥，即得。

2. 机压法　系将药材提取物或药材粉与糖粉或其他辅料，混合均匀后制成颗粒，干燥，加水溶性润滑剂，然后采用压块机冲压成块，即得。

六、颗粒剂举例

例　小青龙颗粒

【处方】　麻黄 154g　桂枝 154g　白芍 154g　干姜 154g　细辛 77g　甘草（蜜制）154g　法半夏 231g　五味子 154g

【制法】　以上 8 味，细辛、桂枝提取挥发油，蒸馏后的水溶液另器收集；药渣与白芍、麻黄、五味子、甘草加水煎煮至味尽，合并煎液，滤过，滤液和蒸馏后的水溶液合并，浓缩至约 1000ml；法半夏、干姜粉碎成粗粉，照《中国药典》2005 年版一部附录流浸膏剂与浸膏剂项下的渗漉法，用 70％乙醇作溶剂，浸渍 24 小时后，进行渗漉，渗漉液回收乙醇，与上述药液合并，静置，滤过，滤液浓缩至相对密度为 1.35～1.38（50℃）的清膏，加入蔗糖粉适量，混匀，制成颗粒，干燥，喷加上述细辛、桂枝的挥发油，混匀，制成 1000g，即得。

【功能与主治】　解表化饮，止咳平喘。用于风寒水饮，恶寒发热，无汗，喘咳痰稀。

【用法与用量】　开水冲服。一次 13g，一日 3 次。

第四节　颗粒剂的质量要求与易出现的质量问题

一、颗粒剂的质量要求

1. 辅料用量　颗粒剂加辅料量一般不超过稠膏量的 5 倍。

2. 外观性状　颗粒剂成品应干燥，颗粒均匀，色泽一致，无吸潮、软化、结块、潮解等现象。

3. 溶化性

（1）可溶性颗粒剂：取颗粒剂 10g，加热水 20 倍，搅拌 5 分钟；块状冲剂 1 块，称定重量，加热水 20 倍，搅拌 5 分钟，均应全部溶化，但可允许有轻微浑浊。

（2）混悬性颗粒剂：取颗粒剂 10g，加热水 20 倍，搅拌 5 分钟；块状冲剂 1 块，称定重量，加热水 20 倍，搅拌 5 分钟，皆应能混悬均匀，并不得有焦屑等异物。

（3）泡腾性颗粒剂：加水后应立即产生二氧化碳气体，并呈泡腾状。

4. 水分

（1）颗粒剂：一般颗粒剂照《中国药典》2005 年版一部附录水分测定法之一法测定；含挥发性成分的颗粒剂照水分测定法之二法测定。除另有规定外，含水量不得超过 5.0%。

（2）块状冲剂：取块状冲剂，破碎成直径不超过 3mm 的颗粒，照《中国药典》2005 年版一部附录水分测定法之一法测定，除另有规定外，含水量不得超过 3.0%。

5. 硬度
取块状冲剂 5 块，从 1m 高处平坠于厚 2cm 的松木板上，不得有一块破碎（缺角、缺边不作破碎论）。

6. 粒度
取单剂量包装的颗粒剂 5 包（瓶），多剂量包装的颗粒剂 1 包（瓶），称定重量，置药筛内过筛。过筛时，筛保持水平状态，左右往返轻轻筛动 3 分钟，不能通过一号筛和能通过四号筛的颗粒和粉末总和，不得超过 8.0%。

7. 装量（重量）差异
单剂量包装的颗粒剂应做装量差异检查，凡规定检查含量均匀度的颗粒剂，可不进行装量差异检查；块状冲剂应做重量差异检查。

（1）装量差异：单剂量包装的颗粒剂，取供试品 10 包（瓶），分别称定每包（瓶）内容物的重量后，每包（瓶）的重量与标示量相比较（规定含量测定的颗粒剂，则与平均装量相比较），超出装量差异限度的应不得多于 2 包（瓶），并不得有 1 包（瓶）超出装量差异限度 1 倍。

（2）重量差异：块状冲剂，取供试品 10 块，分别称定每块内容物的重量后，每块的重量与标示量相比较（规定含量测定的块状冲剂，则与平均重量相比较），超出重量差异限度的应不得多于 2 块，并不得有 1 块超出重量差异限度 1 倍。

8. 卫生学检查
按《中国药典》2005 年版一部附录微生物限度检查法检查，应符合规定。

二、颗粒剂有关质量问题

1. 制颗粒易出现的问题
稠浸膏制粒操作步骤少，制得的颗粒较坚硬整齐，但稠膏的黏性较大时，难以制粒，损坏筛网严重，且易出现颗粒色泽不均匀现象。干浸膏制粒，操作较容易，颗粒质量好，且色泽均匀，但提取物制得干浸膏，烘干时间太长，且增加干燥、粉碎工序。随着薄膜蒸发、喷雾干燥、沸腾制粒等制药机械设备的应用，上述问题可得以解决。

2. 压制块状冲剂易出现的问题　块状冲剂在生产中可能出现松块、黏冲、拉模、缺边缺角、块面粗糙、麻面、颜色不匀、块重差异超标等问题。产生的原因可能是由于颗粒含水量过低，细粉过多，或颗粒粗细不匀，均可出现松块现象。可加入适当浓度的乙醇适量，以调节颗粒的含水量，或筛去部分细粉或粗粒。如黏冲，主要原因是颗粒含水量过高；润滑剂选择不当，用量不足或未混合均匀；操作场所相对湿度过高；冲模不光滑等。可将颗粒复烘；调换润滑剂或调节润滑剂的用量，并注意将润滑剂混合均匀；控制操作场所的相对湿度；磨光或调换新冲头。

3. 颗粒剂的防潮问题　颗粒剂吸潮，应封装在密闭容器中，贮藏在干燥处。

第十三章

胶 囊 剂

第一节 概 述

胶囊剂系指将药材用适宜方法加工后，加入适宜辅料填充于空心胶囊或密封于软质囊材中的制剂。空胶囊一般均以明胶为原料制成。近年来也有应用甲基纤维素、海藻酸钙（或钠盐）、聚乙烯醇、变性明胶及其他高分子材料以改变胶囊剂溶解度或产生肠溶性。

胶囊剂可分为硬胶囊剂、软胶囊剂（胶丸）和肠溶胶囊剂。

1. 硬胶囊剂 系指将药材提取物、药材提取物加药材细粉或药材细粉与适宜辅料制成的均匀粉末、细小颗粒、小丸、半固体或液体，填充于空心胶囊中的胶囊剂。空心胶囊为具有弹性的两节圆筒，上下紧密套合而成。

2. 软胶囊剂 指将药材提取物、液体药物或与适宜辅料混匀后用滴制法或压制法密封于软质囊材中的胶囊剂。

3. 肠溶胶囊剂 系指不溶于胃液，但能在肠液中崩解或释放的胶囊剂。其所采用的硬胶囊或软胶囊是经药用高分子处理或用其他适宜方法加工而成。

第二节 硬胶囊剂

一、硬胶囊剂的特点

硬胶囊剂主要供口服给药，与传统中药剂型相比，具有以下特点：

1. 外观光洁、美观、可以掩盖其不适的臭味和苦味。如穿心莲胶囊、鱼肝油丸。

2. 生物利用度高，剂量准确。且因其制备时一般不须添加黏合剂，胶囊剂的内容物因结合力相对较小，所以在胃液中崩解快，易吸收，显效较片剂、丸剂为快。

3. 可定时定位释放药物。如可先将药物制成颗粒，然后用不同释放速度的高分子材料包衣或制成微囊，按需要的比例混匀后装入空胶囊中，可制成缓释、控释、长效、肠溶等多种类型的胶囊剂。

4. 可提高药物的稳定性。对光和热等敏感的药物，如纤维素、抗生素等可装入不透光的胶囊中，以保护药物免受湿气和空气中氧、光线的作用，从而提高其稳定性。

5. 弥补其他固体剂型的不足。凡不易制成片剂的液体药物和含油量高的药物，如牡荆油、亚油酸等，可制成胶囊剂。主药剂量小，难溶于水，在消化道内不易吸收的药物，也可将其溶于适宜的油中，再制成胶囊剂。

另外，还可以使胶囊剂着色，外壁印字，利于识别。

但下列情况不利于制成硬胶囊剂：①能使胶囊壁溶化的药物，如药物的水溶液和稀乙醇溶液。②吸湿性药物，因可使胶囊壁过分干燥而变脆。③可使胶囊壁变软的易风化药物。④易溶性药物如氯化钠、溴化钠、碘化物等，以及小剂量的刺激性药物，因在胃中溶解后局部浓度过高而刺激胃黏膜。

二、空胶囊的制备

（一）囊材的组成

1. 明胶 制备胶囊囊材的主要原料为明胶。明胶因来源不同，明胶的物理性质有很大的差异。如骨明胶质地坚硬、性脆且透明度较差，而皮明胶具有可塑性，透明度亦好，两者可混合使用。从水解的方法不同，分 A 型明胶（用酸法工艺制备而得，等电点为 pH8～9）和 B 型明胶（用碱法工艺制备而得，等电点为 pH4.7～5）。两种均作为囊材的原料。

2. 附加剂

（1）增塑剂：由于明胶易吸湿，又易脱水，为了增加空胶囊的坚韧性与可塑性，可适当加入少量附加剂如羧甲基纤维素钠（CMC-Na）、羟丙基纤维素（HPC）、油酸酰胺磺酸钠、山梨醇或甘油等。

（2）蔽光剂：对光敏感的药物可加蔽光剂（2%～3%二氧化钛）制成不透光的空胶囊。

（3）防腐剂：常用的为尼泊金类，以防胶液在制备过程中细菌的繁殖和胶囊在贮存中发生霉变。

（4）着色剂：在制胶囊的胶液中加入适量的食用色素，可使产品易于识别、美观；少量十二烷基硫酸钠可增加空胶囊的光泽。

（5）矫味剂：常用的为芳香矫味剂如 0.1%乙基香草醛和不超过 2%的香精油。

（6）胶冻剂：能增加胶液的凝聚力和胶冻力使蘸膜后明胶的流动性减弱，常用的为琼脂或石花菜水煎液。

（7）硅油：可改善胶囊壳的机械强度、抗湿性与抗霉作用。

（二）空胶囊的制备与质量要求

1. 空胶囊的制备　空胶囊亦称胶壳，呈圆筒状，由大小不同的囊身、囊帽节紧密套合而成。其形状规格见图 13-1。空胶囊一般经溶胶、蘸胶、干燥、脱模、截割、套合等工序制成。

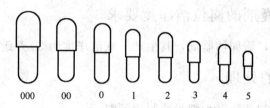

图 13-1　硬胶囊的形状和规格

2. 空胶囊的质量要求　空胶囊的质量与规格应符合部颁标准的规定。在质量上应符合下列要求：①外观：色泽鲜艳，色度均匀。囊壳光洁，无黑点，无异物，无纹痕；应完整不破，无沙眼、气泡、软瘪变形；切口应平整、圆滑，无毛缺。②长度和厚度：全囊长度偏差±0.50mm 以内，囊帽、囊体的长度偏差分别在±0.30mm 以内。囊壳厚度应均匀，囊帽与囊体套和囊壳间距离（间隙，又称松紧度）应在 0.04～0.05mm 之间。③应无臭、无味。④含水量应在 12%～15%。⑤脆碎度：应有一定的强度和弹性，轻捏囊帽、囊体切口使成合缝应不破碎。⑥溶化时限：于 37℃水中振摇 15 分钟，应全部溶散。⑦炽灼残渣：对不同品种空胶囊有不同要求。透明空胶囊灰分不得超过 2.0%，半透明空胶囊（囊帽或囊体含有二氧化钛）灰分不得超过 3.0%，不透明空胶囊（囊帽和囊体均含有二氧化钛）灰分不得超过 5.0%。⑧卫生学检查：不得检出大肠杆菌等致病菌和活螨。杂菌总数不得超过 1000 个/g，霉菌总数不得超过 100 个/g。

3. 空胶囊的等级与规格　国家标准将空心胶囊划分为优等品、一等品、合格品三个等级。通常机装的空胶囊应选用优等品和一等品，手工填充的空胶囊可选用合格品。空胶囊的规格由大到小分别为 000、00、0、1、2、3、4、5 号 8 种。其容积（ml±10%）分别为 1.42、0.95、0.67、0.48、0.37、0.27、0.20、0.13。号数越大，容积越小。小容积胶囊常用于儿童用药或充填贵重药品。中药硬胶囊常用的规格是 0、1、2、3 号 4 种；品种有透明、不透明及半透明 3 种，除透明外，其颜色有粉红、绿、黄、红等，上下两节为同色或异色。近年国际市场上，一种短粗近似球形安全型胶囊（锁口胶囊）被采用，其特点是当囊体、囊帽锁紧后，不经破坏很难把胶囊打开，可有效防止胶囊中的充填物被人替换。

由于药物填充多用容积分剂量，而药物的密度、晶型、细度以及剂量不同，所占容积也不同，故应按药物剂量所占容积来选用最小空胶囊。一般多凭经验或试装后选用适当号码。

三、硬胶囊剂的制备

（一）硬胶囊剂的岗位洁净度要求

硬胶囊剂作为口服固体制剂，其生产区域洁净度为 30 万级。

（二）药物的处理

硬胶囊中填充的药物多为细粉或制成颗粒。

通常化学药品经粉碎、混合、过筛等操作制成均匀干燥的散剂后即可用于填充。而中药一般需按处方中药物性质、用药剂量及治疗需要进行适当处理。具体步骤如下：

1. 处方中贵重药物及剂量不大的药物可直接粉碎成细粉，经过筛混合均匀后填充。

2. 处方中剂量较大的药物，可将部分易于粉碎者粉碎成细粉。其余药物经适当提取后浓缩成稠膏，再与上述药粉混合均匀，干燥，研细、过筛或制成颗粒混匀后填充。

3. 将处方中全部药物提取，浓缩成稠膏，加适量的吸收剂，搓匀、干燥、粉碎、过筛、混匀后填充。

4. 已明确有效成分的药物，可用适当方法提取其有效成分，干燥、粉碎、过筛、混匀后填充。

（三）硬胶囊的内容物要求

硬胶囊剂的内容物应有一定的流动性，使内容物能顺利装入空胶囊中，同时应有一定的分散性，遇水后不会黏结成团而影响药物的溶出。由于中药浸提物多具有一定的引湿性，故常加入 2% 以下的润滑剂，如微粉硅胶、硬脂酸盐、乙二醇酯或滑石粉等，以改善其流动性。

（四）硬胶囊的填充

1. 手工操作　少量操作时，可先将药物粉末置于纸或玻璃板上，用药刀铺成一层并轻轻压紧，使其厚度为下节囊身高度的 1/4～1/3。然后持下节囊身，开口向下插入粉末内，使粉末嵌入胶囊中，如此压装数次至胶囊被填满，称重，如重量适合，即将上节囊身套上。填装过程中对胶囊所施压力应均匀，并随时校准，使每一胶囊均具有准确的重量。填充毒药处方时，应将药物逐剂称量，再装入胶囊内，欲使上下节胶囊紧密封固，可在胶囊口上涂一层阿拉伯胶浆或蘸少许40％的乙醇。填充好的胶囊可用洁净的纱布包起，用手轻轻搓滚以拭去胶囊外面黏附的药粉。胶囊外壳可用喷有少量液体石蜡的纱布滚搓，使之光亮，最后置干燥容器中贮存。

手工装填胶囊时应注意清洁卫生，操作前必须洗手并带上手套或指套。为提高填充的速度，可用有机玻璃制成胶囊分装器进行（图 13-2）。面板上按所用胶囊的大小穿上比胶囊稍大一些的圆孔，孔数按需而定。使用时，可将两侧的槽向里移，盖上面板使插板插入底板插孔里，然后将下节囊身插入面板模孔，胶囊口与面板膜孔平齐。装上药粉，把药粉扫入胶囊，将分装器左右摇摆震荡，待药粉填满胶囊后，扫出多余的药粉，再将两侧的槽向外移，使面板落在底板上，底板即把胶囊顶出，套上上节囊帽，最后把装好的胶囊倒在筛里，筛出多余的药粉即可。

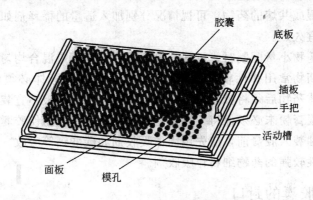

图 13-2　胶囊分装器

2. 机械操作

（1）胶囊填充机：大量生产时，一般采用半自动或全自动型胶囊填充机，胶囊填充机按其工作台运动形式可分为间歇运转式和连续回转式；按填充方式可分为冲程法、定量法。半自动填充机多采用冲程法，而全自动型多采用定量法。企业可按药物的流动性、吸湿性、物料状态（粉状或颗粒状、固态或液态）选择填充方式和机型，以确保生产操作和分装重量差异符合《中国药典》要求。

（2）胶囊填充过程：各种胶囊填充机工艺过程几乎相同，仅仅是执行机构的动作有所差别，工艺过程一般可分为以下几个步骤：①空心胶囊的自由落料。②空心胶囊的定向排列。③胶囊帽和体的分离。④未分离的胶囊剔除。⑤胶囊帽体水平分离。⑥胶囊体中填充药料。⑦胶囊帽体重新套合及封闭。⑧填充后胶囊成品被排出机外。

（3）胶囊的密封与抛光：普通型胶囊囊体、囊帽两节套合后能否密封对防止内容物漏泄与制剂稳定性有重要意义，生产中硬胶囊剂的囊壳均采用锁口型空胶囊，药物填充后，囊体、囊帽套上即咬合锁口，药物不易泄漏，空气也不易在缝间流通。

填充后的胶囊必要时需清洁处理，清除附着在胶囊壳外的粉末，即抛光。胶囊剂的抛光可采用帆布抛光机或胶囊打光机，喷洒适量液状石蜡，滚搓后使胶囊光亮。

3. 硬胶囊填充药物时某些问题的处理

（1）定量药粉在混合及填充时常发生小量的损失而使最末一个胶囊装量或含量不足，可依照配制数目的需要量多配一定量，待全部填充后将多余部分弃去。但麻醉、毒性药品不在此例。

（2）小剂量药物，尤其是麻醉、毒性药品，应先用适量的稀释剂如乳糖、淀粉等稀释，混合后再行填充。

（3）易引湿或共熔的药物，可视情况分别加入适量的稀释剂如氧化镁，混匀后填装，但不宜久贮。

（4）疏松药物小量配制时，可加适量乙醇或液状石蜡混合均匀后填装。

（5）液体药物常用弹性较大的硬胶囊填充，填入的液体必须对明胶呈不溶性，在填充液体药物后须将胶囊密封，以免泄漏。水性溶液不宜装入胶囊内。

（6）中药浸膏粉末必须保持干燥才能装入胶囊，否则易使胶囊软化。

（7）挥发油装入胶囊前，应先用固体吸收剂如碳酸钙等吸收。中药复方制剂可用处方中粉性较强的药物细粉作吸收剂。

（五）硬胶囊的封口

胶囊填充物料后应立即套合囊帽。由于生产中多使用平口套合，不如锁口套合密闭性好，故须封口。封口材料常用与制备空胶囊时浓度相同的明胶，保持胶液温度在50℃，于囊帽与囊身套合处封上一条胶液，烘干即可。也可采用平均分子量40000的PVP2.5%、聚乙烯聚丙二醇共聚物0.1%、乙醇97.4%的混合液，在套合处封上一条胶液，烘干即得。

四、硬胶囊剂举例

例　血栓心脉宁胶囊

【处方】　川芎、丹参、毛冬青、麝香、冰片、槐花、水蛭、牛黄、人参茎叶总皂苷、蟾酥

【制法】　以上十味，取丹参、毛冬青、川芎，用60％乙醇提取3次，依次加8、5、5倍量乙醇，分别提取3、2、1小时，滤过，合并滤液，减压回收乙醇，浓缩，干燥，粉碎，备用；另取水蛭粉碎成细粉，备用；再取槐花，加5倍量水，用饱和碳酸钙溶液调pH值至8～9，加热至微沸，保温30分钟，趁热滤过，药渣如上法再提取2次，合并滤液，减压浓缩，低温（60℃）干燥，粉碎，备用。将麝香、蟾酥和牛黄粉碎成细粉，按配研法与冰片细粉、人参茎叶总皂苷和上述两种粉末混匀，装入胶囊，制成1000粒，即得。

【性状】　本品为硬胶囊，内容物为黄棕色至棕褐色的粉末；味辛、微苦。

【功能与主治】　益气活血，开窍止痛。用于气虚血瘀所致的中风、胸痹，症见头晕目眩、半身不遂、胸闷心痛、心悸气短；缺血性中风恢复期、冠心病心绞痛见上述证候者。

【用法与用量】　口服。一次4粒，一日3次。

【注意】　孕妇忌服。

【规格】　每粒装0.5g

第三节　软胶囊剂

一、软胶囊剂的特点

软胶囊剂的内容物可为溶液、混悬液、乳浊液或半固体状物，其大小与形态有球形（0.15～0.3ml）、椭圆形（0.10～0.5ml）、长方形（0.3～0.8ml）及筒形（0.4～4.5ml）等。由于软胶囊剂胶壳弹性大，故又称弹性胶囊剂，也称胶丸剂。软胶囊剂弥补了硬胶囊剂的一些不足，其主要特点有：

（1）装量均匀准确，溶液装量精度可达±1％，尤其适合药效强、过量后副作用大的药物。

（2）因软胶囊完全密封，可防止氧进入，故适合挥发性药物或遇空气易变质的药物。

（3）适合盛装难以压片或贮存中会变形的低熔点固体药物。

（4）药物可溶解或分散在与水混溶的溶剂或油状液体中制成软胶囊，药物分散度大，生物利用度高。

二、软胶囊剂的制备

（一）软胶囊囊材的组成

软胶囊的囊材主要由明胶、增塑剂（甘油或山梨醇）、附加剂（防腐剂、色素、香料、蔽光剂等）以及水四部分组成。囊材弹性的大小取决于明胶、甘油和水的比例，三者较适宜的重量比为 $1：0.4：1\sim1：0.6：1$。

（二）软胶囊大小的选择

软胶囊的形状有球形、椭圆形等多种。软胶囊体积一般应尽可能小，但填充的药物应达到治疗量。混悬液制成软胶囊时，所需软胶囊的大小，可用"基质吸附率"来决定。基质吸附率是指将 1g 固体药物制成填充胶囊的混悬液时所需液体基质的克数。影响固体药物基质吸附率的因素有：药物粒子大小、形状、物理状态（纤维状、无定形、结晶状）、密度、含水量以及亲油性和亲水性等。

（三）对软胶囊内填充物的要求

软胶囊可以填充各种油类或对明胶无溶解作用的液体药物、药物混悬液或固体药物。在填充液体药物时，pH 应控制在 4.5～7.5 之间，否则软胶囊剂在贮存期间可因明胶的酸水解而漏泄，或引起明胶的碱性变性而影响软胶囊剂的溶解性。内容物为下列情况，一般不宜制成软胶囊：

1. O/W 型乳化剂因为囊壳吸水使乳剂失水而被破坏。

2. 含水分超过 5% 的药物溶液，能使软胶囊软化或溶解。

3. 含低分子量的水溶性或挥发性有机化合物，如乙醇、丙酮、酸、胺以及酯等。

软胶囊填充药物的非水溶液，若添加与水混溶的液体如聚乙二醇、甘油、丙二醇等时，应注意其吸水性，防止囊壳本身含有的水迅速转移到药物中去，而使胶壳的弹性降低。软胶囊中填充混悬液时，混悬液的分散介质常用植物油或 PEG400，混悬液中还应含有助悬剂。填充固体药物时，药物粉末至少应过五号筛（80 目）。

（四）软胶囊剂的制法

1. 压制法 用压制法制备软胶囊时应首先制好胶片，然后将药物置于两胶片之间，挤压胶片使药物被包裹于胶片之中。此法工艺流程为：胶片制备→药液制备→涂药液→盖胶片→压制→清洁→包装。

（1）配制囊材胶液：根据囊材处方（国内通常为明胶 1kg、阿拉伯胶 0.25kg、甘油 0.75kg、糖浆 0.15kg、蒸馏水 1.5kg），取明胶与阿拉伯胶加水浸泡膨胀后溶解成胶浆，然后加入甘油和糖浆搅匀，再加入附加剂，混匀即得。

（2）制胶片：将配好的囊材胶液涂于平坦的钢板上，使厚薄均匀，在 90℃ 干燥成韧性适宜的半透明胶片。

（3）模压成型：小量生产时用压丸模手工压制，大量生产时采用旋转模压法。压丸模系上、下两块形状大小相同可以复合的钢板，每张钢板上均有一定数目与大小相同的圆形或椭圆形穿孔（此穿孔部分有的可卸下）。将钢板模的两边加温，取胶片一张平铺于下模板，再将计算量的药液倒于胶片上成一均匀薄层，另取胶片一张上覆，然后盖好上模板，加压，借每一模孔的锐利边缘互相接触，将

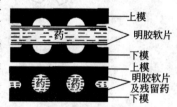

图 13-3 模压法制备软胶囊的过程示意图

胶片切断，包裹药物的胶片即被压入上下模孔内，胶丸的边缘因模孔边缘略略突出，故于接触时自行密封而成胶丸（图 13-3）。取出胶丸，干燥，筛选，用适宜溶媒（乙醇或乙醇丙酮混合液）除去表面油污，再置石灰箱中干燥。分装前在胶丸表面再涂一层液状石蜡，以防黏连。

旋转模压法采用自动旋转轧囊由贮液槽经导管流入楔形注入器，软胶片由两侧送料轴自相反方向传送过来，相对地进入两个轮状模子的夹缝处，此时药液借填充泵的推动，定量地落入两胶片之间，由于旋转的轮模连续转动，将胶片与药液压入两模的凹槽中，使胶片呈两个球形，将药液包裹成一个球形囊状物，剩余的胶片被切断分离（图 13-4）。该机产量大、计量准确、物料消耗小。

2. 滴制法 系指通过滴丸机的双层喷头（图 13-5），将明胶液与油状药物分别以不同速度喷出，一定量的明胶液将一定量的油状液包裹后，滴入另一种不相混溶的液体冷却剂中，胶液接触冷却剂后，由于表面张力作用使之形成球状，并逐渐冷却，凝固成软胶囊。

在制备过程中，影响其质量的主要因素有：①胶皮处方的比例。②胶液的黏度一般为 25～45mPa·s。③药液、胶液及冷却液三者的密度须既能保证胶囊在冷却液中有一定的沉降速度，又有足够时间使之冷却成型。④胶液与药液应保持 60℃，喷头处应为 75℃～85℃，冷却液应为 13℃～17℃。⑤喷头的设计必须保证定量胶液能将定量药液包裹起来。以上因素要通过实验，才能确定最佳工艺条件。

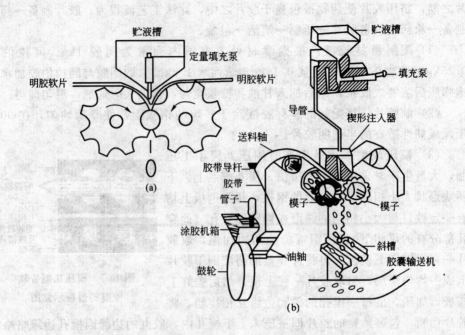

图 13-4　自动旋转冲模轧囊机旋转模面图和自动旋转冲模轧囊机旋转模压示意图

（a）自动旋转冲模轧囊机旋转模面图；（b）自动旋转冲模机轧囊机模压示意图

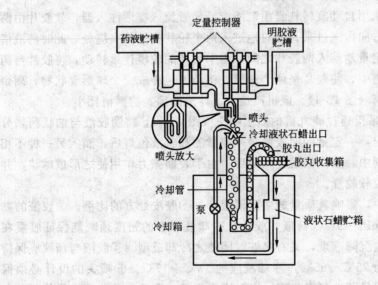

图 13-5　滴丸法制备过程示意图

例 牡荆油胶丸

【处方】 牡荆油（95％）1000g 食用植物油 3000g

【制法】

（1）胶液的制备：压制法备好明胶 100g、甘油 30g、水 130g。取明胶加入适量的水，使其充分吸水膨胀，另取甘油及余下的水加热至 70℃～80℃，混合均匀，加入膨胀的明胶搅拌，熔融，保温静置 1～2 小时，待泡沫上浮后，除去泡沫，以洁净白布滤过，保温待用。配成胶液的黏度一般为 2.8 度～3.2 度，随季节灵活掌握。

（2）油液的制备：称取牡荆油与经加热灭菌并澄清的食用植物油充分搅匀即得。

（3）制丸：将已制好的胶液置适宜容器中，控制温度于 60℃左右，将油液放入油箱内，液状石蜡温度以 10℃～17℃为宜（低于 10℃易乳化，高于 17℃则冷却不足），室内温度 10℃～20℃，滴头温度 40℃～50℃。开始滴制时应调节好喷头，使送出的胶液能将定量的油液厚薄均匀地包起来，并凝固成胶丸。待各项指标符合要求后，再进行滴制。

（4）整丸与干燥：将滴出的胶丸先均匀摊于纱网上，在 10℃以下低温吹风 4 小时以上。再置擦丸机擦去表面液状石蜡，然后于 10℃以下低温吹风 24 小时以上，转入 20℃～30℃室温吹风，经常翻动，经 24 小时后取出。用乙醇-丙醇（5∶1）的混合液在洗丸机内洗去胶丸表面油层后，吹干洗液，再于 40℃～50℃干燥约 24 小时。取出干燥的胶丸，灯检，除去废丸（或用 95％乙醇洗涤），再于 40℃～50℃下吹烘 3～4 小时，检验合格后，即可包装。

【作用与用途】 祛痰，镇咳，平喘。用于慢性支气管炎。

【用法与用量】 口服。1 次 1～2 丸，1 日 3 次。

【注】 ①本品每丸重 80mg，内含牡荆油 20mg。②生产过程中胶液的配制可按明胶-甘油-水以 10∶2∶10 的比例，其用水量秋冬季节宜多些，夏季宜少。③牡荆油的提取，取马鞭草科植物牡荆的新鲜叶，置于提取器中，用水蒸气蒸馏法提取挥发油，经油水分离器分出牡荆油，脱水，滤过即得，收得率为 0.06％～0.11％。

第四节 肠溶胶囊剂

不溶于胃液而可溶于肠液的药物，某些具有辛臭味、刺激性的药物可制成肠溶胶囊剂。肠溶空胶囊也有透明、半透明和不透明三个品种，一般将明胶（或海藻酸钠）先制成空胶囊，再涂上肠溶材料如醋酸纤维素酞酸酯（CAP）等，也可把溶解好的肠溶性高分子材料直接加入明胶液中，然后加工成肠溶性空胶囊。如用聚乙烯吡咯烷酮（PVP）作底衣，再用 CAP、蜂蜡等进行外层包衣，可以改善 CAP 包衣后"脱壳"的缺点。国内已有胶囊厂生产可在不同部位溶解的肠溶空胶囊，质量稳定，应用较多。

第五节　胶囊剂的质量评定

按《中国药典》2005 年版一部附录的制剂通则规定，胶囊剂应做以下质量检查：

（一）外观

胶囊剂应整洁，不得有黏结、变形、渗漏或囊壳破裂现象，并应无异臭。

（二）水分

硬胶囊剂的内容物，除另有规定外，不得超过 9.0%。测定方法按《中国药典》2005 年版一部附录ⅨH 规定的水分测定法执行。硬胶囊内容物为液体或半固体者不检查水分。

控制残留水分对保证胶囊剂的质量与稳定性有直接的关系。水分过高将引起胶囊膨胀、变形，有助于微生物的滋长，对吸湿性强的药物（如中药浸膏）还会产生溶化现象。

（三）装量差异

除另有规定外，取供试品 10 粒，分别精密称定重量，倾出内容物（不得损失囊壳），硬胶囊囊壳用小刷或其他适宜的用具拭净；软胶囊或内容物为半固体或液体的硬胶囊囊壳用乙醚等易挥发性溶剂洗净，置通风处使溶剂挥尽，再分别精密称定囊壳重量，求出每粒内容物的装量，每粒装量与标示装量相比较（无标示装量的胶囊剂，与平均装量比较），装量差异限度应在标示装量（或平均装量）的 10% 以内，超出装量差异限度的不得多于 2 粒，并不得有 1 粒超出限度 1 倍。

（四）崩解时限

硬胶囊剂或软胶囊剂的崩解时限，按《中国药典》2005 年版制剂通则中崩解时限检查法检查。凡规定检查溶出度或释放度的胶囊剂，不再进行崩解时限检查。

（五）微生物限度

按《中国药典》2005 年版制剂通则中微生物限度检查法检查，应符合规定。胶囊剂不得检出大肠杆菌及其他致病菌，含生药原粉者每 1g 细菌数不得超过 10000 个，每 1g 霉菌数不得超过 100 个。

第十四章

片 剂

第一节 概 述

中药片剂系指药材提取物、药材提取物加药材细粉或药材细粉与适宜的辅料混匀压制或用其他适宜方法制成的圆片状或异形片状的制剂，有提纯片、浸膏片、半浸膏片和全粉末片。

片剂始创于19世纪40年代，到19世纪末随着压片机械的出现和不断改进，片剂的生产和应用得到了迅速的发展。随着科学技术的进步，片剂生产技术、机械设备和质量控制等方面均有了较大的发展，如流化喷雾制粒、高速搅拌制粒、全粉末直接压片、自动化高速压片、薄膜包衣、全自动程序控制包衣、铝塑热封包装以及生产工序联动化和新型辅料的研究开发等，对改善生产条件、提高片剂质量和生物利用度等均起到了重要的作用。中药片剂的研究和生产始于20世纪50年代，其在类型上除一般的压制片、糖衣片外，还有微囊片、口含片、外用片及泡腾片等。在生产工艺方面也逐渐摸索出一套适用于中药片剂生产的工艺条件，如对含脂肪油及挥发油片剂的制备，提高中药片剂的硬度，改善崩解度，适合中药片剂的包衣工艺等。此外，对中药片剂中药物的溶出速率和生物利用度等方面的研究，亦已逐步开展。总之，目前片剂已成为临床常用的中药剂型之一。

一、片剂的特点

1. 主要优点 ①剂量准确，因片剂内药物均匀、含量差异小，病人按片服用。②质量稳定，片剂为干燥固体，且某些易氧化变质或潮解的药物，可借助包衣或包合作用加以保护。③卫生条件容易控制，成本低，这与片剂生产机械化、自动化程度高及产量大有关。④服用、携带、运输和贮存等比较方便。⑤品种丰富，能满足医疗、预防用药的不同需求。

2. 主要缺点 ①制备或贮藏不当会影响片剂的崩解和吸收。②某些中药片剂易引湿受潮；含挥发性成分的片剂，久贮其成分含量下降。③药物的溶出度和生物利用度较散剂及胶囊剂差，这与片剂中需加入若干辅料，并经过压缩成型有关。④儿童和昏迷病人不易吞服。

二、片剂的分类

片剂按用途与制法不同常分为以下几类：

（一）按用途分类

1. 口服片剂 口服片剂系指供口服，在胃肠道内崩解、吸收而发挥疗效的片剂，是应用最广泛的一类。

（1）普通压制片（素片）：系指药物与辅料混合，经压制而成的片剂。一般不包衣的片剂均属此类，应用广泛。如安胃片、参茸片等。

（2）包衣片：系指在压制片（常称片心）外包有衣膜的片剂。按照包衣物料或作用的不同，可分为糖衣片、薄膜衣片、半薄膜衣片、肠溶衣片等。如牛黄解毒片、银黄片、盐酸黄连素片、痢速宁肠溶衣片等。

（3）多层片：系指由两层或多层组成的片剂。各层含不同药物，或各层药物相同而辅料不同。这类片剂有两种，一种分上下两层或多层；另一种是先将一种颗粒压成片心，再将另一种颗粒包压在片心之外，形成片中有片的结构。制成多层片的目的是：避免复方制剂中不同药物之间的配伍变化；制成长效片剂，一层由速释颗粒制成，另一层由缓释颗粒制成；改善片剂的外观。

（4）长效片：系指能使药物缓慢释放而延长作用时间的片剂。

（5）咀嚼片：系指在口腔内嚼碎后咽下的片剂。多用于治疗胃部疾患，亦适用于小儿或吞咽困难的患者。如氢氧化铝凝胶片、干酵母片等。

（6）分散片：系指遇水能迅速崩解形成均匀分散的混悬液的片剂。服用方法既可像普通片那样吞服，又可放入水中迅速分散后服用，还可咀嚼或含吮。其具有服用方便、吸收快、生物利用度高和不良反应少等优点。

（7）泡腾片：系指含有泡腾崩解剂的片剂。泡腾片遇水可产生二氧化碳气体而使片剂快速崩解。这种片剂特别适用于儿童、老年人和不能吞服固体制剂的患者。如大山楂泡腾片等。

2. 口腔用片剂

（1）口含片：又称含片，系指含在口腔内缓缓溶解而发挥治疗作用的压制片。口含片多用于治疗口腔及咽喉疾患，可在局部产生较久的疗效。口含片硬度一般比内服片大，味道适口。如西瓜霜润喉片、复方草珊瑚含片等。

（2）舌下片：系指置于舌下被唾液徐徐溶解，通过黏膜快速吸收后呈现速效作用的压制片。其可防止胃肠液 pH 及酶对药物的不良影响，也可避免药物的肝脏首过效应。如硝酸甘油片、喘息定片等。此外，还有一种唇颊片，将药片放在上唇与门齿牙龈一侧之间的高处，药物通过颊黏膜被吸收，既有速效作用又有长效作用。如硝酸甘油唇颊片。

（3）口腔贴片：系指贴于口腔黏膜或口腔内患处，有足够黏着力，长时间固定在黏膜处释药的片剂。其贴于口腔黏膜吸收快，可迅速达到治疗浓度，避开肝脏的首过作用；用作局部治疗时剂量小，副作用少，维持药效时间长，又便于中止给药。如硝酸甘油贴片、冰硼贴片等。

3. 外用片

（1）外用溶液片：系指加一定量的缓冲溶液或水溶解后，使成一定浓度的溶液，供外用的片剂。如供滴眼用的白内停片、供漱口用的复方硼砂漱口片等。外用溶液片的组成成分必须均为可溶物。

（2）阴道用片：系指直接用于阴道内产生局部作用的压制片。如鱼腥草素泡腾片等。

4. 其他片剂

（1）植入片：系指植入体内，药物徐徐溶解并吸收的片剂。其是药物制成的无菌制剂，遇水不崩解，起长效作用。

（2）微囊片：系指固体或液体药物利用微囊化工艺制成干燥的微囊，再经压制而成的片剂。如牡荆油微囊片、羚羊感冒微囊片等。

（二）按制法分类

1. 全粉末片　系指将处方中全部药材粉碎成细粉作为原料，加适宜的辅料制成的片剂。如参茸片、安胃片等。

2. 半浸膏片　系指将处方中部分药材的细粉与部分药材提取的稠浸膏混合制成的片剂。如藿香正气片、银翘解毒片等。

3. 全浸膏片　系指将处方中全部药材用适宜的溶媒和方法提取制得浸膏，以全量浸膏制成的片剂。如通塞脉片、穿心莲片等。

4. 提纯片　系指将处方中药材经过提取，得到单体或有效部位，以此提纯物细粉作为原料，加适宜的辅料制成的片剂。如北豆根片、银黄片等。

三、片剂在生产与贮存期间应符合的要求

1. 用于制片的药粉（膏）与辅料应混合均匀。含药量小的或含有毒性药物的片剂，应根据药物的性质用适宜的方法使药物分散均匀。

2. 凡属挥发性或遇热不稳定的药物，在制片过程中应避免受热损失。

3. 压片前的颗粒应控制水分，以适应制片工艺的需要，并防止片剂在贮存期间发霉、变质。

4. 片剂根据需要，可加入甜味剂、芳香剂和着色剂等附加剂。

5. 为增加稳定性、掩盖药物不良臭味和改善药物外观等，可对制成的药片包糖衣或薄膜衣。对一些遇胃液易破坏、刺激胃黏膜或需要在肠道内释放的口服药片，制成片剂后可包肠溶衣。必要时薄膜包衣片剂应检查残留溶剂。

6. 片剂外观应完整光洁，色泽均匀，有适宜的硬度，以免在包装、贮运过程中发生磨损或破碎。

7. 除另有规定外，片剂应密封贮存。

第二节　片剂的辅料

片剂是由压制法制备而成。药物要压制成质量符合要求的片剂，必须具有良好的流动性和可压性，有一定的剂量和黏着性，遇体液能迅速崩解、溶解、吸收而产生应有的疗效。但实际上很少有药物完全具备这些性能，所以常须另加物料或适当处理使之达到上述要求，以利于制片。因此，片剂常由药物和辅料两部分组成，辅料为片剂中除主药之外一切物质的总称，为非治疗性物质。制片时加用辅料的目的是确保压片物料的流动性、润滑性、可压性及其成品的崩解性等。辅料选用不当或用量不适，不但可能影响制片过程，而且对片剂的质量、稳定性及其疗效的发挥有一定甚至重要影响。片剂的辅料必须具有较高的物理和化学稳定性，不与主药及其他辅料起反应，不影响主药的释放、吸收和含量测定，对人体无害，且来源广，成本低。

片剂的辅料按其用途一般分为稀释剂、吸收剂、湿润剂、黏合剂、崩解剂、润滑剂等。

一、稀释剂与吸收剂

（一）稀释剂

稀释剂亦称为填充剂。稀释剂主要适用于主药剂量小于 0.1g，制片困难者；中药片剂中含浸膏量多，或浸膏黏性太大而制片困难者。常用的有以下几种，有些兼有黏合和崩解作用。

1. 淀粉　本品为白色细腻的粉末，在空气中很稳定，与大多数药物不起作用，含水量一般为 12%～15%。淀粉不溶于冷水及乙醇，但在水中加热到 62℃～72℃可糊化。淀粉吸湿而不潮解，遇水膨胀，遇酸或碱在潮湿或加热情况下可逐渐水解而失去膨胀作用。其水解产物为还原糖，在用还原法测定主药含量时对测定结果有干扰作用。淀粉的种类较多，以玉米淀粉较为常用。

淀粉是片剂最常用的稀释剂、吸收剂和崩解剂。淀粉的可压性不好，用作稀释剂时，使用量不宜太多，以免压成的药片松散，必要时与适量糊精、糖粉等合用，可增加其黏合性和片剂的硬度。

2. 糊精　本品是淀粉水解的中间产物，为白色或微带黄色细腻的粉末，不溶于醇，微溶于水，能溶于沸水成黏胶状溶液，并呈弱酸性。

糊精常与淀粉配合一起作为片剂的填充剂，兼有黏合剂的作用。如用量超过50％时，不宜再用淀粉浆作黏合剂，可用40％～50％稀乙醇为润湿剂，即能制得硬度适宜的颗粒。对主药含量极少的片剂使用淀粉、糊精作填充剂时，影响主药提取，对含量测定有干扰。此外，不宜用作速溶片的填充剂。

3. 糖粉　本品是由结晶性蔗糖经低温干燥后粉碎成的粉末，色白，味甜，易溶于水，露于空气中易受潮结块。

糖粉是片剂优良的稀释剂，兼有矫味和黏合作用。多用于口含片、咀嚼片及中药片剂中原料纤维性强或质地疏松的药物制片。由于糖粉具有一定的黏性，可减少片剂的松散现象，并能使片剂表面光洁，增加片剂的硬度。糖粉常与淀粉、糊精配合使用。糖粉具引湿性，用量过大会使制粒、压片困难，久贮使片剂硬度增加；酸性或强碱性药物能促使蔗糖转化，增加其引湿性，故不宜配伍使用。

4. 乳糖　本品为白色结晶性粉末，略带甜味，能溶于水，难溶于醇，无引湿性，具有良好的流动性、可压性。性质稳定，可与大多数药物配伍而不起化学反应。

乳糖是一种优良的片剂稀释剂，制成的片剂光洁美观，不影响药物的溶出，对主药的含量测定影响较小，久贮不延长片剂的崩解时限，尤其适用于引湿性药物。乳糖是从动物乳中提取制成的，国内乳糖产量较少，价格贵，因此，在片剂生产中应用不多。国内多用淀粉、糊精、糖粉三者以一定比例的混合物代替乳糖，其可压性尚好，但片剂的外观、片剂中药物溶出性不及用乳糖的好。混合比例需根据主药性质、生产时的温度、湿度及设备条件而决定，一般用淀粉7份、糊精1份、糖粉1份的混合物，制成的片剂有一定的硬度，表面光洁，并能很快崩解。

5. 甘露醇　为白色结晶性粉末，在口腔中有凉爽和甜味感，易溶于水，无引湿性，是咀嚼片、口含片的主要稀释剂和矫味剂。

6. 其他　白陶土、碳酸钙、轻质氧化镁及中药处方中某些药材粉末等亦可作为片剂的稀释剂。

（二）吸收剂

当原料药中含有较多挥发油、脂肪油或其他液体组分时，常使用吸收剂。

1. 硫酸钙二水物　本品为白色或微黄色粉末，不溶于水，无引湿性，性质稳定，可与大多数药物配伍。对油类有较强的吸收能力，并能降低药物的引湿性，常作为挥发油的吸收剂，亦常作片剂的稀释剂。硫酸钙半水物遇水易固化硬结，不宜选用。使用二水物用湿颗粒法制片时，湿粒干燥温度应控制在 70℃ 以下，以免温度过高，失去 1 个分子以上的结晶水后，遇水硬结。

2. 磷酸氢钙　本品为白色细微粉末或晶体，呈微酸性，具良好的稳定性和流动性。磷酸钙与其性状相似，两者均为中药浸出物、油类及含油浸膏的良好吸收剂，并有减轻药物引湿性的作用。

3. 其他　氧化镁、碳酸钙、碳酸镁均可作为吸收剂，尤适于含挥发油和脂肪油较多的中药制片。其用量应视药料中含油量而定，一般为 10% 左右。三者碱性较强，应注意酸性药物不适用。

二、润湿剂与黏合剂

润湿剂和黏合剂在制片中具有使固体粉末黏结成型的作用。

（一）润湿剂

润湿剂是指本身无黏性，但能润湿并诱发药粉黏性以利于制成颗粒的液体。适用于具有一定黏性的药料制粒压片。常用的润湿剂有以下几种：

1. 水　一般多用蒸馏水或去离子水。凡药物本身具有一定黏性，如中药半浸膏粉或其他黏性物质，用水润湿即能黏结制粒。但用水作润湿剂时，因干燥温度较高，故对不耐热、遇水易变质或易溶于水的药物不宜应用。另外，由于水易被物料迅速吸收，难以分散均匀，造成结块、溶解等现象，制成的颗粒松紧不匀，而影响片剂的质量。因此很少单独使用，往往采用低浓度的淀粉浆或不同浓度的乙醇代替。

2. 乙醇　凡药物具有黏性，但遇水后黏性过强而不易制粒；或遇水受热易变质；或药物易溶于水难以制粒；或干燥后颗粒过硬，影响片剂质量者，均宜采用不同浓度的乙醇作为润湿剂。中药浸膏粉、半浸膏粉等制粒常采用乙醇作润湿剂，用大量淀粉、糊精或糖粉作赋形剂者亦常用乙醇作润湿剂。乙醇浓度视药物和辅料的性质、气温高低而定，一般浓度为 30%～70%。药物水溶性大、黏性大、气温高，乙醇浓度应高些；反之，则浓度可稍低。乙醇浓度愈高，粉料被润湿后黏性愈小。用乙醇作润湿剂时应迅速搅拌，并应立即制粒，迅速干燥，以免乙醇挥发。

（二）黏合剂

黏合剂是指本身具有黏性，能增加药粉间的黏合作用，以利于制粒和压片的辅料。适用于没有黏性或黏性不足的药料制粒压片。黏合剂有固体型和液体型两类，一般液体型的黏合作用较大，固体型（也称"干燥黏合剂"）往往兼有稀释剂的作用。应根据主药性质、用途和制片方法选用黏合剂。黏合剂的用量要恰当，如果其黏性不足，用量太少，则压成的片剂疏松易碎；如果黏性过强或用量太多，则片剂过于坚硬，不易崩解，因此，必须通过实践摸索调整。常用的黏合剂有以下几种：

1. 淀粉浆 俗称淀粉糊，为最常用的黏合剂。系由淀粉加水在70℃左右糊化而成的稠厚胶体，放冷后呈胶冻样。使用浓度一般为8%～15%，以10%最为常用，亦有低于5%或高于20%者。淀粉浆适用于对湿热较稳定、药物本身又不太松散的品种。其制法有煮浆法和冲浆法二种：①煮浆法：将淀粉混悬于冷水中，置夹层容器内加热糊化，这种浆所有淀粉粒几乎都已糊化，故黏性较强。此法不宜用直火加热，以免底部焦化混入黑点影响片剂外观，在生产中已少用。②冲浆法：淀粉加少量（1～1.5倍）冷水，搅匀，再冲入全量沸水，不断搅拌至成半透明糊状。该法有一部分淀粉未能完全糊化，因此，黏性不如煮浆强，但此法操作方便，适用于大生产，故目前药厂多采用此法。

2. 糊精 主要作为干燥黏合剂，亦有配成10%糊精浆与10%淀粉浆合用。糊精浆黏性介于淀粉浆与糖浆之间，其主要作用是使粉粒表面黏合，故不适用于纤维性大及弹性强的中药制片。

3. 糖粉与糖浆 糖粉为一种干燥黏合剂，糖浆为蔗糖的水溶液，其黏合力强，适用于纤维性强，弹性大以及质地疏松的药物。糖浆使用浓度多为50%～70%，常与淀粉浆或胶浆混合使用。本品不宜用于酸性或碱性较强的药物，以免产生转化糖而增加引湿性，不利制片。

4. 胶浆类 常用阿拉伯胶浆、明胶浆，两者的黏合力均大，压成的片剂硬度大，适用于易松散药物或要求硬度大的片剂如口含片。常用浓度为10%～20%。使用时必须注意浓度与用量，若浓度太大，用量过多，会影响片剂的崩解度。另一多功能黏合剂聚乙烯吡咯烷酮（PVP）胶浆，其水溶液适用于咀嚼片；其干粉为直接压片的干燥黏合剂，能增加疏水性药物的亲水性，有利于片剂崩解；其无水乙醇溶液可用于泡腾片的制粒；而5%～10%PVP水溶液是喷雾干燥制粒时的良好黏合剂。

5. 纤维素衍生物 甲基纤维素、羧甲基纤维素钠、低取代羟丙基纤维素、羟丙基甲基纤维素等均可用作黏合剂，可用其溶液，也可用其干燥粉末，加水润湿后制粒，它们的溶液常用浓度为5%左右。乙基纤维素溶于乙醇而不溶于水，可用作对水敏感的药物的黏合剂，但对片剂的崩解和药物的释放有阻碍作用，有时用作缓释制剂的辅料。

6. 微晶纤维素　本品为白色或稍带黄色、无臭、无味的粉末，不溶于水，有良好的可压性，且兼具黏合、助流、崩解等作用，为粉末直接压片的干燥黏合剂和良好的稀释剂。微晶纤维素价格较淀粉、糊精、糖粉等高，故不单独用作稀释剂，而作为稀释-黏合-崩解多功能的赋形剂使用。本品有吸湿性，故不适用于包衣片及某些对水敏感的药物，并应贮放于干燥处。

7. 其他　海藻酸钠、聚乙二醇及硅酸铝镁等，也可作为片剂的黏合剂。

三、崩解剂

崩解剂系指加入片剂中能促使片剂在胃肠液中迅速崩解成小粒子的辅料。要使片剂中的药物被人体胃肠道吸收，药物必须从片剂中释放出来，而片剂的崩解则是药物释放出来的第一步。药物经较大压力压成片剂后，孔隙率很小，结合力很强，崩解常需要一定的时间，为使片剂能迅速发挥药效，除需要药物缓慢释放的口含片、舌下片、植入片、长效片等外，一般均需加入崩解剂。中药全粉末片、半浸膏片因含有药材细粉，其本身遇水后能缓缓崩解，故一般不需另加崩解剂。

（一）片剂的崩解机理

片剂的崩解机理与所用崩解剂及片剂所用原辅料的性质有关，一般认为有以下几种：

1. 毛细管作用　片剂具有许多毛细管和孔隙，与水接触后水即从这些亲水性通道进入片剂内部，强烈的吸水性使片剂润湿而崩解。淀粉及其衍生物和纤维素类衍生物的崩解作用多与此相关。这类崩解剂的加入方法，一般认为最好采用内外加法，外加有利于片剂迅速崩解成颗粒，内加则有利于颗粒作更细小的分散。

2. 膨胀作用　崩解剂吸水后充分膨胀，自身体积显著增大，使片剂的黏结力瓦解而崩散。如淀粉衍生物羧甲基淀粉钠的崩解作用主要就在于其吸水后强大的膨胀作用。这种膨胀作用还包括由润湿热所致的片剂中残存空气的膨胀作用。

3. 产气作用　泡腾崩解剂遇水产生气体，借气体的膨胀而使片剂崩解。如常用泡腾崩解剂枸橼酸或酒石酸加碳酸钠或碳酸氢钠，遇水产生二氧化碳气体，借助气体膨胀而使片剂崩解。

其他机理还有：辅料中加用了相应的酶，因酶解作用而有利于崩解；可溶性原、辅料遇水溶解使片剂崩解或蚀解；表面活性剂因能改善颗粒的润湿性而促进崩解等。

（二）常用崩解剂

1. 干燥淀粉　本品在片剂中起崩解作用，主要是由于其毛细管吸水作用和本身吸水膨胀，它是应用最广泛的崩解剂。目前主要用玉米淀粉，使用前应100℃～105℃干燥1小时，用量一般为配方总量的5％～20％。本品对易溶性药物的片剂作用较差，适用于不溶性或微溶性药物的片剂。淀粉用作片剂崩解剂有以下不足：淀粉的可压性不好，用量多时可影响片剂的硬度；淀粉的流动性不好，外加淀粉过多会影响颗粒的流动性。

2. 羧甲基淀粉钠（CMS-Na）　本品为白色粉末，具有良好的流动性和可压性；遇水后，体积可膨胀200～300倍，是一种优良的崩解剂。适用于可溶性和不溶性药物；亦可作为粉末直接压片的干燥黏合剂和崩解剂。用量一般为1％～6％。研究及生产实践表明，全浸膏片用3％的CMS-Na，疏水性半浸膏片用1.5％的CMS-Na，能明显缩短崩解时限，增加素片硬度。

3. 低取代羟丙基纤维素（L-HPC）　本品为白色或类白色结晶性粉末，在水中不易溶解，但有很好的吸水性，这种性质大大增加了它的膨胀度，在37℃条件下，1分钟内吸湿后的膨胀度较淀粉大4.5倍，在胃液和肠液中的膨胀度几乎相同，是一种良好的片剂崩解剂。另一方面，它的毛糙结构与药粉和颗粒之间有较大的镶嵌作用，可提高片剂的硬度和光洁度。用量一般为2％～5％。L-HPC具有崩解黏结双重作用，对崩解差的丸、片剂可加速其崩解和增加崩解后粉粒的细度；对不易成型的药物，可促进其成型，提高药片的硬度。

4. 泡腾崩解剂　为一种遇水能产生二氧化碳气体达到崩解作用的酸碱系统，最常用的是碳酸氢钠和枸橼酸或酒石酸。泡腾崩解剂的崩解作用很强，在生产和贮存过程中要严格控制水分。

5. 表面活性剂　为崩解辅助剂。能增加药物的润湿性，促进水分透入，使片剂容易崩解。一般疏水性或不溶性药物对水缺乏亲和力，水分不易透入片剂孔隙中，若加入适量表面活性剂则能较好地解决。常用的表面活性剂有吐温－80、十二烷基硫酸钠等。

（三）崩解剂的加入方法

1. 内加法　与处方粉料混合在一起制成颗粒。本法崩解剂包于颗粒内，与水接触较迟缓，崩解作用较弱，但可使片剂全部崩解成细粒。

2. 外加法　与已干燥的颗粒混合后压片。本法片剂的崩解速度较快，但其崩解作用主要发生在颗粒与颗粒之间，崩解后往往呈颗粒状态而不呈细粒，溶出稍差。

3. 内外加法　将崩解剂分为两份，一份与处方粉料混合在一起制成颗粒，另份加在已干燥的颗粒中，混匀压片。本法可克服上述两种方法的缺点，是较为理想的方法。内加与外加崩解剂的用量，可按具体品种而定，一般为内加50%～75%，外加 25%～50%。

4. 特殊加入法　①泡腾崩解剂的加入，酸、碱组分一般应分别与处方药料或其他赋形剂制成干燥颗粒后，再行混合。压片颗粒或成品均应妥善贮藏、包装，避免受潮而造成崩解剂失效。②表面活性剂的加入，一般制成醇溶液喷在干颗粒上；或溶解于黏合剂内；或与崩解剂混合后加入干颗粒中。

四、润滑剂

压片时为了能顺利加料和出片，并减少黏冲及降低颗粒与颗粒、颗粒与模孔壁之间的摩擦力，使片剂光滑美观，在压片前一般均需在颗粒（或结晶）中加入适宜的润滑剂。润滑剂按作用不同，可分为以下三类：①助流剂：主要能改善颗粒表面粗糙性，增加颗粒流动性，保证颗粒顺利通过加料斗，进入模孔，便于均匀压片。②抗黏剂：主要用于减轻原料对冲模的黏附性，防止压片物料黏着于冲模表面，以保证冲模表面和片剂表面的光洁度。③润滑剂：主要用于降低颗粒间以及颗粒与冲头和模孔壁间的摩擦力，改善力的传递和分布，增加颗粒的滑动性，保证压出片剂的完整。

在实际生产中，很难找到仅具一方面作用的辅料，一般将具有上述任何一种作用的辅料都统称为润滑剂。润滑剂可以分为三类：

（一）疏水性及水不溶性润滑剂

1. 硬脂酸镁　为白色、细滑、轻松的粉末，有良好的附着性，与颗粒混合后分布均匀而不易分离，仅用少量即能显示出良好的润滑作用，且片面光滑美观，为广泛应用的润滑剂。硬脂酸镁有弱碱性，故遇碱不稳定的药物不宜使用。由于硬脂酸镁为疏水性物质，故用量过大片剂不宜崩解或产生裂片，一般用量为0.3%～1%。

此外，硬脂酸钙、硬脂酸也是良好的润滑剂，其性质与硬脂酸镁大致相似。

2. 滑石粉　为白色结晶性粉末，有较好的润滑性，用后可减少压片物料黏附于冲头表面的倾向，且能增加颗粒的润滑性和流动性。本品不溶于水，但有亲水性，对片剂的崩解作用影响不大。本品颗粒细而比重大，附着力较差，在压片过程中可因振动而与颗粒分离并沉在颗粒底部，出现上冲黏冲现象。由于滑石粉在颗粒中往往分布不匀，片剂的色泽和含量容易出现较大差异，故现已较少单独使用。但它有亲水的优点，为改善疏水性润滑剂如硬脂酸镁等对片剂崩解的不良影响，常联合应用。其一般用量为 1%～3%。

3. 氢化植物油 本品系由氢化植物油经过精制、漂白、脱色及除臭后，以喷雾干燥法制得的粉末。本品润滑性能好，为良好的润滑剂。应用时，将本品溶于热轻质液状石蜡或己烷中，然后喷于颗粒上，以利于分布均匀。己烷可在减压条件下除去。凡不宜用碱性润滑剂的品种，都可用本品取代。

（二）水溶性润滑剂

1. 聚乙二醇（PEG） 一般用聚乙二醇 4000 或 6000，它们的分子量分别为 3000～3700、6000～7500。本品为水溶性，溶解后可得到澄明溶液，适用于需完全溶解的片剂，如溶液片、泡腾片。与其他润滑剂相比粉粒较小，用 $50\mu m$ 以下的颗粒压片时可达到良好的润滑效果。其一般用量为 1%～5%。

2. 十二烷基硫酸镁 本品为水溶性表面活性剂，具有良好的润滑作用。本品能增强片剂的机械强度，并能促进片剂的崩解和药物的溶出作用。片剂中加入硬脂酸镁，往往使崩解时间延长，但如果加入适量十二烷基硫酸镁不但不阻碍崩解，反而可加速其崩解。但如果用量过多，因过分降低介质的表面张力，反而不利于崩解。其一般用量为 1%～3%。

（三）助流剂

助流剂的作用是促进物料的流动性，特别是在全粉末直接压片时，因粉末流动性差，冲模中不易填满物料，引起片重差异，所以尤其需要选用助流剂。

1. 微粉硅胶 本品为轻质的白色粉末，无臭无味，不溶于水，化学性质稳定，与绝大多数药物不发生反应。微粉硅胶的比表面积大，特别适宜于油类和浸膏类药物，与 1～2 倍的油混合仍呈粉状。本品有良好的流动性，对药物有较大的吸附力，其亲水性能强，用量在 1% 以上时可加速片剂的崩解，有利于药物的吸收。其作助流剂的一般用量仅为 0.15%～3%。

2. 滑石粉 具有良好的润滑性和流动性，与硬脂酸镁合用兼具助流抗黏作用。

从上可以看出，不少片剂辅料往往兼有几种作用，这更有利于片剂的制备。例如药用淀粉可用为稀释剂或吸收剂，同时干燥淀粉也是良好的崩解剂，淀粉加水加热糊化后又可用为黏合剂；糊精、糖粉可用作稀释剂，也是良好的黏合剂。中药片剂的原料药物，既可起治疗作用，有时也兼起辅料的作用，例如含淀粉较多的药物细粉可用作稀释剂和崩解剂；药物的稠膏也可用作黏合剂。因此，必须掌握各类辅料和原料药物的特点，在设计片剂处方时灵活运用，这样既可节省辅料，又能提高片剂的质量。

第三节　片剂的制备

片剂的制备方法一般分为制粒压片法和直接压片法两种，前者可分为湿法制颗粒压片法和干法制颗粒压片法，后者可分为药物粉末直接压片法和药物结晶直接压片法。片剂制备方法的选择应根据药物和辅料的性质来确定。若药物对湿、热比较稳定，一般常选用湿法制颗粒压片法；若药物粉末遇湿、热易变质，又不易直接压片者，可选用干法制颗粒压片法；若药物粉末流动性虽差，但可压性好，加助流剂后可直接压片，或可压性也差者，再加干黏合剂后也可直接压片者，可选择粉末直接压片法；若结晶药物晶型适宜，流动性和可压性好，可选用药物结晶直接压片法。从实际生产来看，药物由于受到流动性和可压性等的限制，能以干法制颗粒压片或直接压片者为数较少，许多药物主要以湿法制颗粒后进行压片。本节重点介绍湿法制颗粒压片法，同时简单介绍干法制颗粒压片法和粉末直接压片法。

一、湿法制颗粒压片法

中药片剂的原料药经处理后多为流浸膏、浸膏或药材细粉，在制备过程中为保证原料具有良好的流动性和可压性，一般多采用湿法制颗粒压片。其一般生产工艺流程如下：

中药材 —洁净、炮制 粉碎、提取→ { 全部粉末　部分粉末加稠浸膏　全浸膏　提取物 } —加辅料→ 混合 —润湿剂或黏合剂→ 制软材 →

制颗粒 → 干燥 —检验→ 整粒 —润滑剂（崩解剂）→ 压片 → （包衣） → 质检 → 包装

化学药品湿法制颗粒压片，原料经检验合格、粉碎过筛后亦采用上述生产工艺。

（一）原料处理

1. 中药原料的处理　中药原料的处理目的是：①去粗取精，缩小体积，减少服用量。中药材除含有效成分外，还含有大量的无效物质，须经过浸提、分离、精制处理，尽量除去无效物质，保留有效成分。②有选择地保留少量非有效物质和成分，起辅料的作用。如含有多量淀粉的药材细粉可作为稀释剂和崩解剂，药物的稠浸膏黏性很强可作为黏合剂等。

根据中药原料的性质，其处理的一般原则为：

（1）按处方选用合格的药材，并进行洁净、灭菌、炮制和干燥处理。

（2）含淀粉较多的药材（如山药、天花粉等），用量极少的贵重药或毒性药（如牛黄、麝香、雄黄等），某些非植物组织芳香药物或含有少量芳香挥发性成分药材（如冰片、木香、砂仁等）及某些矿物药（如石膏等），宜粉碎成细粉，过五至六号筛，备用。

（3）含已知有效成分者，可根据有效成分的性质，选择适当溶媒和方法提取有效成分。

（4）含挥发性成分较多的药材，一般采用双提法，先提取挥发性成分另存，药渣加水煎煮或与他药共煎，或将蒸馏后剩余药液制成稠膏或干浸膏粉。

（5）含醇溶性成分，可用适宜浓度的乙醇提取，提取液回收乙醇后再浓缩成稠膏。

（6）含纤维较多、黏性较大、质地泡松或坚硬的药材，以及中医临床可入汤剂的药材，可用水煎煮，浓缩成稠膏或制成干浸膏。必要时可加乙醇除杂质后再制成稠膏或干浸膏。

2. 化学药品原、辅料的处理

湿法制颗粒压片用的化学药品原料及辅料，在混合前一般均需经过检验、粉碎、过筛或干燥等加工处理。其细度以通过五至六号筛比较适宜。毒性药、贵重药及有色的原、辅料宜更细一些，以利于混合均匀，含量准确，并可避免压片时产生裂片、黏冲和花斑等现象。有些原、辅料贮藏时易受潮发生结块，必须经过干燥处理后再粉碎、过筛。

（二）制颗粒

1. 制颗粒的目的　制颗粒主要是改善压片物料的流动性和可压性，片剂绝大多数需要先制成颗粒后才能进行压片。颗粒的制备是湿颗粒法制片的关键性操作，关系到压片能否顺利进行和片剂质量的好坏。具体说来，药物制成颗粒有如下目的：

（1）增加物料的流动性：细粉流动性差，不易从饲料斗中顺利地流入模孔，时多时少，增加片剂的重量差异或出现松片、迭片，也影响片剂的含量，制成颗粒后可增加流动性。

（2）减少细粉吸附和容存的空气，以减少药片的松裂：细粉比表面积大，吸附和容存的空气多，当冲头加压时，粉末中部分空气不能及时逸出而被压在片剂内，当压力移去后，片剂内部空气膨胀，以致产生松片、顶裂等现象。

（3）避免粉末分层：处方中有数种原、辅料粉末，相对密度不一，在压片过程中，由于饲料斗的振动，常使质重者下沉，产生分层现象，以致含量不准。

（4）避免细粉飞扬：细粉压片粉尘多，并常黏附于冲头表面或模壁造成黏冲等现象。

2. 中药原料制颗粒的类型 中药原料制颗粒主要分为药材全粉制粒（全粉末片）、药材细粉与稠浸膏混合制粒（半浸膏片）、全浸膏制粒（全浸膏片）及提纯物制粒（提纯片）等。

（1）药材全粉制粒：是将全部药材细粉混匀，加适量的润湿剂或黏合剂制成适宜的软材，挤压过筛制粒。润湿剂或黏合剂可根据药粉性质选择：①若药粉中含有较多黏性成分，可选用水、适宜浓度的乙醇作润湿剂。②若药粉中含有较多矿物质、纤维性及疏水性成分，应选用黏合力较强的黏合剂，如糖浆等，或与淀粉浆合用。此法适用于剂量小的贵重细料药、毒性药及几乎不具有纤维性的药材细粉制片，如参茸片、安胃片等。一般性质药材不宜全粉制粒，否则服用量太大。此法具有简便、快速而经济的优点，但必须注意药材全粉的灭菌，使片剂符合卫生标准。

（2）药材细粉与稠浸膏混合制粒：是将处方中部分药材粉碎成细粉，另一部分药材制成稠浸膏，两者混合后经适当处理制成软材，制颗粒。生产上有以下几种情况：①若两者混合后黏性适中，可直接混合制粒。此法可根据药材性质及出膏率而决定粉碎的药材量，还应考虑使片剂能快速崩解，应力求使稠浸膏与药材细粉混合后能制成好的软材。②若两者混合后黏性不足，则需另加适量的黏合剂或润湿剂制软材，制颗粒。③若两者混合后黏性太大难以制粒，或制成的颗粒试压时出现花斑、麻点，须将稠浸膏与药材细粉混匀，烘干，粉碎成细粉，再加适宜浓度的乙醇作润湿剂制软材，制颗粒。此法应用较广，适用于大多数中药片剂的制备，如元胡止痛片、牛黄解毒片等。此法最大优点是稠浸膏与药材细粉除具有治疗作用外，稠浸膏起黏合剂作用，药粉大多具有崩解作用并兼作稀释剂，既节省辅料，操作也简便。

（3）全浸膏制粒：目前生产上有以下两种方法：①将干浸膏直接粉碎成颗粒。干浸膏如黏性适中，吸湿性不强时，可直接粉碎成通过二至三号筛（40目左右）的颗粒。此法颗粒宜细些，避免压片时产生花斑、麻点。采用真空干燥法所得浸膏疏松易碎，直接过颗粒筛即可。②用浸膏粉制粒。干浸膏先粉碎成细粉，加润湿剂，制软材，制颗粒。此法适用于干浸膏直接粉碎成颗粒时颗粒太硬，改用通过五至六号筛的细粉，用适宜浓度的乙醇润湿制粒，所用乙醇浓度应视浸膏粉黏性而定，黏性愈大乙醇浓度应愈高，乙醇最好以喷雾法加入，分布较均匀。浸膏粉制粒法颗粒质量较好，压出的药片外观光滑，色泽均匀一致，硬度也易控制，但工序复杂，费工时。近年来，有将中药水煎液浓缩后，用喷雾干燥法制得浸膏颗粒，或得到浸膏细粉再用滚转制粒法制粒。这些方法可大大提高生产效率，防止杂菌污染，提高片剂质量。

（4）提纯物制粒：是将药材提纯物细粉（有效成分或有效部位）与适量稀释剂、崩解剂等混匀后，加入黏合剂或润湿剂，制软材，制颗粒。如北山豆根片、盐酸黄连素片等。

3. 制颗粒方法 主要有挤出制粒法、滚转制粒法、喷雾干燥制粒法、流化喷雾制粒法等，这些制粒方法参见第十二章第二节制粒技术相关内容。

（1）挤出制粒法：药粉加入黏合剂或润湿剂制成软材后，用强制挤压的方式使其通过具有一定孔径的筛网或孔板而制成颗粒，所用黏合剂或润湿剂的用量，以能制成适宜软材的最少用量为原则，其用量的选择与原辅料的性质、黏合剂的温度、混合时间的长短等因素有关，在生产时常需灵活掌握。一般软材的软硬度以手握紧能成团，而用手指轻压团块即散开为宜。片剂颗粒的大小应根据片重及药片直径选用。

（2）滚转制粒法：适用于中药浸膏粉、半浸膏粉及黏性较强的药物细粉制粒。将浸膏或半浸膏细粉与适宜的辅料混匀，置包衣锅或适宜的容器中转动，在滚转中将润湿剂乙醇或水呈雾状喷入，使逐步润湿黏合成粒，防止结块。

（3）喷雾干燥制粒法：适用于中药全浸膏片浓缩液直接制粒。应控制好进料口与出料口的温度，使干燥室的温度控制在120℃左右。

（三）湿颗粒的干燥

制备好的湿粒应及时干燥。干燥温度一般为60℃～80℃，温度过高可使颗粒中含有的淀粉粒糊化，降低片剂的崩解度，并可使含浸膏的颗粒软化结块。含挥发性及苷类成分的中药颗粒应控制在60℃以下干燥，否则易使有效成分散失或破坏。对热稳定的药物，干燥温度可提高到80℃～100℃，以缩短干燥的时间。沸腾干燥法为湿粒干燥的较理想方法，目前生产上较常用。颗粒干燥的程度因品种不同而有所差别，一般凭经验掌握。

（四）干颗粒的质量要求

干颗粒除必须具有适宜的流动性和可压性外，尚须符合以下要求：

（1）主药含量应符合该品种的要求。

（2）含水量应均匀、适中，中药片剂干颗粒含水量一般为3%～5%，品种不同，要求不同，应进行试验，确定各品种的最佳含水标准。化学药品片剂干颗粒含水量一般为1%～3%，但亦有品种例外。目前生产上常用红外线快速水分测定仪测定，或应用隧道式水分测定仪测定。

（3）颗粒大小适当，颗粒大小应根据片重及药片直径选用，大片可用较大的颗粒或小颗粒进行压片；但对小片来说，必须用小颗粒，若小片用大颗粒，则片重差异较大。中药片剂一般选用通过二号筛或更细的颗粒。同时干颗粒中应有一定比例的细颗粒，在压片时细粒填于大粒间，使片重和含量准确。但细粉和细粒不宜过多，否则压片时易产生裂片、松片、边角毛缺及黏冲等现象。

（4）颗粒松紧适宜，干颗粒的松紧与片剂的物理外观有关，硬颗粒在压片时易产生麻面，松颗粒则易产生松片现象。一般经验认为，以颗粒用手捻能捻碎并有粗糙感为宜。

（五）干颗粒压片前的处理

1. 整粒　颗粒在干燥过程中有部分互相黏结成团块状，也有部分从颗粒机上落下时就呈条状，干燥后需要再通过一次筛网使之分散成均匀的干颗粒。整粒过筛一般用摇摆式制粒机，此时应选用质硬的金属筛网，常用筛网一般为二号筛。一些坚硬的大块和残料可用旋转式制粒机过筛或用其他机械磨碎，这时所用筛网的孔径与制湿粒时相同或稍小些，因为颗粒干燥后体积缩小。但在选用时也应考虑干颗粒的松紧情况，如颗粒较疏松，宜选用孔径较大的筛网，以免破坏颗粒和增加细粉；若颗粒较粗硬，应用孔径较小的筛网，以免颗粒过于粗硬。

2. 加润滑剂与崩解剂　润滑剂常在整粒后用细筛筛入干颗粒中混匀。有些品种如需加崩解剂，则需要将崩解剂先干燥过筛，在整粒时加入干颗粒中，充分混匀。也可将润滑剂与崩解剂与干颗粒一起加入混合器中进行总混合。

3. 加挥发油或挥发性药物　某些片剂处方中含有挥发油如薄荷油、桂皮油、八角茴香油等，最好加入到润滑剂与干颗粒混匀后筛出的部分细粒中，混匀后，再与全部干颗粒混匀，以免混合不匀和产生花斑，此种现象在有色片剂中更应注意。此外，亦可用五号筛，从干颗粒中筛出适量细粉，用以吸收挥发油，再加至干颗粒中混匀。若所加的挥发性药物为固体，如薄荷脑等，可先用少量乙醇溶解后或与其他成分研磨共熔后喷入干颗粒中。以上各法最后均应放置桶内密闭贮存数小时，使挥发性成分在颗粒中渗透均匀，否则由于挥发油吸附于颗粒表面，压片时易产生裂片等现象。若挥发油含量较多时，常需要加适量吸收剂把油吸收后，再混合压片。近年来挥发油微囊化和包合技术亦已越来越多地被用于片剂生产中。

（六）压片

1. 片重的计算　中药片剂试制过程中，若药料的片数与片重未定时，可先称出颗粒的总重量，除以服用的总次数，求出单次服用的颗粒重量，再根据单次服用的颗粒重量及每次服用的片数，求得每片重量。可按公式 14-1 及 14-2 计算：

$$单服颗粒重 = \frac{干颗粒总重量}{服用总次数} \quad (14-1)$$

$$片重 = \frac{单服颗粒重}{单服片数} \quad (14-2)$$

若处方中规定了每批药料应制的片数及每片重量时，则所得的干颗粒重应等于片数与片重之积，即干颗粒总重量（主药加辅料）等于片数乘片重，当干颗粒总重量小于片数乘片重时，应补加淀粉等使两者相等。可按公式 14-3 计算：

$$片重 = \frac{干颗粒重 + 压片前加入的辅料量}{应压片数} \quad (14-3)$$

若已知每片主药含量时，可先测定颗粒中主药含量，再计算片重。可按公式 14-4 计算：

$$片重 = \frac{每片含主药量}{干颗粒的主药百分含量} \quad (14-4)$$

2. 压片机与压片流程 将各种颗粒状或粉状物料置于模孔中，用冲头压制成片剂的机器称为压片机。冲模的基本结构是由上、下冲头和模圈组成，如图 14-1 所示。

冲头的端面形状可以是平面，也可以是浅凹形或深凹形（深凹形片剂一般用于包衣片），也可以在端面上刻有文字、数字、字母、线条等，以表明产品的名称、规格、商标等。线条便于一分为二或一分为四服用。冲头和模孔截面的形状可以是圆形，也可以是三角形、长圆形等异形形状，圆片的直径一般在 5.5~14mm 之间。

压片机主要有单冲压片机和旋转式（多冲）压片机，压片过程基本相同。在此基础上，根据不同的特殊要求尚有二次（三次）压缩压片机、多层压片机、压制包衣机等。

（1）单冲压片机：单冲压片机一般为手动和电动兼用，其基本结构如图 14-2 所示。出片调节器用以调节下冲抬起的高度，使其刚好与模圈的上缘相平，便于将药片推出；片重调节器用以调节下冲下降的深度，借以调节模孔的容积而调节片重；压力调节器的用途是调节上冲下降的距离，上冲下降多，上、下冲间的距离近，则压力大，反之则压力小。

单冲压片机的压片流程如图 14-3 所示：①上

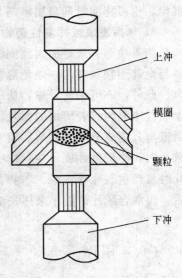

图 14-1 压片机冲头和模圈组合图

上冲

模圈

颗粒

下冲

冲抬起，饲粒器移动到模孔之上。②下冲下降到适宜的深度（根据片重调节，使可容纳的颗粒重等于片重），饲粒器在模孔上面摆动，颗粒填满模孔。③饲粒器由模孔上移开，使模孔中的颗粒与模孔的上缘相平。④上冲下降并将颗粒压缩成片。⑤上冲抬起，下冲随之上升到与模孔上缘相平时，饲粒器再移到模孔之上，将压成的药片推开，并进行第二次饲粒，如此反复进行。

　　单冲压片机的产量一般为每分钟 80 片，主要用于新产品的试制或小量生产；因单冲压片机是由一副冲模组成，压片时下冲固定不动，仅上冲运动加压，这种单侧施压的压片方式，压力分布不均匀，易产生松片、裂片等问题。

　　（2）旋转式压片机：是目前生产中广泛使用的压片机。主要由动力部分、传动部分及工作部分组成。

　　旋转式压片机的主要工作部分以及压片过程如图 14-4 所示，包括绕轴而旋转的机台、上下冲模、压轮、片重调节

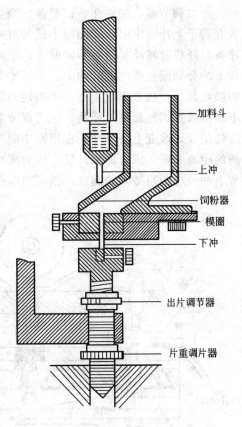

图 14-2　单冲压片机基本结构示意图

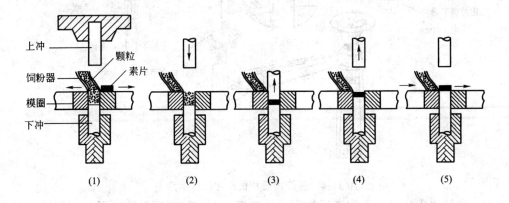

图 14-3　单冲压片机压片流程图

器、压力调节器、加料斗、饲粉器、吸尘器等部件。机台分为三层，机台的上层装有若干上冲，中层装模圈，下层的对应位置装着下冲。机器转动时，上冲与下冲各自随机台转动并沿着固定的上、下冲轨道有规律地进行升、降运动；当上冲和下冲分别经过彼此对应的上、下压轮时，上冲向下、下冲向上运动并对模孔中的颗粒加压；机台中层装有一个固定的饲粉器，颗粒由处于饲粉器上方的加料斗不断地通过饲粉器流入模孔；压力调节器装在下压轮的下方，通过调节下压轮的高低位置，改变上、下冲头在模圈中的相对距离，当下压轮升高时，上、下冲头间的距离缩短，压力加大，反之压力减小。片重调节器装在下冲轨道上，用来调节下冲经过刮粉器时的高度，以调节模孔的容积而改变片重。

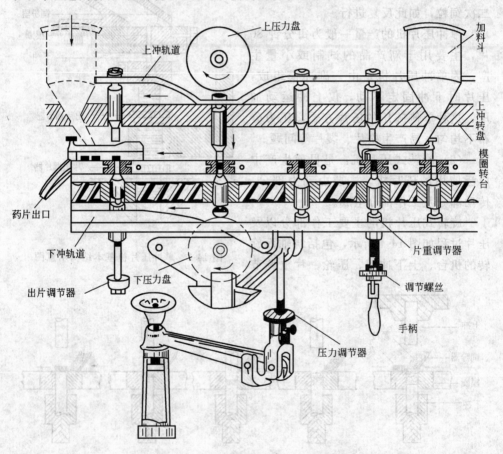

图 14-4　旋转式压片机压片过程示意图

旋转式压片机的压片流程如下：①充填：下冲转到饲粉器之下时，颗粒填入模孔，当下冲转动到片重调节器上面时，再上升到适宜高度，经刮粉器将多余的颗粒刮去。②压片：当下冲转动至下压轮的上面，上冲转动到上压轮的下面时，两冲之间的距离最小，将颗粒压缩成片。③推片：压片后，上、下冲分别沿轨道上升和下降，当下冲转动至推片调节器的上方时，下冲抬起并与转台中层的上缘相平，药片被刮粉器推出模孔导入容器中，如此反复进行。

旋转式压片机有多种型号，按冲数来说有 16 冲、19 冲、27 冲、33 冲、35冲、55 冲等。按流程来说有单流程及双流程等，单流程的仅有一套压力盘（上、下压力盘各一个）；双流程的有两套压力盘，每一付冲（上、下冲各一个）旋转一圈可压两个药片；双流程压片机的能量利用更合理，生产能力较高，较适合于中药片剂生产的为 ZP19、ZP33 和 ZP35 型压片机。旋转式压片机的饲粉方式相对合理，片重差异较小，由上、下冲相对加压，压力分布均匀，生产效率较高，最大产量 8 万～10 万片/小时。

此外目前已有高速压片机用于生产中，高速压片机有 24 冲、28 冲、55 冲等多种型号，具有精度高、全封闭、防粉尘、压力大、噪声低、自动程序控制、生产效率高等特点，最大生产能力可达 50 万片/小时。该类压片机在传动、加压、充填、加料、冲头导轨、控制系统等方面都明显优于普通压片机。尤其是能自动调节片重及厚度、剔除片重不合格的药片，在压片过程中能自动取样、计数、计量和记录，且无人操作。

二、干法制颗粒压片法

干法制颗粒压片法系指药料不用润湿剂或液态黏合剂而制成颗粒进行压片的方法。其一般生产工艺流程如下：

$$\left.\begin{array}{c}原料\\辅料\end{array}\right\}\longrightarrow 粉碎\longrightarrow 过筛\longrightarrow 混合\xrightarrow{\substack{固体\\黏合剂}}压块\longrightarrow 粗粉碎\longrightarrow$$

$$整粒\xrightarrow[\text{（崩解剂）}]{\text{润滑剂}}总混合\longrightarrow 压片\longrightarrow（包衣）\longrightarrow 质检\longrightarrow 包装$$

前面提到的中药干浸膏直接粉碎成颗粒，进行压片，是本法的一种类型。另外，某些药物可直接筛选大小适宜的结晶或颗粒，必要时再进行干燥，即可直接压片，如氯化物、溴化物等。目前能采用这种方法来制颗粒的药物为数很少。干颗粒法制片与湿颗粒法制片不同之处主要在于前者用干法制粒，而后者用湿法制粒。至于压片工艺则是相同的。常用的干法制粒方法主要包括滚压法制粒和重压法制粒（参见第十二章第二节制粒技术与设备）。

凡药物对湿、热不稳定，有吸湿性或采用粉末直接压片法流动性差的情况下，多采用干法制颗粒压片法。但本法存在需特殊重压设备以形成大片，粉尘飞扬严重，以致增加交叉污染机会等不足。

三、粉末直接压片法

粉末直接压片系指将药物的粉末与适宜的辅料混合后，不经过制颗粒而直接压片的方法。其一般生产工艺流程如下：

原料 辅料 ⟶ 粉碎 ⟶ 粗过筛 ⟶ 精过筛 固体黏合剂 ⟶ 混合 润滑剂（崩解剂）⟶

总混合 ⟶ 压片 ⟶（包衣）⟶ 质检 ⟶ 包装

粉末制成颗粒后再压片的主要目的是增大流动性，改善可压性，减少片重差异等，药物粉末如能解决上述问题，就可以采用粉末直接压片。解决上述问题主要从以下几方面入手：①改善压片物料的性能。一般当药物粉末具有良好的流动性和可压性，并且主药占处方中比例较大时，才可直接压片。另外粉末直接压片的重要条件之一是选用具有良好流动性和可压性的辅料，目前常用的辅料有微粉硅胶等助流剂、微晶纤维素等干燥黏合剂、羧甲基纤维素钠等崩解剂。②改进压片机械的性能。粉末直接压片时，加料斗内粉末常出现空洞或流动时快时慢的现象，以致片重差异较大，生产上一般采用振荡器或电磁振荡器来克服，即利用上冲转动时产生的动能来撞击物料，使粉末均匀流入模孔。由于粉末中存在的空气较颗粒多，压片时容易产生顶裂，可以通过适当加大压力，改进设备，增加预压过程（分次加压的压片机），减慢车速，使受压时间延长等方法来克服。漏粉现象可安装吸粉器加以改善。

粉末直接压片具有工艺简单，省时节能，成本低；药物不遇水，不受热，适用于对湿、热不稳定药物；崩解后可成为药物的原始粒子，比表面积大，有利于药物溶出等优点。但辅料价格较贵；生产中粉尘较多；片剂的外观稍差；当各成分的粒径或密度的差异较大时，在加工过程中易分层等缺点，影响了该法在国内的推广应用。

四、压片时可能发生的问题及解决的办法

在压片过程中有时会产生松片、黏冲、崩解迟缓、裂片、叠片、片重差异超限、变色或表面有斑点、引湿受潮等情况，必须及时找出问题，并针对原因进行解决，才能继续压片，保证质量。这些问题产生的原因，归纳起来主要可以从三个方面去考虑：①颗粒是否过硬、过松、过湿、过干、大小悬殊、细粉过多等。②空气中的湿度是否太高。③压片机是否不正常，如压力大小、车速过快和冲模是否有磨损等。然后再根据具体情况进行具体分析和解决。

（一）松片

片剂压成后置中指和食指之间，用拇指轻轻加压就碎裂称松片。松片的产生原因及解决办法如下：

1. 中药细粉过多，或其中含纤维较多，或含动物角质类、皮类量较大，缺乏黏性，又有弹性，致使颗粒松散不易压片；原料中含矿石类药量较多，黏性差；颗粒质地疏松，流动性差，使颗粒填入模孔量不足而产生松片。以上情况可将原料粉碎成通过六号筛的细粉，再加适量润湿剂或选用黏性较强的黏合剂如明胶、糖浆等重新制粒。

2. 片剂原料中含有较多的挥发油、脂肪油等，易引起松片。如这些油属有效成分，可加适当的吸收剂，如磷酸氢钙、碳酸钙等来吸收；亦可采用微囊化或制成包合物等方法。如这些油为无效成分，可用压榨法或石蜡脱脂，随着油量减少，可提高硬度。

3. 颗粒中含水量过少或过多。含水量过少的颗粒有较大的弹性变形，所压成的片子硬度较差；如含水量过多亦能减低硬度。故每一种颗粒应控制最适宜的含水量。

4. 制片的生产工艺中，润滑剂和黏合剂选择不当；制粒时乙醇浓度过高；浓缩浸膏时温度控制不好，致使部分浸膏炭化，降低了黏性；浸膏粉碎不细，表面积小，黏性小等。解决方法除针对原因解决外，稠膏、黏合剂趁热与粉料混合，并充分混合均匀以增加软材、颗粒的黏性，增加片剂的硬度。

5. 冲头长短不齐，片剂所受压力不同，受压过小者产生松片；压力不够或车速过快受压时间太短；当下冲塞模时，下冲不能灵活下降，模孔中颗粒填充不足，亦会产生松片。应调换冲头，适当增加压力，减慢车速增加受压时间，用小的冲模压较厚的药片比压大而薄的药片硬度好，凸片硬度好。

6. 片剂压好后露置空气中过久，吸水膨胀也会产生松片，应注意保存。

（二）黏冲

压片时，冲头和模圈上常有细粉黏着，使片剂表面不光、不平或有凹痕。黏冲产生的原因及解决办法如下：

1. 颗粒太潮。中药片剂尤其是浸膏片，由于浸膏中含有易引湿的成分，以及室内温度、湿度过高等，均易产生黏冲。处理方法：颗粒重新干燥或适当增加润滑剂，室内保持干燥等。

2. 润滑剂用量不足或分布不均匀，应增加用量并充分混合。

3. 冲模表面粗糙或有缺损，冲头刻字（线）太深或冲头表面不洁净。应调换冲头或擦净冲头表面。

（三）崩解迟缓

崩解迟缓是指片剂崩解时间超过《中国药典》规定时限。其产生的原因及解决办法如下：

1. 崩解剂的品种、用量和加入方法不当或干燥程度不够。应调整崩解剂的品种或用量，并改进加入方法；干燥淀粉作崩解剂应干燥至含水量达到要求。

2. 黏合剂黏性太强，用量过多；或疏水性润滑剂用量过大。应选用适宜的黏合剂或润滑剂，并调整其用量或适当增加崩解剂用量。

3. 颗粒粗硬或压力过大，致使片剂坚硬，崩解迟缓。应将颗粒适当破碎或适当减少压力。

4. 含胶、糖或浸膏的药片贮存温度较高或引湿后，崩解时间亦会延长。应注意贮存条件。

（四）裂片

片剂受到振动或经放置后，从腰间开裂或顶部脱落一层称裂片。检查方法为，取数片置小瓶中轻轻振摇或自高处投入硬板地面，应不产生裂片；或取20～30片置于手掌中，两手相合，用力振摇数次，检查是否有裂片现象。裂片产生的原因及解决办法如下：

1. 制粒时黏合剂或润湿剂选择不当或用量不足，或细粉过多，或颗粒过粗过细。可加入干燥黏合剂，或另选适宜黏合剂重新制粒再压片。

2. 颗粒中油类成分较多，减弱了颗粒间的黏合力；或纤维性成分较多，富有弹性而引起裂片，此时可加入吸收剂或糖粉加以解决。

3. 颗粒过分干燥引起裂片，可喷入适量的乙醇，亦可加入含水量较多的颗粒，或在地面洒水使颗粒从空气中吸收适当水分。

4. 压力过大或车速过快，使空气来不及逸出而引起裂片，可调整压力，减慢车速。

5. 冲模不合要求。由于冲模使用日久，逐渐磨损，以致上冲与模圈不吻合；冲头向内卷边，压力不均匀，使片剂部分受压过大而造成顶裂；模圈使用日久时模孔中间因摩擦而变大，致使中间直径大于口部直径，这样在片剂顶出时亦会裂片，可调换冲模解决。

（五）叠片

叠片是指两片压在一起。其产生的原因及解决办法如下：

1. 压片时因黏冲或上冲卷边等原因以致片剂黏在上冲上，再继续压入已装满颗粒的模孔中即成叠片。

2. 下冲上升的位置太低，压好的片不能顺利出片，而又将颗粒加于模孔中，重复加压成叠片。

出现叠片如不及时处理，因压力过大，易损坏机器，应立即停机检修，或调换冲头、调节机器解决。

（六）片重差异超限

片剂重量差异超过《中国药典》规定的限度。其产生的原因及解决办法如下：

1. 压片颗粒粗细相差悬殊，或颗粒流动性差，致使模孔中颗粒填充量不均等，使片重差异增大。应筛去过多的细粉，并掌握好颗粒的干湿度或重新制粒。

2. 润滑剂用量不足或混合不匀，导致压片加料时颗粒的流速不一，使填充量不均等，片重差异变大。应适当增加润滑剂用量，并充分混匀。

3. 两侧加料器安装高度不同，或加料器堵塞，使填充颗粒的速度不一，或下冲头不灵活，致颗粒填充量不一。应停机检查，调整后再压片。

（七）变色或表面有斑点

产生的原因及解决办法如下：

1. 中药浸膏类制成的颗粒过硬，或所用润滑剂未经过筛混匀，常出现花斑，需返工处理。所用润滑剂需经细筛筛过，并与颗粒充分混匀即可改善。

2. 压片时上冲润滑油过多，随着上冲移动而滴于颗粒中产生油点。可在上冲头上装一橡皮圈以防油垢滴入颗粒中，并应经常擦拭冲头和橡皮圈以克服之。

（八）引湿受潮

中药片剂引湿是由于浸膏中含有容易引湿的成分如糖、树胶、蛋白质、鞣质、无机盐等引起的。尤其是浸膏片在制备过程及压成片剂后，如果包装不严，容易引湿受潮和黏结，甚至霉坏变质。解决办法如下：

1. 在干浸膏中加入适量辅料，如磷酸氢钙、淀粉、糊精等。

2. 加入部分中药细粉，一般为原药总量的 $10\% \sim 20\%$。

3. 提取时加乙醇沉淀，除去部分非有效成分如糖类、树脂、树胶、蛋白质等引湿性成分。

4. 用 $5\% \sim 15\%$ 的玉米朊乙醇溶液、聚乙烯醇溶液喷雾或混匀于浸膏颗粒中，待干后进行压片。

5. 片剂包衣或改进包装。片剂经包糖衣、薄膜衣后，可大大减少引湿性。

第四节 片剂的包衣

一、片剂包衣的目的、种类与要求

片剂包衣是指在有些压制片的表面包裹上适宜材料，使片中的药物与外界隔离，以进一步保证片剂质量和便于服用。被包裹上的这一层材料称为"衣"或"衣料"，被包的压制片称为片心，包成的片剂称为包衣片。

（一）包衣的目的

1. 增加药物的稳定性。有些药物与空气中的氧气、二氧化碳、湿气等长期接触，特别是在有光线照射时容易起变化；中药浸膏片在空气中极易吸潮，而包衣后可防潮、避光、隔绝空气。

2. 掩盖药物的不良气味。

3. 控制药物的释放部位。如对胃有刺激作用的药物、能被胃液中酸或酶破坏的药物，或者必须在肠道中吸收的药物都应包肠溶衣。

4. 防止有配伍禁忌的药物发生变化。可将一种药物制成片心，片心外包隔离层，再将另一种药物加于包衣材料中包于隔离层外，避免两药直接接触。

5. 改善片剂的外观，使患者乐于服用，同时便于识别。

（二）包衣的种类

目前主要分为糖衣、薄膜衣、半薄膜衣和肠溶衣四种。

（三）包衣片剂的质量要求

1. 片心要求 除符合一般片剂质量要求外，片心外形必须具有适宜的弧度，一般选用深弧度片，该片形棱角小，有利于包裹严密；片心硬度要比一般片剂大，脆性要小，以承受包衣过程中的滚动、碰撞与摩擦。此外在包衣前需将破碎片或片粉筛去。

2. 衣层要求 衣层应均匀牢固；与片心不起作用；崩解度应符合治疗要求；在较长的贮藏时间内保持光亮美观，颜色一致，无裂纹、脱壳现象等。

二、片剂包衣的方法与设备

目前片剂常用的包衣方法有：滚转包衣法、悬浮包衣法及压制包衣法等。

（一）滚转包衣法

滚转包衣法也称锅包衣法，包括普通滚转包衣法、埋管包衣法及高效包衣法，是最常用的经典包衣方法。

1. 普通滚转包衣法 采用设备如图 14-5 所示，其主要构造包括包衣锅、动力部分、加热鼓风及吸粉装置等。包衣锅是用紫铜或不锈钢等化学活性较低、传热较快的金属制成。包衣锅有两种形式，一种为荸荠形；另一种为球形（莲蓬形）。球形锅的容量比较大，但片剂在荸荠形锅中滚动快，相互摩擦的机会比较多，而且容易用手搅拌，包衣片加蜡后也容易打光，因而生产上包衣锅常选用荸荠形。各种包衣锅大小不一，常根据实际情况选用。包衣锅的转轴是倾斜的，一般与水平成 30°~45°角，这样在转动时能使锅内片剂得到最大幅度的上下前后翻动，锅体直径大则角度应小，锅体直径小则角度宜大些。包衣锅的转速根据锅的大小与包衣物的性质而定，大锅比小锅转速慢，调节转速的目的在于使片剂在锅内能被带至高处，成弧线运动而落下，作均匀而有效的翻转，避免转速过快或过慢导致片剂贴于锅壁失去翻转作用及仅在锅底滑动。目前改进型的包衣锅采用在锅的内部加挡板的方法来改善药片的运动状态。

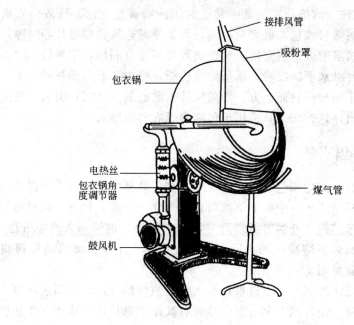

图 14-5　普通滚转包衣锅

包衣机的包衣锅下面装有电热装置，一般由 3～4 根电热丝组成，并装有 3～4 只开关以调节温度高低。操作时因常有粉尘落在电热丝上，引起燃烧，故应经常清理，并需防止触电事故。

包衣机的鼓风装置，通常有两种：一种吹冷风，另一种吹热风。吹风干燥大都用鼓风机，空气通过热源可成为热风。冷热吹风可加速衣层的干燥。温度与风量视需要调节。

在包衣过程中，特别是在包粉衣层的时候，粉尘很大，所以一般都装有除尘设备，即在包衣锅上方安置一除尘罩，上接排风管道，把粉尘吸走。现有很多工厂，把包衣锅安装在技术夹层内，使包衣锅锅口与技术夹层面相平，工人在技术夹层外操作，通过玻璃小窗口进行加料、搅拌，操作完毕后立即关上玻璃窗，包衣过程中产生的粉尘从技术夹层风道内排出，这样就能更好地保持车间的劳动卫生，保证工人的身体健康。

2. 埋管包衣法 设备如图 14-6 所示。本法是在普通包衣锅内采用埋管装置，气流式喷头装在埋管内，插入包衣锅中翻动的片床内，压缩空气与包衣液通过喷头将包衣液直接喷在片剂上，同时干热空气从埋管吹出穿透整个片床，湿空气从排出口引出，经集尘过滤器滤过后排出。由于雾化过程是连续进行，故包衣时间缩短，且可避免包衣时粉尘飞扬，提高了生产效率。

3. 高效包衣法 高效包衣法是一种全封闭的喷雾包衣法。高效包衣机的结构、原理与传统的敞口式包衣机完全不同，其干燥时热风是穿过片心间隙，并与表面的水分或有机溶剂进行热交换。这样热源得到充分利用，干燥效率很高。包衣锅为短圆柱形并沿水平轴旋转，锅壁为多孔壁，壁内装有带动颗粒向上运动的挡板，喷雾器装于颗粒层斜面上方，热风从转锅前面的空气入口引入，透过颗粒层从锅的夹层排出。该方法尤其适用于包制薄膜衣和肠溶衣。

（二）悬浮包衣法

悬浮包衣法又称流化床包衣法，其原理与流化喷雾制粒相似：系借快速上升的空气气流使片剂悬浮于空中，上下翻腾处于流化（沸腾）状态，同时将包衣液以雾状喷入流化床，使片心的表面黏附一层包衣材料，继续通入热空气使干燥，从而在片剂的表面留下薄膜状的衣层。按此法包制若干层，即可制得薄膜衣片剂。悬浮包衣装置如图 14-7 所示。

具体的操作方法如下：①由进料口装入一定数量的片剂，关闭进料口，开启鼓风机，调节风量，使片剂在包衣室内呈现有规律的悬浮运动状态。②开启包衣溶液桶的活塞，使包衣溶液流入喷嘴，同时通入喷嘴的压缩空气将包衣溶液呈雾状喷入包衣室，附着于片剂表面。③关闭包衣溶液的进口，开启空气预热管，吹

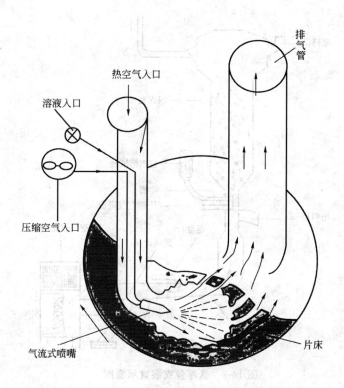

热空气入口

排气管

溶液入口

压缩空气入口

气流式喷嘴

片床

图 14-6　埋管包衣锅

入加热的空气，使包衣室内达到 50℃～60℃，片剂被迅速干燥，然后再包第二层、第三层，直到合格为止。在实际工作中，由进气和排气的温差就可以判断和控制溶剂的蒸发速度，从而合理地调节包衣溶液的喷入量。如果排气温度过低，说明包衣室内溶剂量过大，应减少包衣溶液的喷入量；反之，表示喷入量不足。采用悬浮包衣法包衣时，要求片心的硬度稍大一些，以免在沸腾状态时造成缺损。该方法尤适合小粒子的包衣。

（三）压制包衣法

压制包衣法亦称干压包衣法，系指将包衣材料制成干颗粒，利用特殊的压制包衣机，把包衣材料的干颗粒压在片心的外面，形成一层干燥衣的方法。压制包衣设备有两种类型：一种是压片与包衣在不同机器中进行；另一种是二者在同一机器上进行（联合式压制包衣机），两台压片机以特制的传动器连接配套使用，压片机压出的片心自模孔抛出时立即送至包衣机包衣。

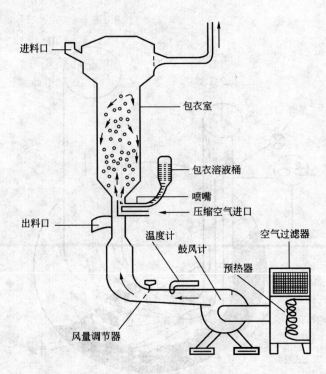

图 14-7　悬浮包衣装置示意图

三、片剂包衣物料与包衣工艺

（一）糖衣

糖衣系指在片心之外包一层以蔗糖为主要包衣材料的衣层。糖衣层可迅速溶解，对片剂崩解影响不大，是最早应用的包衣类型，亦是目前广泛应用的一种包衣方法。

1. 包糖衣物料　主要有胶浆、糖浆、有色糖浆、滑石粉与白蜡等。

（1）胶浆：多用于包隔离层，可增加黏性和塑性，提高衣层的牢固性，对含有酸性、易溶或吸潮成分的片心起到保护作用。常用 10%～15% 明胶浆、30%～35% 阿拉伯胶浆、4% 白及胶浆及 10% 玉米朊乙醇溶液等。

（2）糖浆：用作粉衣层的黏结和包糖衣层。由干燥粒状蔗糖制成，浓度为 65%～75%（g/g），因其浓度高，衣层能很快地析出蔗糖的结晶，致密地黏附在片剂表面。本品宜新鲜配制，保温使用。

（3）有色糖浆：用于包有色糖衣。制法是在糖浆中加入可溶性食用色素，配成有色糖浆。食用色素的用量一般为 0.3% 左右。目前我国允许使用的食用合成色素有柠檬黄、日落黄、胭脂红、苋菜红、姜黄、亮蓝和靛蓝等。红黄蓝为原色，用适当比例混合可调合成很多颜色。此外，还有用 0.1％以上炭黑或氧化铁作着色衣，也可加入二氧化钛作蔽光剂。

(4) 滑石粉：用作粉衣料，包隔离层和粉衣层。包衣用的滑石粉应为白色或微黄色的细粉，用前通过六号筛。有时为了增加片剂的洁白度和对油类的吸收，可在滑石粉中加入 10％～20％的碳酸钙、碳酸镁（酸性药物不能用）或适量的淀粉。

(5) 白蜡：一般是指四川产的白色米心蜡，又名川蜡、虫蜡。用于包衣后打光，能增加片衣的亮度，防止片衣吸潮。使用前应预先处理，即以 80℃～100℃加热，通过六号筛以除去悬浮杂质，并掺入约 2％的二甲基硅油，冷却后备用。使用时粉碎，通过五号筛。蜡粉的用量一般以每 1 万片不超过 3～5g 为宜。

2. 糖衣的一般包衣方法 用包衣机包糖衣的方法一般分 5 步，依次为：隔离层→粉衣层→糖衣层→有色糖衣层→打光。根据具体品种的需要，有的工序可以省略或合并。

(1) 隔离层：有些药片含酸性成分，能促使蔗糖转化；有些药片极易吸潮或药物本身是易溶性的，就需用一层胶状物把药物与包粉衣层时的糖浆隔离，防止糖浆中水分渗入片心，引起片心膨胀而使片衣裂开或使糖衣变色，这种以胶状物为主体的部分称为隔离层。隔离层还有增加片剂硬度的作用。对于一般片剂，大多数不需包隔离层。包隔离层的物料大多用胶浆，或用胶糖浆，另加少量滑石粉。

操作时将药片置包衣锅中滚转，加入少量胶浆或其他包隔离层的液体，使均匀黏附于片心上，加入少量滑石粉至恰好不粘连为止，吹风干燥。重复数次至达到规定厚度，一般包 4～5 层，使药片全部包严包牢。操作时注意：①每层充分干燥后再包下一层。②干燥温度控制在 35℃～50℃之间为宜。③干燥与否主要凭经验，听锅内片子运动的响声及用指甲在片剂表面刮，以有坚硬感和不易刮下为准。

(2) 粉衣层：又称粉底层。包粉衣层的目的是使衣层迅速增厚，药片原有棱角消失，片面平滑，为包好糖衣层打基础。物料为糖浆与滑石粉。不需包隔离层的片剂可直接包粉衣层。

操作时药片在包衣锅中滚转，加入糖浆使表面均匀润湿后，加入滑石粉适量，使黏着在片剂表面，继续滚转加热并吹风干燥，重复数次，至片心的棱角全部消失、圆整、平滑为止。一般需包 15～18 层。操作时注意：①一定要层层干燥。②干燥温度控制在 35℃～50℃之间。开始时温度逐渐升高，到基本包平后开始下降。③要掌握糖浆和滑石粉的用量。最初几次滑石粉量随糖浆量逐步增加，到基本包平时糖浆量相对固定，而滑石粉大幅度减少，以便过渡到糖衣层。中药片剂表面较粗糙，因此在开始几层糖浆与滑石粉量均应相对增加。④要把握加滑石粉的时机。一般包第 1 至第 4 层时，糖浆加入后，刚搅拌均匀便将滑石粉加入，以防止水分渗入片心，增加干燥难度，包完 4 层后可适当放慢。

（3）糖衣层：包糖衣层的目的是使糖浆在片剂表面缓缓干燥，蔗糖晶体形成坚实、细腻的薄膜，增加衣层的牢固性和美观。具体操作与包粉衣层基本相同，只是物料用糖浆而不用滑石粉。操作时每次加入糖浆后，待片剂表面略干后再加热吹风，温度控制在 40℃ 左右。一般包 10～15 层。

（4）有色糖衣层：亦称色层或色衣。具体操作与包糖衣层基本相同，唯物料用有色糖浆，且先用浅色的糖浆，然后颜色逐渐加深。其目的是使片衣有一定的颜色，以便于区别不同品种；遇光易分解破坏的药物包深色糖衣层有保护作用。一般包 8～15 层。

（5）打光：打光是在包衣表面打上极薄的一层白蜡。其目的是使片衣表面光亮美观，同时有防止吸潮作用。操作在室温下进行，在加完最后一次有色糖浆快要干燥时，停止包衣锅的转动，锅口加盖并定时翻转数次，使剩余微量的水分慢慢散失而析出微小结晶。然后再将锅开动，把所需蜡粉的 2/3 量撒入片中，转动摩擦即产生光亮表面，再慢慢加入剩余的蜡粉，转动锅体直至衣面极为光亮，将片剂取出，移至石灰干燥橱或硅胶干燥器内，吸湿干燥 10 小时左右，即可包装。

3. 糖衣的混合浆包衣方法 混合浆包衣是片剂包衣的新工艺，系指将单糖浆、胶浆和滑石粉等 3 种包衣材料混合，形成一种白色的液状物，并可根据需要加入着色剂，应用数控喷雾包衣机包衣。该工艺的特点是：①能程序控制，实现自动化生产。②全密闭包衣，减少对环境的污染，符合 GMP 要求。③工艺简单易掌握，可缩短操作时间，减轻工人劳动强度，提高片剂质量。混合浆包衣方法如下：

（1）混合浆配比：糖浆的浓度为 65% 左右，糖浆与滑石粉的比例为 1：0.1～0.8。还可根据需要加入着色剂和黏合剂等。黏合剂可用明胶、阿拉伯胶和凝胶状 L-HPC 等。黏合剂配比，混合浆与明胶的比例为 1：0.015～0.020；或混合浆与凝胶状 L-HPC 比例为 1：0.1～0.5。

（2）混合浆的制备：首先按比例将黏合剂和糖浆投入带有搅拌装置的夹层锅内加热，搅拌，再按比例慢慢加入滑石粉使之搅拌均匀，至无小团块、细腻即可使用。混合浆配好后仍置夹层锅内保温、搅拌，以防结块。

（3）混合浆包衣的工序：①将片心投入包衣锅内，吹热风使温度达 40℃～45℃，加入定量的混合浆使均匀黏附在每粒药片的表面，待药片散开后 2～3 分钟吹热风，使充分干燥，一般干燥后表面有亮光，方可包第二层。②需包隔离层的药片，一般先包 3～5 层混合浆后，吹热风使充分干燥，锅内温度达 45℃ 左右，可包隔离层，使充分干燥。如用凝胶状 L-HPC 作黏合剂的混合浆，一般可不包隔离层。③包混合浆，在干燥状态下包衣层重量占素片重量的 25％～35％时，可包糖浆与滑石粉的混合浆，两者比例为 1∶0.1～0.2，并加入着色剂，直至在干燥状态下包衣层重量占素片重量的 35％～45％ 时，即可包有色糖衣层，最后按一般包衣工艺加蜡打光，即得。

（4）混合浆的用量：无论药片大小，均可按干物计算，按占素片重量的 35％～55％ 配制。

4. 包糖衣过程中可能发生的问题与解决办法

（1）糖浆不沾锅：可能与锅壁上蜡未除尽有关。应洗净锅壁，或将壁上涂一层糖浆，再撒一层滑石粉干燥后再用。

（2）花斑或色泽不匀：可能由于片面粗糙不平，粉衣层和糖衣层未包匀；有色糖浆用量过少，又未搅均匀，致使片子未均匀着色，各锅之间所包色衣层不同；片子过潮就加蜡打光，使片面产生斑状薄膜；中药片受潮变色；包糖衣或色衣时温度太高，干燥过快，糖浆在片面析出粗晶，使片面粗糙，或糖浆放置久了析出结晶，未处理好就使用，也会使片面粗糙。解决办法：操作时针对发生花斑的原因进行预防；已发生花斑，浅色的品种，用有色糖浆多包几次，并控制温度；深色品种或花斑严重者洗去蜡料及部分糖衣，重新包糖衣及色衣。

（3）片面裂纹：可能由于糖浆与滑石粉的用量不当；片心太松；温度太高，干燥太快，析出糖的粗晶使片面留有裂缝。解决办法：控制糖浆与滑石粉的用量；操作时控制干燥温度与干燥程度。

（4）脱壳：可能由于片心不干；隔离层或粉衣层未充分干燥，水分进入片心膨胀而致片剂包衣时或包衣后部分衣层脱掉。解决办法：注意层层干燥，控制胶浆及糖浆的用量。

（5）露边：可能由于衣料用量不当，温度过高或吹风过早。解决办法：注意糖浆与滑石粉的用量，糖浆以均匀润湿片心为度，滑石粉以能在片面均匀黏附一层为宜；片面不见水分或产生光亮时再吹风。

（6）黏锅：可能由于加糖浆过多，黏性大，搅拌不匀。解决办法：糖浆的含量应恒定，一次用量不宜过多，锅温不宜过低。

（二）薄膜衣

薄膜衣系指在片心之外包一层比较稳定的高分子聚合物作为衣膜。由于该衣膜比糖衣薄得多，所以称薄膜衣，又称保护衣。与糖衣相比，薄膜衣具有节省物料、操作简单、衣层牢固光滑、衣层增重少、对片剂崩解影响小等优点。但也存在操作时有机溶剂不能回收、不能完全掩盖片剂原有色泽、不如糖衣美观等缺点。

1. 包薄膜衣物料

（1）成膜材料：薄膜衣成膜材料必须具备的性能：能充分溶解于适当的溶剂或均匀混悬于介质中，易于包衣操作；必须在要求的 pH 条件下溶解或崩裂；能形成坚韧连续的薄膜，且美观光洁，对光线、热、湿均稳定；无毒、无不良的气味；能与色素及其他材料混合使用；价廉易得，来源广泛。

常用的成膜材料有：①羟丙基甲基纤维素（HPMC）：是应用最广泛、效果较好的薄膜包衣材料。本品能溶解于任何 pH 的胃肠液内，以及 70％以下的乙醇、丙酮、异丙醇或异丙醇和二氯甲烷的混合溶剂中，不溶于热水及 60％以上的糖浆；其具有优良的成膜性能，膜透明坚韧，包衣时没有黏结现象。本品有多种黏度规格，生产中常用较低浓度的 HPMC 进行薄膜包衣。②羟丙基纤维素（HPC）：其溶解性能与羟丙基甲基纤维素相似，用 2％水溶液包衣，但在包衣时易发黏，不易控制，常与其他薄膜衣料混合使用或加入少量滑石粉改善之。③丙烯酸树脂类聚合物：用作薄膜包衣材料虽较纤维素类衍生物晚，但发展极快。此类产品有多种型号，其溶解性能各不相同，有胃溶型、肠溶型和不溶型等。其中胃溶型 E30 和国内研制的 Ⅳ 号丙烯酸树脂，是目前较理想的胃溶型薄膜材料。其他如聚乙二醇 4000～6000、聚维酮（又名聚乙烯吡咯烷酮，PVP）、聚乙烯缩乙醛二乙胺基醋酸酯、α-乙烯吡啶苯乙烯共聚物及玉米朊等都可用作薄膜衣材料。

（2）溶剂：溶解或分散成膜材料的溶剂常用乙醇、丙酮等有机溶剂，制成的溶液黏度低，展性好，且易挥发除去。但由于使用量大，有一定的毒性和易燃等缺点，近年来国内外在以水为溶剂的薄膜包衣的配方、工艺和设备等方面积极进行研究开发，并已取得了一些成果。

（3）增塑剂：系指能增加成膜材料可塑性的材料。常用的水溶性增塑剂有甘油、聚乙二醇、丙二醇等；水不溶性增塑剂有甘油三醋酸酯、蓖麻油、乙酰化甘油酸酯、邻苯二甲酸酯等。

（4）着色剂和掩蔽剂：包薄膜衣时加入着色剂和掩蔽剂的目的是：有利于识别不同类型的片剂及改善产品外观；掩盖某些有色斑的片心和不同批号的片心色泽差异。常用着色剂有水溶性、水不溶性和色淀（色淀是由吸附剂吸附色素而制成）等三类；蔽光剂则常用二氧化钛（钛白粉）。

2. 薄膜衣的包衣方法 常用滚转包衣法。其包衣过程为：①包衣材料溶液或混悬液的制备。②包衣溶液用喷枪雾化。③雾滴从喷枪喷入滚动的片剂中。④雾滴在片心表面上润湿、铺展及聚结。⑤热风使溶剂（或分散介质）蒸发，成膜材料黏结成膜。常根据需要重复数次，包衣锅应有良好的排气装置，以防有毒、易燃的有机溶剂产生危害。

当以水为分散介质时，可采用埋管包衣锅以加速水分的蒸发。有些包衣锅有夹层，内壁有很多小孔，热空气由夹层通过小孔进入包衣锅内，可加快干燥速度。

此外，尚有用悬浮包衣法包薄膜衣，其步骤与一般包衣相似。

3. 包薄膜衣过程中可能发生的问题与解决的办法

(1) 碎片粘连和剥落：是由于衣料选择不当或两次包衣间的加料间隔过短，使片剂相互粘连，重新分离时从一个片面上剥下衣膜碎片粘在另一片面上。轻者为小片称碎片粘连，重者为大片称剥落。解决办法：发现个别粘连时即需纠正，将粘连者剔除后继续包衣，否则需洗除剥落，干燥后重包；更换衣料，调节间隔时间，调节干燥温度和适当降低包衣液的浓度。

(2) 起皱：主要由干燥不当引起，衣膜尚未铺展均匀，已被干燥。解决办法：出现这些现象或先兆时应立即控制蒸发速度，并且在前一层包衣的衣层完全干燥前继续添加适量的包衣溶液，可以消除这种现象。若由于成膜材料的性质引起，则改换材料。

(3) 起泡和桥接：表面的气泡或刻字片衣膜使标志模糊，表明膜材料与片心表面之间附着力下降，留有空间，前者称为起泡，后者称为桥接。解决办法：改进包衣浆配方、增加片心表面粗糙度或在片心内添加一些能与衣膜内某些成分形成氢键的物质，如微晶纤维素等，以提高衣膜与片心表面的黏着力；在衣膜中添加某些增塑剂以提高衣膜的塑性；在操作中，降低干燥温度，延长干燥时间。

(4) 色斑和起霜：色斑是指可溶性着色剂在干燥过程中迁到表面而不均匀分布引起的斑纹。起霜是指有些增塑剂或组成中有色物质在干燥过程中迁移到包衣表面，使呈灰暗色且不均匀的现象。此外，有色物料在包衣浆内分布不匀，也会出现色斑现象。解决办法：在配料时，注意着色剂或增塑剂与成膜材料间的亲和性及在溶剂中的互溶性，并缓慢干燥。

（三）肠溶衣

肠溶衣片系指在胃中保持完整而在肠道内崩解或溶解的包衣片剂。片剂是否包肠溶衣是由药物的性质和使用的目的决定的，下列药物常需包肠溶衣：①遇胃液变质的药物，如胰酶片。②对胃黏膜有较强刺激性的药物，如口服锑剂。③作用于肠道的驱虫药、肠道消炎药。④需要其在肠道保持较久的时间以延长作用的药物。

1. 包肠溶衣物料 肠溶衣物料具有在不同 pH 值条件下溶解度不相同的特

性。在酸性胃液中不溶，而在弱碱性小肠液中能迅速溶解。目前常用的肠溶衣物料有以下几种：

（1）邻苯二甲酸醋酸纤维素（CAP）：为白色纤维状粉末，不溶于水和乙醇，但能溶于丙酮或乙醇与丙酮的混合溶剂中。包衣时一般用8％～12％的乙醇和丙酮混合液，成膜性能好，操作方便，包衣后的片剂不溶于酸性溶液，在肠中的溶解性能较好。

（2）丙烯酸树脂类聚合物：本类材料系由丙烯酸、丙烯酸甲酯、甲基丙烯酸及甲基丙烯酸甲酯等共聚而成。其中甲基丙烯酸-甲基丙烯酸甲酯的共聚物可对抗胃液的酸性，由于聚合组成比例不同分为两种规格，国内产品称Ⅱ号、Ⅲ号丙烯酸树脂，它们在pH低于5的缓冲溶液中不溶，但可溶于pH高于6的缓冲溶液中，有良好的成膜性，其中Ⅱ号树脂在人体肠液中的溶解时间比较容易控制，Ⅲ号树脂成膜性能较好，外观细腻，光泽较Ⅱ号树脂为优。因此，采用Ⅱ号、Ⅲ号树脂混合使用可起到互补作用，很多中药片剂以Ⅱ号、Ⅲ号树脂混合包肠溶衣，取得了较满意的效果。

2. 肠溶衣的包衣方法　可先将片心用包糖衣法包到无棱角时，再加入肠溶衣溶液包肠溶衣到适宜厚度，最后再包数层粉衣层及糖衣层。也可直接在片心上包肠溶性全薄膜衣。

第五节　片剂的质量检查

片剂质量直接影响其药效和用药的安全性。因此，在片剂的生产过程中，除要对生产处方、原辅料的选用、生产工艺的制订、包装和贮存条件的确定等方面采取适宜的技术措施外，还必须按有关质量标准的规定，进行检查，经检查合格后方可供临床使用。

一、外观检查

应完整光洁，色泽均匀，无色斑，无异物，并在规定的有效期内保持不变。

二、重量差异

片剂的重量差异又叫片重差异。检查方法：取药片20片，精密称定总重量，求得平均片重后，再分别精密称定每片的重量，每片重量与标示片重相比较（凡无标示片重的片剂，与平均片重相比较），超出重量差异限度的药片不得多于2片，并不得有1片超出限度的一倍。《中国药典》2005年版一部片剂重量差异限度见表 14-1。

表 14-1 　　　　　　　　　　**片剂重量差异限度**

标示片重或平均片重	重量差异限度
0.3g 以下	±7.5%
0.3g 及 0.3g 以上	±5%

糖衣片的片心应检查重量差异并符合规定，包糖衣后不再检查重量差异。除另有规定外，其他包衣片应在包衣前检查重量差异并符合规定。

三、崩解时限

一般内服片剂都应在规定的条件和时间内，在规定介质中崩解。即片剂崩解成能通过直径 2.0mm 筛孔的颗粒或粉末。《中国药典》2005 年版一部附录崩解时限检查法，规定了崩解仪的结构、实验方法和标准。凡规定检查溶出度或释放度以及供含化、咀嚼的片剂不进行崩解时限检查外，各类片剂都应作崩解时限的检查。

仪器装置，采用升降式崩解仪，主要结构为一能升降的金属支架与下端镶有筛网的吊篮，并附有挡板。

检查方法，是将吊篮通过上端的不锈钢轴悬挂于金属支架上，浸入 1000ml 烧杯中，杯内盛有温度为 37℃±1℃ 的恒温水，调节水位高度使吊篮上升时筛网在水面下 15mm 处，下降时筛网距烧杯底部 25mm 处。

除另有规定外，取药片 6 片，分别置于吊篮的玻璃管中，每管各加 1 片，加挡板，按上述方法检查，药材原粉片各片均应在 30 分钟内全部崩解成碎粒，并通过筛网。糖衣片、浸膏（半浸膏）片各片应在 1 小时内全部崩解。如有 1 片不能完全崩解，应另取 6 片复试，均应符合规定。如果药片黏附挡板，应另取 6 片，不加挡板按上述方法检查，应符合规定。

薄膜衣片，按上述装置与方法检查，可改在盐酸溶液（9→1000）中进行检查，应在 1 小时内全部崩解。如有 1 片不能完全崩解，应另取 6 片复试，均应符合规定。

肠溶衣片，按上述装置与方法不加挡板进行检查，先在盐酸溶液（9→1000）中检查 2 小时，每片均不得有裂缝、软化或崩解现象；继将吊篮取出，用少量水洗涤后，每管各加入挡板 1 块，再按上述方法在磷酸盐缓冲液（pH 6.8）中进行检查，1 小时内应全部崩解并通过筛网。如有 1 片不能全部崩解，应另取 6 片复试，均应符合规定。

泡腾片，取 6 片分别置 250ml 烧杯中，烧杯内盛水 200ml，水温为 15℃～25℃，有许多气泡放出，当片剂或碎片周围的气体停止逸出时，片剂应崩解、溶解或分散于水中，无聚集的颗粒残留。除另有规定外，各片均应在 5 分钟内崩解。如有 1 片不能全部崩解，应另取 6 片复试，均应符合规定。

凡含有药材浸膏、树脂、油脂或大量糊化淀粉的片剂，如有小部分颗粒状物通过筛网，但已软化无硬心者可作符合规定论。

此外，阴道片照《中国药典》2005 年版一部附录融变时限检查法检查，应符合规定。

四、硬度与脆碎度

片剂应有足够的硬度，以免在包装、运输等过程中破碎或被磨损，以保证剂量准确。硬度虽然是片剂的重要质量指标，但迄今各国药典中都未规定标准和测定方法。生产中除采用经验检查法外，常用硬度计或片剂四用仪硬度测定部分进行测定。一般中药压制片硬度在 2～3kg，化学药物压制片小片 2～3kg，大片 3～10kg。

脆碎度是将一定量的药片放入振荡器中振荡，至规定时间取出药片，观察有无碎片、缺角、磨毛、松片现象。如无碎裂，精密称定，将损失重量与原重量相比，以磨损或断裂损失的百分比作为片子的脆碎度。一般应低于 1%。片剂四用仪中有脆碎度测定装置。

五、溶出度

溶出度系指药物在规定介质中从片剂里溶出的速度和程度。具体方法按《中国药典》2005 年版二部附录溶出度测定法测定，应符合该品种具体规定。溶出度检查是测定固体制剂中有效成分溶出的一种体外的理化测定方法。片剂服用后，有效成分被胃肠道所吸收，才能达到治疗疾病的目的。其疗效虽然可以通过临床观察，或测定体内血药浓度、尿内药物及其代谢物浓度来评定，但以此作为产品的质量控制是有实际困难的。目前国内外已有许多事例证明，片剂服用后崩解快的，其有效成分未必都能很快溶出。因此，一般片剂规定测定崩解时限，而有下列情况的片剂，《中国药典》规定检查其溶出度以控制或评定质量：①含有在消化液中难溶的药物。②与其他成分容易相互作用的药物。③在久贮后易变为难溶性的药物。④剂量小，药效强，副作用大的药物。凡检查溶出度的片剂，不再进行崩解时限的检查。

六、定性鉴别

抽取一定数量的中药片剂，采用灵敏度高、专属性强的薄层色谱法对处方中君药与臣药，贵重药与毒性药进行鉴别，以确定处方中各药物及其指标成分的存在。

七、含量测定

抽取 10～20 片样品合并研细，选择处方中的君药（主药）、贵重药、毒性药依法测定每片的平均含量，即代表片剂内主要药物的含量，应在规定限度以内。若有些中药片剂的主要药物成分还不明确，含量测定的方法还未确定，可不作含量测定。

八、含量均匀度

含量均匀度系指小剂量片剂中每片含量偏离标示量的程度。按《中国药典》2005 年版二部附录含量均匀度测定法测定，应符合规定。凡检查含量均匀度的片剂，不再检查重量差异。

九、微生物限度

按《中国药典》2005 年版一部附录微生物限度检查法检查，应符合规定。

第六节　片剂的包装与贮藏

一、片剂的包装

片剂完成生产工序及质量检查合格后，要及时妥善地包装。包装的目的是使成品便于分发、应用和贮藏，既能保证质量，又美观牢固，能耐受运输时的撞击震动等。

目前常用的片剂包装容器多由玻璃、塑料、纸塑、铝塑或铝箔等材料制成，应根据药物的性质，结合给药剂量、途径和方法等选择与应用。

片剂包装按剂量可分为多剂量和单剂量包装两种形式：①多剂量包装是指几十、几百片合装在一个容器中。常用的容器有玻璃瓶（管）、塑料瓶（盒）及由软性薄膜、纸塑复合膜、金属箔复合膜等制成的药袋。②单剂量包装是指片剂一个个分别包装。类型有：泡罩式，即用底层材料（无毒铝箔）和热成型塑料薄板

（无毒聚氯乙烯硬片），经热压形成的水泡状包装；窄条式，是由两层膜片（铝塑复合膜、双纸铝塑复合膜等）经黏合或加压形成的带状包装。单剂量包装提高了对产品的保护作用，使用方便，外形美观。

二、片剂的贮藏

《中国药典》规定，片剂应密封贮藏，防止受潮、发霉、变质。除另有规定外，一般应将包装好的片剂放在阴凉（20℃以下）、通风、干燥处贮藏。对光敏感的片剂，应避光保存；受潮后易分解变质的片剂，应在包装容器内放入干燥剂（如干燥硅胶等）。

糖衣片受到光和空气作用，易变色，在高温、高湿环境中易发生软化、熔化和粘连，所以在包装容器中，应尽量减少空气的残留量，贮存时一般应避光、密封，放置在干燥阴凉处。

第七节 片剂举例

例1 参茸片

【处方】 人参79.7g 鹿茸14.1g

【制法】 将人参、鹿茸分别粉碎成细粉，过六号筛。各取净粉，加淀粉62.5g混匀。取白砂糖65.6g制成糖浆，加乙醇适量，与以上药粉混匀，制成颗粒，低温干燥，加润滑剂适量，压制成1000片，包糖衣即得。

【性状】 本品除去糖衣后片心呈黄棕色，味微甜、苦。

【功能与主治】 补气血，益心肾。用于体虚怕冷，心悸气短，腰膝酸痛，阳痿遗精。

【用法与用量】 口服。一次3～5片，一日2次。

【注】 本片为全粉末片。

例2 健胃消食片

【处方】 太子参228.6g 陈皮22.9g 山药171.4g 麦芽（炒）171.4g 山楂114.3g

【制法】 以上五味，取太子参半量与山药粉碎成细粉；其余陈皮等三味及剩余太子参加水煎煮两次，每次2小时，合并煎液，滤过，滤液低温浓缩至稠膏状，或浓缩成相对密度为1.08～1.12（65℃）的清膏，喷雾干燥。加入上述细粉、蔗糖粉和糊精适量，混匀，制成颗粒，干燥，压制成1000片，包薄膜衣；

或压制成 1600 片，即得。

【性状】　本品为淡棕黄色的片或薄膜衣片，也可为异形片，薄膜衣片除去包衣后显淡棕黄色；气略香，味微甜、酸。

【功能与主治】　健胃消食。用于脾胃虚弱所致的食积，症见不思饮食、嗳腐酸臭、脘腹胀满；消化不良见上述证候者。

【用法与用量】　口服，可以咀嚼。一次 4～6 片，薄膜衣片一次 3 片，一日 3 次。小儿酌减。

【注】　本片为半浸膏片。

例 3　健民咽喉片

【处方】　玄参　麦冬　蝉蜕　诃子　桔梗　板蓝根　胖大海　地黄　西青果　甘草　薄荷素油　薄荷脑

【制法】　以上十二味，薄荷素油、薄荷脑和橙油用适量乙醇溶解，其余玄参等十味和适量的甜菊叶加水煎煮三次，第一、二次每次 2 小时，第三次 1 小时，煎液滤过，滤液合并，浓缩至适量，加入适量的蔗糖粉、淀粉和可可粉，混匀，制成颗粒；或加入适量的蔗糖粉、淀粉和枸橼酸，混匀，制成颗粒，干燥，放冷，喷加含薄荷素油、薄荷脑和橙油的乙醇溶液，加入适量的橙粉，压制成片，包糖衣或薄膜衣，即得。

【性状】　本品为糖衣片或薄膜衣片，除去包衣后显黄褐色；气香，味甜，具清凉感。

【功能与主治】　清利咽喉，养阴生津，解毒泻火。用于热盛津伤、热毒内盛所致的咽喉肿痛、失音及上呼吸道炎症。

【用法与用量】　含服。一次 2～4 片（小片）或 2 片（大片），每隔 1 小时1 次。

【注】　本片为全浸膏片。

例 4　益心酮片

【处方】　本品为山楂叶提取物制成的片。

【制法】　取山楂叶提取物 32g、淀粉 32g、糊精 25g、蔗糖 5g，混匀，制成颗粒，60℃以下干燥，加入滑石粉 5g，硬脂酸镁 1g，混合，压制成 1000 片，包糖衣或薄膜衣，即得。

【性状】　本品为包糖片或薄膜衣片，除去包衣后显棕黄色；气特异，味涩、微苦。

【功能与主治】　活血化瘀，宣通血脉。用于瘀血阻脉所致的胸痹，症见胸闷憋气，心前区刺痛，心悸健忘，眩晕耳鸣；冠心病心绞痛，高脂血症，脑动脉供血不足见上述证候者。

【用法与用量】 口服。一次 2～3 片，一日 3 次。

【注】

（1）本品为提纯片。

（2）山楂叶提取物制法：取山楂叶，粉碎成粗粉，照《中国药典》2005 年版一部流浸膏剂与浸膏剂项下的渗漉法，用 6 倍量乙醇为溶剂，浸渍 8 小时，进行渗漉，收集渗漉液，减压回收乙醇至相对密度为 1.04（60℃）的浓缩液，加等量水稀释后，用 1/6 倍量的石油醚（60℃～90℃）除去色素，分出水层，用 0.7 倍量的乙酸乙酯振摇提取，提取液减压回收乙酸乙酯并浓缩至干，即得。

例 5　大山楂泡腾片

【处方】 山楂　麦芽　六神曲　碳酸氢钠　柠檬酸　富马酸　甜蜜素　聚乙二醇　乳糖

【制法】

（1）取山楂、麦芽、六神曲加水提取两次，合并煎液，滤过，浓缩成稠膏，加乳糖，制成软材，干燥，粉碎成细粉（Ⅰ）。

（2）聚乙二醇加乙醇溶解，加入碳酸氢钠，得碳酸氢钠、聚乙二醇、乙醇混合液（Ⅱ）。

（3）将Ⅱ经喷雾器喷雾于盛装Ⅰ的旋转包衣锅内制粒，最后过二号筛整粒成Ⅲ。

（4）将柠檬酸、甜蜜素过二号筛成颗粒与Ⅲ及富马酸细粉（过七号筛）一起混匀，压片，每片重 1g，压片时填料口处用红外线照射。

【功能与主治】 开胃消食。用于食欲不振，消化不良，脘腹胀满。

【用法与用量】 温开水冲服。一次 1～2 片，一日 2～3 次。

第十五章

丸 剂

第一节 概 述

丸剂系指药材细粉或药材提取物加适宜的黏合剂或其他辅料制成的球形或类球形剂型，主要供内服。

丸剂是中药传统剂型之一。早在《五十二病方》中对丸剂的名称、处方、规格、剂量，以及服用方法就有详细的记述。宋代《太平惠民和剂局方》记载方剂788个，其中有丸剂284个，占36.04%。同时《伤寒杂病论》《金匮要略》中已有用蜂蜜、糖、淀粉糊、动物药汁作丸剂黏合剂的记载。金元时代开始已经有丸剂包衣。明代有用朱砂包衣，一直沿用至今，如七珍丸、梅花点舌丸、妇科通经丸等。清代有用川蜡为衣料，这是肠溶衣丸的开始。

20世纪80年代以来，由于科技的进步，中药制药机械有了很大的发展，使中药制药逐步摆脱了手工作坊式制作，发展成为工厂化批量生产。目前，丸剂品种在中成药中所占比例最大，尤其是浓缩丸、滴丸、微丸等新型丸剂，由于制法简便，剂量小，疗效好，越来越受到重视，在中药新药研制开发中已成为首选剂型之一。

一、丸剂的特点

1. 作用持久 与汤剂、散剂等比较，传统的水丸、蜜丸、糊丸、蜡丸内服后在胃肠道中溶散缓慢，逐渐释放药物，吸收显效迟缓，作用持久，对毒、剧、刺激性药物可延缓吸收，减少其毒性和不良反应。正如李东垣所说，"丸者缓也，不能速去病，舒缓而治之也"。

2. 用于急救 某些新型丸剂可用于急救。例如苏冰滴丸、复方丹参滴丸、麝香保心丸等，由于系是将药物提取的有效成分或化学纯物质与水溶性基质制成的丸剂，故溶化迅速，奏效快。

3. 可缓和某些药物的毒副作用 有些毒性、刺激性药物，可通过选用赋形剂，如制成糊丸、蜡丸，来延缓其吸收，减弱其毒性和不良反应。

4. 能容纳多种形态的药物 丸剂制备时能容纳固体、半固体的药物，还能容纳黏稠性的液体药物。可分层制备，避免药物相互作用，并可利用包衣来掩盖药物的不良臭味，或调节丸剂的溶散时限及药物的释放。有些芳香性药物或有特殊不良气味的药物，可通过制丸工艺，使其在丸剂中心层，减缓其挥发。

5. 生产技术和设备简单 适合基层医疗、科研单位自制。

6. 丸剂的缺点 服用剂量大，小儿服用困难；尤其是水丸溶散时限难以控制；原料多以原粉入药，微生物易超标。

二、丸剂的分类

1. 根据赋形剂分类 可分为水丸、蜜丸、水蜜丸、浓缩丸、糊丸、蜡丸。

2. 根据制法分类 可分为泛制丸、塑制丸、滴制丸。

此外，在《中国药典》2005 年版一部收载有微丸。微丸系指直径小于2.5mm 的各类丸剂。其丸粒微小，比表面积大，药物溶出快，作用迅速，多用于剂量小的品种。如：牛黄消炎丸、六神丸、麝香保心丸、牙痛一粒丸等。因微丸剂的制法与质量等有特殊要求，故《中国药典》2005 年版一部单独收载。

三、丸剂的制法

（一）泛制法

系指在转动的适宜的容器或机械中，将药材细粉与赋形剂交替润湿、撒布，不断翻滚，逐渐增大的一种制丸方法。主要用于水丸、水蜜丸、糊丸、浓缩丸、微丸的制备。

（二）塑制法

系指药材细粉加适宜的黏合剂，混合均匀，制成软硬适宜、可塑性较大的丸块，再依次制丸条、分粒、搓圆而成丸粒的一种制丸方法。多用制丸机，用于蜜丸、糊丸、蜡丸、浓缩丸、水蜜丸的制备。

（三）滴制法

系指药材或药材中提取的有效成分或化学物质与水溶性基质、非水溶性基质制成溶液或混悬液，滴入一种与之不相混溶的液体冷凝剂中冷凝而成丸粒的一种制丸方法，用于滴丸的制备。

第二节 水 丸

一、水丸的特点与规格

水丸系指药材细粉以水或水性液体（黄酒、醋、稀药汁、糖液等）为黏合剂，用泛制法制成的丸剂。临床上主要用于解表剂、清热剂及消导剂的制丸。

（一）水丸的特点

1. 以水或水性液体为赋形剂，服用后在体内易溶散、吸收，显效较蜜丸、糊丸、蜡丸要快，且不含其他固体赋形剂，实际含药量高。

2. 由于在制备时可分层泛入，可将一些易挥发、有刺激气味、性质不稳定的药物泛入内层，也可将速释药物泛入外层，缓释药物泛入内层，或将药物分别包衣，使之在不同部位释放。

3. 水丸丸粒小，表面致密光滑，既便于吞服又不易吸潮，利于保管贮存。生产设备简单，可大量生产。

4. 制备时间长，易污染，对主药含量及溶散时限较难控制。

（二）水丸的规格

历代均以实物比拟，如芥子大、梧桐子大、赤小豆大等。现代统一以重量为标准，如灵宝护心丹每 10 丸重 0.08g，竹沥达痰丸每 50 丸重 3g，麝香保心丹每丸重 22.5mg。

二、赋形剂的种类与应用

制备水丸时可采用不同的赋形剂，以润湿药物细粉，诱导其黏性，使之利于成型。有的赋形剂如酒、醋、药汁等，还利用其本身的性质以起到协同和改变药物性能的作用。水丸常用以下几种赋形剂：

1. 水 水（一般是指蒸馏水或冷沸水）是应用广泛的一种润湿剂。水本身虽无黏性，但能润湿或溶解药材中的某些成分如黏液质、糖、胶类等而产生黏性。如处方中含有引湿性或可溶性成分或毒、剧药等，应先溶解于少量水后再与其他药粉混合。用水作润湿剂制成的丸剂，经过干燥即可除去水分，不增加原处方的成分和制剂的体积，又易于溶散。凡临床治疗上无特殊要求，处方中未明确赋形剂的种类，药物遇水不变质而药粉本身又含一定量黏性物质时，均可以水作润湿剂制丸。如处方中有强心苷类药材如洋地黄、福寿草等则不宜用水湿润，因水中能使原药材中的酶逐渐分解强心苷。水无防腐力，故必须选用新煮沸放冷和未被污染的水，成丸后应立即干燥，以免导致发酵及生霉，从而减少成品中的细菌数，保证质量。

2. 酒 一般是指黄酒（含醇量为 12%～15%），有时也用白酒（含醇量在 50%～70%），因地区习惯和处方药物的性质不同而选用。各种酒含有不同浓度的乙醇，能润湿药粉中的树脂、油树脂等成分而产生丸块的黏性，是一种良好的润湿剂。但是酒润湿药粉产生黏性的能力一般没有水强，故用水为润湿剂致黏合力太强而制丸困难者常以酒代之。含醇量高的酒也有杀菌作用，使药物在制丸过程中不至于败坏。酒易于挥发，成丸后容易干燥。在某些情况下，也可以用不同浓度的乙醇来代替。

中医还认为，酒有活血通经、引药上行及降低药物寒性的作用，故舒筋活血类药丸常用酒作赋形剂。

3. 醋 药用以米醋为主（含乙酸约 3%～5%）。醋既能润湿药粉产生黏性，又能使药材中生物碱等成分有变成盐类的可能，有助于碱性成分的溶出而提高疗效。

中医还认为，醋能散瘀血、消肿痛，入肝经，故散瘀止痛的药丸常以醋作赋形剂。

4. 水蜜 是指蜂蜜经加热炼制过滤后，加适量的水（一般水：蜜＝3：1）稀释，必要时过滤而成。水蜜不仅有润湿而且也有黏合作用，以水蜜为润湿剂制成的丸剂称为水蜜丸。目前有的厂家生产蜜丸是将赋形剂由纯蜜改为水蜜，由塑制法改为泛制法，借以简化工艺和降低成本。

5. 药汁 是指利用处方中某些药物的水煎液（或鲜汁）作润湿剂，既有利于保存药性，又有一定的黏性，便于制丸。如含有纤维较多的药材如大腹皮、千年健等可用煎汁制丸；含有新鲜药材生姜、大葱等可压汁制丸；其他如牛胆汁（牛胆苦参丸）、熊胆（梅花点舌丸）、竹沥（竹沥达痰丸）、乳汁（麦门冬丸）均具有一定的生理活性，但需根据处方选择使用。

三、水丸对药粉的要求

在制备水丸工艺中，各环节对药粉的要求不尽相同，对药粉的黏性也应适当选择。用于起模的药粉，通常过五号筛，黏性应适中。供加大成型的药粉，除另外规定外，应用细粉（过五号筛）或最细粉（过六号筛）。盖面时，应用最细粉，或根据处方规定，选用方中特定药材的最细粉。药粉过细影响溶散时限，过粗则丸粒表面粗糙，有花斑和纤维毛，甚至会导致其外观质量不合格。

四、水丸的制法

水丸用泛制法制备，其工艺流程为：原辅料的准备→起模→成型→盖面→干燥→选丸→质量检查→包装。

1. 原辅料的准备 除另有规定外，通常将药物粉碎，过六号筛，备用。某些纤维性组成较多或黏性过强的药物（如大腹皮、丝瓜络、灯芯草、生姜、葱、红枣、桂圆、动物胶、树脂类等），不易粉碎或不适泛丸时，须先将其加水煎煮，提取有效成分的煎汁作润湿剂，以供泛丸应用；动物胶类如阿胶、龟板胶、虎骨胶等，可加水加热熔化，稀释后泛丸应用；树脂类药物如乳香、没药、阿魏、安息香等，可用适量黄酒溶解，以代水作润湿剂泛丸。某些黏性强、刺激性大的药物如蟾酥等，也须用酒溶化后加入泛丸。如用水作润湿剂，必须是 8 小时以内新鲜开水或蒸馏水。泛丸用的工具必须充分清洁、干燥。

2. 起模 系指制备丸粒基本母核的操作。模子亦称母子，是利用水的润湿作用诱导出药粉的黏性，使药粉之间相互都附着细小的颗粒，并在此基础上层层增大而成的丸模。

起模是泛丸成型的基础，是制备水丸的关键。模子形状直接影响着成品的圆整度，模子的大小和数目，也影响加大过程中筛选的次数和丸粒的规格以及药物含量的均匀性。泛丸起模是利用水的湿润作用诱导出药粉的黏性，使药粉相互黏着成细小的颗粒，并在此基础上层层增大而成丸模的过程。因此起模应选用方中黏性适中的药物细粉。黏性太大的药粉，加入液体时，由于分布不均匀，先被湿润的部分产生的黏性较强，且易相互粘合成团，如半夏、天麻、阿胶、熟地等。无黏性的药粉不宜于起模，如磁石、朱砂、雄黄等。起模的用粉量多凭经验，因处方药物的性质不同，有的吸水量大，如质地轻松的药粉，起模用药量宜较少；而有的吸水量少，如质地黏韧的药粉，起模用粉量宜多。成品丸粒大，用粉量少；反之，则用粉量多。

(1) 手工起模的方法：用刷子蘸取少量清水，于药匾内一侧（约 1/4 处）刷匀，使匾面湿润（习称水区），然后用 80 目筛筛布适量粉于水区上，双手持匾旋转摇动，使药粉均匀地粘于匾上，然后用干刷子由一端顺序扫下，倾斜药匾，使药粉集中到药匾的另一侧，再加少量水湿润，摇动药匾，刷下，再加水加粉，如此反复多次，颗粒逐渐增大，直至泛制成直径为 0.5～1mm 较均匀的圆球形小颗粒，筛去过大、过小部分，即成丸模。

起模过程中的注意事项：①药匾要保持清洁，涂水、撒粉位置要固定。②每次用水及用粉量宜少。在开始时，以上两次水后上一次粉为佳。③吸水过多而粘结成饼的药粉，应即时用刷子搓碎。④泛丸动作（团、揉、撞、翻）应交替使用，随时撞去模子上的棱角，使成圆形。

(2) 机械起模的方法：其原理与手工起模相同，但采用设备不同。现均以包衣锅代替药匾，以降低劳动强度，缩短生产周期，提高产量和质量，减少微生物污染。

起模用粉量：因处方药物的性质和丸粒的规格有所不同，目前，从成批生产的实践经验中得出下列计算公式：

$$C : 0.625 = D : X$$

$$X = \frac{0.625 \times D}{C}$$

式中：C——成品水丸 100 粒干重（g）；

　　　D——药粉总量（kg）；

　　　X——一般起模用粉量（kg）；

　　0.625——标准模子 100 粒重量（g）。

例　现有 500kg 气管炎丸原料粉，要求制成 3000 粒重 0.5kg 的水丸，求起模的用粉量。

解：先求 100 粒丸子的重量 C

$$3000 : 100 = 500 : C$$

$$C = 16.67 \text{（g）}$$

再求起模用粉量 X：

$$16.67 : 0.625 = 500 : X$$

$$X = 18.74 \text{（kg）}$$

说明：用上述公式计算时，C 为 100 粒成品丸药的干重，0.625g 是 100 粒标准模的湿重，内约含 30%～35% 的水分，药粉总量 D 和起模用粉量 X 皆是干重，故计算出来的量比实际用粉量多 30%～35%。在实际操作中会有各种消耗，因此计算具有实际意义。

起模的方法：可分为药物细粉加水起模和湿粉制粒起模以及喷水加粉起模三种。①药粉加水起模：是先将所需起模用粉的一部分置包衣锅中，开动机器，药粉随机器转动，用喷雾器喷水于药粉上，借机器转动和人工搓揉使药粉分散，全部均匀地受水湿润，继续转动片刻，部分药粉成为细粒状，再撒布少许干粉，搅拌均匀，使药粉黏附于细粒表面，再喷水湿润。如此反复操作至模粉用完，取出，过筛分等即得丸模。②湿粉制粒起模：是将起模用的药粉放包衣锅内喷水，开动机器滚动或搓揉，使呈粉末均匀润湿，使手握成团，松之即散的软材状，用 8～10 目筛制成颗粒。将此颗粒再放糖衣锅内，略加少许干粉，充分搅匀，继续使颗粒在锅内旋转摩擦，撞去棱角成为圆形，取出过筛分等即得。③喷水加粉起模法：是取起模用的冷开水将锅壁湿润均匀，然后撒入少量药粉，使均匀地粘于锅壁上，然后用塑料刷在锅内沿转动相反方向刷下，使它成为细小的颗粒，包衣锅继续转动再喷入冷开水，加入药粉，在加水加粉后搅拌、搓揉。如此反复操作，直至模粉全部用完，达到规定标准，过筛分等即得丸模。

另有报道，用湿法混浆起模，成型率高，丸模均匀，比传统法提高均匀度 21.4%。

3. 成型　系指将已经筛选均匀的丸模，逐渐加大至接近成品的操作。

手工操作时，将模子置药匾中，加水使模子湿润后，加入药粉旋转摇动，使药粉均匀黏附于丸模上，再加水加粉，依次反复操作，直至制成所需大小的丸粒。但每次加水加粉量应逐渐增加。在加大过程中要注意质量，保持丸粒的硬度和圆整度。加水加粉，应分布均匀，且用量适中。药匾的动作宜多团、撞、揉、翻。增大的丸粒如有大小不均时，应及时筛选。若丸粒数目不够时，可取小丸加到一般大，以补足数目。在起模和加大过程中产生的歪粒、粉粒、过大过小的丸粒或多余的母子，应随时用水调成糊状（俗称浆头）泛在丸粒上。处方中若含有芳香挥发性、特殊气味或刺激性极大的药物，最好分别粉碎后，泛于丸粒中层，可避免挥发或掩盖不良气味。

机械泛丸时成型与手工操作基本相同，所不同的是在包衣锅中进行。

丸粒加大过程中的注意事项：①加水加粉要分布均匀，用量适中，并不断用手在锅口搓碎粉块、叠丸；并由里向外翻拌，使丸粒均匀增大。由于机器的转动使大粒集中于锅口，小粒集中于锅底，所以每次加药粉时应加在锅底附近，使小丸充分黏附药粉，以缩小粒度差。②对质地特别黏的品种，要随时注意丸粒的圆整度，并防止打滑、结饼。③丸粒在锅内转动时间要适当。过短则丸粒松散，在贮存过程中易破碎，易吸潮发霉；过长则丸粒太紧实，服后难于溶散。④含忌铜的药物如朱砂、硫黄以及含酸性成分等的丸剂，不能用钢制包衣锅起模与泛丸，以免因化学变化而使丸药表面变色或增加对人体的有害成分。此类品种可用不锈钢制的包衣锅制作。

4. 盖面 将已经增大，筛选均匀的丸粒用余粉或特制的盖面用粉等加大到粉料用尽的过程，是泛丸成型的最后一个环节。其作用是使整批投产成型的丸粒大小均匀，色泽一致，并提高其圆整度和光洁度。常用的盖面方法如下：

（1）干粉盖面：潮丸干燥后，丸面色泽较其他盖面浅，接近于干粉本色。操作方法除上述步骤外，主要区别在于最后一次湿润和上粉过程。干粉盖面，应在加大前先用 100 目筛，从药粉中筛取极细粉供盖面用，或根据处方规定，选用方中特定的药物细粉盖面。在撒粉前，丸粒湿润要充分，然后滚动至丸面光滑，再均匀地将盖面用粉撒于丸面，快速转动至粉粒全部黏附于丸面，至表面呈湿时，即迅速取出。

（2）清水盖面：方法与干粉盖面相同，但最后不需留有干粉，而以冷开水充分润湿打光，并迅速取出，立即干燥，否则成丸干燥后色泽不一。成品色泽仅次于干粉盖面的丸粒。

（3）清浆盖面：某些丸剂对成丸色泽有一定要求，但用干粉和清水盖面都难达到目的时可采用此法。"清浆"是指用药粉或废丸粒加水制成的药液。本法与清水盖面相同，唯在盖面用水中加适量干粉，调成粉浆，待使丸面充分润湿后迅速取出。

5. 干燥 泛制丸含水量大，易发霉，应及时干燥。《中国药典》规定，水丸的含水量不得超过9％。干燥温度一般应在80℃以下，含挥发性药材的水丸，应控制在50℃～60℃。多采用烘房、烘箱干燥。若采用沸腾干燥，床内温度控制在75℃～80℃，其优点是干燥速度快，水分可达2.5％以下，节约能源。一般烘房干燥需15小时，而改用FG－230型沸腾干燥床仅需1.5小时。水丸也可采用微波干燥，其特点是干燥速度快，内外干湿度均匀，产生膨化作用利于溶散，且有低温灭菌的效果，节约能源。

6. 选丸 为保证丸粒圆整、大小均匀、剂量准确，丸粒干燥后，可用手摇筛、振动筛、滚筒筛、检丸器及连续成丸机组等筛选分离。

（1）滚筒筛：筛子为薄铁皮卷成的圆筒，筒上布满筛孔，分三段，筛孔由小到大，目的是使丸粒在随筛筒滚动时按不同大小分档，如图15-1所示。

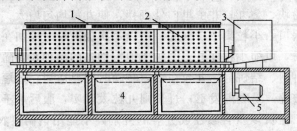

图 15-1　滚筒筛

1. 毛刷　2. 筛筒　3. 料斗　4. 装丸粒容器　5. 电动机

（2）检丸器：分上下两层，每层装3块斜置玻璃板，且相隔一定距离。如图15-2所示。利用丸粒圆整度不同、滚动速度不同筛选，丸粒愈圆，滚动愈快，能越过全部间隙到达好粒容器，而畸形丸粒与之相反，不能越过间隙而漏于坏粒容器。该检丸器仅适用于体积小、质硬的丸剂。

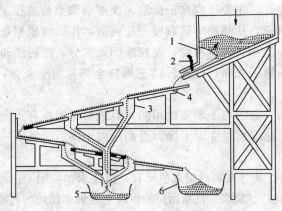

图 15-2　检丸器

1. 防止阻塞隔板　2. 闸门　3. 坏粒漏斗　4. 玻璃板　5. 盛坏粒容器　6. 盛好粒容器

（3）立式检丸器：由薄的金属铁板制成，如图 15-3 所示，丸粒沿一螺旋形的斜面滚下，利用滚动时产生的离心力不同，将合格与畸形的丸粒分开。从螺旋板的外侧收集合格的丸粒，从螺旋板的内侧收集畸形的丸粒。

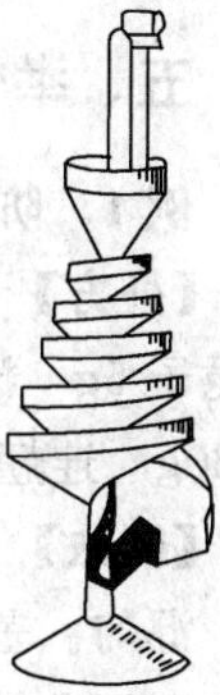

7. 泛制丸常发生的问题与解决办法 溶散时限超标是泛制丸一个贯穿于整个生产工艺过程中的综合性问题，应从各个生产环节加以注意。

图 15-3 立式检丸器

（1）药材性质：若泛丸处方的药材含黏液汁、树胶、糖类等黏性成分多者，制成的丸剂往往坚实。特别是干燥以后，水分不易从丸剂表面渗透到内部因而延长溶散时限，如：熟地、大枣、白及、乳香、没药等。

（2）含水量：泛制丸中含水量过低，丸剂比表面小，表面的相对孔隙也减少，丸剂较为坚硬，外界的水分也不易进入而溶散时限延长。一般认为泛丸的含水量以 6%～10% 为宜。

（3）原辅料规格与用量：泛制丸的溶散时限与药材粉末的粒度、湿润剂、黏合剂的用量有关。泛制丸的药粉粒度在 80～100 目之间时溶散时限较为理想。泛丸时所用的湿润剂或黏合剂对丸剂的溶散时限也有较大影响，一般来说，它们溶散的难易是：酒醋丸＜水泛丸＜蜜泛丸＜药汁泛丸＜浓缩丸。泛制法制备的浓缩丸，溶散时限均不理想。如泛制时加水量（或其他湿润剂、粘合剂）过多，溶散情况也不好，故在泛制时根据不同情况尽可能控制用量。

（4）操作：以往泛制丸多用手工操作，而现在厂家多采用包衣锅泛制，经验证明：在包衣锅转速固定的条件下，每次加粉量增多，缩短加粉时间，加快成丸速度，可使药丸中保持一定的孔隙度，大大改善泛制丸的溶散时限。若包衣锅转动过久，则成丸坚实，溶散时限延长。泛丸时起模方法对溶散时限也有影响，据报道，制粒起模法优于其他方法。

（5）干燥方法、温度和速度：以真空干燥最好，自然干燥次之，烘房干燥较差。温度以 75℃ 为宜。但真空干燥温度较低不易达到灭菌的目的，自然干燥时间长，易污染。目前生产单位仍以常压烘房干燥为主，应先低温（6℃）烘去大部分水分，再逐渐升高至 80℃，这样可避免因含较多水分时，丸中的淀粉、鞣质、蛋白质等因高温而糊化，变性缩合，可改善溶散。对含淀粉多的水丸尤为适合。

（6）加入促溶散剂：加入适量的促溶散剂或表面活性剂，可使丸剂的溶散时限得以改善。

五、举例

例1 防风通圣丸

【处方】 防风 10g　荆芥穗 5g　薄荷 10g　麻黄 10g　大黄 10g　芒硝 10g　栀子 5g　滑石 60g　桔梗 20g　石膏 20g　川芎 10g　当归 10g　白芍 10g　黄芩 20g　连翘 10g　甘草 40g　白术（炒）5g

【制法】 以上 17 味，除芒硝、滑石外，其余防风等 15 味粉碎成细粉，过筛，混匀。芒硝加水溶解，滤过；将滑石粉粉碎成极细粉，备用；取上述已混匀粉末，用芒硝滤液泛丸，干燥，用滑石粉包衣，打光，干燥，即得。

【性状】 本品为白色至灰白色光亮的水丸；味甘、咸、微苦。

【功能与主治】 解表通里，清热解毒。用于外寒内热，表里俱实，恶寒壮热，头痛咽干，小便短赤，大便秘结，瘰疬初起，风疹湿疮。

【用法与用量】 口服。一次 6g，一日 2 次。

【注意】 孕妇慎用。

【规格】 每 20 丸重 1g。

【贮藏】 密闭，防潮。

【注】

(1) 本方源于金代刘完素《宣明论方》防风通圣散。

(2) 方中芒硝主要含 $Na_2SO_4 \cdot 10H_2O$，极易溶于水。以芒硝水溶液泛丸，既能赋之成型，又能起治疗作用。

(3) 用滑石粉包衣应注意：丸粒充分干燥、撒粉用量均匀、黏合剂浓度适量。

(4) 在滑石粉中加入 10% 的 Mg_2CO_3，可增加洁白度，并增强其附着力。

例2 磁朱丸

【处方】 磁石（锻）100g　朱砂 50g　六神曲（炒）200g

【制法】 以上三味，朱砂水飞成极细粉，磁石、六神曲分别粉碎成细粉；将上述粉末配研，过筛，混匀，用水泛丸，干燥，即得。

【功能与主治】 本品镇心，安神，明目。用于心肾阴虚，心阳偏亢，心悸失眠，耳鸣耳聋，视物昏花。

【用法与用量】 口服。一次 3g，一日 2 次。

例3 逍遥丸

【处方】 柴胡 50g　当归 50g　白芍 50g　白术（炒）50g　茯苓 50g　甘草（蜜炙）40g　薄荷 10g

【制法】 以上七味，粉碎成细粉，过筛，混匀。另取生姜50g，分次加水煎煮，滤过，用煎出液泛丸，干燥，即得。

【功能与主治】 疏肝健脾，养血调经。用于肝气不舒，胸胁胀痛，头晕目眩，食欲减退，月经不调。

【用法与用量】 口服。一次6～9g，一日1～2次。

第三节 蜜 丸

一、蜜丸的特点与规格

蜜丸系指药材细粉以炼制过的蜂蜜为黏合剂制成的丸剂。临床上多用于镇咳祛痰药、补中益气药。在北方用量较大。

蜂蜜是蜜丸剂的主要赋形剂，其主要成分是葡萄糖和果糖，另含有少量蔗糖、有机酸、挥发油、维生素（B_1、B_2、B_6、A、D、E、K、H等）、酶类（淀粉酶、转化酶、过氧化酶、脂酶等）、乙酰胆碱、无机盐（钙、磷、铁、镁、硫、钾、钠、碘）等营养成分。蜂蜜既益气补中，又可缓急止痛；既能滋润补虚，又能止咳润肠；还能起解毒、缓和药性、矫味矫臭等作用。

蜜丸的规格：传统上蜜丸分为大蜜丸与小蜜丸，其中每丸重量在0.5g（含0.5g）以上的称大蜜丸，每丸重量在0.5g以下的称小蜜丸。近代有将药材细粉以蜂蜜和水为黏合剂制成的丸剂，称为水蜜丸。

二、蜂蜜的选择与炼制

（一）蜂蜜的选择

选择蜂蜜的目的是为了保证蜜丸的质量，使制成的蜜丸柔软、丸粒光滑、滋润，且贮存期内不变质。选择合适的蜂蜜对保证蜜丸的质量，是至关重要的。由于我国幅员辽阔，植物繁多，所产的蜂蜜蜜源不同，其质量差异较大。一般来说，白荆条花、刺槐花、荔枝花、椴树花粉酿的蜜好；梨花、芝麻花蜜也较好，但产量不多；苜蓿花、枣花、油菜花等蜜则较次；杂花蜜则更次，列为三等蜜；荞麦花蜜则最次，列为等外品。北方产的蜂蜜一般含水分较少，南方产的蜂蜜含水分较多。制蜜丸的蜂蜜，应选乳白色或淡黄色黏稠糖浆状液体或稠如凝脂状的半流体，味纯甜，有香气，不酸、不涩的一二等蜂蜜。值得注意的是，有个别地区，由于蜜源是由乌头、曼陀罗、雪上一枝蒿等有毒植物的花粉所酿之蜜，其汁稀而色深，味苦麻而涩具有毒性，不得用于制丸。

蜂蜜由于蜜源不同，其外观形态和各种成分含量也不相同，结合《中国药典》指标与生产实践，用于制备蜜丸的蜂蜜应选用半透明、带光泽浓稠的液体，呈乳白色或淡黄色，25℃时相对密度应在 1.349 以上，还原糖不得少于 64.0%。用碘试液检查，应无淀粉、糊精。有香气，味道甜而不酸、不涩，清洁而无杂质。

目前社会上对蜂蜜的需要量与日俱增，同时由于各种原因致使蜂蜜质量极不稳定，有用果葡糖浆代替蜂蜜生产蜜丸、糖浆剂、煎膏剂的研究报道。

果葡糖浆是由蔗糖水解或淀粉酶解而成，又称人造蜂蜜。其外观指标与蜂蜜基本相似，而主要理化指标果葡糖浆明显优于天然蜂蜜。

（二）蜂蜜的炼制

欲制得较好的蜜丸，除选择蜂蜜外，还应炼制好蜂蜜，这也是关键环节。因为蜂蜜含有 25% 左右的水分，以及死蜂、蜡质、淀粉类物质等杂质。蜡质会浮于丸药表面，形成极薄的蜡质层，久贮会使丸药出现裂纹。含淀粉类物质较多时，则成品干硬。因此，蜂蜜在入丸前必须经过炼制以除去杂质，破坏酶，杀死微生物，适当减少水分，增加黏合力。

蜂蜜的炼制是指蜂蜜加热熬炼至一定程度的操作。炼制蜂蜜的目的是为了除去杂质、降低水分含量、破坏酶类、杀死微生物、增加黏合性等。根据处方中药材性质，选用不同炼制程度的蜂蜜。

1. 嫩蜜　将蜂蜜加热至 105℃～115℃，用适宜的筛网（3～4 号）滤过，再继续加热至沸，不断去沫而得的制品。其含水量为 17%～20%，相对密度为 1.35 左右，色泽无明显变化，稍有黏性。嫩蜜适合于含较多油脂、黏液质、胶质、糖、淀粉、动物组织等黏性较强的药材制丸。

2. 中蜜　又称炼蜜。是将嫩蜜继续加热，温度达到 116℃～118℃，满锅内出现翻腾着均匀淡黄色细气泡时的制品。其含水量为 14%～16%，相对密度为 1.37 左右，用手捻有黏性，当两手指分开时无白丝出现。中蜜适合于黏性中等的药材制丸，大部分蜜丸采用中蜜制丸。

3. 老蜜　将中蜜继续加热，温度达到 119℃～122℃，含水量在 10% 以下，相对密度为 1.40 左右，出现红棕色光泽较大气泡，手捻之甚黏，当两手指分开出现长白丝，滴入水中成珠状（滴水成珠）。老蜜黏合力很强，适合于黏性差的矿物性和纤维性药材制丸，否则丸剂表面粗糙，不滋润。

确定蜂蜜炼制的程度，不仅与丸剂药材性质有关，而且与其药粉含水量、制丸季节气温亦有关系，在其他条件相同情况下，一般冬季多用稍嫩蜜，夏季多用稍老蜜。我国有些生产单位将老法炼蜜改为真空法炼蜜。后法炼蜜时间短，工效高，卫生条件好，体力劳动轻，蜜液澄明清亮，色泽橙红，气味芬芳，含水量16%～18%，拌料成丸黏度适宜。

对含有大量茎、叶、全草或矿物性药材的处方，由于纤维成分多，无油性，制备蜜丸时需加大量老蜜。但实践中效果不佳，会出现合坨困难，黏性反而小，成品粗糙等现象。有报道，若加入2.5%淀粉或0.2%羧甲基淀粉钠与1%淀粉，再加入炼蜜制丸，则成品蜜丸滋润，且可改善其溶散时限。

三、蜜丸的制法

（一）蜜丸的制法

传统上制备蜜丸皆用塑制法，其工艺流程为：原辅料准备→制丸块→制丸条→分粒→搓圆→干燥→整丸→质量检查→包装。

1. 原辅料的准备　首先按照处方将所需的药材挑选清洁，炮制合格，称量配齐，干燥，粉碎，过筛，混合使成均匀细粉。如方中有毒、剧、贵重药材时，宜单独粉碎后再用等量递增法与其他药物细粉混合均匀。

根据处方中药材的性质，需炮制的依法炮制，选择适宜的方法粉碎，过筛，得细粉或最细粉，备用。并按处方中药材性质，将蜂蜜加水稀释，滤过，炼制成适宜规格。所涉及到的制丸工具，应清洁干净，用70%乙醇擦拭，起润滑、消毒作用。

为了防止药物与工具粘连，并使丸粒表面光滑，在制丸过程中还应用适量的润滑剂。蜜丸所用的润滑剂是蜂蜡与麻油的融合物（油蜡配比一般为7：3），冬、夏天或南、北方，油蜡用量宜适当调整，亦有用适量的滑石粉或石松子粉作为润滑剂。

2. 制丸块　制丸块又称和药、合坨。这是塑制法的关键工序，丸块的软硬程度及黏稠度，直接影响丸粒成型和在贮存中是否变形。优良的丸块应能随意塑形而不开裂，手搓捏而不粘手，不粘附器壁。将已混合均匀的药材细粉加入适量的炼蜜，用带有S形浆的混合机（单浆或双浆），如图15-4所示，充分混匀，制成软硬适宜，具有一定可塑性的丸块。

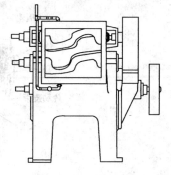

影响丸块质量的因素有以下几个方面：

（1）炼蜜程度：应根据处方中药材的性质、粉末的粗细、含水量的高低、当时的气温及湿度，决定所需黏合剂的黏性强度来炼制蜂蜜。否则，蜜过嫩则粉末黏合不好，丸粒搓不光滑；蜜过老则丸块发硬，难以搓丸。

图 15-4　捏合机

（2）和药蜜温：一般处方用热蜜和药。如处方中含有多量树脂、胶质、糖、油脂类的药材，黏性较强且遇热易熔化，加入热蜜后熔化，使丸块黏软，不易成型，待冷后又变硬，不利制丸，服用后丸粒不易溶散，故此类药粉和药蜜温应以60℃～80℃为宜。又如若处方中含有冰片、麝香等芳香挥发性药物，也应采用温蜜。若处方中含有大量的叶、茎、全草或矿物性药材，粉末黏性很小，则须用老蜜，趁热加入。

（3）用蜜量：药粉与炼蜜的比例也是影响丸块质量的重要因素。一般是1：1～1：1.5，但也有低于1：1或高于1：1.5的，这主要决定于下列三方面的因素：①药材的性质，含糖类、胶质等黏性强的药粉用蜜量宜少；含纤维较多、质地轻松、黏性极差的药粉，用蜜量宜多，可高达1：2以上。②夏季用蜜量应少，冬季用蜜量宜多。③手工和药，用蜜量较多，机械和药，用蜜量较少。

3. 制丸条、分粒与搓圆　大生产中多采用机器制丸，随着自动化程度提高，制药机械亦不断地改革进步。

（1）滚筒制丸机：结构如图 15-5 所示，其主要由加料斗、有槽滚筒、牙齿板、滚筒及搓板等组成。将制好的丸块加于加料斗中，由于带有刮板的轴呈相对方向旋转，将丸块带下，填入有槽滚筒内，继由牙齿板将槽内的丸块剔出，使附于牙齿板的牙齿上，当牙齿板转下与圆形滚筒接触时，将牙齿上的丸块刮下，使落于圆形滚筒上，搓板作水平反复抖动，使丸块搓成圆形丸粒落下。该机可直接将丸块制成丸粒。

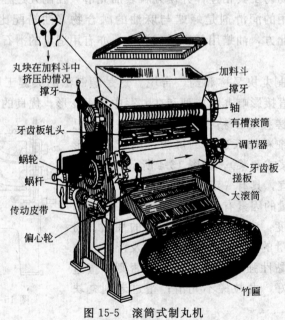

图 15-5　滚筒式制丸机

（2）光电自控制丸机：生产上采用 HZY-14C 型制丸机、PW-1 型蜜丸机，基本结构如图 15-6，采用光电讯号系统控制出条、切丸等工序。

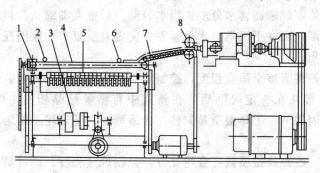

图 15-6　HZY-14C 型制丸机

1. 间歇控制器　2. 翻转光电讯号　3. 辊子张开凸轮　4. 翻转传送带
5. 摩擦离合器　6. 切断光电讯号　7. 过渡传送带　8. 跟随切刀

将已混合、搅拌均匀的蜜丸药坨，间断投入到机器的进料口中，在螺旋推进器的连续推进下，挤出药条，通过跟随切药刀的滚轮，经过渡传送带到达翻转传送带，当药条碰到第一个光电讯号，切刀立即切断药条。被切断药条继续向前碰上第二个光电讯号时，翻转传送带翻转，将药条送入碾辊滚压，输出成品。

特点：由光电讯号限位控制，各部动作协调。

另有中药自动制丸机，可制备蜜丸、水蜜丸、浓缩丸、水丸，实现一机多用。

4. 干燥　蜜丸一般成丸后应立即分装，以保证丸药的滋润状态。为防止蜜丸霉变，成丸也常进行干燥，采用微波干燥、远红外辐射干燥，可达到干燥和灭菌的双重效果。

（二）塑制丸常发生的问题与解决办法

1. 表面粗糙　主要有以下原因：①药料中含纤维多；②药料中含矿物或贝壳类药过多。③药粉过粗。④加蜜量少且混合不匀。⑤润滑剂用量不足。

解决办法：一般是将药料粉碎得更细些，加大用蜜量，用较老的炼蜜，给足润滑剂等办法解决。亦可将纤维多的、矿物药等药味加以提取，浓缩成膏兑入炼蜜中。

2. 变硬　在贮存过程中变硬，主要有以下原因：①用蜜量不足。②合坨时蜜温较低。③蜜炼得过老。④含胶类药比例较多时且合坨蜜温过高而使其烊化冷后又凝固。

解决办法：针对原因，调整用蜜量、合坨时蜜温以及炼蜜程度即可解决。

3. 皱皮　蜜丸在一定时间后，在其表面呈现皱折，称为皱皮或脱皮。常有以下原因：①炼蜜较嫩而含水分多，当水分蒸发后蜜丸萎缩；②包装不严，蜜丸在湿热季节吸潮，而在干燥季节水分蒸发，使蜜丸反复产生胀缩现象而造成；③润滑剂使用不当。

解决办法：将蜜炼至适宜程度，控制适当的含水量，加强包装使之严密。

4. 返砂　蜜丸在一定时间后，在蜜丸中有糖等结晶析出，将此现象称为"返砂"。其原因如下：①蜂蜜质量欠佳，含果糖少。②合坨不均匀。③蜂蜜炼制不到程度。

解决办法：改善蜂蜜质量，合坨充分，控制炼蜜程度，即可解决。

5. 空心　将蜜丸掰开时，在中心有一个小空隙，常有饴糖状物析出。主要原因是制丸时揉搓不够。

解决办法：注意合坨搓丸操作即可解决。

6. 发霉生虫　蜜丸在存放过程中发生发霉，生虫，生螨，或其他卫生学指标不合格。主要原因如下：①药料处理不干净，使微生物或虫卵残留等。②药料在粉碎、过筛、合坨、制丸及包装等操作中被污染。③包装不严密，在贮存中被污染。

解决方法：

（1）水洗原料：将药材经水充分冲洗，除去大量泥土杂质、附着在表面上的微生物及虫卵，同时除菌可达 50％。

（2）加热灭菌：①用高压蒸汽将原材料灭菌，是把按配方配好的原材料装入布袋，每袋约 15 公斤，将袋口扎紧，放进高压罐内，使袋与袋之间留一定空隙，施加 1 公斤压力（120℃左右）保持 1 小时后制丸。②用高压蒸汽将药坨（丸块）灭菌，是把药坨放在容器内加盖，再将容器放在高压罐内密闭，通入蒸汽，保持 1 公斤压力（120℃左右）1 小时后制丸。③用干热保温将药坨灭菌，是将药粉预热到 65℃～70℃，用 115℃以上的高温蜜合坨，然后放入 100℃保温容器内保温 2 小时后制丸。④用热蜜合坨灭菌，是将生蜜炼至 105℃后投入夹层搅拌机内，再投入药粉，在不断搅拌下通入蒸汽，压力在 $0.5\sim0.7\text{kg/cm}^2$；当药坨温度升至 100℃～105℃时，保温半小时后成坨。⑤用干热灭菌，是利用热空气，在 120℃，用 30 分钟进行灭菌。虽然有的药厂也在蜜丸生产中试验过这种方法，但是由于灭菌效果不够满意，而且对含有挥发油的药料有影响，使含油量下降，因此这种方法尚需进一步探讨。

（3）射线灭菌：主要采用波长在 210～313nm 范围内的紫外线来杀灭微生物。试验表明，此法对不能洗净的药材原料进行灭菌有一定效果。由于紫外线的穿透力较低，一般适用于表层灭菌以及室内空间灭菌。^{60}Co-γ 射线灭菌是将待灭菌药品盛放在^{60}Co-γ 射线照射室照射台上，经 50 万～100 万伦琴照射后，细菌数下降到 1 万个/克以下，经 100 万～300 万伦琴照射后，可达到彻底灭菌，而丸剂外观质量、色泽、气味无明显变化。该法的优点是灭菌效果好，而且灭菌迅速，缺点是投资高，钴源较难处理和解决，同时，^{60}Co 对有些药材的成分也有影响，有待进一步探讨。

(4) 微波加热灭菌：将样品经 2450 兆赫微波仪灭菌，细菌总数比灭菌前降低了 81 倍；经 915 兆赫的微波灭菌后，样品细菌总数比灭菌前降低了 7.8 倍；而药物的主要成分没有受到破坏。样品含水量的多少对灭菌效果有一定影响，需要进一步研究。

(5) 控制含水量：丸剂中的含水量与细菌总数有显著的相关性，控制含水量在 15％以下时，可防止霉变的发生。

(6) 在润滑剂中加入一定量的防腐剂尼泊金酯类。

此外，尚有流通蒸汽灭菌法、远红外加热灭菌法、化学灭菌法（主要有环氧乙烷、过氧乙酸等）等。以上这些方法中以热蜜合蛇灭菌为多用，其优点是灭菌效果好，设备简单，操作方便。但该法对含有挥发成分的芳香性药材和热敏性药物不宜采用。而丸剂经湿热灭菌后也会变硬、不滋润。

因此应该根据不同处方组成、药材性质等区别选用，使蜜丸染菌问题得到满意的解决，药品质量得到进一步的提高。

四、水蜜丸的制法

水蜜丸系指药材细粉以蜂蜜和水为黏合剂制成的丸剂。在南方应用较普遍。水蜜丸的特点：丸粒小，光滑圆整，易于吞服。以炼蜜用开水稀释后为黏合剂，同蜜丸相比，可节省蜂蜜，降低成本，并利于贮存。

水蜜丸可采用塑制法和泛制法制备。采用塑制法制备时，同样需要注意药粉的性质与蜜水的比例、用量。一般药材细粉黏性中等，每 100g 细粉用炼蜜 40g 左右，其加水量按炼蜜：水＝1：2.5～3.0，将炼蜜加水，搅匀，煮沸，滤过，即可。如含糖、淀粉、黏液质、胶质类较多的药材细粉，需用低浓度的蜜水为黏合剂，每 100g 药粉用炼蜜 10g～15g；如含纤维和矿物质较多的药材细粉，则每 100g 药粉须用炼蜜 50g 左右。

采用泛制法制备时，应注意起模时须用水，以免粘结。加大成型时为使水蜜丸的丸粒光滑圆整。蜜水加入的方式应按：低浓度、高浓度、低浓度的顺序依次加入，即先用浓度低的蜜水加大丸粒，待逐步成型时，用浓度稍高的蜜水，已成型后，再改用浓度低的蜜水撞光。否则，因蜜水浓度过高，造成粘结。由于水蜜丸中含水量高，成丸后应及时干燥，防止发霉变质。

五、举例

例1 牛黄解毒丸

【处方】 牛黄 2.5g 雄黄 25g 石膏 100g 大黄 100g 黄芩 75g 桔梗 50g 冰片 12.5g 甘草 2.5g

【制法】 以上8味，除牛黄、冰片外，雄黄水飞成极细粉；其余石膏等5味粉碎成细粉；将牛黄、冰片研细，与上述细粉配研，过筛，混匀。每100g粉末加炼蜜100～110g制成大蜜丸，即得。

【性状】 本品为棕黄色的大蜜丸；有冰片香气，味微甜而后苦、辛。

【功能与土治】 清热解毒。用于火热内盛，咽喉肿痛，牙龈肿痛，口舌生疮，目赤肿痛。

【用法与用量】 口服。一次1丸，一日2～3次。

【注意】 孕妇禁用。

【规格】 每丸重 3g

【注】

（1）本方源于明代·王肯堂《证治准绳》。

（2）方中牛黄、冰片、雄黄需单独粉碎为极细粉，与其他细粉配研，混匀，药粉黏性适中，故采用炼蜜制丸，即得。

（3）采用高效液相色谱法测定黄芩含量，每丸含黄芩以黄芩苷（$C_{21}H_{18}O_{11}$）计，不得少于 20.0mg。

例2 六味地黄丸

【处方】 熟地黄 80g 山茱萸（制）40g 牡丹皮 30g 山药 40g 茯苓 30g 泽泻 30g

【制法】 以上6味，粉碎成细粉，过筛，混匀。每100g粉末加炼蜜30～35g与适量的水，泛丸，干燥，制成水蜜丸，即得。

【性状】 本品为棕黑色的水蜜丸，味甜而酸。

【功能与主治】 滋阴补肾。用于肾阴亏损，头晕耳鸣，腰膝酸软，骨蒸潮热，盗汗遗精，消渴。

【用法与用量】 口服。水蜜丸一次6g，一日2次。

【注】

（1）本方源于宋代·钱乙《小儿药证直诀》。

（2）牡丹皮以生品入药，丹皮酚含量高于炮制品。

（3）采用分光光度法测定牡丹皮含量，含牡丹皮以丹皮酚（$C_9H_{10}O_3$）计，水蜜丸每 1g 不得少于 1.0mg。采用薄层色谱扫描法测定山茱萸含量，含山茱萸以熊果酸（$C_{30}H_{48}O_3$）计，水蜜丸每 1g 不得少于 0.2mg。

例 3　麻仁丸

【处方】　火麻仁 50g　苦杏仁 25g　大黄 50g　枳实（炒）50g　厚朴（姜制）20g　白芍（炒）50g

【制法】　以上六味除火麻仁、苦杏仁外，大黄等四味粉碎成细粉，再与火麻仁、苦杏仁掺研成细粉，过筛，混匀。每 100g 粉末加炼蜜 90～110g 制成小蜜丸或大蜜丸，即得。

【功能与主治】　本品润肠通便。用于肠燥便秘。

【用法与用量】　口服。小蜜丸一次 9g，大蜜丸一次 1 丸（每丸重 9g）；一日 1～2 次。

第四节　浓　缩　丸

一、浓缩丸的特点

浓缩丸系指药材或部分药材提取的清膏或浸膏，与处方中其余药材细粉或适宜的赋形剂制成的丸剂。根据所用黏合剂的不同，分为浓缩水丸、浓缩蜜丸和浓缩水蜜丸。

浓缩丸又称药膏丸、浸膏丸。早在晋代·葛洪所著的《肘后方》中就有记载。浓缩丸是目前丸剂中较好的一种剂型，其特点是药物全部或部分经过提取浓缩，体积缩小，易于服用和吸收，发挥药效好；同时利于保存，不易霉变。如六味地黄丸，《中国药典》规定大、小蜜丸一次口服 9g，其中含药材 4～5g，制成浓缩丸后仅服 2.6g，服用量为蜜丸的 1/4。《中国药典》2005 年版收载的木瓜丸、安神补心丸皆为浓缩丸。

但是，浓缩丸的药材在煎煮，特别是在浓缩过程中由于受热时间较长，有些成分可能会受到影响，使药效降低。

二、药材处理的原则

根据处方的功能主治和方药的性质，确定提取制膏的药材和粉碎成细粉的药材。通常情况是质地坚硬、黏性大、体积大、富含纤维的药材，宜提取制膏。贵重药材，体积小、淀粉多的药材，宜粉碎成细粉。提取药材与制粉药材的比例，必须通过实验，对提取药材的出膏率和制粉药材的出粉率等情况，综合分析确定，使服用剂量控制在一个合理可行的范围内。

三、浓缩丸的制法

浓缩丸的制备方法有泛制法和塑制法两种：

1. 泛制法　水丸型浓缩丸采用泛制法制备。取处方中部分药材提取浓缩成膏，做黏合剂，其余药材粉碎成细粉用于泛丸。或用稠膏与细粉混合成块状物，干燥后粉碎成细粉，再以水或不同浓度的乙醇为润湿剂泛制成丸。具体操作同水丸。处方中膏少粉多时，宜用前法；膏多粉少时，宜用后法。

2. 塑制法　蜜丸型浓缩丸采用塑制法制备。取处方中部分药材提取浓缩成膏，做黏合剂，其余药材粉碎成细粉，再加入适量的炼蜜，混合均匀，再制丸条，分粒，搓圆，即得。具体操作同蜜丸。

四、举例

例　安神补心丸

【处方】　丹参150g　五味子（蒸）75g　石菖蒲50g　安神膏280g

【制法】　以上4味，安神膏系取合欢皮、菟丝子、墨旱莲各3份及女贞子（蒸）4份、首乌藤5份、地黄2份、珍珠母20份，混合，加水煎煮两次，第一次3小时，第二次1小时，合并煎液，滤过，滤液浓缩至相对密度为1.21（80℃～85℃）。将丹参、五味子、石菖蒲粉碎成细粉，按处方量与安神膏混合制丸，干燥，打光或包糖衣，即得。

【性状】　本品为棕褐色的浓缩丸或糖衣丸；味涩、微酸。

【功能与主治】　养心安神。用于阴血不足引起的心悸失眠、头晕耳鸣。

【用法与用量】　口服。一次15丸，一日3次。

【规格】　每15丸重2g。

第五节　微　　丸

一、微丸的含义与特点

微丸系指直径小于2.5mm的各类球形或类球形的药剂。其具有外形美观，流动性好；含药量大，服用剂量小；释药稳定、可靠、均匀、比表面积大，溶出快，生物利用度高等特点。随着对微丸工艺和专用设备的研究，微丸在缓释、控释制剂方面的运用越来越多，微丸将会有很大的发展。

中药制剂中早就有微丸制剂，如"六神丸"、"喉症丸"、"牛黄消炎丸"等制剂均具有微丸的基本特征。目前许多缓释、控释胶囊如"新康泰克"等都是将微丸装入胶囊开发成的新制剂，一些普通制剂如"伤风感冒胶囊"等也开始采用微丸制剂技术。

二、微丸的制法

（一）微丸的形成机理

微丸的形成机理可分为：成核、聚结、层结和磨蚀转移四个过程。①成核过程是将液体加入药粉中形成丸核，这一过程主要是靠液桥作用完成的。②聚结过程是丸核随机碰撞形成较大粒子的过程，主要通过液滴状态丸核的结合作用完成的，只有表面稍带过量水分的核才能发生有效碰撞。③层结过程是在成核体系中加入药粉使核成长的过程。④磨蚀转移过程是丸心在相互撞击过程中，物质从一个丸心表面剥落而黏附到另一个丸心表面的过程，随时间延长，磨蚀转移变化逐渐变小。微丸的形成是这四个过程相互渗透、相互作用的结果。

（二）微丸的制备

微丸有许多制备方法，其实质都是将药物与适宜辅料混合均匀，制成完整、圆滑、大小均一的小丸。

1. 滚动成丸法　旋转式制丸亦称波动成丸法、泛丸法。可用包衣锅。

2. 离心-流化造丸法　药物以溶液、混悬液或干燥粉末的形式沉积在预制成型的丸核表面。在流化床中制备，若采用 BJZ-360M 型包衣造粒机，起模、制粒、干燥、包衣工序，能在同一台机器上完成。该机器可用于中药微丸的制备。

3. 挤压-滚圆成丸法　将药物与辅料制成可塑性湿物料，放入挤压机械中挤压成高密度条状物，在滚圆机中打碎成颗粒，逐渐滚成圆球形，即得微丸。

4. 喷雾干燥成丸法　包括喷雾干燥和喷雾冷冻两种方法。将热融物、溶液或混悬液喷雾形成球形颗粒，即得微丸。

此外，还有用熔合法制微丸、微囊包囊技术制微丸等。

三、举例

例　葛根芩连微丸

【处方】　葛根 200g　黄芩 75g　黄连 75g　炙甘草 50g

【制法】　以上 4 味，取黄芩、黄连，照流浸膏剂与浸膏剂项下的渗漉法

(《中国药典》2005 年版附录ⅠO) 分别用 50％乙醇作溶剂，浸渍 24 小时后进行渗漉，收集渗漉液，回收乙醇，并适当浓缩；葛根加水先煎 30 分钟，再加入黄芩、黄连药渣及甘草，继续煎煮 2 次，每次 1.5 小时，合并煎液，滤过，滤液适当浓缩，加入上述浓缩液，继续浓缩成稠膏，减压低温干燥，粉碎成最细粉，以乙醇为润湿剂，机制泛微丸，得 60g，过筛；于 60℃以下干燥，即得。

【性状】 本品为暗棕褐色至类黑色的微丸，气微，味苦。

【功能与主治】 解肌清热，止泻止痢。用于泄泻痢疾，身热烦渴，下痢臭秽；菌痢，肠炎。

【用法与用量】 口服。一次 3g，小儿一次 1g，一日 3 次，或遵医嘱。

【规格】 每袋装 1g。

【注】

(1) 本方源于汉·张仲景《伤寒论》葛根黄芩黄连汤。

(2) 黄芩含黄芩苷、黄芩素，黄连含生物碱等有效成分，用 50％乙醇提取，再用水煎煮，可保证有效成分提取完全。葛根主要含黄酮类化合物，水煎煮液具有明显的解热、抗菌消炎作用；制成微丸后，利于药物吸收，发挥药效。

(3) 采用薄层色谱法测定本品，每 1g 含黄连以盐酸小檗碱计，不得少于10.0mg。

第六节 糊丸与蜡丸

一、糊丸与蜡丸的含义及特点

（一）糊丸

1. 含义 糊丸系指药材细粉以米糊或面糊等为黏合剂制成的丸剂。

2. 特点 糊丸以米糊、面糊为黏合剂，干燥后较坚硬，在胃内溶散迟缓，释药缓慢，故可延长药效。同时能减少药物对胃肠道的刺激，故适宜于含有毒性或刺激性较强的药物制丸。现代研究与古人论述"稠面糊为丸，取其迟化"相一致。必须注意，如果黏合剂稠度太大，会出现丸剂溶散时间超限，且易发生霉败现象。

（二）蜡丸

1. 含义 蜡丸系指药材细粉以蜂蜡为黏合剂制成的丸剂。

2. 特点 蜂蜡含软脂酸蜂酯约 80％，游离的二十七酸约 15％。另外还含有一种芳香性有色物质虫蜡素约 4％。主要成分极性小，不溶于水，制成丸剂后在体内释放药物极慢，可延长药效，并能防止药物中毒或防止对胃肠道的强烈刺激，这与古人所说"蜡丸取其难化而旋旋取效或毒药不伤脾胃"相吻合。现代许多药物以蜂蜡为骨架制成各种缓释、控释制剂，是在古代用药经验基础上的一次质的飞跃和发展。目前蜡丸品种不多，主要原因是无法控制其释放药物的速率。

二、糊丸与蜡丸的制法

（一）糊丸的制备与举例

糊丸可用泛制法与塑制法制备。因用泛制法制备的糊丸较用塑制法制备的糊丸溶散快，故泛制法为常用制法。糯米粉、黍米粉、面粉和神曲粉皆可用来制糊，但以糯米粉糊黏合力最强，面粉糊使用较广泛，黏合力也较好。

1. 制糊方法

（1）冲糊法：将糊粉加少量温水调匀成浆，冲入沸水，不断搅拌成半透明糊状。

（2）煮糊法：将糊粉加适量水混合均匀制成块状，置沸水中煮熟，呈半透明状。

（3）蒸糊法：将糊粉加适量水混合均匀制成块状，置蒸笼中蒸熟后使用。

这三种方法以冲糊法应用最多，方便快捷。以冲糊法制得的稀糊为黏合剂，采用泛制法制备丸剂。

2. 糊丸的制法

（1）泛制法：需注意以下几点：①起模时必须以水起模，因为面糊、米糊黏性大，在加大成型过程中，再逐渐将稀糊泛入。②糊中若有块状物必须滤过除去，以防泛丸时粘连。另外，要使糊分布均匀。③需控制糊粉的用量，因为糊丸中糊粉的多少及糊的稀稠直接影响糊丸的质量。多数处方已明确规定糊粉的用量。泛制糊丸时，糊粉只需药粉总量的 5％～10％冲糊，若有多余，则可炒熟或生的直接掺入药粉中泛丸。若糊粉用量过少、糊稀，则达不到迟缓溶化的目的；反之，则丸粒过于坚实，难以溶散。

（2）塑制法：制法与小蜜丸相似，以糊代替炼蜜。制备时先制好需用的糊，稍凉倾入药材细粉中，充分搅拌，揉搓成丸块，再制成丸条，分粒，搓圆即成。须注意以下几点。①保持丸块润湿状态，糊丸的丸块极易变硬，致使丸粒表面粗糙，甚至出现裂缝。因此，在制备过程中常以湿布覆盖丸块，或补充适量水搓揉以保持润湿状态。同时尽量缩短制丸时间。②糊粉的用量，塑制法一般以糊粉为药粉总量的 30%～35% 较适宜。可以根据处方中糊粉量定制糊法，或以药粉量的 30% 制糊为黏合剂，若有多余的糊粉则炒熟后掺入药粉中制丸。

（二）蜡丸的制备与举例

蜡丸常采用塑制法制备。将精制的蜂蜡，加热熔化，凉至 60℃ 左右，待蜡液开始凝固，表面有结膜时，加入药粉，迅速搅拌至混合均匀，趁热制丸条，分粒，搓圆。需注意下列问题：

1. 蜂蜡要精制　蜂蜡呈浅黄色块状，又称黄蜡。熔点 62℃～67℃，相对密度为 0.965～0.969。常用煮法精制，即将蜂蜡加适量水加热熔化，搅拌使杂质下沉，静置，冷后取出上层蜡块，刮去底面杂质，反复几次，即可。

2. 制备时应控制温度　因为蜂蜡本身黏性小，主要利用它熔化后能与药粉混合均匀，当接近凝固时具有可塑性而制丸。温度过高、过低，药粉与蜡易分层，无法混匀。整个制丸操作须保温 60℃。

3. 应控制蜂蜡用量　通常情况下，药粉与蜂蜡比例为 1∶0.5～1。若植物性药材多，药粉黏性小，用蜡量可适当增加；含结晶水的矿物药多（如白矾、硼砂等），用蜡量应适当减少。

第七节　滴　丸

一、滴丸的含义与特点

滴丸系指药材提取物与基质用适宜方法混匀后，滴入不相混溶的冷凝液中，收缩冷凝制成的丸剂。

滴制法制丸早在 1933 年就已提出，1956 年有用聚乙二醇－4000 为基质，用植物油为冷却剂制备苯巴比妥钠滴丸的报道，1958 年我国有人用滴制法制备酒石酸锑钾滴丸。中药滴丸的研制始于 20 世纪 70 年代末，上海医药工业研究院等单位对苏合香丸进行研究，最后改制成苏冰滴丸。此后复方丹参滴丸、香连滴丸、鱼腥草滴丸、咽立爽滴丸等相继研制成功，其中复方丹参滴丸为《中国药典》2005 年版收载品种之一。

中药滴丸剂主要有两类，一类是将油性成分分散在基质中，用滴制法制备；

另一类是将不溶于水，溶出速度慢，吸收不好的中药成分或有效部位采用固体分散技术制备滴丸，这一类一直是研究的热点。

滴丸的主要特点：

1. 起效迅速，生物利用度高。这是因为药物在基质中的分散呈分子状态、胶体状态或微粉状结晶，为高度分散状态，而基质为水溶性的（如聚乙二醇类）则可增加或改善药物的溶解性能，加快药物的溶出速度和吸收速度，故能提高药物的生物利用度。

2. 生产车间无粉尘，有利于劳动保护，设备简单，生产工序少，生产周期短，自动化程度高，生产效率高，成本相对较低。

3. 滴丸可使液体药物固体化，如芸香油滴丸、牡荆油滴丸、大蒜油滴丸等，但是易挥发性药物制备滴丸时，需控制好加热熔融时间，防止易挥发性液体药物挥发。

4. 滴丸用药部位多，可口服。腔道用和外用，可起到长效作用。如耳用滴丸，虽然其本身为速效制剂，但耳腔内水量不足，只能溶解部分药物起速效作用，未溶解药物仍为固体，可连续不断地溶解，而起长效作用。

5. 滴丸载药量小，相应含药量低，服药剂量大。如复方丹参滴丸每次服用10粒。另外，供选用的基质和冷凝剂较少，使滴丸品种受到限制。

二、滴丸基质的选择

滴丸中主药以外的附加剂称为基质。作为滴丸基质应具备以下条件：①与主药不发生任何化学反应，不影响主药的疗效与检测。②滴丸采用滴制法制备，要求基质熔点较低或加一定量的热水（60℃以上）能熔化成液体，而遇骤冷又能凝结成固体，在室温下保持固体状态。且与主药混合后仍能保持以上物理状态。

滴丸的基质可分为水溶性及非水溶性两大类。①水溶性基质有：聚乙二醇类、聚氧乙烯单硬脂酸酯、硬脂酸钠、甘油明胶、尿素、泊洛沙姆（本品为聚氧乙烯聚氧丙烯共聚物，可溶于水，用于滴丸制备时，需用二甲基硅油作冷凝液，为表面活性剂，熔化时有利于增加药物的溶解，在水中溶解时有增溶作用，可进一步提高药物的生物利用度）。②非水溶性基质有：硬脂酸、单硬脂酸甘油酯、虫蜡、氢化植物油、十八醇（硬脂醇）、十六醇（鲸蜡醇）等。

生产时常选用混合基质，其特点是：可增加药物熔化时的溶解量。两种溶解性各异的基质，具有相差较大的极性和介电常数，可相互调节成与药物相近的极性和介电常数，从而增加药物的溶解量，起到复合溶剂提高溶解度的作用，混合基质还可用以调节溶出速度或溶散时限，如国内常用 PEG6000 与适量硬脂酸配合调整熔点，可得到较好的滴丸。

选用时应根据主药性质，相应选择适宜基质。

三、滴丸冷凝液的选择

用于冷却滴出的液滴，使之冷凝成固体丸剂的液体称为冷凝液。在实际应用中，可根据基质的性质选择冷凝液。

1. 冷凝液选择的条件 必须安全无害，与主药和基质不相混溶，不起化学反应，有适宜的相对密度（略高或略低于滴丸的相对密度）和黏度，使滴丸（液滴）在冷凝液中缓缓下沉或上浮，有足够时间进行冷凝，保证成型完好。另外，还要有适宜的表面张力，因为在滴制过程中能否顺利形成滴丸，与表面张力有关。

2. 冷凝液分类 一是水性冷凝液，常用的有水或不同浓度的乙醇等，适用于非水溶性基质的滴丸；二是油性冷凝液，常用的有液状石蜡、二甲基硅油、植物油、汽油或它们的混合物等，适用于水溶性基质的滴丸。

四、滴丸的制法

采用滴制法制备，是将主药溶解、混悬或乳化在适宜的已熔融的基质中，保持恒定的温度（80℃～100℃），经过一定大小管径的滴头等速滴入冷凝液中，凝固形成的丸粒徐徐沉于器底，或浮于冷凝液的表面，取出，洗去冷凝液，干燥，即成滴丸。

制备滴丸的设备主要由滴瓶、冷却柱、恒温箱三部分组成。实验室用的设备如图 15-7 所示。滴瓶有调节滴出速度的活塞，有保持液面一定高度的溢出口、虹吸管或浮球，它可在不断滴制与补充药液的情况下保持滴速不变。恒温箱包围滴瓶及贮液瓶等，使药液在滴出前保持一定温度不凝固，箱底开孔，药液由滴瓶口（滴头）滴出。冷却柱其高度和外围是否用水、冰冷凝，应根据各品种的具体情况而定。冷却柱的一般高度为 40～140cm，温度维持在 10℃～15℃，药液的密度如小于冷凝液，选用装置 A，反之选用装置 B。据报道，中药滴丸制备工艺及设备改进后可采用室温冷却，模具定型方式，能降低能耗，提高成品收率。目前已开发出机械设备 MZW 型模具定型自动滴丸机，适用于批量生产。该机主要由带自动恒温夹套的不锈钢滴制罐和能做节拍式周期旋转的不锈钢群模圆盘组成，模盘转速和滴制罐温度能调节控制。小型机的产率约每小时 7200 粒，中型机每小时数万粒。

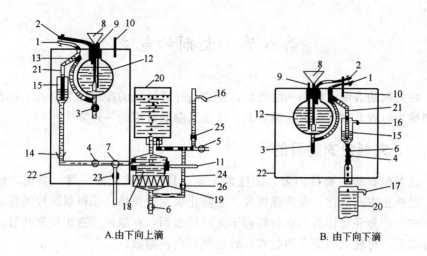

A.由下向上滴　　　　　　　　B. 由下向下滴

图 15-7　滴制法装置示意图

1、2、3、4、5、6、7. 玻璃旋塞　8. 加料斗　9、10. 温度计　11. 导电温度计
12. 贮液瓶　13、14. 启口连接　15. 滴瓶　16、17. 溢出口　18. 保温瓶　19. 环形电炉
20. 冷却柱　21. 虹吸管　22. 恒温箱　23、24、25. 橡皮管连接　26. 橡皮管夹

五、举例

例　冠心苏合滴丸

【处方】　苏合香 10g　冰片 21g　乳香（制）21g　檀香 42g　青木香 42g

【制法】　以上 5 味，除苏合香、冰片外，其余乳香等 3 味提取挥发油，药渣用 80％乙醇加热回流提取 2 次，每次 2 小时，滤过，滤液回收乙醇至无醇味，减压浓缩至相对密度为 1.25～1.30 的稠膏，干燥，粉碎成细粉，加入苏合香、冰片及聚乙二醇基质适量，加热至熔化，再加入上述乳香等挥发油，混匀，制成滴丸，即得。

【性状】　本品为棕褐色的滴丸；气芳香，味苦、凉。

【功能与主治】　理气宽胸，止痛。用于心绞痛，胸闷憋气。

【用法与用量】　含服或口服。一次 10～15 丸，一日 3 次，或遵医嘱。

【注意】　孕妇禁用。

【规格】　每丸重 40mg。

【注】　乳香、檀香、青木香富含挥发油，提取挥发油后，用 80％乙醇提取药渣，能保证有效成分提取完全。另外，聚乙二醇为水溶性基质，制成固体分散体后，迅速发挥药效，可用于急救。

第八节　丸剂的包衣

在丸剂的表面上包裹一层物质，使之与外界隔绝的操作称为包衣。包衣后的丸剂称为包衣丸剂。包衣是最古老，也是目前最常用的一种方法。

一、丸剂包衣的目的

丸剂包衣的主要目的为：①掩盖恶臭、异味，使丸面平滑、美观，便于吞服。②防止主药氧化、变质或挥发。③防止吸潮及虫蛀。④根据医疗的需要，将处方中一部分药物作为包衣材料包于丸剂的表面，在服后首先发挥药效。⑤包肠溶衣后，可使丸剂安全通过胃，转运至肠内再溶散。

二、丸剂包衣的类型

丸剂包衣的种类很多，主要有以下几类。

（一）药物衣

包衣材料是丸剂处方组成部分，有明显的药理作用，用于包衣既可首先发挥药效，又可保护丸粒，增加美观。中药丸剂包衣多属此类。

1. 朱砂衣　朱砂有镇静安神的作用，凡镇静、安神、补心类丸剂皆可用此包衣。朱砂衣应用较为广泛，是中成药丸剂最常用的一类包衣。朱砂细粉的用量一般为干丸重量的 5％～17％，如朱砂安神丸、天王补心丸、惊风抱龙丸等。朱砂包衣的丸剂多用于治疗慢性病，服用时间较长，是否会引起汞中毒引起了人们的关注。据报道，口用人工胃液溶解的包衣丸剂，每克检出量很少，在 4μg 以下，有的甚至未检出。

2. 黄柏衣　黄柏有清热燥湿的作用，可用于利湿、渗水、清下焦湿热丸剂的包衣。黄柏粉的用量约为干丸重的 10％，如四妙丸。

3. 雄黄衣　雄黄有解毒、杀虫的作用，可用于解毒、杀虫类丸剂的包衣。雄黄细粉的用量，约为干丸重量的 6％～7％，如化虫丸。

4. 青黛衣　青黛有清热解毒、凉血、治疮疹痒痛流水的作用，可用于清热解毒类丸剂的包衣。青黛粉的用量约为干丸重量的 4％，如千金止带丸、当归芦荟丸。

5. 百草霜衣　百草霜有清热作用，可用于清热解毒类丸剂的包衣。百草霜粉的用量约为干丸重量的 5％～20％。如六神丸、牛黄消炎丸。

此外，还有红曲衣（消食健脾），赭石衣（降气、止逆、平肝止血），礞石衣（降气、行滞、祛痰），金衣，银衣（重镇、安神）等，可依处方而选用。

（二）保护衣

选取处方以外，不具明显药理作用，且性质稳定的物质作为包衣材料，使主药与外界隔绝起保护作用。这一类包衣物料主要有：①糖衣，如木瓜丸、安神补心丸等；②薄膜衣，应用无毒的药用高分子材料包衣，如香附丸、补肾固齿丸等。

（三）肠溶衣

选用适宜的材料将丸剂包衣后使之在胃液中不溶散而在肠液中溶散，丸剂肠溶衣主要材料有虫胶、邻苯二甲酸醋酸纤维素（CAP）等。

三、丸剂包衣的方法

（一）包衣原材料的准备

1. 将所用包衣材料粉碎成极细粉，目的是使丸面光滑。

2. 因为丸粒在包衣过程中，需长时间撞动摩擦，故除蜜丸外，将用于包衣的丸粒充分干燥，使之有一定的硬度，以免包衣时碎裂变形，或在包衣干燥时，衣层发生皱缩或脱壳。

蜜丸无需干燥是因为其表面呈润湿状态时具有一定的黏性，撒布包衣药粉经撞动滚转即能黏着于丸粒表面。其他丸粒包衣时尚需用适宜的黏合剂，常用的黏合剂有 10％～20％ 的阿拉伯胶浆或桃胶浆、10％～20％ 的糯米粉糊、单糖浆及胶糖混合浆等。

（二）包衣方法

1. 药物衣 如七味广枣丸，是以朱砂粉末包衣，操作如下：

七味广枣丸（蜜丸）置于适宜的容器中，用力使容器往复摇动，逐步加入朱砂极细粉，使均匀撒布于丸剂表面，利用蜜丸表面的滋润性，将朱砂极细粉黏着而成衣。朱砂的用量一般为干丸重量的 5％～17％，视丸粒的大小而不同，小蜜丸因其总表面积较大而用量比较多，但也不宜过多，以免不易全部黏着在丸面上，而且容易脱落。若朱砂在处方中的含量超过包衣用量时，应将多余部分与其他组分掺合在丸块中。

　　水丸包朱砂衣者最多。包衣时将干燥的丸置包衣锅中，加适量黏合剂进行转动、摇摆、撞击等操作，当丸粒表面均匀润湿后，缓缓撒入朱砂极细粉。如此反复操作 5～6 次，将规定量的朱砂全部丸粒包严为止。取出药丸低温干燥（一般风干即可），再放入包衣锅或溜袋（约长 3m、宽 30～40cm 的布袋）内，并加入适量的虫蜡粉，转动包衣锅或牵拉溜袋，让丸粒互相撞击摩擦，使丸粒表面光亮，即可取出，分装。朱砂极细粉的用量一般为干丸重量的 10%。

　　水蜜丸、浓缩丸及糊丸的药物衣可参照上法包衣。

　　2. 糖衣、薄膜衣、肠溶衣　其包衣方法与片剂相同。

第九节　丸剂的质量检查

一、外观检查

　　丸剂外观应圆整均匀、色泽一致。大蜜丸和小蜜丸应细腻滋润，软硬适中。蜡丸表面应光滑无裂纹，丸内不得有蜡点和颗粒。滴丸应大小均匀，色泽一致，表面的冷凝液应除去。

二、水分

　　取供试品照《中国药典》2005 年版一部附录ⅨH 水分测定法测定。除另有规定外，大蜜丸、小蜜丸、浓缩蜜丸中所含水分不得超过 15.0%；水蜜丸、浓缩水蜜丸不得超过 12.0%；水丸、糊丸和浓缩水丸不得超过 9.0%；微丸按其所属丸剂类型的规定判定。蜡丸不检查水分。

三、重量差异

　　按丸数服用的丸剂，照《中国药典》2005 年版一部附录ⅠA 第一法检查，按重量服用的丸剂照第二法检查。滴丸剂照《中国药典》2005 年版一部附录ⅠK 法检查。

　　1. 第一法　以一次服用量最高丸数为 1 份（丸重 1.5g 以上的丸剂以 1 丸为 1 份），取供试品 10 份，分别称定重量，再与标示总量（一次服用最高丸数×每丸标示量）或标示重量相比较，应符合表 15-1 的规定。超出重量差异限度的不得多于 2 份，并不得有 1 份超出限度 1 倍。

表 15-1　　　　　　　　　　按丸数服用的丸剂重量差异限度

标示总量	重量差异限度	标示总量	重量差异限度
0.05g 或 0.05g 以下	±12%	1.5g 以上至 3g	±8%
0.05g 以上至 0.1g	±11%	3g 以上至 6g	±7%
0.1g 以上至 0.3g	±10%	6g 以上至 9g	±6%
0.3g 以上至 1.5g	±9%	9g 以上	±5%

表 15-2　　　　　　　　　　按重量服用的丸剂重量差异限度

每份的平均重量	重量差异限度	每份的平均重量	重量差异限度
0.05g 或 0.05g 以下	±12%	0.3g 以上至 1g	±8%
0.05g 以上至 0.1g	±11%	1g 以上至 2g	±7%
0.1g 以上至 0.3g	±10%	1g 以上至 2g	±6%

表 15-3　　　　　　　　　　滴丸重量差异限度

平均重量	重量差异限度	平均重量	重量差异限度
0.03g 以下或 0.03g	±15%	0.3g 以上	±7.5%
0.03g 以下或 0.3g	±10%		

2. 第二法　取供试品 10 丸为 1 份，共取 10 份，分别称定重量，求得平均重量，每份重量与平均重量相比较（有标示量的与标示量相比较），应符合表 15-2 的规定。超出重量差异限度的不得多于 2 份，并不得有 1 份超出限度 1 倍。

3. 滴丸检查法　取供试品 20 丸，精密称定总重量，求得平均丸重后，再分别精密称定每丸的重量。每丸重量与平均丸重相比较，应符合表 15-3 的规定。超出限度的不得多于 2 丸，并不得有 1 丸超出限度 1 倍。

包糖衣的丸剂应在包衣前检查丸心的重量差异，符合表 15-2、表 15-3 的规定后，方可包糖衣。包糖衣后不再检查重量差异。

四、装量差异

单剂量分装的丸剂，装量差异限度应符合表 15-4 规定。

检查法：取供试品 10 袋（瓶），分别称定每袋（瓶）内容物的重量，每袋（瓶）装量与标示装量相比较，应符合表 15-4 的规定，超出装量差异限度的不得多于 2 袋（瓶），并不得有 1 袋（瓶）超出装量差异限度一倍。

多剂量分装的丸剂，照《中国药典》2005 年版一部附录ⅫC 最低装量检查法检查，应符合规定。

表 15-4 单剂量丸剂装量差异限度

标示总量	装量差异限度	标示总量	装量差异限度
0.5g 或 0.5g 以下	±12%	3g 以上至 6g	±6%
0.5g 以上至 1g	±11%	6g 以上至 9g	±5%
1g 以上至 2g	±10%	9g 以上	±4%
2g 以上至 3g	±8%		

五、溶散时限

除另有规定外，取供试品 6 丸，选择适当孔径筛网的吊篮（丸剂直径在 2.5mm 以下的用孔径约 0.42mm 的筛网，在 2.5～3.5mm 之间的用孔径 1.0mm 的筛网，在 3.5mm 以上的用孔径约 2.0mm 的筛网），照《中国药典》2005 年版一部附录Ⅻ A 崩解时限检查法片剂项下的方法加挡板进行检查。除另有规定外，小蜜丸、水蜜丸和水丸应在 1 小时内全部溶散；浓缩丸和糊丸应在 2 小时内全部溶散；微丸的溶散时限按所属丸剂类型的规定判定。滴丸应在 30 分钟内溶散，包衣滴丸应在 1 小时内溶散，以明胶为基质的滴丸可改在人工胃液中进行检查。如操作过程中供试品粘附挡板妨碍检查时，应另取供试品 6 丸，不加挡板进行检查。

上述检查应在规定时间内全部通过筛网。如有细小颗粒状物未通过筛网，但已软化无硬心者可作合格论。

蜡丸照《中国药典》2005 年版一部附录Ⅻ A 崩解时限检查法项下的肠溶衣片检查法检查，应符合规定。

大蜜丸不检查溶散时限。

第十节 丸剂制备时容易出现的问题与解决办法

中药丸剂在生产中主要有染菌、溶散超时限等问题。

一、丸剂染菌途径与防菌灭菌措施

（一）丸剂染菌途径

1. 药材本身大量带菌 药材，尤其是植物性药材和动物性药材，大都带有大量杂菌、活螨、虫卵、泥土。在采集、运输中易受到二次污染，染菌程度相当严重，是丸剂污染的主要环节。

2. 贮存中微生物繁殖 药材除含有效成分外，尚含有大量蛋白质、糖类、油脂及盐类等营养成分，在贮存中，当温度和湿度适宜时，微生物必然生长繁殖，尤其易霉坏的药材更宜污染。如甘草，当含水量为 15.6％，空气相对湿度为 80％时，贮存 25 小时后霉毛出现。

3. 以原粉入药　由于原料药材大量带菌，未经处理或处理不彻底进行粉碎、制丸，微生物即带入丸中。

4. 制备过程染菌　在生产过程中，辅料、制药设备（如混合机、制丸机等）、操作人员及车间环境等方面再污染。

5. 包装过程染菌　因包装材料未经消毒或灭菌处理或操作人员本身带菌，也会污染药品。

（二）丸剂的防菌、灭菌措施

1. 原药材处理　根据药材性质分别处理，既要保留药材成分，又要保证杀灭细菌。

（1）耐热成分的原药材，多数采取综合法处理，即抢水洗、流通蒸汽灭菌、高温迅速干燥。水洗除菌可达 50％，同时可除去大量泥沙、附着在表面的微生物及虫卵。亦可采取干热灭菌法、热压灭菌法等。

（2）含热敏性成分的原药材，可采取乙醇喷洒灭菌，针对贵重药材如麝香、天然牛黄，用 80％～85％乙醇在细粉上喷洒，密闭放置 24 小时，即可灭菌，灭菌效果好，但成本较高。多数药材采用环氧乙烷灭菌法，灭菌前后药材外观、色泽、有效成分的含量无明显变化，环氧乙烷残留经 3 日即可消失。另外，亦可采取 ^{60}Co-γ 射线灭菌法、远红外线干燥灭菌法等。

2. 控制丸剂生产过程　丸剂生产中每一个环节都要控制其污染，如粉碎所用设备粉碎机、盛粉筒，制丸所用糖衣锅、混合机、制丸机、检丸机等，均需用前清洗干净，再用 75％乙醇擦拭消毒。所用辅料如水、药汁、蜂蜜等，均须灭菌处理后再使用。同时要求空气净化，操作人员洗手、消毒，带手套操作，按 GMP 要求，尽可能避免污染，以保证药品质量。

3. 包装材料、成品灭菌　采用适宜的方法灭菌，如环氧乙烷灭菌法、^{60}Co-γ 射线灭菌法、远红外线干燥灭菌法等。

二、克服丸剂溶散超时限的措施

在丸剂质量检查项下，《中国药典》2005 年版对各类丸剂的溶散时限及其测定方法都有明确规定，但在生产中水丸、浓缩丸及水蜜丸的溶散易超时限，影响丸剂的质量与疗效，需采取一定措施克服。

（一）丸剂的溶散过程

丸剂的溶散、释药过程与丸粒表面的润湿性、毛细管作用、膨胀作用及溶化作用等有关，但目前其作用机制并没有十分明确，丸剂的类型不同，释药过程不同。如水丸采用泛制制备，成型时在丸粒内部形成无数个毛细管道及孔隙，这是丸剂干燥时水分向外的通道，也是溶散时水分向丸内渗透的主要通道。这些孔隙、毛细管道具有虹吸作用，使水分迅速吸入丸心，丸中淀粉、纤维等吸水膨胀，使丸粒内部疏松破裂而溶散。而浓缩丸、水蜜丸起主作用的是丸粒表面的浸膏等黏性物质逐渐溶化，由外至内溶化分散，其机理与中药浸膏、半浸膏片的蚀解过程相类似。

（二）丸剂溶散超时限的原因与克服措施

1. 药材成分性质的影响　当处方中含有较多黏性成分的药材，在润湿剂的诱发和泛丸时碰撞下，药物黏性逐渐增大，干燥温度过高时，易形成胶壳样屏障，阻碍水分进入丸内，延长溶散时限。当处方中有较多含疏水性成分的药材时，同样会阻碍水分进入丸内，溶散超限。相应采取的措施为加适量崩解剂，缩短溶散时间。

2. 药粉粒径的影响　由于粉末的粗细影响丸粒形成毛细管的数量和孔径，泛丸时所用药粉，过五号筛或六号筛即可。如药粉过细，粉粒相互堆集，过多的细粉镶嵌于孔隙中，而影响水分进入。

3. 丸剂泛制时程的影响　在制备时如滚动时间过长，丸粒过分结实，水分难以进入丸内，则溶散时间延长。相应采取的措施为根据要求，尽可能增加每次的加粉量，缩短滚动时间，加速溶散。

4. 丸剂含水量及干燥的影响　实验研究表明，丸剂的含水量与溶散时间基本上成反比关系，即含水量低，溶散时间长，所以《中国药典》对各类丸剂含水量都有规定。另外，丸剂在干燥时，不同的干燥方法、温度及速度均会影响丸剂的溶散时间。

5. 丸剂赋形剂的影响　丸剂中黏合剂黏性越大、用量越多，丸粒越难溶散。针对不同药材，可适当加崩解剂，或用低浓度乙醇起模。

第十一节　丸剂的包装与贮藏

一、丸剂常用包装材料与包装方法

根据各类丸剂的性质不同，包装材料和包装方法亦不同。小丸常用玻璃瓶、塑料瓶、瓷瓶等包装。为防止运输时冲击，常用棉花、纸填塞瓶内空隙，并以软木塞浸蜡或塑料内衬浸蜡为内盖再加外盖密封。大蜜丸、小蜜丸、浓缩丸多用纸盒、蜡壳、塑料小圆盒、铝塑泡罩等材料包装。具体方法：如蜜丸先用蜡纸包裹，装于蜡浸过的纸盒内，封盖后再浸蜡，密封防潮。或将药丸装于两个螺口相嵌形成的塑料小圆球内，外面蘸取一层蜡衣，将接口封严。生产中多采用机械化包装，用铝塑大泡罩热封机封口，材料为医用 PVC 泡罩盒与医用铝箔，齿轮链传动，网状热压全方位封闭，整个过程约需 80 秒。生产能力 1 万～1.5 万丸/小时。与蜡壳包装对比，菌数增加明显低于蜡壳包装。

二、蜡壳包装

蜡壳包装系指先将蜡制成一个圆形空壳，割开两个相连的半球形蜡壳，装入丸剂，再密封而成。用蜡壳包装是从唐代创用，至今一直沿用，现已经开发出中药蜡壳蜜丸包装机，既可制蜡壳，又可用于包装。蜡壳包装的优点：因蜡壳通透气差，可隔绝空气、水分、光线，防止丸剂吸潮、虫蛀、氧化，同时能保证有效成分不挥发。因此，凡含有芳香性药物或含贵重药材的丸剂，均采用蜡壳包装，确保丸剂在贮存期内不发霉、变质。

1. 蜡壳原料组成　一般用 40％蜂蜡与 60％石蜡的混合物，常用石蜡的量调节蜡壳的硬度，蜡壳以软不变形，硬不裂口（切口时不产生裂缝）为佳。机制蜡壳配方以实验优选。采用 LW-1500 型蜡壳包装机制蜡壳所用配方：食用石蜡 2.95kg、聚乙烯 125g、松香 550g、钙化松香 550g、凡士林 250g、蓖麻油 150g。所制蜡壳可塑性和柔韧性好，自动化程度高；生产量 1500 丸/小时。

2. 蜡壳的制备　将原料置锅内加热熔化，控制在 65℃～74℃以保持熔融状态，取用水浸湿的木球，除去表面水分后插在铁签上，立即浸入熔融蜡液中 1～2 秒，取出，使剩余的蜡液滴尽后，再同法浸入，如此重复操作数次，至蜡壳厚薄适中，再浸于 18℃～25℃冷水中使凝固取出，取下蜡球，水滴用布吸干，将蜡壳割成两个相连的半球，取出木球，即得蜡壳，置阴凉通风处干燥。

3. 蜡壳内装丸　将两个半球形蜡壳掰开，装入药丸后使两个半球形蜡壳吻合，用封口钳将切口烫严，再插在铁签上浸一次蜡，使切割处熔封，整丸成一圆球，插铁签的小孔用封口钳烫严。在封口的蜡壳较厚处印刻丸名，即可。

三、丸剂的贮藏

丸剂应密封贮藏，蜡丸应密封并置阴凉干燥处贮藏。滴丸剂宜密封贮存，防止受潮、发霉、变质。

第十六章

外 用 膏 剂

第一节 概 述

一、外用膏剂的定义、特点与分类

外用膏剂系指将药物与适宜的基质制成专供外用的半固体或近似固体的制剂。此制剂广泛用于皮肤科和外科，涂布或粘贴于皮肤、黏膜或创面上，对皮肤及患处起保护、润滑或局部治疗作用，也可以透过皮肤或黏膜起全身治疗作用，尤其是近年来迅速发展的透皮给药系统（即药物以一定的速率通过皮肤进入体循环产生全身治疗作用），成为克服药源反应的有效给药途径之一。

外用膏剂按基质与形态不同分为软膏剂与硬膏剂两类。

1. 软膏剂 系指药物、药材细粉、药材提取物与适宜基质均匀混合制成的半固体外用制剂。可起保护、润滑及局部治疗作用。根据基质不同，可分为油脂性基质、乳剂型基质和水溶性基质。根据分散系统不同分为溶液型、混悬型和乳剂型软膏。类似软膏的糊剂，与软膏应用类似的涂膜剂也在本章讲述。

2. 硬膏剂 系指将药物溶解或混合于黏性基质中，摊涂于纸、布或兽皮等裱背材料上，供贴敷使用的外用制剂。可起保护、封闭和治疗作用。硬膏剂由于其基质不同可分为：铅硬膏（黑膏药、白膏药）、橡皮硬膏（胶布膏俗称橡皮膏）、巴布膏剂、透皮贴剂。

二、外用膏剂的经皮吸收及影响因素

外用膏剂的经皮吸收系指膏剂中药物通过皮肤进入血液中的过程，包括释放、穿透、吸收三个阶段。释放系指药物从基质中脱离并扩散到皮肤或黏膜表面上，可起到保护和润滑作用；穿透系指药物通过表皮进入真皮、皮下组织，可起到局部治疗作用；吸收系指药物进入血液循环的过程，可起到全身治疗作用。

影响经皮吸收的因素主要有：

1. 皮肤 药物经皮吸收，可通过表皮、毛囊、皮脂腺及汗腺等途径实现。不同部位的皮肤其表皮各层的厚薄、粗细不同，毛孔的多少不同，则对于药物的

通透性不同，所以选择角质层薄、施药方便的皮肤部位有利于经皮吸收制剂更好地发挥药效。另外，根据药物的功能主治选用适当的经络穴位，也对发挥药效有促进作用。当皮肤表面有创伤、烧伤或患湿疹、溃疡时，则药物可自由地进入真皮，吸收的速度和程度显著增加，但可能引起疼痛、过敏及中毒等副作用。当皮肤温度增加时，血管扩张，血流量增加，吸收速度也增加，故有些膏药烘烤变软后贴敷更有利于药效的发挥。当皮肤湿度增加时，角质层细胞吸收一定量的水分而膨胀，其结构的致密程度减低，使药物的渗透变得更加容易，从而促进吸收。

2. 药物　皮肤细胞膜具有类脂质特性，非极性较强，一般认为油溶性药物容易穿透皮肤，但组织液是极性的，因此既具有一定油溶性又具有一定水溶性的药物更容易穿透皮肤。此外，药物在基质中为溶解状态的比混悬状态，细颗粒比粗颗粒更容易吸收。当药物穿透表皮后，通常分子量越大，吸收越慢，所以相对分子量较小、药理作用强的药物更利于吸收。

3. 基质　一般认为软膏剂中药物在乳剂型基质中的释放、穿透、吸收最快，在动物油脂中次之，植物油中更次之，烃类基质中最差。基质的组成若与皮脂分泌物相似，则利于某些药物吸收。水溶性基质如聚乙二醇对药物的释放虽然快，但制成的软膏很难经皮吸收。

4. 附加剂

（1）表面活性剂：在软膏剂基质中添加表面活性剂，可帮助药物分散、促进药物的穿透，如在凡士林中加入胆甾醇可以改善药物的吸收；通常非离子型表面活性剂的作用大于阴离子型表面活性剂，且刺激性较小。

（2）透皮促进剂：系指促进药物穿透皮肤屏障的物质，常用的有二甲基亚砜、氮酮等。①二甲基亚砜及其类似物：二甲基亚砜（DMSO）是应用较早的一种透皮促进剂，促渗透作用较强，但长时间及大量使用可导致皮肤严重刺激性，甚至引起肝损害和神经毒性等。因此，美国 FDA 已经不允许在药品中使用 DM-SO，而广泛用于透皮促进机理的试验研究或作为新促进剂的对照品。一种新的渗透促进剂癸基甲基亚砜（DCMS）已得到 FDA 批准，它在低浓度时即有促渗活性，对极性药物的渗透促进效果大于非极性药物。②氮酮类化合物：月桂氮酮系国内批准应用的一种渗透促进剂。本品为无色澄明液体，不溶于水，可与多数有机溶剂混溶，与药物水溶液混合振摇可形成乳浊液。有效浓度为 $1\% \sim 6\%$，起效较慢，药物透过皮肤的时间从 $2 \sim 10$ 小时不等，但一旦发生作用，则能持续多日。氮酮与其他促进剂合用效果更佳，如丙二醇、油酸等。③其他促进剂：某些极性溶剂如丙二醇、甘油、聚乙二醇、二甲基甲酰胺等也有透皮促进作用，单独应用效果较差，常与其他促进剂合用。

5. 其他因素　除皮肤、药物、基质、附加剂及它们之间的相互作用可以影响外用膏剂的吸收外，药物浓度、应用面积、次数及与皮肤接触的时间、人的年龄、性别均对皮肤的穿透、吸收有影响。药物浓度大，吸收量大；老年人皮肤干燥，附属器官的功能降低，穿透和吸收能力较差；婴儿的表皮比成人薄，穿透能力比成人大；女性比男性皮肤薄，穿透、吸收能力较强。

第二节　软　膏　剂

一、概述

软膏剂系指药物、药材细粉、药材提取物与适宜基质均匀混合制成的半固体外用制剂。常用基质包括油脂性基质、水溶性基质和乳剂型基质，其中以乳剂型基质制成的软膏剂又称乳膏剂。

软膏剂主要起保护、润滑和局部治疗作用，如消肿止痛、收敛皮肤等，多用于慢性皮肤病，禁用于急性皮肤疾病。少数软膏中的药物经皮吸收后，也可以起到全身治疗作用。

软膏剂的质量要求是：应均匀、细腻，有适当的黏稠性，容易涂布在皮肤或黏膜上，无刺激性；无酸败、异臭、变色、变硬、油水分离等现象，必要时可加入适量防腐剂或抗氧剂。用于有创面的软膏应无菌。

二、软膏剂的基质

软膏剂主要由药物和基质组成。基质作为软膏剂的赋形剂和药物的载体，其质量直接影响软膏剂的质量及药物的释放、吸收等。因此，软膏剂的基质应具备以下质量要求：①具有适当稠度、润滑性，无刺激性。②性质稳定，可与多种药物配伍，不发生配伍禁忌。③不妨碍皮肤的正常功能，并有利于药物的释放与吸收。④有良好的吸水性，能吸收伤口分泌液。⑤易于清洗，不污染衣物。

在实际应用中，没有一种基质能完全符合上述质量要求，应根据医疗要求、皮肤状况及各类基质的特性等加以选择。

（一）油脂性基质

油脂性基质基质包括油脂类、类脂类及烃类等。其特点是润滑、无刺激性，保护及软化皮肤的作用较强，能与较多的药物配伍而不发生配伍禁忌，除羊毛脂外，吸水性较差，对药物的释放穿透作用较差，油腻性大，不易用水洗除。适用于烧伤脱痂、湿疹、皮炎以及冬季皮肤含水量减少后呈现的干燥、落屑、皲裂等皮肤病。但有多量渗出液的皮肤疾患不宜选用。

1. 油脂类　系从动、植物中得到的高级脂肪酸甘油酯及其混合物。在储存中易受温度、光线、空气等的影响而易氧化酸败，加入抗氧剂和防腐剂可以改善。

（1）动物油：常用的是豚脂（猪油），熔点 36℃～42℃，因含少量胆固醇，故可以吸收约 15％的水。在应用时为防止酸败，可加入 1％～2％苯甲酸等，并且常需加其他基质调节其稠度。

（2）植物油：常用麻油、花生油等，常温下多为液态，常与熔点较高的蜡类调制成稠度适宜的基质。可作为乳剂基质的油相，中药油膏也常用麻油与蜂蜡熔合为基质。

（3）氢化植物油：主要是将花生油、棉子油等植物油氢化而成的饱和或部分饱和的脂肪酸甘油酯。不完全氢化的植物油呈半固体状态，较植物油稳定，但仍能被氧化而酸败；完全氢化的植物油呈蜡状固体，比原来植物油稳定，其熔点较高。

2. 类脂类　系高级脂肪酸与高级醇化合而成的酯类，其物理性质与油脂相似，但化学性质比油脂稳定，多数能吸收较多量水，常与油脂类基质合用。

（1）羊毛脂：又称无水羊毛脂，系羊毛上附着的一种蜡状物，为淡黄色或棕黄色黏稠半固体，熔点 36℃～42℃，无毒，对皮肤和黏膜无刺激性。含胆固醇及其酯，有良好的吸水性，可吸水 150％、甘油 140％、70％的乙醇 40％，特别适合于含有水的软膏。为使用方便，常吸收 30％的水分以改善黏稠度。由于羊毛脂的组成与皮脂分泌物相近，能促进药物吸收。因其黏性太大，不宜单独使用，常与凡士林合用，也可改善凡士林的吸水性和穿透性。

（2）蜂蜡：又称黄蜡，系蜜蜂的自然分泌物。由蜂房提取，为黄色或淡棕色块状，主要成分为棕榈酸蜂蜡醇酯，熔点 62℃～67℃，不易酸败，无毒，对皮肤、黏膜无刺激性。常用于调节软膏的稠度，可以作为油膏基质、乳膏剂的增稠剂、油包水型乳膏的稳定剂。

3. 烃类　系从石油中经分馏而得到的烃的混合物，多属于饱和烃。不易酸败，无刺激性，性质稳定，很少与主药发生作用，适用于保护性软膏，因能和多数脂肪油与挥发油互溶，也常用在乳膏中做油相。

（1）凡士林：系从石油中得到的多种烃的半固体混合物，呈软膏状物，有黄、白两种，后者由前者漂白而成，熔点 38℃～60℃，有适宜的稠度和涂展性。本品油腻性大而吸水性较低，故单独使用不适用于有多量渗出液的伤患处。

（2）石蜡与液状石蜡：系从石油中制得的多种烃的混合物，石蜡为固体，液状石蜡为液体，无毒，无刺激性，主要用于调节软膏的稠度。

4. 硅酮类 系不同分子量的聚二甲基硅氧烷的总称，简称硅油。常用二甲聚硅与甲苯聚硅，均为白色或淡黄色油状液体，无毒，对皮肤无刺激性，润滑而易于涂布，不妨碍皮肤正常功能，不污染衣物，在使用温度范围内黏度变化很小，为理想的疏水性基质。本品对眼睛有刺激性，不宜用做眼膏基质。

（二）水溶性基质

水溶性基质由天然或合成的水溶性高分子物质组成。其溶解后形成凝胶，能吸收组织渗出液，一般释放药物较快，无油腻感，易涂布，对皮肤、黏膜无刺激性，不妨碍皮肤的正常排泄，但润滑性较差。易因水的蒸发而使稠度改变，故常加保湿剂。适用于亚急性皮炎、湿疹等慢性皮肤病。

1. 聚乙二醇（PEG）类 系乙二醇的高分子聚合物，其性状随分子量增大逐渐由无色、澄明的黏性液体转变为白色蜡状固体，常取不同分子量的聚乙二醇以适当比例混合制成稠度适宜的基质。本品化学性质稳定，不易酸败和发霉；吸湿性好，可吸收分泌液，易于洗除。但注意长期使用可致皮肤干燥。

2. 甘油明胶 系甘油与明胶溶液混合制成，甘油 10%～20%，明胶 1%～3%，水 70～80%。本品温热后易涂布，涂后能形成一层保护膜。由于本身有弹性，使用较舒适。

（三）乳剂型基质

乳剂型基质是由水相、油相在一定的温度下经乳化剂的乳化而成的半固体基质，可分为油包水型（W/O）与水包油型（O/W）两类。一般油包水型乳剂基质较不含水的油脂性基质容易涂布，油腻性小，且水分从皮肤表面蒸发时有缓和的冷却作用，故有"冷霜"之称；而水包油型乳剂基质中药物的释放和穿透作用较其他基质快，无油腻性，易洗除，且能与大量水混合，色白如雪，故有"雪花膏"之称。乳剂型基质对皮肤的正常功能影响较小，对油、水均有一定的亲和力，软膏中药物的释放穿透性较好，能吸收创面渗出液，适用于脂溢性皮炎、皮肤开裂、疱疹、瘙痒等皮肤病；忌用于糜烂、溃疡、水疱及化脓性创面。

乳剂型基质形成的原理与乳剂相似。常用下列油相、水相及乳化剂：

1. 油相 常用油脂性基质，高级脂肪醇、酸、酯类等。主要有硬脂酸、蜂蜡、石蜡、液状石蜡、羊毛脂、凡士林等。此相中可含有油溶性药物、乳化剂、防腐剂等。

2. 水相 主要为蒸馏水或去离子水、水溶性药物、保湿剂、乳化剂、防腐剂等水溶性附加剂。

3. 乳化剂 常用阴离子型表面活性剂和非离子型表面活性剂。O/W 型乳剂基质常用硬脂酸钾、硬脂酸三乙醇胺、十二烷基硫酸钠、吐温类、平平加 O（脂肪醇聚氧乙烯醚类）、乳化剂 OP（烷基酚聚氧乙烯醚类）等作乳化剂；W/O 型乳剂基质常用羊毛脂、胆固醇、司盘类、多价皂等作乳化剂。

常用 O/W 乳剂型基质处方如下：

单乳膏 I 号

【处方】 硬脂酸 170g 羊毛脂 20g 甘油 50ml 液状石蜡 100ml 三乙醇胺 20ml 尼泊金乙酯 1g 蒸馏水加至 1000g

【制法】 取硬脂酸、羊毛脂、液状石蜡在水浴上加热至 80℃ 左右使熔化，另取尼泊金乙酯溶于甘油与水中，加入三乙醇胺混匀，加热至同温，将油相加至水相中，边加边搅，直至冷凝。

【附注】

(1) 按计算，1 份三乙醇胺可中和 1.9 份硬脂酸，但实际中硬脂酸常超量，未皂化的硬脂酸作为油相，涂布皮肤后可形成硬脂酸膜，具一定保护作用。单用硬脂酸，涂布皮肤后感觉涩滞，加入适量液状石蜡、动物油脂或凡士林以改善手感。

(2) 羊毛脂为辅助乳化剂，也可选用单硬脂酸甘油酯、十六醇，并能改善乳膏的手感。

单乳膏 II 号

【处方】 平平加 O 25g 十六醇 100g 液状石蜡 100g 白凡士林 100g 甘油 50g 尼泊金乙酯 1.0g 蒸馏水加至 1000g

【制法】 分别将油相成分（十六醇、液状石蜡及凡士林）与水相成分（平平加 O、甘油、尼泊金乙酯及水）混合溶解后加热至同温，将油相加到水相中，搅拌制成 O/W 型乳剂基质。

【注】

(1) 平平加 O 为脂肪醇聚氧乙烯醚型非离子型表面活性剂，HLB 值为 9.5～17.0。国产品有平平加 O，平平加 OS，平平加 OP 等。选用不同的品种，可适当调节十六醇用量，平平加 O 溶液 pH6～7，无刺激性，有良好的乳化力，性质稳定，用量为油相重量的 2%～10%。本品不宜与苯酚、间苯二酚、麝香草酚等配伍。因本基质与羟基可形成络合物，破坏乳剂基质。

(2) 十六醇（鲸蜡醇）和十八醇（硬脂醇）均可用于调节乳膏稠度及使乳膏具有光泽、细腻的外观，并可增加水值（水值系指 100g 基质在 20℃ 时的最大含水量，水值的大小反映基质吸水力的大小）。

常用 W/O 乳化剂基质处方如下：

亲水凡士林

【处方】 蜂蜡 30g 硬脂醇 30g 胆甾醇 30g 白凡士林适量 共制成 1000g

【制法】 将胆甾醇加入其他三种基质，在水浴上熔化，搅拌至冷凝即得。

【注】 本品是无水型乳膏，加等量水混合后形成 W/O 型乳膏，可作为吸水性基质与药物水溶液配伍。此软膏可吸收分泌液，遇水不稳定的药物可用此基质。

三、软膏剂的制法

软膏产品属非无菌制剂的生产时一般要求从配料到灌封洁净度不低于 300000 级，不能在最后容器中灭菌的油膏、乳膏等制备和灌封，洁净度要求不低于 100000 级。

1. 基质的净化与灭菌

（1）油脂性基质应先加热熔融，趁热过滤，除去杂质，必要时再加热到 150℃约 1 小时灭菌并除去水分，灭菌时忌用直火加热，蒸汽加热，加热器夹层中压力应达到约 490.35kPa。

（2）高分子水溶性基质应溶胀、溶解制成溶液或胶冻。

2. 药物的加入方法 为了减少对用药部位的刺激性，软膏必须均匀细腻。因此制备时药物通常按以下方法处理：

（1）固体药粉可以先与少量基质或液体成分如液状石蜡、甘油、植物油等混匀，再逐渐递加其余基质；也可将药物细粉在不断搅拌下加到熔融的基质中，继续搅拌至冷凝。

（2）可溶于基质的药物，应溶解在基质或基质组分中。药材直接用植物油加热提取的油提取液，应先与油相混合；水溶性药物，一般应先用少量水溶解，以羊毛脂吸收，再与其余基质混匀；若水溶性药物与水溶性基质混合时，则可直接将药物水溶液加入基质中；但遇水不稳定的药物不宜用水溶解，也不宜选用水溶性基质或水包油型乳剂基质；如药物与乳剂基质配伍，在不影响乳化的情况下，可在制备时将药物溶于水相或油相。

（3）中药提取液等可先浓缩至稠膏状，再与基质混合；提纯物或固体浸膏可加少量溶剂如水、稀醇等使之软化或研成糊状，再与基质混匀。

（4）樟脑、薄荷脑、麝香草酚等挥发性共熔成分共存时，可先研磨至共熔后，再与冷却至 40℃左右的基质混匀。

（5）挥发性或易于升华的药物，或遇热易结块的树脂类药物，应使基质冷却至 40℃左右，再与药物混合均匀。

3. 制备方法

（1）研和法：将药物细粉用少量基质研匀或用适宜液体研磨成细糊状，再递加其余基质研匀的制备方法。

适用于较软的膏状基质，如凡士林等。少量制备时常用软膏刀在陶瓷或玻璃的软膏板上调制。大量生产时用电动研钵，但生产效率低。

（2）熔合法：将基质先加热熔化，再将药物分次逐渐加入，边加边搅拌，直至冷凝的制备方法。适用于软膏中基质的熔点不同，在常温下不能均匀混合；或主药可溶于基质，或药材需用基质加热浸取其有效成分时。

操作时应注意熔点较高的基质如蜂蜡、石蜡等应先加热熔化，熔点较低的凡士林、羊毛脂等应后加入熔化，必要时可趁热用纱布滤过；再将处理好的药物加入适宜温度的基质溶液中搅拌至冷凝，以防止药粉下沉。大生产时多采用装有搅拌器的夹层熔融锅或电动搅拌混合机，配合齿轮泵循环数次即可混匀。含不溶性固体药粉的软膏，还要通过研磨机方能均匀混合，并使无颗粒感。

（3）乳化法：将油溶性组分混合加热熔融，另将水溶性组分加热至与油相温度相近时（约80℃），两液混合，边加边搅拌，待乳化完全，直至冷凝的制备方法。适用于乳膏的制备。

操作时应注意：搅拌时尽量防止混入空气，否则会使成品中有气泡，这样不仅使容积增大，而且导致在贮藏中分离、变质。

4. 灌封及包装 常用的包装材料为软膏管、锡管等，锡管内涂有环氧醛树脂防护层，可避免药物与锡管发生氧化变色等；塑料管多用聚乙烯、聚氯乙烯等制成，其弹性较大不易破裂，但对氧、二氧化碳及挥发性成分有一定通透性，不耐热，易老化，不宜用高温灭菌。

灌封设备目前常用全自动软管灌装封尾机，其可将各种糊状、膏状、黏稠流体等物料顺利准确地注入管中，并完成折叠封尾和打印批号、生产日期等，由全自动控制系统完成供管、洗管、识标、灌装、折叠封尾、打码、出品全过程。

四、软膏剂的质量评价

软膏剂的质量评价指标主要包括外观、粒度、微生物限度、装量、黏稠度、刺激性、熔点与滴点、稳定性、主药含量等。

（一）外观

软膏剂应均匀、细腻，具有适当的黏稠性，易涂布在皮肤或黏膜上，无酸败、变色、变硬、融化、油水分离等变质现象。

（二）粒度

除另有规定外，含药材细粉的软膏剂取适量供试品，置于载玻片上，涂成薄层，覆以盖玻片，共涂 3 片，照粒度测定法测定，均不得检出大于 180μm 的粒子。

（三）微生物限度

用于烧伤或严重创伤的软膏剂，照无菌检查法检查，应符合规定。除另有规定外，照微生物限度检查法检查，应符合规定。

（四）装量

按《中国药典》附录最低装量检查法检查，应符合有关规定。

（五）黏稠度

软膏剂应具有适当的黏稠性，使之易于涂布。常用插度计测定，在一定温度时，将重量为 150g 的金属锥体的锥尖放在供试品的表面上，在 5 秒内自由垂直落下插入试品中，以插入的深度来评定试品的稠度。以 0.1mm 深度为 1 单位，计算插入度。稠度大的试品插入度小，反之则大。一般软膏常温时插入度在 100～300 之间，其中乳膏为 200～300。

（六）刺激性

软膏剂涂于皮肤或黏膜时，不得引起疼痛、红肿或产生斑疹等不良反应。若此反应由药物或基质成分引起则不宜采用；若由软膏的酸碱度不适引起，则应调整。一般软膏的酸碱度以近中性为宜。刺激性试验可采用皮肤测定法和贴敷试验法。

1. 皮肤测定法 剃去兔背上的毛约 2.5cm^2，休息 24 小时，待产生的刺激痊愈后，取软膏 0.5g，均匀地涂布于剃毛部位。24 小时后观察有无水疱、起疹、发红的现象。每次试验在三个不同部位同时进行，每一试验进行数次，同时用空白基质作对照。也可将软膏敷于人的手臂及大腿内侧等柔软的皮肤表面，24 小时后观察该部位的反应。

2. 黏膜测定法 在家兔眼黏膜上涂敷软膏 0.25g，初始两小时每半小时观察一次，24 小时后再观察一次。若无黏膜充血、流泪、羞明及骚动等现象，说明无刺激性或刺激性很小。

（七）熔点与滴点

若基质采用烃类或其他油脂性基质可用熔点与滴点来控制质量，一般软膏剂以接近凡士林的熔点（38℃～60℃）为宜。滴点常采用45℃～55℃为宜。（滴点：样品在标准条件下受热熔化而从管口落下第一滴时的温度）

（八）稳定性

1. 耐热耐寒试验　将软膏装入带塞试管，分别置于恒温箱、室温及冰箱中至少1个月，代表不同地区的气温。检查其稠度、酸碱度、色泽、均匀性、霉败等现象以及药物含量的改变等。

2. 离心试验　将软膏样品置于10ml离心管中，离心30分钟，观察有无分层现象。

（九）主药含量

如主药成分已明确者，应按《中国药典》或其他规定的方法和标准测定其含量；对于成分不明确者，一般不作此项检查。

五、举例

例　老鹳草软膏

【处方】　老鹳草1000g

【制法】　取老鹳草1000g，加水煎煮二次，每次1小时，合并煎液，滤过，滤液浓缩，加等量的乙醇使沉淀，静置12～24小时，滤取上清液，浓缩至相对密度为1.20，加对羟基苯甲酸乙酯0.3g、羊毛脂50g与凡士林适量，混匀，制成1000g，即得。

【性状】　本品为褐紫色的软膏。

【功能与主治】　除湿解毒，收敛生肌。用于湿毒蕴结所致的湿疹，痈，疔，疮，疖及小面积水、火烫伤。

【用法与用量】　外用。涂敷患处，一日1次。

第三节　硬膏剂

一、概述

硬膏剂系指将药物溶解或混合于黏性基质中，摊涂于纸、布或兽皮等裱背材料上，供贴敷使用的外用制剂。可起保护、封闭和治疗作用。

硬膏剂由于其基质不同可分为：①铅硬膏：是以铅肥皂（高级脂肪酸铅盐）为基质，如黑膏药、白膏药等。②橡皮硬膏：是以橡胶混合物为主要基质，如胶布膏（俗称橡皮膏）。③巴布膏剂等。除以上硬膏外，还有以蜡类或动物骨胶等为基质的硬膏。

硬膏剂是一种古老剂型，我国中医外科、伤科和民间现仍广泛使用。尤其橡皮硬膏和黑膏药应用更广。硬膏剂疗效确切、作用持久、使用方便、价格低廉、携带方便，但制备过程比较复杂，工时较长。

二、铅硬膏剂

铅硬膏剂系指药材、食用植物油与红丹（铅丹）或宫粉（铅粉）炼制成膏料，摊涂于裱背材料上制成的供皮肤贴敷的外用制剂。前者称为黑膏药，后者称为白膏药，目前常用的为黑膏药。

（一）黑膏药

黑膏药外观一般应乌黑光亮、油润细腻、老嫩适度、摊涂均匀、无红斑、无飞边缺口，加温后能粘贴于皮肤上，且不易移动。黑膏药用前须烘软，一般贴于患处，亦可贴于经络穴位；外治用于溃疡伤口，可祛腐拔毒、消肿止痛；内治用于治疗寒湿痹痛、筋骨拘挛、关节疼痛、跌打损伤、骨质增生等疾病。急性、糜烂渗出性的皮肤病禁用。其疗效确切，作用持久，并可反复使用，但至今其药理、制造技术及质量检查尚待深入探讨。

1. 基质

（1）油：最常用的是麻油，因其熬炼时泡沫少，利于操作，且成品色泽光亮，黏性适宜，质量好。其他花生油、菜籽油、豚脂等也可应用，但这些油在熬炼时易产生泡沫，因而需注意升温的速度和操作时的安全。

（2）红丹：又称铅丹、樟丹、陶丹等，主要成分为四氧化三铅，含量要求在95％以上。性状为橘红色非结晶形粉末，质重，用时应粉碎成细粉，并需干燥以防聚结。铅丹用量决定了膏药的"老"与"嫩"，一般在 30％～40％（g/g 丹/油）左右，具体可随药料与季节而变动。

2. 制备过程

（1）药料提取：一般药材采用油炸的方法，即将植物油置锅中，先加入质地坚硬的甲、角、根、根茎等药料炸至枯黄，然后加入质地疏松的花、草、叶、皮等药料，炸至表面深褐色，内部焦黄为度（油温控制在 200℃～220℃）；过滤，去除药渣，得药油。现在多采用炸料罐提取，将油和药物装入罐内，密闭浸渍

24 小时，加热榨取药油。可溶性或挥发性的药材如乳香、没药、冰片等可先研成细粉，待膏熬成摊涂前，加入到已熔化的膏药中混匀；贵重药材如麝香等可研成细粉，待膏药摊涂后撒布于表面。

（2）炼油：将药油过滤至装有搅拌、抽气、排烟设备的炼油锅内继续加热，熬炼，使油脂在高温条件下氧化、聚合。由于下丹方式不同，炼油程度也不同。火上下丹取药微炼后即可下丹。离火下丹必须掌握药油离火的时间，即炼油的程度，温度在 320℃左右。熬炼过"老"，则制成的膏药质硬，黏着力小，贴于皮肤上易脱落；若过嫩则膏药质软，贴于皮肤易移动；如老嫩适宜，则贴之即粘，揭之即落。

（3）下丹成膏：指在炼成的油中加入红丹反应生成脂肪酸铅盐，脂肪酸铅盐促进油脂进一步氧化、聚合、增稠而成膏状。方法是：当油温达到约 300℃时，在不断搅拌下，使油与红丹在高温下充分反应，直至成为黑褐色稠厚状液体。为了检查熬炼程度，可取反应物少许滴入水中数秒钟后取出，若膏粘手，拉之有丝则过嫩，需继续熬炼。若拉之有脆感则过老。膏不粘手，稠度适中，则表示合格。膏药也可用软化点测定仪测定以判断其老嫩程度。

炼油及下丹成膏过程中有大量刺激性浓烟产生，需注意通风、防火。生产中产生的刺激性气体需通过废气排出管进入洗水池中，经水洗后排出。

（4）去火毒：膏药直接应用时，对局部产生的刺激，轻者出现红斑、瘙痒，重者发疱、溃疡，这种俗称"火毒"。去火毒的方法是：通常将炼成的膏药以细流倒入冷水中，不断强烈搅拌，等冷却凝结后取出。反复搓揉，挤出内部水分制成团块，并将团块置冷水中，至少 24 小时，每日换水一次，方能除尽火毒。

（5）摊涂：取一定量的膏药团块，文火或水浴熔融，加入细料药搅匀，用竹签蘸取规定量，摊于纸或布等裱背材料上，折合包装即可。

例　狗皮膏

【处方】　生川乌 80g　生草乌 40g　羌活 20g　独活 20g　青风藤 30g　香加皮 30g　防风 30g　铁丝威灵仙 30g　苍术 20g　蛇床子 20g　麻黄 30g　高良姜 9g　小茴香 20g　官桂 10g　当归 20g　赤芍 30g　木瓜 30g　苏木 30g　大黄 30g　油松节 30g　续断 40g　川芎 30g　白芷 30g　乳香 34g　没药 34g　冰片 17g　樟脑 34g　丁香 17g　肉桂 11g

【制法】　以上二十九味，乳香、没药、丁香、肉桂分别粉碎成粉末，与樟脑、冰片粉末配研，过筛，混匀；其余生川乌等二十三味酌予碎断，与食用植物油 3495g 同置锅内炸枯，去渣，滤过，炼至滴水成珠。另取红丹 1040～1140g，加入油内，搅匀，收膏，将膏浸泡于水中。取膏，用文火熔化，加入上述粉末，搅匀，分摊于兽皮或布上，即得。

【性状】 本品为摊于兽皮或布上的黑膏药。

【功能与主治】 祛风散寒，活血止痛。用于风寒湿邪、气滞瘀血引起的四肢麻木，腰腿疼痛，筋脉拘挛，跌打损伤，闪腰岔气，脘腹冷痛，行经腹痛，湿寒带下，积聚痞块。

【用法用量】 外用。用生姜擦净患处皮肤，将膏药加温软化，贴于患处或穴位。

（二）铅硬膏的质量检查

铅硬膏应进行以下相应检查。

软化点：照膏药软化点测定法测定，应符合各品种项下的有关规定。

重量差异：取供试品 5 张，分别称定每张总重量，剪取单位面积（cm²）的裱背，称定重量，换算出裱背重量，总重量减去裱背重量，即为膏药重量，与标示重量相比较，应符合表 16-1 中的规定。

表 16-1　　　　　　　　**重量差异限度表**

标示重量	重量差异限度	标示重量	重量差异限度
3g 及 3g 以下	±10%	12g 以上至 30g	±6%
3g 以上至 12g	±7%	30g 以上	±5%

三、橡胶膏剂

橡胶膏剂系指药材提取物或和化学药物与橡胶等基质混匀后，涂布于背衬材料上制成的贴膏剂。不含药的如橡皮膏，含药的如伤湿止痛膏。一般膏面应光洁，厚薄均匀，色泽一致，无脱膏、失黏现象。布面应平整，洁净，无漏膏现象。盖衬两端应大于胶布，橡胶膏剂黏着力强，不经预热可直接贴于皮肤上，不污染衣物，携带方便；但膏层较薄，药效维持时间较短。主要通过透皮吸收发挥治疗作用，多用于因风湿引起的关节、肌肉痛，扭伤，伤筋等。近年来穴位贴药法的使用正在扩大此类制剂的应用范围。一些内科疾病，如心绞痛、高血压等也可使用橡胶膏剂。

（一）基质

1. 橡胶　为基质的主要原料，具有弹性、低传热性、不透气和不透水的性能。

2. 增黏剂　增加膏体的黏性。过去常用松香，现多采用甘油松香脂、氢化松香、β-蒎烯等，具有抗氧化、耐光、耐老化和抗过敏等性能。

3. 软化剂 常用凡士林、羊毛脂、液状石蜡、植物油等，可使生胶软化，增加可塑性，增加胶浆的柔软性和成品的耐寒性，改善膏浆的黏性。

4. 填充剂 常用氧化锌、锌钡白（立德粉）。氧化锌能与松香酸生成松香酸的锌盐而使膏料的黏性上升，具有系结牵拉涂料与裱褙材料的功能，同时亦能减弱松香酸对皮肤的刺激，还有缓和的收敛作用。锌钡白常用于热压法制备橡胶膏剂，其特点是遮盖力强，胶料硬度大。

（二）制备方法

1. 溶剂法 取橡胶洗净，在 50℃～60℃加热干燥或晾干，切成块状，在炼胶机中塑炼成网状薄片，消除静电 18～24 小时后，浸于适量汽油中，待溶胀后移至打胶机中，搅匀，分次加入凡士林、羊毛脂、氧化锌、松香等制成基质，再加入药物，搅匀，涂膏，盖衬，切片即得。

2. 热压法 取橡胶洗净，在 50℃～60℃加热干燥或晾干，切成块状，在炼胶机中塑炼成网状薄片，加入油脂性药物等，待溶胀后再加入其他药物和锌钡白或氧化锌、松香等，搅拌均匀，涂膏，盖衬，切片即得。

（三）举例

例 伤湿止痛膏

【处方】 伤湿止痛流浸膏 50g 水杨酸甲酯 15g 颠茄流浸膏 30g 樟脑 20g 芸香浸膏 12.5g 薄荷脑 10g 冰片 10g

【制法】 以上七味，伤湿止痛流浸膏系取生草乌、生川乌、乳香、没药、生马钱子、丁香各 1 份，肉桂、荆芥、防风、老鹳草、香加皮、积雪草、骨碎补各 2 份，白芷、山奈、干姜各 3 份，粉碎成粗粉，用 90% 乙醇制成相对密度约为 1.05 的流浸膏；按处方量称取各药，另加 3.7～4.0 倍重的由橡胶、松香等制成的基质，制成涂料；涂膏，切段，盖衬，切成小块，即得。

【性状】 本品为淡黄绿色至淡黄色的片状橡胶膏；气芳香。

【功能与主治】 祛风湿，活血止痛。用于风湿性关节炎，肌肉疼痛，关节肿痛。

【用法与用量】 外用，贴于患处。

【注】 基质处方为橡胶、松香各 16kg，羊毛脂 4kg，凡士林 1.5kg，液状石蜡 1kg，氧化锌 20kg，汽油 45kg。松香可增加膏料的黏性，氧化锌为填充剂，并能与松香酸生成松香酸锌，减弱松香酸对皮肤的刺激。羊毛脂、凡士林和液状石蜡为软化剂，可防止膏剂硬固，并能保持适宜的可塑性与贴着性。

四、其他

（一）巴布膏剂

巴布膏剂简称巴布剂，系指药材提取物、药物与适宜的亲水性基质混匀后，涂布于背衬材料上制成的贴膏剂。巴布剂具有以下特点：①载药量大，尤其适用于中药浸膏。②与皮肤相容性好，透气，耐汗，无致敏及刺激性。③药物释放性好，能提高皮肤的水化作用，有利于药物透皮吸收。④使用方便，不污染衣物，反复贴敷仍能保持原有黏性。因此，巴布剂是具有广阔发展前景的外用剂型。

1. 巴布剂的组成

（1）背衬层：为基质的载体，常选用无纺布、人造棉等。

（2）防黏层：用于保护膏体，常选用聚丙烯及聚乙烯薄膜、聚酯薄膜及玻璃纸等。

（3）膏体：为巴布剂的主要部分，由药物和基质构成。膏体应有适当黏性，能与皮肤紧密接触而发挥治疗作用。基质决定了巴布剂的黏着性、舒适性、物理稳定性等特征。基质的原料主要包括：①粘合剂：常用的有海藻酸钠、西黄蓍胶、明胶、聚丙烯酸及其钠盐、羧甲基纤维素及其钠盐。②保湿剂：常用聚乙二醇、山梨醇、丙二醇、丙三醇及它们的混合物。③填充剂：常用微粉硅胶、二氧化钛、碳酸钙、高岭土及氧化锌等。④渗透促进剂：可用氮酮、二甲基亚砜、尿素等，近年来多用氮酮。氮酮与丙二醇合用能提高氮酮的促渗透作用。芳香挥发油物质如薄荷脑、冰片等也有促渗透作用。另外，还可根据药物的性质加入表面活性剂等附加剂。

2. 巴布剂的制备　巴布剂的制备方法因主药的性质、基质原料类型的不同而不同。一般的制备方法是：将高分子物质胶溶，按一定顺序加入黏合剂等其他附加剂，制成均匀基质后，再与药物混匀，涂布，压合防黏层，分割，包装，即得。

例　芳香巴布剂

【处方】　聚丙烯酸钠 5 份　淀粉丙酸酯 5 份　二氧化钛 0.25 份　甘油 40 份　薰衣草油 0.6 份　柠檬油 0.2 份　二氧化硅 3 份　尼泊金甲酯 0.1 份　尼泊金丙酯 0.05 份　乙醇 1 份　聚山梨酯－80　0.05 份　乙酸乙烯酯 3 份　氢氧化铝干凝胶 0.05 份　水适量

【制备】　将上述物质加水适量混匀，涂布于无纺纤维织物上，盖上防粘层即得。

【功能与主治】　具有芳香治疗作用。贴于体表可产生轻松和兴奋作用。

（二）糊剂

糊剂系指含有 25% 以上固体粉末，具有高稠度、较大吸水性与较少油腻性的外用糊状制剂，类似软膏剂。糊剂为历代医家外科常用剂型之一，具有收敛、消毒、吸收分泌物及保护皮肤等作用。

根据所用赋形剂不同，糊剂可分为水性糊剂和油性糊剂两类。水性糊剂系以水、酒、醋、药汁、蜜糖、甘油或其他水溶性高分子物质为基质调制而成的糊剂，无油腻性，易清洗。油性糊剂系以麻油等植物油或凡士林为赋形剂制成的糊剂，具有油腻性。常用于疮疡疖肿、烧烫伤等。

糊剂的制法同软膏剂的研和法。即先将基质低温（70℃以下）热熔后，再与粉状药物（药物细粉或提取物细粉）研合均匀而成。

（三）涂膜剂

涂膜剂系指药材经适宜溶剂和方法提取或溶解，与成膜材料制成的供外用涂抹，能形成薄膜的液体制剂，就分散系统而言，涂膜剂应属于外用胶体溶液型制剂，为一种外用新剂型。因其涂布于患部后，溶剂挥发形成薄膜，对患处有保护作用，同时膜中药物逐渐释放，起治疗作用。涂膜剂不用裱褙材料，制备简单，使用方便。但因含有大量有机溶剂，推广受限制，且应密封贮藏，以免挥发，并应注意避热、防火。

成膜材料常用聚乙烯醇缩甲乙醛、聚乙烯醇、玉米朊、火棉胶及以水为溶剂的羧甲基纤维素钠；有机溶剂可选用乙醇、丙醇、乙酸乙酯等；增塑剂有邻苯二甲酸二丁酯的丙酮或乙醇溶液等。

涂膜剂的制备，首先应选择有利于成膜材料溶解的适宜溶剂。处方药物如能溶于上述溶剂中，可直接加入。中药则应先制成乙醇的提取液或其提取物的乙醇丙酮溶液，再加入成膜材料溶液中。

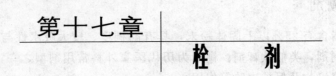

第十七章 栓 剂

第一节 概 述

一、栓剂的种类与规格

栓剂亦称坐药或塞药，栓剂系指药材提取物或药粉与适宜基质制成供腔道给药的固体制剂。

栓剂的形状与重量因施用于不同腔道和使用目的不同，有各种不同的形状。栓剂在常温下为固体，纳入人体腔道后，在体温时能迅速软化、熔化或溶解，并易与分泌液混合，逐渐释放药物而产生局部或全身作用。

栓剂的种类及规格，目前常用的有肛门栓与阴道栓两种，其形状和大小如下：

1. 肛门栓 有圆锥形、鱼雷形等形状，如图 17-1 所示，其中以鱼雷形为好，纳入肛门后，能适应括约肌的收缩而易引入直肠内。每颗栓剂的重量一般成人用栓约 2g，儿童用栓约 1g；长度成人用栓 3～4cm，儿童用栓酌减。

2. 阴道栓 亦称阴道弹剂，有球形、卵形、圆锥形、鸭嘴形等形状，如图 17-2 所示，其中以鸭嘴形为好，其表面积最大。每颗栓剂的重量一般为 2～5g；直径约 1.5～2.5cm。

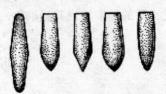

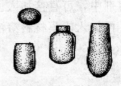

图 17-1 常用肛门栓的形状　　　　　图 17-2 常用阴道栓的形状

以上栓剂的重量均按可可豆脂（或香果脂）为基质而言，若基质密度不同，则制成同体积的栓剂重量亦不同。

二、栓剂的作用特点

栓剂用药后其作用可分为两种：第一在腔道起局部作用；第二由腔道吸收至

血液起全身作用。栓剂的作用特点如下：

（一）局部作用

栓剂在肛门、阴道起滑润、抗菌、消炎、杀虫、止痛、止痒等作用。如甘油栓具有缓和通便作用；保妇康栓具有行气破瘀，生肌，止痛的功能，用于霉菌性阴道炎，宫颈糜烂；野艾叶栓具有消炎、止血、止痛的功能，常用于内痔及直肠炎症。

（二）全身作用

应用栓剂发挥全身治疗作用的特点有：①药物不受胃肠 pH 或酶的破坏而失去活性。②可避免刺激性的药物对胃黏膜刺激。③药物直肠吸收，可避免药物受肝脏首过作用而被破坏，同时降低某些药物对肝脏的毒性。④直肠吸收比口服影响因素少。⑤对不能或者不愿吞服药物的患者，尤其是婴儿和儿童尤其适宜。⑥是伴有呕吐的患者治疗的有效途径之一。

三、栓剂药物吸收途径与影响吸收的因素

（一）栓剂药物吸收途径

栓剂给药时，药物在直肠吸收主要有两条途径：①门肝系统：是通过直肠上静脉，经门静脉脏进入肝代谢后再由肝脏进入大循环。②非门肝系统：是通过直肠下静脉和肛门静脉，经髂内静脉绕过肝脏进入下腔大静脉，而进入大循环。

因此，栓剂纳入肛门的深度愈靠近直肠下部，栓剂所含药物在吸收时不经肝脏的量亦愈多，其部位应在距肛门约 2cm 处。

（二）影响直肠吸收的因素

直肠黏膜是类脂屏障，药物在直肠中的吸收过程极其复杂，其机理尚需进一步深入研究。影响栓剂中药物直肠吸收的主要因素有以下几个方面：

1. 生理因素 直肠环境如有粪便存在，可以影响药物的扩散及与吸收表面的接触，一般充有粪便的直肠比空直肠吸收少。因此，可在应用栓剂前先灌肠排便。栓剂

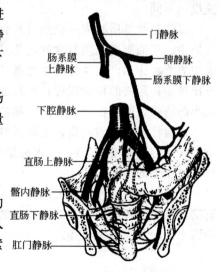

图 17-3 直肠给药的吸收途径

在直肠保留时间与吸收也有关，保留时间愈长，吸收愈趋于完全。

直肠黏膜的 pH 对药物的吸收速度起重要作用，一般直肠液的 pH 约为 7.4，且没有缓冲能力，故药物进入直肠后的 pH 是由被溶解的药物所决定的。

2. 药物因素 药物的溶解度、粒径、脂溶性与解离度对药物直肠吸收的影响如下：

（1）溶解度：在直肠内脂溶性药物容易吸收，水溶性药物吸收亦好。不易溶解的药物由于直肠部位的体液量少，不足以使药物很快溶解，可用其盐类或可溶性化合物制成栓剂以利于吸收。

（2）粒径：在基质中不溶而呈混悬分散状态的药物，其粒径大小能影响释放、溶解及吸收。粒径愈小，愈易溶解，吸收亦愈快。

（3）脂溶性与解离度：当药物从栓剂基质中释放到达肠壁吸收部位时，脂溶性、不解离型的药物比完全解离的药物容易吸收。脂不溶性不解离型的药物吸收很困难。若药物 pKa 大于 4.3 的弱酸或 pKa 小于 8 的弱碱，一般吸收较快；pKa 大于 10 的碱，则吸收很慢。这说明直肠黏膜对分子型药物有选择性渗透作用，而离子型药物穿透黏膜比较困难。

3. 基质因素 栓剂纳入腔道后，药物首先必须从基质中释放出来，再分散或溶解于分泌液中，才能被吸收而产生疗效。药物从基质中释放得快，则局部浓度大而作用强；否则，则作用缓慢而持久。但由于基质性质的不同，释放药物的速度也不同。

以油脂性基质制成的栓剂，所含药物如是水溶性的，则药物能很快释放于分泌液中。若油脂性基质所含的药物是脂溶性的，则药物须先从油相转入水性分泌液中方能起作用。如药物的浓度低，而且在油脂中的溶解度较大时，则难以进入分泌液中，药物的释放缓慢，作用亦比较迟缓。因此，宜采用油/水分配系数适当小的药物，既易转移到人的分泌液中又易透过脂质膜。

水溶性基质中的药物，主要借其亲水性易溶解在分泌液中而释放药物。其药物溶于水溶性基质中，因油/水分配系数小，故不易透过脂质膜，但小分子药物可透过膜上的微孔。

此外，表面活性剂能增加药物的亲水性，加速药物向分泌液中的转移，因而有助于药物的释放。但表面活性剂的浓度不宜过高，否则能在分泌液中形成胶团等因素而使其吸收率下降。

第二节　栓剂的基质

栓剂基质的种类可分为油脂性基质和水溶性基质。

（一）油脂性基质

1. 可可豆脂 由梧桐科植物可可树的种仁压榨后取得的脂肪油精制而成。本品常温下为淡黄色固体，可塑性好，无刺激性，性质稳定。熔点为 29℃～34℃，加热至 25℃时即开始软化，在体温下能迅速熔化，是较好的栓剂基质。本品化学组成为脂肪酸的三酸甘油酯，其组成因产地不同而异。由于所含各种酸的比例不同，组成的甘油酯混合物的熔点及释放药物速度等也不一致。

可可豆脂为同质多晶物，有 α、β 和 γ 三种晶型。α 和 γ 两种晶型不稳定，熔点分别为 22℃和 18℃；β 型稳定，熔点为 34℃。当可可豆脂熔化过热时，β 型被破坏，在迅速冷却时凝成大量的 α 与 γ 晶型和 β 初晶的混合物，使熔点下降，使制备困难，但在室温下放置两周后可逐渐恢复。因此，必须注意加热条件，温度不宜过高，应缓缓升温加热，待熔化 2/3 时，停止加热，让余热使其全部熔化，以避免形成不稳定晶型。有些药物如樟脑、薄荷脑、苯酚和水合氯醛等可使可可豆脂的熔点降低，可加入适量蜂蜡、鲸蜡提高熔点。

可可豆脂与半合成脂肪酸甘油酯比较，熔点较低，抗热性能差，但目前仍是较理想的基质，国内生产很少，价格昂贵，使应用受到限制。

2. 香果脂 由樟科植物香果树的成熟种仁压榨提取得到的固体脂肪，或成熟的种子压榨提取的油脂经氢化后精制而成。本品为白色结晶性粉末或淡黄色固体，嗅味佳，熔点 30℃～36℃，碘价 1～5，酸价小于 3.0，皂化价 255～280。本品化学组成为饱和脂肪酸甘油酯，不饱和脂肪酸甚少，脂肪酸主要为月桂酸、癸酸，尚有少量的肉豆蔻酸和油酸。

与可可豆脂、香果脂类似的还有乌桕脂，亦可作为栓剂基质，因其熔点较高，故目前较少使用。

3. 半合成脂肪酸甘油酯类 是由脂肪酸与甘油酯化而成。这类基质具有不同的熔点，可按不同药物的要求来选择；熔点距较短，抗热性能较好，碘值和过氧化值很低，在贮存中较稳定。是目前较理想的一类油脂性栓剂基质。因此，近30 年来，这类半合成基质已基本上代替了天然油脂，作为栓剂的基质，常用的有半合成椰油酯、半合成脂肪酸酯和混合脂肪酸甘油酯。

（1）半合成椰油酯：系由椰子油加脂肪酸与甘油酯化制成的基质。为乳白色或淡黄白色蜡状固体，具油脂臭，味淡。水中不溶。熔点 34.3℃～35.7℃，无毒性，无刺激性，抗热能力强，吸水能力大。酸价不大于1，碘价 4.26～5.29，皂化价225.9～226.9。

（2）半合成山苍子油酯：系由野生山苍子核仁油为原料制成的基质。为白色或类白色蜡状固体，具油脂臭，无毒性，无刺激性。在水或乙醇中几乎不溶。根据熔点等不同有四种型号，即 34 型（熔点 33℃～35℃），36 型（熔点 35℃～37℃），38 型（熔点 37℃～39℃）和 40 型（熔点 39℃～41℃）。酸价不大于 1，碘价不大于 2，皂化价 220～240。

（3）混合脂肪酸甘油酯：系由月桂酸与硬脂酸和甘油酯化而成。为白色或淡黄色蜡状固体，有油脂光泽，具油脂臭。在水和乙醇中几乎不溶。根据熔点不同有四种型号：34 型（熔点 33℃～35℃），36 型（熔点 35℃～37℃），38 型（熔点 37℃～39℃），40 型（熔点 39℃～41℃）四种类型。本品无毒性，无刺激性。目前用得最多的是 36 型。酸价不大于 1，碘价小于 2，皂化价 215～235。

（4）硬脂酸丙二醇酯：系由硬脂酸与 1，2-丙二醇酯化而成。为单酸和双酸酯的混合物。为白色或微黄色蜡状固体，有类似脂肪微臭，在水中不溶，熔点 36℃～38℃，酸值小于 2，碘值小于 1，皂化值 175。

4. 氢化植物油　将花生油、棉子油或椰子油等植物油加压，使部分或全部氢化，得到的白色固体脂肪，总称氢化油。氢化花生油熔点为 30℃～45℃；氢化棉子油为 40.5℃～41℃；部分氢化棉子油为 35℃～39℃；氢化椰子油为 34℃～37℃。此类基质必要时可加蜡或植物油调节熔点。本类基质释药能力较差，加适量表面活性剂后可得到改善。

（二）水溶性与亲水性基质

1. 甘油明胶　系用明胶、甘油加水制成。本品有弹性，不易折断，在体温时不熔融，但塞入腔道后可缓缓溶于分泌液中，延长药物的疗效。其溶出速度可随明胶、甘油、水三者比例而改变，甘油与水的含量越高越易溶解。且甘油能防止栓剂干燥。以本品为基质的栓剂在干燥环境中贮存能失水，湿度大的条件下可吸收水分，而易滋生霉菌等微生物，故需加入防腐剂。明胶为蛋白质，凡与蛋白质产生配伍禁忌的药物如鞣质、重金属盐等均不宜以甘油明胶为基质。

本品常用作阴道栓剂的基质，如复方蛇床子栓，用甘油明胶作基质制成栓剂，在阴道局部起作用。

甘油明胶的制备方法：取适量蒸馏水，将明胶溶散 1 小时，滤出多余的水，置已知重量的容器内，加入甘油，水浴上加热至明胶溶解，继续加热至重量为明胶与甘油投料之和，滤过，放冷，即得。

2. 聚乙二醇（PEG）类　是一类由乙二醇聚合而成的杂链聚合物。本类基质具有不同聚合度、分子量及物理性状。其平均分子量为：200、400 及 600 者为透明无色液体，1000 者呈软蜡状（熔点为 38℃～40℃），4000 以上者为固体。通常将两种或两种以上不同分子量的聚乙二醇加热熔融，可制得理想稠度及特性的栓剂基质。本类基质在体温时不熔融，但在体液中能渐渐溶解，释放药物而发挥作用。如96％聚乙二醇1000、4％聚乙二醇4000所形成的基质是低熔点的，释放药物较快；75％聚乙二醇1000、25％聚乙二醇4000形成的基质，释放药物缓慢。

3. 聚氧乙烯（40）硬脂酸酯　系环氧乙烷与硬脂酸的加成聚合物。国产商品代号S—40，国外商品名Myrj52。为白色至淡黄色蜡状固体，无臭，在水、乙醇及乙醚中溶解，熔点为46℃～51℃。无明显毒性和刺激性。

第三节　栓剂的制备与举例

栓剂的一般制备方法有搓捏法、冷压法和热熔法三种，可按基质的不同选择。目前生产以热熔法应用最广泛，脂肪性基质及水溶性基质的栓剂都可用这种方法制备。

一、制法

栓剂小量生产，首先将栓模洗净、擦干，必要时用精制棉或纱布沾润滑剂少许，涂布于栓模内部，倒置，使多余的润滑剂流出。将计算量的基质锉末在水浴上加热使熔，注意勿使温度过高，然后按药物性质以不同方法加入基质中，混合均匀，倒入栓模，至稍溢出模口为度，放冷，待完全凝固后，切去溢出部分，开启栓模，将栓剂推出。栓剂上如有多余的润滑剂可用滤纸吸去。

此法制备时应注意：可可豆脂熔融达2/3时，应停止加热，用余热使之全部熔融而避免过热；熔融的混合物在注入栓模时应迅速，并一次注完，以避免发生液流或液层凝固而使栓剂出现裂缝或空洞。

栓剂大量生产，近年来用热熔法制备栓剂有采用自动化制栓机。制栓过程中由机器来完成填充、排出、清洁模具等操作。温度和生产速度可按能获得最适宜的连续自动化的生产要求来调整，一般为3500～3600粒/小时。

二、栓剂药物的处理与混合

应根据基质的特性、药物的性质及数量而定，一般有以下几种情况：

1. 主药不溶于水、油脂或甘油　如中药细粉，除特殊要求外，一般应粉碎成细粉，全部通过六号筛，再与基质混匀。

2. 油溶性药物　如樟脑、中药醇提物等，可直接混入已熔化的油脂性基质中，使之溶解。如加入的药物量过大时能降低基质的熔点或使栓剂过软，须加适量石蜡或蜂蜡调节软硬度。

3. 水溶性药物 如中药材水提浓缩液或与水、甘油混合的药物,可直接与已熔化的水溶性基质混合;或加少量水制成浓缩液,再用适量羊毛脂吸收后,与油脂性基质混合均匀;或将中药材水提取物制成干浸膏粉,直接与已熔化的油脂性基质混匀。

三、润滑剂

栓剂模孔所用的润滑剂通常有两类:

1. 油脂性基质栓剂的润滑剂 常用软肥皂、甘油各 1 份与 90％乙醇 5 份制成的醇溶液。

2. 水溶性或亲水性基质栓剂的润滑剂 用油类润滑剂,如液状石蜡、植物油等。

四、置换价

药物的重量与同体积基质的重量之比值称为置换价。它在栓剂生产中对保证投料计算的准确性有重要意义。用同一模型制得的栓剂虽然容积相同,但重量则随药物与基质密度的不同而有差别。根据置换值可以对药物置换基质的重量进行计算。

置换价的计算方法,用同一个栓模,设纯基质栓的平均栓重为 G,含药栓的平均栓重为 M,含药栓中每颗栓的平均含药重为 W,那么 $M-W$ 即为含药栓中的基质重,而 $G-(M-W)$ 为两种栓剂中基质重量之差,即是与药物同容积的基质重量。置换价(f)计算公式为:

$$f = \frac{W}{G-(M-W)} \tag{17-1}$$

式中,W 为每粒栓中主药重量;G 为纯基质的空白栓重量;M 为含药栓重量。

若求出置换价,则每粒栓剂所需基质的理论用量 X 为:

$$X = \frac{G-W}{f} \tag{17-2}$$

式中,X 为每粒栓剂所需基质的理论用量;G 为纯基质的空白栓重量;W 为每粒栓中主药重量;f 为置换值。

实际生产时还需适当增加操作过程中的损耗。

例 制备鞣酸栓 50 枚,每枚含鞣酸 0.2g,用可可豆油为基质,模孔重量为 2.0g,鞣酸对可可豆油的置换价为 1.6(药物对可可豆油的置换价可以从文献中查到）。求需基质多少克，每颗栓的实际重量是多少克？

解： 先求每颗栓的实际重量

根据公式

$$f = \frac{W}{G - (M - W)}$$

则

$$1.6 = \frac{0.2}{2 - (M - W)}$$

$$M = 2.075g$$

即每枚栓的实际重量为 2.075g

50 枚鞣酸栓所需基质为 $2.075 \times 50 - 0.2 \times 50 = 93.75$（g）

答： 制备鞣酸栓 50 枚需基质 93.75g，每栓的实际重量为 2.075g。

五、栓剂举例

例1 复方蛇床子栓

【处方】 蛇床子 83g 地肤子 125g 白鲜皮 125g 黄柏 125g 枯矾 42g
甘油明胶适量。

【制法】 黄柏打成粗粉，用 0.1% 盐酸溶液 10 倍量提取；蛇床子用 3 倍量
乙醇回流 1 小时，滤过，回收乙醇得浓缩液；黄柏、蛇床子药渣及地肤子、白鲜
皮加水煎煮两次，每次 1 小时，合并滤过，滤液与黄柏提取液合并浓缩，再与蛇
床子浓缩液合并得 45ml。取甘油明胶基质（甘油：明胶：水＝70：20：10）
适量，置水浴上加热，待溶化后，将上述浓缩液及枯矾粉加入，搅匀，迅速倒入
已涂有液状石蜡的栓模中，冷却，刮平，取出包装，共制 100 粒。

【性状】 本品为棕褐色鸭嘴形栓剂。

【检查】 重量差异、融变时限等均应符合《中国药典》2005 年版一部附录
的规定。

【作用与用途】 具有杀灭阴道滴虫、抗菌、收敛、消炎及止痒作用。用于
滴虫性及霉菌性阴道炎。

例2 甘油栓

【处方】 甘油 80g 无水碳酸钠 2g 硬脂酸 8g 蒸馏水 10ml

【制法】 取无水碳酸钠与蒸馏水置于蒸发皿内，搅拌溶解后，加甘油混合，置
水浴上加热，缓缓加入锉细的硬脂酸，边加边搅拌，待泡沫消失，溶液澄明时，倾入
涂有润滑剂的栓模内，冷凝，取出，包装，此处方量可制成 2.0g 栓剂 30 粒。

【功能与主治】 本品为缓泻药，有缓和的通便作用。用于治疗便秘。

【用法与用量】 每次 1 粒，纳入肛门内。

【注】

（1）本品系以碳酸钠与硬脂酸生成的固体钠肥皂作为基质。由于肥皂的刺激性与甘油较高的渗透压而能增加肠的蠕动，呈现泻下作用。

（2）优良的甘油栓应为透明而有适宜的硬度。要求皂化必须完全，若留有未皂化的硬脂酸，成品不透明，且弹性较差。为使皂化完全，可将温度控制在115℃左右，以加速皂化反应的完成。另外，水分的含量亦不宜过高，以免成品混浊。

第四节　栓剂的质量检查

一、栓剂的质量要求

1. 栓剂中的药物与基质应混合均匀，栓剂外形应完整光滑并应有适宜的硬度，以免在包装或贮藏时变形。

2. 栓剂应无刺激性；塞入腔道后，应能融化、软化或溶化，并与分泌液混合，逐渐释放出药物，产生局部或全身作用。

3. 栓剂所用内包装材料应无毒性，并不得与药物或基质发生理化作用。除另有规定外，应在30℃以下密闭保存，防止因受热、受潮而变形、发霉、变质。

二、栓剂的质量检查

1. 重量差异　栓剂重量差异的限度应符合表17-1中的规定。

表17-1　　　　　　　　　栓剂重量差异限度

平均重量	重量差异限度
1g以下或1g	±10%
1g以上至3g	±7.5%
3g以上	±5%

检查法：取供试品10粒，精密称定总重量，求得平均粒重后，再分别精密称定各粒的重量，每粒重量与标示粒重相比较（凡无标示粒重应与平均粒重相比较），超出限度的粒数不得多于1粒，并不得超出限度一倍。

2. 融变时限　照《中国药典》2005年版一部附录融变时限检查法检查，除另有规定外，应符合规定。

3. 微生物限度　照《中国药典》2005年版一部附录微生物限度检查法检查，应符合规定。

第十八章

气雾剂及其他气体制剂

第一节 气雾剂

一、概述

气雾剂系指药材提取物或药材细粉与适宜的抛射剂装在具有特制阀门系统的耐压严封容器中，使用时借助抛射剂的压力将内容物呈细雾状或其他形态喷出的制剂。可供皮肤、呼吸道或腔道给药，发挥局部或全身治疗作用。

气雾剂属气体药剂，在我国民间应用很早，古代就有用香树脂、桉叶油等燃烧时产生的气体吸入治病，还有将胡荽加酒煮沸以其香气治疗痘疹以及将莨菪和热水共置瓶中，嘴含瓶口以其气治疗牙病等气雾剂的记载。

自 20 世纪 60 年代以来，我国在定量吸入气雾剂方面的研究逐渐深入。特别是近年来，中药气雾剂的新品种不断增加，并以其速效、高效为特色，应用于对呼吸系统、心血管系统、外科出血、烧伤等方面疾病的治疗，已成为中医急症用药的剂型之一。

各类气雾剂在临床治疗中应用最多的是吸入气雾剂，其吸收速度不亚于静脉注射剂。吸入气雾剂是通过呼吸道吸入，主要靠肺部吸收发挥治疗作用。肺由肺内各级支气管、肺泡、血管及淋巴管等组成。肺泡的数目估计达 3～4 亿，总面积可达 50～100m^2，超过体表面积的 25 倍。肺泡呈薄膜囊状，与分布于肺部的毛细血管紧密相连，肺的血液循环量最大，自心脏输出的血液几乎全部通过肺。当气雾剂以极细的微粒进入肺泡，瞬间即可转运到血液，因而气雾剂具有惊人的速效性。

二、气雾剂的特点与分类

1. 气雾剂的特点

（1）奏效迅速：气雾剂可直接到达作用（或吸收）部位，局部浓度高，显效快。

（2）稳定性好：药物封于不透明的容器内，避免与光线、空气、水分接触，不易被微生物污染，提高了药物的稳定性。

（3）剂量准确：可通过阀门控制剂量，喷出的雾粒微小，药物分布均匀，给药剂量准确。

（4）使用方便，可避免胃肠道的副作用。

但气雾剂也有不足之处：①气雾剂包装需有耐压容器和阀门系统，并需特殊的生产设备，故成本高，操作复杂。②气雾剂借抛射剂蒸气压力给药，遇热或经撞击后易发生爆炸，并且可因封装不严导致泄漏而失效。③吸入型气雾剂由于干扰因素较多，在肺部吸收时往往不完全。④气雾剂的抛射剂由于高度挥发而具有制冷性，反复使用可引起给药部位不适。

2. 气雾剂的分类

（1）按相的组成分类：①二相气雾剂（气相与液相），由抛射剂的气相和药物与抛射剂混溶的液相所组成。②三相气雾剂（气相、液相、固相或液相）可分为三种：一是由抛射剂气相、药物水溶液（或水性溶液）相和液化抛射剂相所组成的二层气雾剂，药物溶液在上层，抛射剂在下层；二是混悬型气雾剂，内容物包括抛射剂气相、液化抛射剂相和固相药物微粉；三是乳剂型气雾剂，内容物包括抛射剂气相、乳浊液的内相及外相。乳浊液多制成水包油型（抛射剂为内相），也有油包水型（抛射剂为外相）。

（2）按医疗用途分类：分为呼吸道吸入用气雾剂，皮肤和黏膜用气雾剂及空间消毒用气雾剂。

（3）按分散系统分类：分为溶液型、混悬液型（粉末气雾剂）、乳浊液型（泡沫气雾剂）。

三、气雾剂的组成

气雾剂由抛射剂、药物与附加剂、耐压容器和阀门系统四部分组成。

（一）抛射剂

抛射剂主要是一些液化气体，作为气雾剂喷射药物的动力，也常作为药物的溶剂和稀释剂。抛射剂的沸点应低于室温，常温下蒸气压大于大气压。因此，当阀门开放时，容器内压力突然降低，抛射剂急剧汽化，克服了液体分子间的引力，将药物分散成微粒，通过阀门系统喷射成雾状到达作用部位或吸收部位。抛射剂应无毒，无致敏性和刺激性；不易燃，不易爆炸；惰性，不与药物等发生反应；无色，无臭，无味；价廉易得。

目前常用的抛射剂有以下几类：

1. 氟氯烷烃类（氟利昂）　各国药典均有收载。如三氯一氟甲烷（抛射剂

F_{11}）、二氯二氟甲烷（抛射剂 F_{12}）、二氯四氟乙烷（抛射剂 F_{114}）等被广泛地应用于大多数的气雾剂中。氟氯烷类化合物蒸气压较低，对容器耐压要求不高，化学稳定性好，毒性小，无刺激性和致敏性，在各类医用气雾剂中广泛采用。

2. 其他类　包括：①碳氢化合物：为液化气体，如丙烷、异丁烷、正丁烷等，但因毒性较大，或易燃易爆等缺点，故不常用于医用气雾剂中，可用于油漆和涂料等工业用气雾剂。②压缩气体：如二氧化碳、一氧化二氮、氮气等。

抛射剂的沸点和蒸气压，对成品的性质和特性起着决定性作用。有时单一的抛射剂不能满足需要，如蒸气压可能偏高或可能偏低；溶解性或稳定性可能偏差，此时可选用适当比例的混合抛射剂予以调节和改善，如以 F_{12} 为基础，用不同数量的 F_{11} 或 F_{114} 稀释，可更好地满足不同产品的需要。混合抛射剂的组成比例。

混合抛射剂的蒸气压可以用拉乌尔定律计算。拉乌尔定律指出，一种溶液的蒸气压由各组分的蒸气压决定。在理想状态下，两种抛射剂组成的混合物的蒸气压等于各该温度时的纯抛射剂的摩尔数乘以它的蒸气压之和。

常用的混合抛射剂有：抛射剂 F_{12}/F_{11}（30/70）、抛射剂 F_{12}/F_{114}（45/55）、抛射剂 F_{12}/F_{114}（55/45）等。混合抛射剂的压力随抛射剂 F_{12} 用量的增加而升高，选用耐压容器时应注意。还应注意，当加入挥发性较低的溶剂如乙醇、丙二醇、醋酸乙酯、丙酮时，会降低抛射剂的蒸气压，使喷出的粒子变大，此时应调节抛射剂的用量。

另外，抛射剂的选择与用量，还应根据喷出雾状粒子的大小来决定。用量的变化往往直接影响雾粒的大小和状态。例如二相气雾剂中，抛射剂的用量为 80%（g/g），此时蒸气压高，喷雾时抛射剂迅速蒸发与膨胀，可得直径为 $1\sim50\mu m$ 的雾粒。若抛射剂使用量为 6%～10%（g/g），蒸气压低，所得雾粒的直径为 $50\sim200\mu m$。

（二）药物与附加剂

用于制备中药气雾剂，药物一般均应经提取、精制，如提取挥发油、药材的单一有效成分或总有效成分等。

气雾剂除以抛射剂作主要赋形剂外，常需加入以下附加剂：

1. 潜溶剂　如乙醇、丙二醇、聚乙二醇等，能与抛射剂混溶，使药物形成溶液型气雾剂。

2. 表面活性剂　如司盘类、吐温类，对混悬型气雾剂起润湿、分散和润滑等作用，防止药物聚集和重结晶，并增加阀门系统的润滑性和封闭性。而适宜乳化剂的加入，对乳剂型气雾剂雾滴大小、泡沫干湿、泡沫量及渗透性都有影响。

3. 其他附加剂 为提高气雾剂的质量，还可加入助悬剂、抗氧剂、防腐剂、矫味剂等。

（三）耐压容器

气雾剂的容器要求应是对内容物稳定，能耐受工作压力；并有一定的耐压安全系数和冲击耐力。玻璃瓶的外壁多为搪塑防护层；金属容器内壁需经电化或涂环氧树脂等保护层，且必须保证涂层无毒并不能变软、溶解和脱落；也可选用塑料容器，但不如玻璃容器应用普遍。

（四）阀门系统

阀门系统是气雾剂最重要的组成部分，其基本功能是在密封条件下控制药物喷射的剂量。阀门种类较多，目前使用最多的装置形式有定量阀门系统和非定量阀门系统两种。

1. 封帽 为铝质，必要时涂环氧树脂等薄膜防锈，封帽的作用是将阀门封闭在容器上。

2. 阀门杆（简称阀杆） 是阀门的轴芯，为金属或尼龙制成，上有内孔和膨胀室，下端有一细槽（弓液槽），供药液进入定量室之用。内孔是阀门沟通容器内外的极细小孔，位于阀门杆之侧，平常被弹性橡胶封闭，当揿动推动钮时，内孔进入到定量室，容器内容物即随之由内孔进入定量室，再经喷嘴喷出。膨胀室位于内孔之上阀门杆内。容器内容物由内孔进入此室时骤然膨胀，使部分抛射剂沸腾汽化，将药物分散，喷出时已同药物一起呈雾状喷出。

3. 橡胶封圈 其作用是封闭或打开阀门内孔，通常由丁腈橡胶制成。

4. 弹簧 位于阀门杆（或定量室）的下部，用质量稳定的不锈钢制成，以免引起药液变色。

5. 浸入管 用聚乙烯或聚丙烯制成，其作用是将容器内容物通过浸入管送到阀门系统内。国产气雾剂不用浸入管，而用有引液槽的阀杆，但在使用时应将容器倒置（即倒喷），否则内容物不能进入阀门内。

6. 定量室 亦称定量小杯。它的容量即为气雾剂每揿一次给出的剂量（一般为 $0.05 \sim 0.2$ml）。定量室下端伸入容器内的部分有二个小孔，用橡胶垫圈封住。杯侧面一小孔为灌装抛射剂时，抛射剂进入容器的通道；底部小孔为进液孔。橡胶垫圈受弹簧控制。

7. 推动钮 用塑料制成，位于阀门杆顶端，是开启或关闭气雾剂的装置，具有各种形状，上有一个小孔与喷嘴相连。使用时揿动推动钮，药液喷出。小孔的大小与喷射率或粒子大小有关。

定量阀门适用于剂量小、作用强的药物制成的气雾剂，图 18-1 为定量阀门启闭示意图。当阀门关闭时，定量室与药液相通，药液进入并灌满定量室。揿动推动钮阀门开放，阀门杆的内孔进入定量室，同时定量室与药液通路被封闭，定量室中的药液由内孔经膨胀室至喷嘴喷射出来，完成一次给药剂量。如此每揿一次推动钮，就喷出一个定量室的药液。

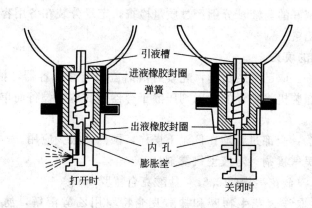

图 18-1　气雾剂定量阀门启闭示意图

四、气雾剂的制备及举例

气雾剂应在避菌环境下配制，各种用具、容器等须用适宜的方法清洁、灭菌，在整个操作过程中应注意防止微生物的污染。

制备工艺流程：容器与阀门系统的处理与装配→中药的提取、配制与分装→填充抛射剂→质量检查→成品。

1. 容器与阀门系统的处理与装配　气雾剂目前国内多用外壁搪塑的玻璃瓶包装。搪塑液为聚氯乙烯树脂、苯二甲酸二丁酯、硬脂酸钙、硬脂酸、色素配成的黏稠浆液。

（1）容器的处理：将洗净烘干并预热至 120℃～130℃的玻璃瓶浸入搪塑液中，使瓶颈以下黏附一层浆液，倒置，于 150℃～170℃烘干，备用。

（2）阀门零件的处理与装配：橡胶制品、塑料及尼龙零件可用 95％乙醇浸泡、烘干。将定量杯与橡胶垫圈套合，阀门杆装上弹簧，与橡胶垫圈及封帽等按阀门结构组合装配。

2. 中药的提取、配制和分装　采用适当的溶剂和提取方法将中药中有效成分提取出来并精制，加入附加剂，进行配制。

（1）溶液型气雾剂：将中药提取物与附加剂溶解于溶剂中，制成澄清、均匀的溶液。

（2）混悬型气雾剂：将粉碎至 $5\mu m$ 或 $10\mu m$ 以下的药物微粒和附加剂在胶体磨中充分混合研匀，严格控制水分含量，防止药物微粉吸附水分。

（3）乳剂型气雾剂：按一般制备乳剂的方法，制成合格、稳定的药物乳剂。目前应用较多的为油/水型。

将上述配制好的药液，分别经过质量检查，定量分装在备用容器内，安装阀门，轧紧封帽铝盖。

3. 抛射剂的填充

（1）压灌法：取已分装药物，轧紧封帽铝盖的气雾剂容器，抽去内部空气，然后通过压力灌装机将定量的抛射剂压灌于容器内。本法设备简单，是国内主要采用的方法。

（2）冷灌法：全部过程均在低温下操作，国内还很少应用。

例　止喘灵气雾剂（溶液型气雾剂）

【处方】　洋金花生物碱 6.5g　盐酸克仑特罗 2.0g

【制法】　取洋金花生物碱和盐酸克仑特罗用乙醇溶解，滤过，并稀释至5000ml，灌装于特制阀门系统耐压容器中，制成 1000 瓶，封口，压入二氯二氟甲烷，即得。

【功能与主治】　本品为抗胆碱药和选择性 β-受体兴奋剂的中西药复方制剂，有舒张血管作用。用于治疗支气管哮喘、哮喘型支气管炎等症。

【用法与用量】　哮喘发作或有预兆感时喷雾吸入。每次喷口腔吸入两下，不可过量，儿童酌减。

五、气雾剂的质量检查

（一）质量要求

1. 除另有规定外，药材应按各品种项下规定的方法进行提取、纯化、浓缩，制成处方规定量的药液。

2. 气雾剂应在洁净避菌的环境中配制，及时灌封于灭菌的洁净干燥容器中，在整个操作过程中应注意防止微生物的污染。

3. 可按药材提取物或药物的性质加入适宜的溶剂、抗氧剂、表面活性剂或其他附加剂，各种附加剂对呼吸道、皮肤或黏膜应无刺激性。

4. 气雾剂常用的抛射剂为适宜的低沸点液态气体。根据气雾剂所需压力，可将两种或几种抛射剂以适宜比例混合使用。

5. 溶液型气雾剂的药液应澄清。乳剂型液滴在液体介质中应分散均匀。混悬型气雾剂应将药物细粉和附加剂充分混匀、研细，制成稳定的混悬液。在制备过程中，必要时应严格控制水分，防止水分混入，以免影响制品的稳定性。吸入用气雾剂的药粉粒度应控制在 $10\mu m$ 以下，大多数应为 $5\mu m$ 左右，一般不使用药材细粉。

6. 气雾剂的容器应能耐受气雾剂所需的压力，阀门各部件的尺寸精度和溶胀性必须符合要求，并均不得与药材提取物或附加剂发生理化反应。

7. 除另有规定外，气雾剂应能喷出均匀的细雾状雾滴或雾粒。定量阀门每撳压一次应喷出准确的剂量。非定量阀门喷射时应能持续喷出均匀的剂量。喷雾剂每次撳压时应能均匀地喷出一定的剂量。

8. 气雾剂应标明每瓶的装量和主药含量或药液、药材提取物的重量，具定量阀门的气雾剂还应标明每瓶的撳次和每撳喷量或主药含量。

9. 气雾剂须用适宜方法进行泄漏和爆破检查，以确保安全使用。

10. 气雾剂应置阴凉干燥处贮藏，并避免受热、敲打、撞击。

（二）质量检查

气雾剂的质量检查项目很多，主要项目包括：

1. 喷射速率 取供试品 4 瓶，除去帽盖，分别撳压阀门喷射数秒钟后，擦净，精密称定，将其浸入恒温水浴（25℃±1℃）中半小时，取出，擦干，除另有规定外，撳压阀门持续准确喷射 5.0 秒钟，擦净，分别精密称重，然后再放入恒温水浴（25℃±1℃）中，按上法重复操作 3 次，计算每瓶的平均喷射速率（克/秒），均应符合各该品种项下的规定。

2. 喷出总量 取供试品 4 瓶，除去帽盖，精密称定，在通风橱内，分别撳压阀门，连续喷射于 1000ml 或 2000ml 锥形瓶中，直至喷尽为止，擦净，分别精密称定。每瓶喷出量均不得少于标示装量的 85%。

定量阀门气雾剂应作每瓶总撳次、每撳喷量或每撳主药含量检查。

3. 每瓶总撳次 取供试品 4 瓶，除去帽盖，在通风橱内，分别撳压阀门连续喷射于 1000ml 或 2000ml 锥形瓶中，直至喷尽为止，分别计算喷射次数，每瓶的撳次均不得少于其标示撳次。

4. 每撳喷量 取供试品 4 瓶，除去帽盖，分别撳压阀门试喷数次，擦净，精密称定，撳压阀门喷射 1 次，擦净，再精密称定。前后两次重量之差为 1 个喷量。按上法连续测出 3 个喷量；不计重量撳压阀门连续喷射 10 次；再按上法连续测出 3 个喷量；再不计重量撳压阀门连续喷射 10 次；最后再按上法测出 4 个喷量。计算每瓶 10 个喷量的平均值。除另有规定外，应为标示喷量的 80％～120％。

5. 每揿主药含量 取供试品 1 瓶，充分振摇，除去帽盖，试喷 5 次，用溶剂洗净套口，倒置药瓶于适宜烧杯中，加入一定量吸收溶剂，将套口浸入吸收液面下，除另有规定外，揿压喷射 10 次或 20 次（注意每次喷射间隔一定时间并缓缓振摇），取出药瓶，用溶剂洗净套口内外，合并溶剂，按各该品种含量测定项下的方法测定，所得结果除以取样喷射次数，即为平均每揿含药量，应符合各该品种项下的有关规定。

检查每揿主药含量的品种，不再进行每揿喷量检查。

吸入用混悬型气雾剂和喷雾剂应作粒度检查。

6. 粒度 取供试品 1 瓶，充分振摇，除去帽盖，试喷数次，擦干，取清洁干燥的载玻片一块，置距喷嘴垂直方向 5cm 处喷射一次，用约 2ml 四氯化碳小心冲洗载玻片上的喷射物，吸干多余的四氯化碳，待干燥，盖上盖玻片，移置具有测微尺的 400 倍显微镜下检视，上下左右移动，检查 25 个视野，计数，药物粒子大多数应在 5μm 左右，大于 10μm 的粒子不得超过 10 粒。

7. 微生物限度 照《中国药典》2005 年版一部附录微生物限度检查法检查，应符合规定。

第二节 气 压 剂

气压剂是利用压缩空气或其他气体为药物喷出的动力或利用各种气化器、喷雾器和雾化器等使药物喷出，供吸入或外用的气体制剂。其内容物一般为液体或半固体，不含抛射剂，均为一相。气压剂包括喷雾剂或雾化剂。

气压剂使用的压缩气体除空气外，还有惰性气体，常用的有氮气、二氧化碳等。氮气溶解度小，化学稳定性好。二氧化碳的溶解度较高，并能改变药液的 pH 值，使用时对药物有一定选择。它们被压缩在容器内，与药物相混溶。当开启阀门时，由于压缩气体的膨胀作用被挤出。挤出的物质可呈微粒或条状，所以其操作原理与气雾剂相似，均借内部压力将内容物压出。所不同的是，在气压剂中并无喷射的动力来源，故每当内容物挤出后，容器内压力随之下降，不能恢复原有的压力。

由于气压剂在制备时要施加较大的压力，以保证内容物全部用完。且最初压力较大，故对容器的牢固性要求较高，必须能抵抗 1029.75kPa 表压的内压。

气压剂的阀门系统与气雾剂相同，但阀杆的内孔一般有 3 个，并且较大，以便物质的流动。如图 18-2 所示是国产气压剂阀门的一般式样。有的也内装定量阀。

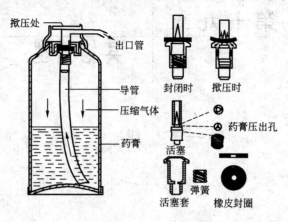

图 18-2 气压剂及阀门系统

气压剂中药物的溶液或极细粉末经气化器、喷雾器或雾化器以雾粒或微粉状喷出。

（1）气化器是利用水蒸气携带挥发性药物供病人吸入。它所产生的粒子较粗，很少在 60μm 以下，吸入后最多能到达气管和支气管，所以只应用于急性喉炎与支气管炎。

（2）喷雾器可使药物溶液或极细粉末，以气雾粒或微粉粒状喷出，供吸入或局部治疗用。喷雾器式样较多，一般为玻璃制喷雾部分熔合在具有弯嘴出口的玻璃壳内，壳的下部盛满药液，上部有阻碍体，其作用有二：一是将撞着阻碍体的粗粒加以分散，二是将不能再加以分散的粗粒与微粒分离使粗粒回到壳的下部，微粒则形成气溶胶从喷嘴喷出。喷出的动力须借助于手工打气或以连接的氧气或压缩空气为喷出动力。

此外，还有微量泵雾化器、超声波雾化器，前者是借助一种泵的机械运输而使药液雾化的一种新型给药装置，后者是利用超声波使药液雾化供吸入。

第十九章 | 其他剂型

第一节 膜　　剂

一、概述

　　膜剂系指药物溶解或均匀分散在适宜的成膜材料内或包裹于成膜材料隔室内，经加工制成的膜状制剂。厚度为 0.1～1mm 左右。可供内服（如口服、口含、舌下）、外用（如皮肤、黏膜）及腔道（如阴道、子宫腔）、植入及眼用等多种给药途径应用。

　　膜剂具有以下优点：①制备工艺简单，成膜材料用量小、成本低。②药物含量准确，质量稳定，疗效好。③采用不同成膜材料可制成不同释药速度的膜剂。④多层复合膜剂可避免药物间的配伍禁忌和分析上药物成分的相互干扰。⑤重量轻，体积小，便于携带、运输和贮存。⑥制备过程中无粉尘飞扬，便于劳动保护。膜剂的主要缺点是载药量小，只适于剂量较小的药物。

　　膜剂一般由主药、成膜材料和附加剂三部分组成，附加剂主要有增塑剂（甘油、山梨醇）和着色剂（色素、二氧化钛等），必要时还可加入表面活性剂（聚山梨酯−80、十二烷基硫酸钠、豆磷脂等）、填充剂（$CaCO_3$、SiO_2、淀粉、糊精等）和矫味剂（蔗糖、甜叶菊糖苷等）、脱膜剂（液体石蜡等）。

二、膜剂的质量要求

　　膜剂对主药的质量要求是必须符合药用标准。药物如为水溶性，应与成膜材料制成具有一定黏度的溶液；药物如为水不溶性，应粉碎成极细粉，并与成膜材料等混合均匀。处方中用量较大的中药材应选用水提醇沉法、渗漉法等方法提取与纯化，再浓缩成稠膏或制成干粉后备用。含芳香性成分的药材一般采用双提法提取，备用。

三、膜剂的成膜材料

（一）对成膜材料的要求

成膜材料是膜剂重要的组成部分，较好的成膜材料应符合以下要求：①无毒、无刺激性、无不良臭味、性质稳定、与药物不起作用。②用于皮肤、黏膜、创伤、溃疡或炎症部位，应不妨碍组织愈合，吸收后不影响机体正常的生理功能，在体内能被代谢或排泄，不影响药效。长期使用无致癌、致畸、致突变等不良反应。③成膜性和脱膜性良好，成膜后具有足够的强度和柔软性。④价格低廉、来源丰富、使用方便。⑤用于口服及腔道、眼用膜剂的成膜材料应具有良好的水溶性，能逐渐降解、吸收或排泄；外用膜剂应能迅速、完全地释放药物。

（二）常用成膜材料

目前常用的成膜材料为一些高分子物质，按其来源不同可分为两类：一类是天然高分子物质，如明胶、阿拉伯胶、琼脂、淀粉、糊精等，其中多数可降解或溶解，但成膜、脱膜性能较差，故常与其他成膜材料合用；另一类是合成高分子物质，如聚乙烯醇类化合物、丙烯酸类共聚物、纤维素衍生物等，这类成膜材料成膜性能优良，成膜后强度与柔韧性均较好。常用的有聚乙烯醇（PVA）05—88、聚乙烯醇（PVA）17—88、乙烯-醋酸乙烯共聚物（EVA）、甲基丙烯酸酯-甲基丙烯酸共聚物、羟丙基纤维素、羟丙基甲基纤维素等。

实验研究证明，在成膜性能及膜的抗拉强度、柔韧性、吸湿性和水溶性等方面，均以 PVA 最好，常用于制备溶蚀型膜剂。水不溶性的 EVA 则常用于制备非溶蚀型膜剂。聚乙烯醇在使用前必须先经纯化处理，方法是将聚乙烯醇置于85％乙醇中浸泡过夜，滤过并压干，再处理一次后烘干备用。如果采用白及胶等作为成膜材料，则需加入甘油、山梨醇等增塑剂，以增加其柔软性和弹性。此外，还需加入表面活性剂、着色剂、填充剂等。

四、膜剂的制备与举例

膜剂的制备方法国内主要采用涂膜法，其工艺流程如下：

溶浆→加药、匀浆（脱泡）→涂膜→干燥、灭菌→分剂量、包装。

小量制备膜剂时，取已处理好的聚乙烯醇加蒸馏水适量，在水浴上加热使其溶解，滤过。将药物加入滤液中，充分搅拌均匀，使其溶解或均匀分散在成膜材料的胶状溶液中，然后倒在已涂有脱膜剂（一般为液体石蜡或聚山梨酯—80）的平板玻璃上，涂成宽度一定、厚度均匀一致的薄层，用热风吹干或真空干燥。最后测定每平方厘米的含药量，根据含量和剂量的需要剪切或切成小块，用铝箔和铝塑包装，即得。

　　大量制备膜剂一般采用吸附法或匀浆法。前者系将成膜材料先加工制成干燥的空白薄膜，再用浸渍、喷雾或涂抹方法定量填加药物。后者是将成膜材料制成黏稠溶液，然后加入药物，搅拌均匀，通过制膜机（图19-1）的流液嘴，以一定的宽度和恒定的流速涂于不锈钢传送带上，经热风（80℃～100℃）干燥使迅速成膜，经含量测定分析后，计算出单剂量分格的面积，热烫划痕，包装，即得。

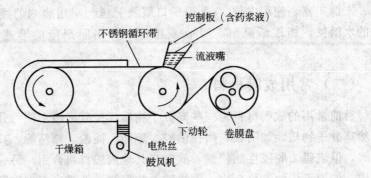

图 19-1　涂膜机示意图

例　养阴生肌膜

【处方】　养阴生肌散 2.0g　聚山梨酯－80 0.2g　PVA（17－88）10.0g
蒸馏水 50.0 ml　甘油 0.8g

【制法】

（1）取 PVA 加 85％乙醇浸泡过夜，滤过，将滤渣（PVA）重复处理一次，取滤渣于 60℃烘干，备用

（2）按处方量称取已精制的 PVA，置三角烧瓶中，加蒸馏水 50 ml，水浴加热使之溶化成胶液，补足水分，备用。

（3）称取养阴生肌散（过七号筛）置研钵中，加甘油、聚山梨酯－80 研匀，缓缓加入 PVA 胶液，研匀，供涂膜用。

（4）取玻璃板（5cm×20cm）5 块，洗净，干燥，用 75％乙醇揩擦，再涂擦适量液体石蜡。用吸管吸取上述药液 7.5～10ml，注入玻璃板上，摊匀，水平晾至半干，于 60℃烘干，脱膜，剪成适当大小，紫外线灭菌，封装于塑料袋中，即得。本品为无气泡的绿色药膜。外观完整，光洁，厚度一致，色泽均匀。

【功能与主治】 清热解毒。用于湿热性口腔溃疡、复发性口腔溃疡及疱疹性口腔炎。

【用法与用量】 取适量贴于口腔患处。

【注】 本膜中养阴生肌散的处方是：雄黄 0.62g，人工牛黄 0.15g，青黛 0.93g，龙胆末 0.62g，黄柏 0.62g，黄连 0.62g，煅石膏 3.13g，甘草 0.62g，冰片 0.62g，薄荷脑 0.62g。

第二节 丹 剂

一、丹剂的特点与分类

丹剂系指用汞及某些矿物药，在高温条件下经烧炼制成的不同结晶形状的无机化合物。但在中医药古籍中，对多种制剂也冠以"丹"，以示疗效好，犹如"灵丹妙药"，一直沿用至今。如丸剂大活络丹，锭剂玉枢丹，液体制剂化癖丹等。本节丹剂专指无机汞化合物类。

丹剂按其制备方法不同分为升丹和降丹。升丹中最常用的是红升丹，又称三仙丹、红粉等，为红色氧化汞，是较高温度下炼制的产品。成品为黄色者称为黄升丹，化学成分为黄色氧化汞，是较低温度下炼制的产品。降丹中常用的是白降丹，又称降药、白灵药、水火丹等。

丹剂按其色泽又分为红丹与白丹两大类。红丹主要成分为汞的氧化物，白丹为汞的氯化物，其中白升丹又称轻粉，主要成分为氯化亚汞，白降丹主要成分为氯化汞。

丹剂是中医药学中应用最早的化学药品，为外科常用的有效制剂之一。如用红升丹、白降丹等丹剂治疗疮疖、痈疽、疔、瘘等症，用量少，疗效确切。但丹剂毒性较大，一般不可内服，使用时要注意剂量和应用部位，以免引起重金属中毒。氧化汞的成人中毒量为 0.1～0.2g，致死量为 0.3～0.5g，氯化亚汞中毒量为 1～3g。

二、丹剂的制备与举例

丹剂的传统制备方法为烧炼法，主要分为升法、降法等，各种丹剂的处方与药物用量及烧炼方法因地而异，本节主要介绍升法与降法制备丹剂。

1. 升法 系指药物经高温反应，生成物上升，凝附在上覆盖物内侧，得到结晶化合物的烧制法。

例 红升丹（红粉、三仙丹）

【处方】 水银 30g 火硝 30g 白矾 30g

【制法】

（1）配料：按处方量准确称取药料，除水银外，其他分别粉碎成粗粉。

（2）坐胎：分冷胎法和热胎法，操作时可任取一种。①冷胎法：先将火硝、明矾粗粉置于研钵内，加入水银共研至不见水银珠为度，铺于锅底，用瓷碗（或硬质烧杯）覆盖，碗口与锅要严密吻合。或将火硝、明矾的粗粉混匀，放锅中央摊平，再将水银均匀洒布在药料上面，覆盖瓷碗。②热胎法：将火硝、明矾置于研钵内研细，移入锅中央摊平，微火加热至有水逸出，待其表面呈现蜂窝状时，将锅取下，放冷，再将水银均匀洒布于表面（或采用竹签穿若干小孔，将水银注入孔中），然后用瓷碗覆盖。

（3）封口：盖碗后要及时封口。取约 4cm 宽的牛皮纸条用盐水润湿后，将锅与碗接触的缝隙封 2～3 层，以严密为准。再将盐泥涂于纸上厚约 6cm 按平压紧，至无缝隙，再用干沙壅至碗的 2/3 部位，使与锅口齐平，或以湿赤石脂封口。碗底中放大米粒，以观察火候（亦可用温度计监控）。碗底压以重物，以避免烧炼时因气体作用而浮动。

（4）烧炼：将装置完毕的铁锅移置火焰上加热，如图 19-2 所示。先用文火烧炼约 1 小时后，再逐渐加大火力，以武火烧炼至大米呈老黄色，以文火继续烧炼至大米呈黑色，共需烧炼约 5～10 小时，停火。

（5）收丹：将丹锅自然冷却后，轻轻除去封口物将碗小心取出，刮下碗内壁的红色升华物即为丹药（HgO）。

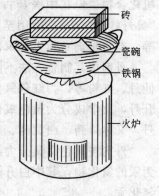

砖
瓷碗
铁锅
火炉

图 19-2 炼升丹装置

（6）去火毒：目的是去除丹剂炼制过程中产生的杂质，减少副作用。常用的方法有：①将丹药用细布包扎好，投入沸水中煮 4 小时，取出沥干水分，低温干燥，研细备用。②将丹药以盘、碗装好入甑内，蒸 6 小时，取出低温干燥，研细备用。③将丹药用油纸或细布包好，置潮湿地上，露放 3 昼夜，再低温干燥，研细备用。在水中微溶的丹剂，宜用露置法去火毒。

【功能与主治】 拔毒，除脓，去腐，生肌。用于痈疽疔疮，梅毒下疳，一切恶疮，肉暗紫黑，腐肉不去，窦道瘘管，脓水淋漓，久不收口。

【用法与用量】 外用适量，研极细粉单用或与其他药物配成散剂或制成药捻。或遵医嘱使用。

【注】 红升丹（HgO）的反应机制为：

$$2KAl\ (SO_4)_2 \cdot 12H_2O \xrightarrow{200℃\sim250℃} K_2SO_4 + Al_2O_3 + 3SO_3\uparrow + 24H_2O$$

$$SO_3 + H_2O \longrightarrow H_2SO_4$$

$$2KNO_3 + H_2SO_4 \xrightarrow{\triangle} 2HNO_3 + K_2SO_4$$
$$ \longrightarrow 2NO_2 + [O] + H_2O$$

$$Hg + [O] \longrightarrow HgO$$

$$Hg + 2H_2SO_4 \xrightarrow{\triangle} HgSO_4 + SO_2\uparrow + 2H_2O$$
$$ \xrightarrow{230℃} HgO + SO_3\uparrow$$

所生成的 HgO 即为红粉（红升丹），要求其纯度不得低于 99%，色泽鲜红或橙红，有光泽，呈片状（习称红升丹）或粉末（习称红粉）状结晶，凡色黑、紫黑、黄色及水银上碗者，均需返工；炼制升丹残存在锅底的渣滓叫升底（丹底），其主要成分为硫酸铝、硫酸钾等，可用于牲畜皮肤病的治疗；本品有毒，只供外用，不可内服，外用也不宜长期大量使用。

2. 降法 系指药料经高温反应，生成物降至下方接受器中，冷却析出结晶状化合物的炼制法。

例　白降丹

【处方】　水银 30g　皂矾 45g　硼砂 15g　食盐 45g　雄黄 6g　朱砂 6g

【制法】

（1）配料：以上 7 味，按处方准确称取药料，除水银外，其余分别粉碎成细粉，过筛。先将火硝、皂矾、食盐 3 味细粉与水银共研至不见水银珠为度。再将朱砂、雄黄、硼砂按套色法混合均匀，再与上述火硝等混匀。

（2）结胎：将研匀的药料装入瓦罐内，用文火加热熔融。用抱钳夹住罐颈使之转动，让熔融物均匀粘附于罐下部 1/3～1/2 壁上，称为溜胎。注意底部不能太厚。将药罐于小火上缓缓干燥，直至胎子里外皆坚硬而且颜色由黄绿色变至全红黄为度，称为烤胎。烤胎是降丹制备的关键。胎子干燥程度应恰当，以罐底朝上不掉落为度。否则胎嫩则下流，胎老则脱落，都会影响丹药的质量和产量。

（3）封口及烧炼：将已经结胎的罐子倒覆于另一罐上，如图 19-3 所示，罐与罐的连接处用湿桑皮纸封固，卡在带孔的瓷盆中间，罐与盆之间用泥固定连接，然后壅砂至罐口上 4cm 处，下罐置冷水碗中，水淹至下罐高度的 2/3。在上罐四周架燃炭，逐渐加至上罐底，加热 3～5 小时（罐底应烧红）后停火，待次日卸下装置，取丹（$HgCl_2$），去火毒，置棕色瓶内密封保存。

本品为白色针状结晶，有光泽。若呈黄色、黑色及出现落胎及水银析出等情况下不能供药用，均需重新炼制。

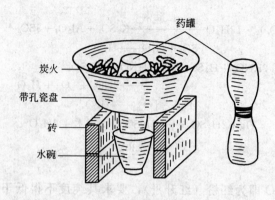

图 19-3 炼降丹装置

【功能与主治】 拔毒消肿。用于痈疽发背及疔毒等症，或将起而未化脓者及已成脓而未溃者。

【用法与用量】 用时研成粉末，一次 0.09～0.15g，撒于疮面上，或制成其他剂型外用。

【注】 白降丹主要成分为升汞（$HgCl_2$），其反应机制如下：

$$Hg+2NaCl+4KNO_3+4FeSO_4 \xrightarrow{\triangle} HgCl_2+2K_2SO_4+Na_2SO_4+2F_2O_3+4NO_2\uparrow+SO_2\uparrow$$

三、丹剂生产过程中的防护措施

生产丹剂的原料含有水银，生产过程中必须认真注意环境保护，采取有效的防护措施。

1. 烧炼的容器不得有裂缝，封口必须十分严密，以免烧炼时毒气逸出，引起中毒，同时原料损耗大，收丹率低。

2. 烧炼丹剂的关键在于火力，烧炼时火力应均匀，并严格掌握加热的温度和时间。

3. 在丹剂烧炼时产生大量有毒或刺激性气体。为此，生产丹剂的厂房应设立在市区外的非居民区，生产车间应有良好的排风设备，烧炼过程应密闭进行，应附有毒气净化回收装置，车间空气要实行常规监测，以免操作人员发生蓄积性汞中毒或造成环境污染。同时，生产工人必须定期进行身体检查。

第三节 胶 剂

一、胶剂的特点与分类

胶剂系指动物皮、骨、角、甲用水煎取胶质，浓缩成稠胶状，经干燥后制成的固体块状内服制剂。其主要成分为动物胶原蛋白及其水解产物，尚含多种微量元素。制备时加入一定量的糖、油、黄酒等辅料。一般都切制成长方块或小方块。胶剂多供内服，有补血、止血、祛风、调经、滋补强壮等作用。常用以治疗虚劳羸瘦、吐血、衄血、崩漏、腰酸腿软等症。

常用的胶剂，按其原料来源不同，大致可分为以下几类：

1. 皮胶类 系以动物皮为原料经提取浓缩制成。现将用驴皮制成的胶称为阿胶，牛皮制成的胶称为黄明胶，猪皮制成的胶称为新阿胶。新阿胶是20世纪70年代因驴皮紧缺，阿胶供不应求的情况下研制投产的。

2. 角胶类 主要是指鹿角胶。其原料为雄鹿骨化的角，鹿角胶应呈黄棕色或红棕色，半透明，有的上部有黄白色泡沫层。若制备鹿角胶时掺入部分阿胶，则成品颜色加深。

3. 骨胶类 系用动物的骨骼提取浓缩制成。有豹骨胶、狗骨胶及鱼骨胶等。

4. 甲胶类 系用龟科动物乌龟的背甲及腹甲或鳖科动物鳖的背甲为原料，经提取浓缩制成。前者称为龟甲胶，后者称为鳖甲胶。

5. 其他胶类 凡含有蛋白质的动物药材，经水煎提取浓缩，一般均可制成胶剂。例如，霞天胶是以牛肉制成；龟鹿二仙胶是以龟甲和鹿角为原料，经提取浓缩而制成的混合胶剂，也可用龟甲胶和鹿角胶混合制作。

二、胶剂的制备与举例

（一）工艺流程

胶剂的制备工艺流程为：原料的处理→煎取胶汁→滤过澄清→浓缩收胶→凝胶与切胶→干燥与包装。

1. 原料处理 胶剂的原料，如动物的皮、骨、甲、角、肉等，常附着一些毛、脂肪、筋、膜、血及其他不洁之物，必须处理除去，才能用于熬胶。

（1）皮类：首先须用水浸泡数日（夏季3日，冬季6日，春秋季4～5日），每日换水1次。待皮质柔软后，用刀刮去腐肉、脂肪、筋膜及皮毛。工厂大量生产可用蛋白分解酶除毛。将皮切成20cm左右的小方块，置滚筒式洗皮机中，加水旋转洗涤适当时间，用清水冲洗去泥沙，再置蒸球中，加2%碳酸钠水溶液或2%皂角水，用量约为投皮量的3倍，加热至皱缩卷起，用水冲洗至中性。

（2）骨角类原料：可用水浸泡数日（夏季20日，春秋季30日，冬季45日），除去腐肉筋膜，每日换水1次，取出后亦可用皂角水或碱水洗除油脂，再以水反复冲洗干净。豹骨等因附筋肉较多，可先将其放入沸水中稍煮捞出，用刀刮净筋肉。角中常有血质，应用水反复冲洗干净。

2. 煎取胶汁（熬胶） 煎取胶汁有两种方法，一种是传统的直火煎煮法，另一种是蒸球加压煎煮法。前者生产工具简单，劳动强度大，卫生条件差，生产周期长，目前很少应用。蒸球加压煎煮法的主要设备是球形煎煮罐，如图 19-4 所示。在煎煮过程中，球罐不停地转动，起到翻转搅拌的作用。

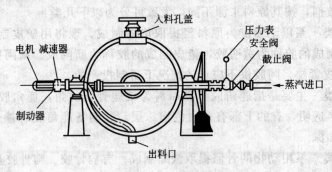

图 19-4　球形煎煮罐

蒸球加压提取工艺操作关键是控制适宜的压力、时间和水量。一般以 0.08MPa 蒸汽压力（表压）为佳，加水量应浸没原料，煎提 8～48 小时，反复 3～7 次，至煎出液中胶质甚少为止，最后一次可将原料残渣压榨，收集全部煎液。操作过程中还应注意定期减压排气，以减少挥发性碱性总氮的含量。例如用蒸球加压煎煮驴皮应每隔 60 分钟排气一次。

3. 过滤澄清 每次煎出胶汁，应趁热用六号筛过滤，否则冷却后凝胶黏度增大而滤过困难。粗滤后的胶汁还含有不少杂质，可加入明矾助沉进行沉淀处理，即加入 0.05%～0.1% 的明矾（先用水将其溶解后加入），搅拌静置数小时，待细小杂质沉降后，分取上层澄清胶汁，再用板框压滤机滤过，滤汁即可进行浓缩。也可不加明矾采取自然沉降。

4. 浓缩收胶 取所得澄清胶汁，先用薄膜蒸发除去大部分水分，再移至蒸汽夹层锅中，继续浓缩。浓缩时应不断搅拌，直至胶液不透纸（将胶液滴于桑皮纸上，四周不显水迹），含水量为 26%～30%，相对密度为 1.25 左右时，加入豆油，搅匀，再加入糖，搅拌至全部溶解。继续浓缩至"挂旗"（挑起胶汁则黏附棒上呈片状而不坠落时），在强力搅拌下加入黄酒，此时锅底产生大馒头状气泡，俗称"发锅"，待胶液无水蒸气逸出即可出锅。

各种胶剂的浓缩程度不同，如鹿角胶要"嫩"些，过老则成品色泽不够光亮，且易碎裂；龟板胶则要求"老"些，否则不宜凝成胶块。还应注意，若浓缩程度不够，含水分过多，成品在干燥过程中常出现四周高，中间低的"塌顶"现象。

5. 凝胶、切胶　胶液浓缩至适宜程度后，趁热倾入涂有少量麻油的凝胶盘内，置空调室，室温调至 8℃～12℃左右，静置 12～24 小时，胶液即可凝固成块，此过程称为胶凝，所得的固体胶称为凝胶，俗称胶坨。

切胶是将凝固的胶块按需要切成一定规格和重量的小片，俗称"开片"。大量生产时用自动切胶机切胶，若用手工切胶，要求刀口平，一刀切过，且剂量准确。

6. 干燥包装　胶片切成后，置于有空调防尘设备的晾胶室内，摊放在晾胶床上或分层放在竹帘上，令其在微风阴凉的条件下干燥。通常每 48 小时或 3～5 天将胶片翻面 1 次，使两面的水分均匀散发，以免成品发生弯曲变形。数日之后，待胶面干燥至一定程度，装入木箱内，密闭闷之，使胶片内部水分向外扩散，称为"闷胶"或"伏胶"。约 2～3 日后，将胶片取出，然后再放到竹帘上晾之。数日之后，又将胶片置木箱中闷胶 2～3 日，如此反复操作 2～3 次，至胶片充分干燥。晾胶车间采用空调制冷技术，不仅可改变高温季节不能正常生产的状况，而且可使胶片的干燥时间缩短 1/2 左右，胶剂的外形和洁净度也有很大改善。将胶片用纸包好，置于石灰干燥箱中也可以适当缩短干燥时间。此外，也有厂家用烘房设备通风晾胶。

胶片充分干燥后，在紫外线灭菌车间包装。包装前，用酒精或新沸过 60℃左右水微湿的布拭胶片表面，使之光泽。然后再晾至表面干燥，用紫外线消毒，再用朱砂或金箔印上品名装盒。

胶剂应密闭贮于阴凉干燥处，防止受潮、受热、发霉、粘结、软化及变质等，但也不能过分干燥，以免胶片碎裂。

（二）举例

例 1　阿胶（驴皮胶）

【处方】　驴皮 50kg　冰糖 3.3kg　豆油 1.7kg　黄酒 1kg

【制法】

（1）原料处理：将整张的驴皮置水池中，浸泡 2～3 日，每日换水 1～2 次。浸透后取出，用刀铲除所附肉及毛，然后切成 20cm 左右的方块，置洗皮机中洗去泥沙，再置蒸球中，加投料量 1.5%～2.5% 的碳酸钙，2.7 倍量的水，焯皮加热 75 分钟左右至皮皱缩卷起，然后用水冲洗至中性，备煎胶用。

（2）煎取胶汁：上述蒸球中的驴皮经过处理后，加入驴皮量 1 倍的水，以 0.08MPa～0.15MPa 蒸汽压力（表压）煎提 24 小时，每隔 1 小时排气 1 次，放出煎液。再如法煎提 3～5 次，每次煎提时间可逐渐缩短，直至充分煎出胶汁为止。

（3）滤过澄清：将各次煎取的胶汁，用细筛趁热过滤，并将每次所得的滤液加明矾沉淀处理，明矾用量为滤液量的 0.1% 左右，先将明矾用水溶解后加入，搅拌均匀，静置数小时，待沉淀后，分取上层胶汁，再用板框压滤机滤过。

（4）浓缩收胶：将澄清的胶汁先用薄膜蒸发除去部分水分，再移至蒸汽夹层锅中，继续浓缩，不断搅拌，防止焦糊，随时打去浮沫，至胶液不透纸，相对密度为 1.25 左右时，加入豆油、冰糖，混合均匀，使不显油花，继续浓缩至"挂旗"，加入黄酒，搅拌，发锅，无水气溢出时，倾入凝胶盘内，5℃～10℃放置，自然冷凝成胶坨。

（5）切胶及晾干：取出已凝固的胶坨，用切胶机切成 45～60g 重的长方块或小方块，晾干，包装。

【性状】　本品为长方形或方形块，黑褐色，有光泽；质硬而脆，断面光亮，碎片对光照视呈棕色半透明；气微，味微甘。

【功能与主治】　补血滋阴，润燥，止血。用于血虚萎黄，眩晕心悸，肌痿无力，心烦不眠，虚风内动，肺燥咳嗽，劳嗽咯血，吐血尿血，便血崩漏，妊娠胎漏。

【用法与用量】　烊化兑服，3～9g。

【贮藏】　密闭，置阴凉干燥处。

例 2　鹿角胶

【处方】　鹿角 50kg　冰糖 2.5kg　花生油 0.75kg　黄酒 1.5kg

【制法】

（1）原料处理：将鹿角置水池中，浸泡 3～5 日，每日换水 1 次，浸泡后用刀刮去茸毛，锯成 5～10cm 的短节，竖起装入筐中，喷水淋洗，除去血质及其他附着物，否则收胶时由于血质凝固易产生沉淀。

（2）煎取胶汁：将处理洁净的鹿角段置蒸球中，加入适量的水，以 0.08MPa 蒸汽压力（表压）煎提 18～24 小时，每隔 1 小时放气 1 次，放出煎液。再如法煎提5～7次，每次煎提时间可逐渐缩短，直至鹿角汁充分煎出，鹿角已成酥枯状态为度。将角渣取出晾干，即为鹿角霜。

（3）滤过澄清：每次所得胶汁趁热用 70～100 目细筛滤过。胶液加明矾沉淀处理，明矾用量为胶液量的 0.1% 左右，先将明矾用水溶解后加入，搅拌均匀，静置沉淀除去杂质。

其他步骤与阿胶相同。但浓缩程度要小于阿胶，防止过老，否则不美观且易碎裂。收胶后可注入较浅的贮胶槽中，另取一部分胶汁用力搅打成沫，倾入胶槽内用酒喷平，冷凝后即出现一层黄白色物质，成品即"带白边"。

【性状】　成品呈黄棕色或红棕色，半透明，有的上部有黄白色泡沫层；质脆易碎，断面光亮；气微，味微甜。

【功能与主治】 温补肝肾，益精养血。用于阳痿滑精，腰膝酸冷，虚劳羸瘦，崩漏下血，便血尿血，阴疽肿痛。

【用法用量】 烊化兑服，3～9g。

【贮藏】 置阴凉干燥处，密闭保存。

第四节 海 绵 剂

一、海绵剂的特点与分类

海绵剂系指采用亲水性胶体溶液经发泡、固化、冰冻、干燥和灭菌制得的海绵状固体灭菌制剂。其特点是具有极强的吸水性，多用作外科手术辅助止血、消炎、止痛。

海绵剂因所用原料不同，通常分为两类：一是用蛋白质为原料制成的，如明胶海绵、血浆海绵、纤维海绵；二是用碳水化合物为原料制成的，如淀粉海绵。淀粉海绵质地松脆易碎；明胶海绵质地柔软，止血效果好，临床应用较多。含药明胶海绵是在明胶海绵中加入止血、消炎、止痛等药物或中药提取物，以增强其疗效。

二、海绵剂的制备及举例

（一）吸收性明胶海绵

明胶海绵为轻质多孔的海绵状固体，一般可吸收本身重量 50 倍的水或 48 倍含枸橼酸钠的血液，能耐受 140℃以下高温，在水内揉搓不易破裂，并能迅速润湿而变软，在体内易被吸收，无抗原性，故为外科手术重要的辅助止血剂。

制备明胶海绵工艺流程：配料→打泡与固化→冰冻→干燥→灭菌→包装。

【制法】 将颗粒状明胶 60g 加蒸馏水 500ml 浸泡 1 小时，使其膨胀软化后，水浴加热至 40℃～50℃，搅拌使其完全溶解（必要时可通过二号垂熔漏斗滤过），于 32℃～38℃保温备用。另取 37%（g/g）甲醛溶液 6ml，以蒸馏水 50ml 稀释后加入上述胶体溶液中，用打泡机（转速约为 900 转/分钟）打泡约 15 分钟，使明胶溶液呈细腻、均匀的泡沫，分装于带有麻布衬垫的金属盒中（－20℃～－10℃）冰冻 24 小时。取出后置于 36℃热风干燥器中干燥，再移置于石灰干燥箱中干燥。取出后切去硬表面和有大空气泡的无用部分，再切成一定大小的方块，用玻璃纸包装，经 120℃ 干热灭菌 2 小时，再以无菌操作法装入已经消毒过的塑料袋中，密封，即得。

【作用与用途】　局部止血剂。用于创口渗血区止血剂。

【用法与用量】　外用，将本品贴敷于出血创面压迫止血。也可剪成所需形状，浸入灭菌生理盐水中，临用时挤尽液体后使用。

（二）含药明胶海绵

本品一般是在明胶海绵中加入具有止血、消炎及止痛作用的药物，以提高止血效果，并产生消炎止痛的综合药效。含药明胶海绵的制备，药物大多是在制备明胶海绵的过程中加入，也有将药物与明胶海绵粉末拌匀制成。

例　复方大黄止血海绵粉

【处方】　大黄 20g　羊蹄 20g　白鲜皮 20g　苎麻 20g　明胶 100g　呋喃西林 1g　硫柳汞 0.1g　37% 甲醛 5ml　盐酸普鲁卡因 1g　蒸馏水适量

【制法】　取大黄等四味中药经粉碎后，按流浸膏项下渗漉法，用水作溶剂，收集渗漉液约 400ml 备用。取明胶加蒸馏水约 500ml，待其软化、膨胀后移至水浴上加热，搅拌使其全部溶解，趁热滤过。再加入呋喃西林、硫柳汞、盐酸普鲁卡因及大黄等药物的渗漉液，待冷至 32℃ 左右时，加入稀甲醛溶液（加 10 倍量水稀释），用打泡机打泡，使泡沫增至原体积的 8～10 倍，倒入垫有麻布的金属盒中，经热风干燥后粉碎，过 60 目筛。再加热至 100℃ 使其充分干燥，分装于干燥的小瓶中，经 115℃ 干热灭菌 1 小时，即得。

【作用与用途】　辅助止血剂。用于外科手术或外科止血。

【用法与用量】　外用。取适量粉末，填塞伤口或出血点。

【注】　本品根据临床需要也可切成薄片（止血纸）或圆柱形（止血栓），供临床使用。

（三）淀粉海绵

淀粉海绵由淀粉经糊化、冰冻、脱水及干燥等步骤制成。

【制法】　取淀粉加适量蒸馏水，搅拌混合，使成 5%～12% 的混悬液，在水浴上加热至 70℃～100℃，在不断搅拌下制成均匀、透明的淀粉浆。然后倒入有格的方盘中，冷至室温后放入冰箱中，在 −4℃～−2℃（最好在 −18℃）冰冻 48 小时。待冰冻彻底后取出，放置室温中解冻，切去硬表面，用纱布包裹后轻轻挤出水分，切成小块，依次浸入 70%、80% 和 95% 乙醇中脱水。最后挤干乙醇，在 50℃ 温箱中干燥，用玻璃纸包装，经 120℃ 干热灭菌 1 小时，即得。

【作用与用途】 用于外科、妇产科、泌尿科和耳鼻喉科的局部止血。

【用法与用量】 外用。使用时先用灭菌生理盐水浸软，然后挤去水分，填塞出血点。

【注】 淀粉海绵因质地较硬，吸收性和适用性较差，现已逐步被明胶海绵取代。

第二十章 中药新剂型与新技术简介

中药药剂的剂型很多，明代李时珍编著的《本草纲目》中就收载了近 40 种剂型。随着科学技术的发展，制药新设备和新材料的应用，中药新制剂和新剂型有了长足发展。

药物的剂型直接关系到药物防病治病的速度和效果，恰当的剂型能最大限度地发挥药物疗效，减少毒副作用，便于生产、服用、运输、携带和贮存。当前国内外学者十分重视新剂型的研究，人们通过应用新技术、新辅料，制造出了长效制剂、速效制剂与靶向制剂等新型给药系统，极大地推动了药剂学的发展。本章简要介绍这些新剂型与新技术。

第一节 长 效 制 剂

长效制剂通常包括缓释制剂和控释制剂。

一、缓释制剂、控释制剂的含义与特点

（一）缓释制剂

用药后能在较长时间内持续释放药物达到延长药效目的的一类制剂称为缓释制剂。其药物释放主要是一级速度过程。缓释制剂的主要特点有：

1. 减少服药次数，减少用药总剂量 一般制剂常需每日给药数次，若制成缓释制剂能在较长时间内维持一定的血药浓度，因此可以每日 1 次或数日一次给药，特别适用于慢性疾病的给药。

2. 保持平稳的血药浓度，避免峰谷现象 在体内药物的作用与药物在体内的浓度密切相关，体内浓度常以血中药物的浓度表示称为血药浓度。血药浓度高于某一水平 C_{max}，将出现毒副反应，低于某一水平 C_{min} 则无效。血药浓度在 C_{max} 和 C_{min} 之间为治疗的有效浓度。一般制剂为了维持有效的血药浓度，必须多次给药。第一次给药后，体内血药浓度逐渐上升，达到有效血药浓度后，由于药物在体内不断地被代谢、排泄，血药浓度逐渐降低，待第二次给药，血药浓度再次出

现先升后降。通常这种给药方法血液中药物浓度起伏很大，有峰谷现象，如图 20-1 所示。药物浓度高时（峰），可能产生副作用甚至中毒，低时（谷）会在治疗浓度以下，不能产生疗效。缓释制剂则可以克服这种峰谷现象，使血药浓度保持在比较平衡持久的有效范围内，如图 20-2 所示，提高了药物使用的安全性和有效性。

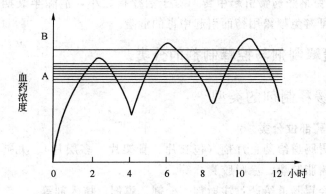

图 20-1　每 4 小时服药一次血药浓度示意图

A. 最适宜的治疗浓度区域　B. 可能发生中毒区域

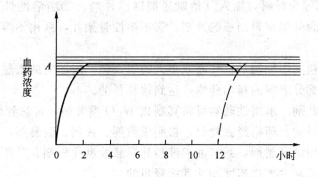

图 20-2　长效制剂产生的血药浓度示意图

A. 最适宜的治疗浓度区域

（二）控释制剂

是指药物在预定的时间内以预定速度释放，使血药浓度长时间恒定维持在有效浓度范围内的制剂。控释制剂在释药速率方面比缓释制剂有更严格的要求。药物以零级或接近零级速率释放。控释制剂的主要特点有：

1. 恒速释药，减少了服药次数 与常规剂型比较，控释制剂释药速度平衡，接近零级速度过程，从而使释药时间延长，通常可恒速释药 8～10 小时，减少了服药次数。

2. 保持稳态血药浓度，避免峰谷现象 体内有效血药浓度平稳，且常可维持 24 小时或更长时间，能克服普通制剂多剂量给药产生的峰谷现象。

3. 可避免某些药物引起中毒 对于治疗指数小，消除半衰期短的药物，制成控释制剂可避免频繁用药而引起中毒的危险。

二、缓释制剂与控释制剂的分类

（一）缓释制剂的类型

1. 按给药部位分类

（1）经胃肠道给药：片剂（包衣片、骨架片、多层片）、丸剂、胶囊剂（肠溶胶囊、药树脂胶囊、涂膜胶囊）等。

（2）不经胃肠道给药：注射剂、栓剂、膜剂、植入剂等。

2. 按制备工艺分类

（1）骨架缓释制剂：①水溶性骨架片，系用亲水性胶体物质如 CMC、HPMC、PVP 等为材料，加入其他赋形剂制成片剂。②脂溶性骨架片，系用脂肪、蜡类物质为骨架材料制成的片剂。③不溶性骨架片，系用不溶性无毒塑料制成的片剂。

（2）薄膜包衣缓释制剂：片心或小丸的表面包一层适宜的衣层，使其在一定条件下溶解或部分溶解而释出药物，达到缓释目的。

（3）缓释乳剂：水溶性药物可将其制成 W/O 型乳剂，可达到缓释目的。

（4）缓释微囊：药物经微囊化，再制成散剂、片剂、胶囊剂、注射剂等。

（5）注射用缓释制剂：系指油溶液型和混悬液型注射剂，其原理基于减小药物的溶出速度或减少扩散速度而达到缓释目的。

（6）缓释膜剂：系指将药物包裹在多聚物薄膜隔室内，或溶解分散在多聚物膜片中而制成的缓释膜状制剂。供内服、外用、植入及眼用。

（二）控释制剂的类型

1. 按给药途径分类 包括口服控释制剂、透皮控释制剂、眼内控释制剂、直肠控释制剂及子宫内和皮下植入控释制剂。

2. 按剂型分类 包括控释片剂、控释胶囊剂、控释微丸、控释散剂、控释栓剂、控释透皮贴剂、控释膜剂、控释混悬液、控释液体制剂、控释微囊、控释微球及控释植入剂等。

三、缓释制剂与控释制剂的制备

1. 骨架型片剂　骨架片是药物与一种或多种骨架材料及其他辅料制成的片状固体制剂。骨架呈多孔型或无孔型。多孔型骨架片药物溶液通过微孔扩散而释放。影响释放的主要因素是药物的溶解度、骨架的孔隙率、孔径等。难溶性药物不宜制备这类骨架片。无孔型骨架片的释药是外层表面的磨蚀-分散-溶出过程。

2. 胃滞留型片剂　是一类能滞留于胃液中，延长药物释放时间，改善药物的吸收，有利于提高生物利用度的片剂。它在胃内的滞留时间可达5～6小时。该片剂由药物与亲水胶体及其他辅料一起制成，其密度小于胃液，故可漂浮在胃液上，亦称胃漂浮片。

常用的亲水胶体有羟丙甲纤维素、羟丙纤维素、羟乙基纤维素、羟甲基纤维素钠、甲基纤维素、乙基纤维素等。为了提高其胃内滞留时间，还须添加疏水性、相对密度小的脂类、脂肪醇类、蜡类。

3. 渗透泵型片剂　利用渗透压原理制成的能均匀恒速释放药物的片剂。它由药物、半透膜材料、渗透压活性物质、推动剂等组成。半透膜材料最常用的是醋酸纤维素；渗透压活性物质常用的有乳糖、果糖、甘露醇、葡萄糖等的不同混合物；推动剂有分子量为3万到500万的聚羟甲基丙烯酸烷基酯，分子量为1～36万的聚维酮（PVP）等。除上述物质外，尚可加助悬剂、黏合剂、润滑剂等。

渗透泵片有单室和双室渗透泵片，如图20-3所示。单室渗透泵片为药物与渗透促进剂、辅料压制成一固体片心，外面包半渗透膜，然后在膜上打孔，口服后胃肠道的水分通过半透膜进入片心，药物和高渗透压的渗透促进剂溶解，膜内的溶液成高渗液，从而通过小孔持续泵出。双室渗透泵片剂，其片中间以一柔性聚合物膜隔成2个室，一室内含药物，遇水后成溶液或混悬液，另一室为盐或膨胀剂，片外再包半透膜，在含药室片面上打一释药小孔，水渗透进入另一室后物料溶解膨胀产生压力，推动隔膜将上层药液挤出小孔。

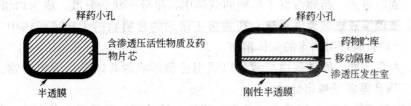

图 20-3　单室和双室渗透泵片

4. 包衣缓释制剂　运用包衣制成固体缓释制剂，调节药物的释放速率。片剂、胶囊剂、小丸甚至颗粒均可采用包衣方法，将药物包裹在一定厚度的衣膜内，达到缓释或控释目的。最常用的包衣材料有醋酸纤维素、乙基纤维素和甲基丙烯酸共聚物，此外还有硅橡胶、肠溶材料等。为了形成具有一定渗透性、机械性能等的衣膜，包衣材料还须加增塑剂、致孔剂、抗黏剂等物质。其制备工艺可采用薄膜包衣常用方法进行，例如用包衣锅滚转包衣法，悬浮床包衣法等。

第二节　速效制剂

速效制剂是指药物从剂型中快速释放，从而使药物吸收快，发挥疗效迅速的一类制剂。

一、固体分散体

固体分散体是指药物与载体混合制成的高度分散的固体分散物。这种固体分散在固体中的技术称为固体分散技术。根据需要可以进一步制成胶囊剂、片剂、软膏剂、栓剂等，也可直接制成滴丸。

固体分散体可利用不同性质的载体达到速效、缓释、控释的目的。速释型固体分散体一般选用水溶性载体，使药物在载体中形成分子分散状态，可改善药物溶解性能，提高溶出速率，从而提高药物的生物利用度。这种高度分散体系已成为制备高效、速效制剂的新方法，也是提高难溶性药物生物利用度的有效方法。

（一）固体分散体的类型

1. 低共熔混合物　药物与载体按适当比例混合，在较低温度下熔融，骤冷固化形成固体分散体。药物仅以微晶状态分散于载体中，为物理混合物。

2. 固态溶液　药物溶解于熔融的载体中，呈分子状态分散，成为均相体系。

3. 玻璃溶液或玻璃混悬液　药物溶于熔融的透明状的无定形载体中，骤然冷却，得到质脆透明状态的固体溶液。

4. 共沉淀物　固体药物与载体以适当比例形成的非结晶性无定形物。常用载体为PVP等多羟基化合物。

药物在载体中的分散状态，并不一定以上述的某一种情况单独出现，往往是多种类型的混合体。

（二）速释型固体分散体的常用载体及特性

1. 聚乙二醇类 聚乙二醇类（PEG）最常用的是 PEG4000 和 PEG6000，它们的熔点低（55℃～60℃），毒性小，能显著地增加药物的溶出速率，提高其生物利用度。

2. 聚维酮类 聚维酮类（PVP）的稳定性好，易溶于水和多种有机溶剂，对有些药物有较强的抑晶作用，但成品对湿的稳定性差，易吸湿而析出药物结晶。

3. 表面活性剂类 作为载体的表面活性剂大多含聚氧乙烯基，其特点是溶于水或有机溶剂，载药量大，在蒸发过程中可阻滞药物产生结晶，是较理想的速效载体材料。常用的有泊洛沙姆 188（Poloxamer188），为片状固体，毒性小，对黏膜的刺激性极小，可用于静脉注射。增加药物的溶出效果大于 PEG 载体。

4. 糖类与醇类 作为载体的糖类常用的有右旋糖酐、半乳糖和蔗糖类；醇类有甘露醇、山梨醇、木糖醇等。这些材料的特点是水溶性强，毒性小，分子中的多个羟基与药物以氢键结合而成固体分散体。

5. 有机酸类 可作为载体的有枸橼酸、酒石酸、琥珀酸、去氧胆酸等，均易溶于水而不溶于有机溶剂。但这些有机酸不适于对酸敏感的药物。

（三）固体分散体制备方法

1. 熔融法 将药物与载体混匀，加热熔融后迅速冷却成固体。本法的关键是应由高温迅速冷却，使多个胶态晶核迅速形成，得到高度分散的药物。该法适用于对热稳定的药物和载体。多用熔点低、不溶于有机溶剂的载体材料，如 PEG 类、枸橼酸、糖类等。

也可将熔融物滴入冷凝液中使迅速收缩、凝固成丸，这样制成的固体分散体称为滴丸。

2. 溶剂法 又称共沉淀法或共蒸发法。药物与载体共同溶解于有机溶剂中，蒸去溶剂后得到药物在载体中混合而成的共沉淀固体分散体，经干燥即得。该法适于对热不稳定或易挥发的药物，但是，当固体分散体内存在少量未除尽的溶剂时，易引起药物结晶而降低主药的分散度。

3. 溶剂-熔融法 凡适用于熔融法的载体材料皆可采用。将药物先溶于少量有机溶剂中，再与熔化了的载体均匀混合，蒸去有机溶剂，冷却固化后即得。毒性很小的有机溶剂也可不蒸去，但一般不得超过 10%（g/g），否则难以形成脆而易碎的固体分散体。本法可用于液态药物或剂量小于 50mg 的固体药物。

（四）固体分散体的质量评定

固体分散体的质量评定，主要是对固体分散体中药物分散状态，固体分散体的稳定性，以及药物的溶出速率和生物利用度进行试验。

药物在固体分散体中呈分子状态、亚稳定及无定形状态、胶体状态、微晶或微粉状态。检测方法目前还只有一些粗略方法，例如 X 射线衍射法、红外光谱测定法、差示热分析法等等，较粗的分散体系也有用显微镜测试的。溶出速率的测定有多种方法，可根据《中国药典》收载的方法测定。固体分散体贮存时间过长，可出现硬度变大、药物溶出度降低等老化现象，所以需注意其稳定性。可以从改善贮存环境，采用联合载体，改善载体理化性质等方面来提高固体分散体的稳定性。

二、微型灌肠剂

微型灌肠剂系指每次用量不宜超过 5ml 的灌肠剂。

直肠给药因直肠下静脉和肛门静脉吸收快，可绕过肝脏-门静脉系统，一般用药一个小时后，血药浓度可达高峰值。

中药微型灌肠剂的制备方法，与灌肠剂的制备方法相同，但应控制适应的pH 值和液体的黏度。如双黄连微型灌肠剂，当药物浓度过高，药液过于黏稠时吸收差。但是，药物浓度过低，本身用量小，则达不到治疗目的。

三、其他速效制剂

除注射剂、气雾剂等速效剂型外，还可通过微粉化方法制备高效、速效制剂。它是指固体药物在一般粉碎的基础上，再经气流粉碎、球磨机粉碎等处理，制成直径小于 5μm 的细微粒子。然后再制成散、丸、片等剂型。药物经微粉化后表面积显著增加，从而提高了它的溶出速度，使之高效、速效。

通过制备时的一些处理方法也可加速药物从剂型中的释放。例如一种速溶胶囊，在胶囊身、胶囊帽上钻 10 个小孔，内装浸膏粉末，遇体液后能很快溶解释放药物。

有的药物在人体置于特殊部位也能起速效作用，例如舌下片，它是置于舌下使用的小型片剂，能在舌下唾液中溶解而被吸收，由于舌下黏膜中毛细血管特别丰富，而被吸收的药物可直接进入大循环，故起速效作用。如硝酸甘油片、喘息定片。此外，还有一种唇颊片，可置于面颊与齿龈之间，通过颊黏膜而吸收，既有速效作用又有长效作用，例如硝酸甘油唇颊片。

第三节 靶 向 制 剂

一、靶向制剂的含义与特点

靶向制剂也称靶向给药系统，一般是指运用载体将药物有目的地浓集于某特定组织或部位的给药系统。

由于该类药物能集中于人体特定部位，因此可以提高药物的疗效，降低其毒副作用。靶向制剂不仅要求药物到达靶组织、靶器官、靶细胞，而且应浓集于该部位且能保持一定时间，但载体不应产生副作用。

二、靶向制剂的分类及制备

靶向制剂可分为：被动靶向制剂、主动靶向制剂、物理化学靶向制剂。被动靶向制剂指载药微粒被巨噬细胞摄取后转运到肝、脾等器官而发挥疗效，主要包括：脂质体、乳剂、微球等；主动靶向制剂是指用修饰的药物载体（修饰的脂质体、微乳、纳米囊、纳米球），将药物定向地转运到靶区浓集而发挥药效；物理化学靶向制剂是指用物理化学方法使药物在某部位发挥药效，主要包括：磁性靶向制剂（磁性微球、磁性微囊、磁性乳剂、磁性片剂、磁性胶囊等）、栓塞靶向制剂（栓塞微球、栓塞复乳）和热敏靶向制剂、pH 依赖性靶向制剂等。下面介绍磁性制剂、毫微囊、靶向给药乳剂的制备方法。

（一）磁性制剂

磁性制剂系指将药物与铁磁性物质共包于或分散于载体中，应用于机体后，利用体外磁场的效应引导药物在体内定向移动和定位聚集的靶向给药制剂。主要用作抗癌药物的载体。

1. 磁性制剂的特点

（1）减少用药剂量，因为药物随着载体被吸引到靶区周围，使达到所需浓度而其他部位分布量相应减少，从而降低用药剂量。

（2）药物绝大部分在局部起作用，相对地减少了药物对人体正常组织的副作用，特别是降低了对肝、脾、肾等系统的损害。

（3）可以运载放射性物质进行局部照射。由于铁磁性物质可以阻挡伦琴射线，因此，可利用这种制剂进行局部造影。

（4）用于阻塞肿瘤血管，使肿瘤坏死。

2. 磁性制剂的组成材料　磁性药物制剂主要由磁性材料、骨架材料及药物三部分组成。

（1）磁性材料：通常应用的磁性物质有纯铁粉、羰基铁、磁铁矿、正铁酸盐、铁钴合金等，尤以 Fe_3O_4 磁流体为铁性材料居多。

（2）骨架材料：通常分为氨基酸聚合物类、聚多糖类、其他骨架材料等。天然的氨基酸聚合物主要有白蛋白、明胶、球蛋白、酶类；合成的氨基酸聚合物主要是多肽，如聚赖氨酸、聚谷氨酸等，其中以白蛋白最常用。聚多糖骨架材料主要有淀粉、葡聚糖、聚甲壳糖、阿拉伯胶等。其他骨架材料有乙基纤维素、聚乙基亚胺、聚乙烯醇等。

上述材料都具有一定的通透性，对人体无毒，大部分在人体组织内能被逐渐地溶解或消化，同时把包裹的药物按一定的速度逐渐释放。

（3）药物：磁性制剂的药物应有一定的水溶性；不与磁性材料和骨架材料起化学反应；临床上经常使用。现已制备磁性药物微球的药物有盐酸阿霉素、丝裂霉素 C、放射菌素 D、氟尿嘧啶、肝素等，最近研究最多的是盐酸阿霉素磁性微球。

3. 磁性制剂的制法　磁性制剂包括：磁性微球、磁性微囊、磁性乳剂，磁性片剂，磁性胶囊等。其制法与各自对应的未加磁性材料的制剂相同。

（1）磁性微球的制法：有加热固化法和加交联剂固化法。加热固化法是将白蛋白、超微铁磁性粒子、药物加水制成混悬液加入棉子油中，用超声波低温匀化。再滴加至 110℃～165℃ 的棉子油中，不断搅拌，离心分离即得。加交联剂固化法是在上法匀化后，混悬于乙醚中，加交联剂 2，3-丁二酮或甲醛乙醚溶液后，离心分离即得。

（2）磁性微囊的制法：一般采用凝聚法制备，根据磁粉分布的情况，将磁粉吸附到囊膜表面的称为囊膜吸附法，而将磁粉包于囊膜内的方法称为内包囊法。

（3）磁性片剂的制法：是将药物、磁性物质和添加剂混合压制成片心，再包控释衣，即得。

（4）磁性胶囊的制法：是将磁性物质装入胶囊内或把磁粉掺入胶囊壳中。

（二）毫微囊

1. 毫微囊的特点　毫微囊又称毫微型颗粒或毫微药丸。系利用天然高分子物质如明胶、白蛋白及纤维类制成的包封药物的微粒，它是一种固态胶体微粒，大小一般在 $10～1000nm$。其特点如下：

（1）毫微囊的活性成分溶解，夹在或包在大分子物质中，或吸附与连接在大分子物质上构成的胶粒。毫微囊的结构类似微型胶囊，但粒径比后者小得多，分散在水中成带乳光的分散体系，形似胶态离子的分子缔合物。

（2）毫微囊的大小，在电子显微镜下检视粒径一般为 50～500nm，大部分为 200nm。由于毫微囊粒子极细，能很快分散于水中成透明的胶体分散体系，适宜配制注射剂，亦可供静脉注射。

（3）毫微囊也是比较理想的药物载体，也可以控制药物进入特定的靶器官或靶细胞。对大鼠或小鼠静脉给药后，很快被网状内皮系统所吞噬，分布于脾脏及肝脏。这种微粒易被癌细胞吞噬而增进药物的抗肿瘤等作用。

（4）毫微囊在贮存期间稳定，可制成冻干粉保存，应用前加注射用水振摇，即能恢复原分散状态。

2. 毫微囊的材料　制备毫微囊的材料有明胶，其他大分子物质如白蛋白、玉米朊、人血清蛋白、牛血清蛋白及乙基纤维素等都可使用。聚山梨酯-20（吐温-20）能促使毫微囊与水接触时加快分散，并对药物有增溶作用。硫酸钠、硫酸胺、低分子醇类等都可用作水溶性高分子物质如明胶等的沉淀剂。

由于毫微囊供注射用，因此必须无菌、无热原。明胶及其他原料的选择十分重要，须符合注射要求，如明胶应不含热原及降压物质，明胶溶液要热压灭菌。但应注意，长时间的加热可引起分子降解。

3. 毫微囊的制法　其制备工艺与制备微囊所用的单凝聚法相似。包封药物的加入与制微囊不同，将药物先配成溶液，在凝聚的细微颗粒（初生微粒）形成时加入，使吸附于空囊中。

（三）靶向给药乳剂

1. 概述　靶向给药乳剂系指用乳剂为载体，传递药物定位于靶部位的微粒分散系统。包括一级乳剂、二级乳剂（复合型乳剂，简称复乳）等。复乳系具有二种乳剂类型（W/O 及 O/W）的复合多相液体药剂，它的分散相不再是单一的相，而是以 W/O 或 O/W 的简单乳剂（亦称一级乳）为分散相，再进一步分散在油或水的连续相中而形成的乳剂（亦称二级乳剂），以 O/W/O 或 W/O/W 型表示。现在研究较多的是 W/O/W 型二级乳剂，各相依次叫内水相、油相和外水相。当内外水相相同时称二组分二级乳，不同时称三组分二级乳。

2. 靶向给药乳剂的作用机理　其靶向性与乳滴大小、表面电荷、处方组成及给药途径有关。通常以水相为外相的乳剂可通过静脉、皮下、肌肉、腹腔及口服给药，而以油相为外相的乳剂则仅能从除静脉以外的途径给药。

（1）O/W 型乳剂：静脉给药后主要指向的靶器官是网状内皮细胞丰富的脏器：肝、脾和肺。这种特性受粒子的平均粒径与表面电荷所影响。静注 O/W 乳剂，还有蓄积于炎症部位的特性，这可能是由于在炎症部位，乳剂粒子可以选择性地大量集中于网状内皮系统或巨噬细胞内的缘故。

（2）W/O 型乳剂：肌内或皮下、腹腔注射后主要聚集于邻近的淋巴器官。载有抗癌药物，对抑制癌细胞经淋巴管转移或局部治疗淋巴系统肿瘤特别有用。

（3）复乳：肌内、皮下或腹腔注射给药，在体内靶向分布与上述 W/O 型乳剂也相似。

复乳是在普通乳剂的外相又覆盖了一层或多层膜，其乳滴直径通常在 $10\mu m$ 以下。以 W/O/W 二级乳剂为例，其特点为：①改变了分散相和连续相；中层油膜相当于半透膜，对内相药物释放起限速作用，因此可作为药物"缓慢释放体系"，且在体内具有对淋巴系统的定向性，可选择性地分布在肝、肺、肾、脾等脏器组织中，因而可作为癌症化疗的良好载体。②可用作药物超剂量或误服而中毒的解毒体系。③可避免在胃肠道失活，增加稳定性，提高药效等。

第四节　包合技术简介

随着科学技术的发展，制药新技术和新材料的应用，推动了中药制剂现代化的进程，取得了很大的成绩。如包合技术，在中药制剂制备中，常用于挥发性成分或油状液体的微囊化，可使药物从液态制成固体制剂，也可掩盖不良气味。例如大蒜油微囊、牡荆油微囊。脂质体制备技术是实现靶向给药的重要技术手段之一，20 世纪 80 年代中期，一些专门从事脂质体开发的公司相继成立，用脂质体包裹的抗癌药、新疫苗或其他各种药物已开始上市，如顺铂脂质体、两性霉素 B 脂质体和阿霉素脂质体等。本节将这些重要新技术的特点、制备方法与应用作一简单介绍。

一、β-环糊精包合技术

（一）β-环糊精包合技术的原理与特点

环糊精（cyclodextrin，CD）系淀粉用嗜碱性芽孢杆菌经培养得到的环糊精葡聚糖转位酶作用后形成的产物。是由 6～12 个 D-葡萄糖分子以 1，4-糖苷键连接的环状低聚糖化合物，为水溶性、非还原性白色结晶状粉末，常见的有 α、β、γ 三型，分别由 6、7、8 个葡萄糖分子构成。

在 3 种环糊精中，以 β-环糊精（β-CD）最为常用，它为 7 个葡萄糖分子以 1，4-糖苷键连接而成。筒状结构，内壁空腔为 0.6～1nm，由于葡萄糖的羟基分布在筒的两端并在外部，糖苷键氧原子位于筒的中部并在筒内，β-环糊精的两端和外部为亲水性，而筒的内部为疏水性，可将一些大小、形状合适的药物分子包合于环状结构中，形成超微囊状包合物。

β-CD 包合物的主要特点是：因其为超微结构，呈分子状，分散效果好，易于吸收；另外，因其与微型胶囊类似，释药缓慢，副作用小；环糊精为碳水化合物，能被人体吸收和利用，进入机体后断链开环，形成直链低聚糖，参与代谢，无积蓄作用，无毒。

（二）β-环糊精包合在药剂学中的作用

1. 增加药物的稳定性　凡容易氧化、水解、易挥发的药物制成包合物，则可防止其氧化、水解，减少挥发。因为药物分子的不稳定部分被包合在 β-CD 的空穴中，从而切断了药物分子与周围环境的接触，使药物分子得到保护，增加了稳定性。如愈创木中提取得到有效成分愈创木酚，很不稳定，与 α-CD 或 β-CD 形成包合物，可制成口服制剂，长期保存。

2. 增加药物溶解度　难溶性药物与 β-CD 混合可制成水溶性的包合物。如橙皮苷在水中溶解度小，易产生沉淀，用 β-CD 制成包合物，可防止产生沉淀。薄荷油、桉叶油的 β-CD 包合物，可使其溶解度增加约 50 倍。

3. 液体药物粉末化　液体药物包合使成固态粉末，便于加工成其他剂型，例如片剂、胶囊、散剂、栓剂等。

4. 掩盖不良气味，减少刺激性及毒副作用　如大蒜油-β-CD 包合物，可掩盖大蒜的不良气味。又如 5-氟脲嘧啶用 β-CD 制成分子胶囊，消化道吸收较好，血中浓度维持时间长，刺激性小，基本上消除了食欲不振、恶心呕吐等副反应。

5. 调节释药速度　中药挥发油等用 β-CD 包合后，可控制包合物内挥发油的释放。如将樟脑、薄荷脑、桉叶油用 β-CD 制成包合物，同时倒入沸水中，挥发性药物可以比较均匀地缓释出来。

6. 提高药物的生物利用度　如双香豆素-β-CD 包合物，X 衍射表明，在包合物中双香豆素的结晶衍射峰消失了，说明在包合物中双香豆素不是以结晶状态存在。制成包合物增加了溶出速度，且增加了 β-环糊精的摩尔比，包合物中药物的溶出速度与溶解度也相应地增加。家兔口服双香豆素-β-CD 包合物，血药浓度的峰值为口服单纯的双香豆素的 1.7 倍。0～48 小时 AUC（血药浓度-时间曲线下面积）也是口服单纯双香豆素的 1.7 倍。

（三）β-环糊精包合物的制备

1. 饱和水溶液法　先将环糊精与水配成饱和溶液，然后：①可溶性药物，直接加入环糊精饱和溶液，一般摩尔比为 1：1，搅拌，直至成为包合物为止，约 30 分钟以上。②水难溶性药物，可先溶于少量有机溶剂，再注入环糊精饱和水溶液，搅拌直至成为包合物为止。③水难溶性液体药物，直接加入环糊精饱和水溶液中，经搅拌得到包合物。所得包合物若为固体，则滤取，水洗，再用少量适当的溶剂洗去残留药物，干燥。若包合物为水溶性的，则将其浓缩得到固体，也可加入一种有机溶剂，促使其析出沉淀。

例　冰片-β-环糊精包合物

取 β-环糊精 4g，溶于 55℃、100ml 的水中，保温。另取冰片 0.66g，用乙醇 20ml 溶解，在搅拌下缓慢滴加冰片溶液于 β-环糊精溶液中，滴完后继续搅拌 30 分钟，冰箱放置 24 小时，抽滤，蒸馏水洗涤，40℃ 干燥，即可。

制成冰片-β-环糊精包合物主要目的是防止冰片挥发。

2. 研磨法　将环糊精与 2～5 倍量水研匀，加入要包合的药物（水难溶性者，先溶于少量有机溶剂中），研磨成糊状，低温干燥后，再用有机溶剂洗净，干燥即得。

例　苯甲醛-β-环糊精包合物

取 β-环糊精 100g，加蒸馏水 200ml，研匀后加苯甲醛 5g，充分研磨，低温干燥即得。苯甲醛制成-β-环糊精包合物主要目的是降低挥发性，防止氧化，掩盖臭味。

3. 冷冻干燥法　将药物和环糊精混合于水中，搅拌，溶解或混悬，通过冷冻干燥除去溶剂（水），得粉末状包合物。本法得到的包合物，成品较疏松，溶解度好，尤其适用于在干燥时易分解或变色，但又要求得到干燥包合物的药物。

此外，制备包合物的方法还有超声波法、中和法、混合溶剂法、共沉淀法等。

（四）β-环糊精包合物的质量评定

包合物的质量研究内容主要包括：药物与环糊精是否形成包合物，包合物是否稳定，包合物药物溶解性能，包合率，收得率等。

β-环糊精是否将药物包合了，可根据包合物的性质和结构状态，采用 X 射线衍射法、热分析法、薄层色谱法、显微镜法、荧光光谱法、紫外分光光度法等进行验证，必要时可同时用几种方法验证。

二、微型包囊技术

（一）微型包囊的含义、特点与应用

以天然或合成的高分子材料为囊材，将固体或液体药物作囊心物包裹而成的微小胶囊称微囊，制备微囊的过程称微囊化。

药物微囊化以后，具有许多应用特点：可以提高药物的稳定性，掩盖不良气味及口感，防止药物胃内失活，减少对胃的刺激性，减少复方药物的配伍变化，制成微囊使药物起到控释或靶向作用，可改善某些药物的物理特性（如流动性，可压性），可使液态药物固体化。还可以将活性细胞或生物活性物质包囊，使其在体内发挥生物活性作用，具有良好的生物相容性和稳定性。

（二）囊心物与包囊材料

固体或液体药物均可作囊心物进行微囊化。

囊心物除主药以外还可加入附加剂，通常将主药与附加剂混匀后进行微囊化，亦可将主药先微囊化，再按需要加入附加剂。

包囊材料有天然、半合成或合成的高分子材料。

1. 天然高分子材料 为最常用的囊材，无毒，成膜性好，稳定，如明胶、桃胶、阿拉伯胶、海藻酸钠等。

2. 半合成高分子材料 常用的有羧甲基纤维素钠（CMC-Na）、醋酸纤维素酞酸酯（CAP）、乙基纤维素（EC）、甲基纤维素（MC）、羟丙甲纤维素（HPMC）等。它们的特点是毒性小、黏度大，成盐后溶解度增加，由于易水解，不宜高温处理。

3. 合成高分子材料 常用的有聚乙烯醇（PVA）、聚碳酯、聚乙二醇（PEG）、聚苯乙烯、聚酰胺、聚维酮（PVP）、聚甲基丙烯酸甲酯等。其特点是成膜性和化学稳定性好。

一般在选用囊材时应考虑黏度、渗透性、吸湿性、溶解性、稳定性、澄明度等。为了使微囊具有一定的可塑性，通常可在囊材中加入增塑剂，例如明胶作囊材时可加入明胶体积 $10\% \sim 20\%$ 的甘油或丙二醇。囊心物与囊材的比例要适当，囊心物太少，可导致囊中无物。

（三）微型胶囊的制备方法

根据药物和囊材的性质、微囊要求的粒径、释放性能以及靶向特点，可选择不同的微囊化方法。目前可归纳为物理化学法、物理机械法和化学法三大类，下面重点介绍一下物理化学法中的相分离凝聚法，包括单凝聚法和复凝聚法。

1. 单凝聚法 是相分离法中较常用的一种方法。它是在高分子囊材（如明胶）溶液中加入凝聚剂以降低高分子溶解度而凝聚成囊的方法。

基本原理：如将药物分散在明胶材料溶液中，然后加入凝聚剂（可以是强亲水性电解质硫酸钠或硫酸铵的水溶液，或强亲水性的非电解质如乙醇或丙酮），由于明胶分子水化膜的水分子与凝聚剂结合，使明胶的溶解度降低，分子间形成氢键，最后从溶液中析出而凝聚形成微囊。但这种凝聚是可逆的，一旦解除促进凝聚的条件（如加水稀释），就可发生解凝聚，使微囊很快消失。这种可逆性在制备过程中可反复利用，直到凝聚微囊形状满意为止（可用显微镜观察）。最后再采取措施加以交联，使之成为不凝结、不粘连、不可逆的球形微囊。

工艺流程：本法以明胶为囊材的工艺流程为例：

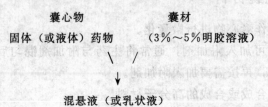

囊心物　　　　　　囊材
固体（或液体）药物　　（3％～5％明胶溶液）

混悬液（或乳状液）

↓ 50℃，10％醋酸溶液调至 pH3.5～3.8，60％Na₂SO₄ 溶液

凝聚囊

↓ 稀释液

沉聚囊

↓ 15℃以下，37％甲醛溶液，20％NaOH 调至 pH8～9

交联囊

↓ 水洗至无甲醛

微囊→制剂

工艺中稀释液，即硫酸钠溶液，浓度为成囊体系中硫酸钠的百分浓度再加 1.5％，用量为成囊体系的 3 倍多，液温为 15℃，浓度过高或过低，可使囊溶解或粘连成团。

2. 复凝聚法　复凝聚法系指使用两种带相反电荷的高分子材料作为复合囊材，在一定条件下交联且与囊心物凝聚成囊的方法。复凝聚法是经典的微囊化方法，它操作简便，容易掌握，适合于难溶性药物的微囊化。可作复合材料的有明胶与阿拉伯胶（桃胶、果胶、CMC 或 CAP 等多糖）、海藻酸盐与聚赖氨酸、海藻酸盐与壳聚糖、海藻酸与白蛋白、白蛋白与阿拉伯胶等。

现以明胶与阿拉伯胶为例，说明复凝聚法的基本原理。将溶液 pH 值调至明胶的等电点以下（如 pH4.0～4.5）使之带正电，而阿拉伯胶仍带负电，由于电荷互相吸引交联形成正、负离子的络合物，溶解度降低而凝聚成囊。

复凝聚法的工艺流程如下：

囊心物　　　　　　囊材

固体（或液体）药物　　2.5%～5%明胶，2.5%～5%阿拉伯胶

\　／

↓

混悬液（或乳状液）

↓ 50℃～55℃，5%醋酸溶液

凝聚囊

↓ 30℃～40℃的水，用量为成囊系统的 1～3 倍

沉聚囊

↓ 15℃以下，37%甲醛溶液，20%NaOH 调至 pH8～9

交联囊

↓ 水洗至无甲醛

微囊→制剂

　　凝聚法制微囊，并不适用于所有不溶于水的固体或液体药物。重要的是药物表面应能为囊材凝聚物所润湿，从而使药物混悬于该凝聚物中，才能随凝聚物分散而成囊。此外，还应保持凝聚物具有一定的流动性，这是保证囊形良好的必要条件。

　　例　大蒜油微囊

　　【处方】　大蒜油 1g　阿拉伯胶粉 0.5g　3%阿拉伯胶液 30ml　3%明胶液 40ml　甲醛·淀粉各适量

　　【制法】

　　（1）乳化：取阿拉伯胶粉 0.5g，置乳钵中，取大蒜油 1g，研匀，加蒸馏水 1ml 迅速研磨成初乳，并以 3%阿拉伯胶液 30ml 稀释成乳剂。

　　（2）包囊：将乳剂移至 250ml 烧杯中，边加热边搅拌，待温度升至 45℃时缓缓加入 3%明胶液 40ml（预热至 45℃），胶液保持 43℃～45℃，继续搅拌，并用 10%醋酸液调 pH4.1～4.3。显微镜下可观察到乳滴外包有凝聚的膜层。

　　（3）稀释：加入温度比其稍低的蒸馏水 150ml，继续搅拌，温度降至 30℃以下时移至冰水浴继续搅拌。

　　（4）固化：加入 3%的甲醛液 1ml，搅拌使固化定形。用 5%的氢氧化钠液调 pH 7.0～7.5，使凝胶的网孔结构孔隙缩小，再搅拌 30 分钟。

　　（5）分散：加入 10%生淀粉混悬液 4ml，使淀粉充分散开，在微囊间形成隔离层，10℃左右再搅拌 1 小时。

　　（6）干燥：滤取微囊，洗涤，尽量除去水分，二号筛制粒，60℃干燥。

　　【用途】　大蒜对多种球菌、杆菌、霉菌、病毒、阿米巴原虫、阴道滴虫、蛲虫等均有抑制和灭杀作用。用于肺部和消化道的霉菌感染、隐球菌性脑膜炎、

急慢性菌痢和肠炎、百日咳及肺结核等。并有降低血胆固醇、三酸甘油酯和脂蛋白的作用。

【注】 大蒜油的主要成分为大蒜辣素、大蒜新素等多种烯丙基、丙基和甲基组成的硫醚化合物，为不饱和硫化烯烃化合物的混合物，分子结构上存在活泼双键，因而化学性质不稳定，且有刺激性，所以制成微囊。由于在碱性条件下不稳定，所以固化时调 pH7.0～7.5，而不是通常的 pH8～9。

（四）微型胶囊的质量评定

目前，微囊的质量评定大致有以下内容：

1. 微囊的囊形与大小 不同微囊制剂其囊的大小不同，如注射剂，微囊的大小应能符合《中国药典》混悬型注射剂的规定。以微囊为原料做成的各种剂型，都应符合该剂型的有关规定。

可用带目镜测微仪的光学显微镜测定微囊的大小。亦可用库尔特计数器测定微囊的大小与粒度分布。

2. 微囊中药物的溶出速度测定 为了有效地控制微囊释放与作用时间及奏效部位，须对微囊进行溶出速度的测定。微囊试样应置薄膜透析管内，然后进行测定。

3. 微囊中药物的含量测定 微囊囊心物的含量取决于采用的工艺。微囊中主药含量测定，一般都采用溶剂提取法，溶剂的选择原则，主要应使主药最大限度溶出而不溶解囊材，溶剂本身也不干扰测定。

三、脂质体的制备技术

（一）脂质体的含义与特点

脂质体是指将药物包封于类脂质双分子层内而形成的微型小囊。也可称为类脂小球或液晶微囊。类脂质双分子层厚度约 4nm。

脂质体可以包封脂溶性或水溶性药物，药物被包封后其主要特点为：

1. 靶向性和淋巴定向性 脂质体能选择性地分布于某些组织和器官中，增加药物对淋巴系统的定向性，提高药物在靶部位的浓度。尤其对抗癌药物，能选择性地杀伤癌细胞或抑制癌细胞，对正常细胞则无损害作用。因此，以脂质体为载体的药物，能提高疗效，减少剂量，降低毒性。

2. 细胞亲和性与组织相容性 脂质体与生物膜结构相似，因此与细胞膜有较强的亲和性，可增加被包裹的药物透过细胞膜的能力，增强疗效。

3. 长效作用 药物包封成脂质体，可降低其消除速率，延长作用时间。

4. 降低药物毒性 药物被脂质体包封后，主要由网状内皮系统的吞噬细胞所摄取，在肝、脾、骨髓等网状内皮细胞较丰富的器官中浓集，而药物在心脏和肾脏中的累积量比游离药物低得多，因此，将对心、肾有毒性的药物或对正常细胞有毒性的抗肿瘤药物，包封成脂质体可以降低其毒性。

5. 提高药物稳定性 某些不稳定的药物被包封后可受到脂质体双层膜的保护而提高稳定性。

（二）脂质体的结构

脂质体根据其结构可分为三类：

1. 单室脂质体 水溶性药物的溶液只被一层类脂质双分子层所包封；脂溶性药物则分散于双分子层中。如图 20-4A 所示。球径等于或小于 25nm。

2. 多室脂质体 有多层的类脂质双分子层被含药物（水溶性药物）的水膜隔开，形成不均匀的聚合体，脂溶性药物则分散于多层双分子层中。如图 20-4B 所示。球径等于或小于 5μm。

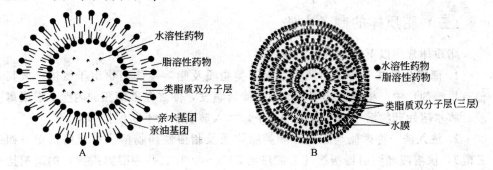

图 20-4　脂质体结构图
A. 单室脂质体结构图　B. 多室脂质体结构图

3. 大多孔脂质体 单层状，球径大约为 $0.13\mu m \pm 0.06\mu m$，比单室脂质体可多包蔽约 10 倍的药物。

脂质体是以类脂质（如卵磷脂、胆固醇）构成的双分子层为膜材包合而成的微粒。磷脂类都含有一个磷酸基团和一个含氮的碱基（季铵盐），均为亲水基团，还有两个较长的烃链为亲油基团。胆固醇的亲油性强于亲水性。用磷脂与胆固醇作脂质体膜材，须先将类脂质溶于有机溶剂中，然后蒸发除去有机溶剂，在器壁上使成均匀类脂质薄膜，该薄膜由磷脂与胆固醇混合分子相互间隔定向排列的双分子层组成。磷脂分子的亲水基团呈弯曲的弧形，形如手杖，与胆固醇分子的亲水基团结合，在亲水基团的上边两侧上端各连接一个亲油基团。薄膜形成后，加入磷酸盐缓冲液振荡或搅拌，即可形成单室或多室的脂质体，在不断搅拌中，使水膜中容纳大量的水溶性药物，而脂溶性药物则容纳在双分子层的亲油基部分。如图 20-5。

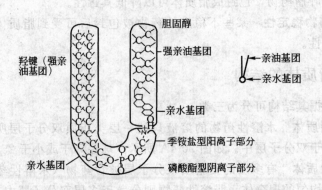

图 20-5　卵磷脂和胆固醇在脂质体中的排列

（三）脂质体的制备方法

脂质体常用以下几种方法制备：

1. 薄膜分散法　将磷脂及胆固醇等类脂质及脂溶性的药物溶于氯仿（或其他有机溶剂）中，将氯仿液于玻璃瓶中旋转蒸发，使之在玻璃瓶的内壁上形成薄膜；将水溶性药物溶于磷酸盐缓冲液中，加入玻璃瓶后不断搅拌即得。

2. 注入法　将磷脂与胆固醇等类脂物质及脂溶性药物溶入有机溶剂中（如乙醚），该溶液经注射器缓缓注入加热至 50℃～60℃（并用磁力搅拌）的磷酸盐缓冲溶液（或含水溶性药物）中，不断搅拌至乙醚除尽为止，即得大多孔脂质体。其粒径较大，不宜于静脉注射。再将脂质体混悬液通过高压乳匀机两次，所得成品大多为单室脂质体，少量为多室脂质体，粒径绝大多数在 $2\mu m$ 以下。

3. 超声波分散法　水溶性药物溶于磷酸盐缓冲液，加入磷脂、胆固醇及脂溶性药物制成共溶于有机溶剂的溶液，搅拌蒸发除去有机溶剂，残留液经超声波处理，然后分离出脂质体。

4. 冷冻干燥法　将磷脂超声处理高度分散于缓冲盐溶液中，加入冻结保护剂（如甘露醇、葡萄糖、海藻酸等）冷冻干燥后，再将干燥物分散到含药的缓冲盐溶液或其他水性介质中，即形成脂质体。该法适合于包封对热敏感的药物。

（四）影响脂质体载药量的因素

脂质体内含药物的重量百分率称为载药量，也可用包封药物溶液体积的相对量表示，则称为体积包封率，单位为 L/mol 类脂。应用上述几种工艺制备脂质体，其载药量或体积包封率不同。

影响脂质体的载药量或体积包封率的因素有：

1. 脂质体粒径大小 当类脂质的量不变，类脂质双分子层的空间体积越大，则载药量越多。

2. 类脂质膜材的投料比 增加胆固醇含量，可提高水溶性药物的载药量。

3. 脂质体的电荷 当相同电荷的药物包封于脂质体双层膜中，同电荷相斥致使双层膜之间的距离增大，可包封更多亲水性药物。

4. 药物溶解度 极性药物在水中溶解度愈大，在脂质体水层中的浓度就越高。水层空间越大能包封极性药物越多，多室脂质体的体积包封率远比单室的大。非极性药物的脂溶性越大，体积包封率越高，水溶性与脂溶性都小的药物体积包封率低。

（五）脂质体的质量评定

脂质体质量主要由粒径大小及形态、包封率、渗漏率、主药含量、释放度等几个方面控制。

第二十一章
中药制剂的稳定性与有效性

药物制剂的基本要求应该是安全、有效、稳定、可控。其中有效性是制剂研究应用的目的所在，而稳定性又是其他性质得以保障的基础。本章重点介绍中药制剂稳定性和有效性的影响因素和研究方法。

第一节 中药制剂稳定性研究概述

一、研究中药制剂稳定性的意义

稳定性是指药物在体外的稳定性。药物若分解变质，不仅可使疗效降低，有些药物甚至产生毒副作用，故药物制剂稳定性是保证制剂安全有效的基础。

现在中药制剂已基本上实现机械化大生产，若产品因不稳定而变质，则在经济上可造成巨大损失。因此，药物制剂稳定性是制剂研究、开发与生产中的一个重要问题。

随着中药制药工业的发展，中药制剂的品种越来越多，某些液体制剂的稳定性问题甚为突出。尤其是注射剂，若将变质的注射液注入人体，则非常危险。中药新制剂在不断产生，一个新的产品，从原料提取到制剂成型，稳定性研究是其中最基本的内容。我国已经规定，新药申请必须呈报有关稳定性资料。因此，为了提高中药制剂质量，保证药品疗效与安全，提高经济效益，必须重视药物制剂稳定性的研究。

二、研究中药制剂稳定性的任务

中药制剂稳定性变化一般包括化学、物理和生物学三个方面。化学稳定性是指药物由于水解、氧化等化学降解反应，使药物含量（或效价）、色泽产生变化。物理稳定性变化主要是指制剂的物理性能发生变化，如混悬剂中药物颗粒结块、结晶生长，乳剂的分层、破裂，胶体制剂的老化，片剂崩解度、溶出速度的改变等。生物学稳定性一般指中药制剂由于受微生物的污染，而使产品变质、腐败。

研究药物制剂稳定性的任务，就是探讨影响中药制剂稳定性的因素与提高制剂稳定化的措施，同时研究中药制剂稳定性的试验方法，制订中药制剂的有效期，保证中药制剂的质量，为新产品提供稳定性依据。

本章重点讨论中药制剂的化学稳定性。

三、中药制剂稳定性的研究现状

中药制剂的稳定性研究是从液体制剂开始的，且多为单方制剂。用化学动力学的原理来评价中药制剂的稳定性，国内最先报道的是 1981 年对威灵仙注射液中原白头翁素稳定性的研究。随后这方面的研究得到重视，发展较快。1985 年国家施行的《新药审批办法》把中药制剂的稳定性试验作为新药申报资料项目之一，对中药制剂稳定性研究起到了较大的促进作用。

近 20 年来，有关中药制剂稳定性研究的报道很多，其内容包括单项考察影响中药制剂或有效成分稳定性的因素，以及综合考察成品有效期等方面的研究。涉及的剂型，除常见的注射剂、口服液、滴眼剂、片剂、丸剂和颗粒剂外，还有气雾剂、灌肠剂、乳剂、贴膏剂、胶囊剂等，以及制剂的中间体微型胶囊和 β-环糊精包合物等。中药复方制剂和固体制剂的稳定性研究报道呈现增加趋势。所测定的稳定性指标成分如苦参碱、黄芩苷、绿原酸、阿魏酸、熊果酸、雷公藤甲素、丹参酮 II_A、贝母碱、大黄素、延胡索乙素等，大部分与制剂的疗效相吻合。采用的试验方法主要包括留样观察法和加速试验法等。

总之，中药制剂稳定性的研究近年来发展较快，这一领域的工作是保证中药制剂质量和临床疗效的前提。但研究的深度和广度还有待于提高，需要吸收国内外先进的方法与技术手段，进行多方面的理论探讨和实验研究，以提高中药制剂稳定性的研究水平。

第二节　影响中药制剂稳定性的因素及稳定化方法

一、影响中药制剂稳定性的因素

影响药物制剂稳定性的因素很多，从处方因素与外界因素两个方面来讨论。处方因素主要是指 pH 值、溶剂、离子强度、赋形剂与附加剂等；外界因素主要包括制备工艺、水分、空气（氧）、温度、光线、金属离子、包装材料等。这些因素对于药物制剂处方的设计，剂型的选择，生产工艺和贮存条件的确定，及其包装的设计等都是十分重要的。现将其中最主要的影响因素讨论如下：

（一）水分的影响

水分对中药固体制剂稳定性的影响特别重要，水分是许多化学反应的媒介，固体制剂吸附了水分以后，在表面形成一层水膜，降解反应就在膜中进行。微量的水分可加速许多药物成分的水解、氧化等降解反应。中药固体制剂吸附空气中的水分后，含水量增加，可引起潮解、结块、流动性降低，同时水分也是引起发霉变质的重要条件。中药固体制剂是否容易吸湿，取决于其临界相对湿度（CRH）的大小。

（二）空气（氧）的影响

氧化也是最常见的药物降解反应。制剂中药物的氧化分解，通常是在大气中氧的影响下缓慢进行的，称为自动氧化。

氧化过程一般都比较复杂，有时在药物的氧化过程中，光化分解、水解等可同时发生。药物氧化的结果，不仅使含量降低，而且可能改变颜色或出现沉淀，甚至产生有害物质，严重影响制剂的质量。空气中氧是引起中药制剂自氧化反应的根本原因。

（三）温度的影响

一般来说，温度升高，反应速度加快。根据 Van't Hoff 经验规则，温度每升高 10℃，反应速度约增加 2～4 倍。由于不同反应增加的倍数可能不同，所以该规则只是粗略的估计。温度对于反应速度常数的影响，可用 Arrhenius 指数定律表示为：

$$K = Ae^{-E/RT} \tag{21-1}$$

其中 K 是反应速度常数；A 是频率因子；E 为活化能；R 为气体常数；T 是绝对温度。该方程定量地描述了温度与反应速度之间的关系，是预测药物稳定性的主要理论依据。

（四）pH 值的影响

中药制剂中酯类、酰胺类、苷类等有效成分常受 H^+ 或 OH^- 催化水解，这种催化作用称为专属酸碱催化或特殊酸碱催化，其水解速度主要由 pH 值决定，pH 值对速度常数 K 的影响可用下式表示：

$$K = K_0 + K_{H^+} [H^+] + K_{OH^-} [OH^-] \tag{21-2}$$

上式中，K_0 表示参与反应的水分子的催化速度常数，K_{H^+} 和 K_{OH^-} 分别表示 H^+ 或 OH^- 离子的催化速度常数。在 pH 值很低时，主要是酸催化，上式 21-

2 可表示为：

$$\lg K = \lg K_{H^+} - pH \qquad (21\text{-}3)$$

以 $\lg K$ 对 pH 作图得一直线，斜率为 -1。设 K_w 为水的离子积即 $K_w = [H^+][OH^-]$，故在 pH 较高时主要是碱催化，式 21-2 可表示为：

$$\lg K = \lg K_{OH^-} + \lg K_w + pH \qquad (21\text{-}4)$$

以 $\lg K$ 对 pH 作图得一直线，斜率为 1。那么，根据上述动力学方程可以得到反应速度常数的对数与 pH 关系的图，称为 pH-速度图。如图 21-1 所示。pH-速度曲线最低点所对应的横坐标，即为最稳定 pH，以 pH_m 表示。

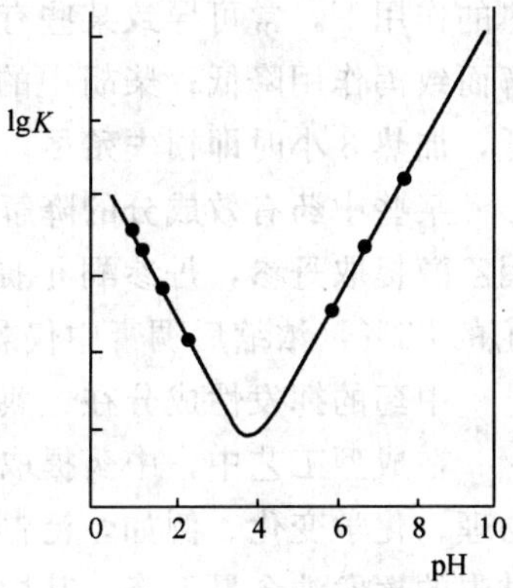

图 21-1　pH-速度图

（五）光线的影响

中药制剂成分的某些化学变化，如氧化、水解、聚合等常可因光线照射而发生。光是一种辐射能，其能量的大小与波长成反比，故紫外线更易激发化学反应。药物由于受光线的辐射作用，分子活化而产生的分解反应称为光化降解。药物对光是否敏感，主要与其分子的化学结构有关。具有酚类结构或具有不饱和双键的化合物等，在光照的影响下较易分解。很多药物如挥发油的自氧化反应可由光照而引起。在光照下，牛黄中胆红素的颜色变化，莪术油静脉注射液浓度的降低、一些染料的褪色等均为光化降解反应。很多药物的光化反应机理，至今尚不完全清楚。所以在中药制剂的贮存过程中，还应考虑光线的影响。

药物的光化反应，通常是吸收了日光中波长为 290～450nm 的光线而引起的。因此，在光化降解试验中，所采用的人工光源的光谱能量分布应接近日光；光照强度应远远高于室内日光强度，以缩短试验时间。

近年来，一些中药制剂和中药成分的包合物，如复方雪莲胶囊、葛根素滴眼剂、大蒜油-β-环糊精包合物等的稳定性研究也采用了光加速试验法。

（六）制剂工艺的影响

药物的不同剂型，具有不同的稳定性；同种药物即使制成相同的剂型，因制备工艺的差别变化可以引起药物稳定性的变化。

中药制剂的制备过程包括提取、分离、浓缩、干燥和成型等阶段，多数需经水、醇和热的处理，各阶段都可能发生一些重要的物理和化学变化，导致制剂中有效成分的降解和损失。

在提取分离阶段，中药制剂多数采用的是以水作溶剂加热提取的方法，在湿热的作用下，常可导致某些有效成分的降解和损失。如大黄久煎，因蒽醌苷的水解而致泻作用降低；柴胡中的柴胡皂苷 a、b，随加热煎煮时间的延长，含量降低，加热 8 小时即损失殆尽。

某些中药有效成分的降解在提取时已经开始，并延续至浓缩干燥过程。例如用乙醇提取丹参，丹参酮 II_A 提取率达 96.3%，回收乙醇后可保留原药材丹参酮 II_A 的 85%，浓缩后稠膏中仅剩余 18.1%，100℃烘干后已完全损失。

中药的挥发性成分在经煎煮、提取、浓缩、干燥等处理过程后也损失殆尽。

在成型工艺中，中药提取物或原粉末药材若接触湿热，同样可以引起上述的物理、化学变化。例如，泛制法制备元香止痛丸，泛制后，经 60℃烘干，中药材中的挥发油含量下降，其构成组分比例也发生变化，包蜡衣打光虽能改善药丸的外观，但因工序中的加热过程，可引起挥发油含量的进一步下降。中药制剂的稳定性，在制剂工艺过程中可受多种因素的影响，应引起足够的重视。

（七）包装材料

包装问题往往被人们所忽视，实际上如果药物制剂不考虑包装，即便是最稳定的处方也不能得到优质的成品。药物贮藏于室温环境中，主要受热、光、水汽及空气（氧）的影响。包装设计就是要排除这些因素的干扰，同时也要考虑包装材料与药物制剂的相互作用，包装容器材料通常使用的有玻璃、塑料、橡胶及一些金属，下面分别进行讨论。

玻璃理化性质稳定，不易与药物作用，不能使气体透过，为目前应用最多的一类容器。但它有两个缺点，即释放碱性物质和脱落不溶性玻璃碎片。这些问题对注射剂特别重要。棕色玻璃能阻挡波长小于 470nm 的光线透过，故光敏感的药物可用棕色玻璃包装。

塑料是聚氯乙烯、聚苯乙烯、聚乙烯、聚丙烯、聚酯、聚碳酸酯等一类高分子聚合物的总称。为了便于成型或防止老化等原因，常常在塑料中加入增塑剂、防老化剂等附加剂。有些附加剂具有毒性，药用包装塑料应选用无毒塑料制品。但塑料容器也存在三个问题：①有透气性，制剂中的气体可以与大气中的气体进行交换，以致使盛于聚乙烯瓶中的四环素混悬剂变色变味，乳剂脱水氧化至破裂变质。②有透湿性，如聚氯乙烯膜的厚度为 0.03mm 时，在 40℃、90% 相对湿度条件下透湿速度为 100g/（$m^2 \cdot d$）。③有吸着性，塑料中的物质可以迁移进入溶液，而溶液中的物质（如防腐剂）也可被塑料吸着，如尼龙就能吸着多种抑菌剂。

橡胶广泛用作塞子、垫圈、滴头等，它可吸附溶液中的主药和抑菌剂，特别对于抑菌剂的吸附可使抑菌效能降低，此点不能忽视。橡胶成型时，也加入硫化剂、填充剂、防老化剂等附加剂，故橡胶与药液接触，其中的附加剂能被药液浸出，因而污染药液，对于大输液的质量影响更大，各种包装材料的性质见表 21-1。

表 21-1　　　　　　　　　　　**包装材料的性质比较**

材料	平均密度	水蒸气穿透性	气体穿透性（O_2）	与产品潜在的反应性
聚乙烯（低密度）	0.92	高	低	低
聚乙烯（高密度）	0.96	低	低	低
聚丙烯	0.90	中等	低	低
聚氯乙烯（软的）	1.20	高	低	中等
聚氯乙烯（硬的）	1.40	高	低	低
聚碳酸酯	1.2	高	低	低
聚酰胺（尼龙）	1.1	高	低	高
聚苯乙烯	1.05	高	高	中等
聚四氟乙烯	2.25	低	低	无
钠钙玻璃	2.48	不	低	高
硼硅酸盐玻璃	2.23	不	不	低
丁基橡胶	1.30	低	中等	中等
天然橡胶	1.50	中等	中等	高
氯丁橡胶	1.40	中等	中等	高
聚异戊二烯橡胶	1.30	中等	中等	中等
硅酮橡胶	1.40	很高	很高	低

鉴于包装材料与药物制剂稳定性关系较大。因此，在包装使用前，要进行"装样试验"，对各种不同的包装材料要进行认真选择。

二、中药制剂稳定化的措施

（一）延缓水解的方法

1. 调节 pH 值　药物的水解常受到溶液中 H^+、OH^- 的显著影响。通过实验或查阅资料确定最稳定 pH 值（pH_m 值）是研究液体药剂处方首先要解决的问题。

药物的 pH_m 值随温度变化而变化，人参皂苷在 70℃、60℃、50℃和40℃的 pH_m 分别为：5.60、5.75、5.78 和 5.98。利用加速试验数据测算出 25℃时，其 pH_m 为 6.03。加速试验温度与室温相差不远时，试验温度下所得 pH_m 一般可适用于室温。

考察 pH 值对药物成分稳定性的影响，还可以采用简单加速试验法。将不同 pH 值的样品溶液在高温（如 100℃或 95℃）下加热一定时间，取出，放冷后测定各样品中药物含量变化，变化最小的样品的 pH 值，即为该药物最稳定的 pH 值。用该法测得 100℃时，健脑灵口服液中人参总皂苷的 pH_m 为 5.6。通过留样观察比较，也可以测得液体制剂的 pH_m 值。如通过考察 pH 值对蛇胆川贝液澄明度的影响，测得该制剂的 pH_m 为 6.0。

pH 值的调节除了要考虑制剂的稳定性以外，还要考虑药物的溶解度和人体的适应性。

2. 降低温度 药物的水解和其他化学反应一样，温度升高，反应速度加快，所以降低温度可以使水解反应减慢。如牛磺胆酸钠是蛇胆的主要有效成分，其结构中具有酰胺基团，易水解，其水溶液在热压（115℃，30分钟）灭菌时，平均损失率可达 3.13%。因此，对于热敏感的药物，在热处理如灭菌、提取、浓缩、干燥等工艺过程中应尽量降低受热温度和减少受热时间。如干燥温度为 85℃时，血府逐瘀汤提取物中芍药苷剩余量平均为 55%，60℃时为 87%。减压干燥时为 92%。

3. 改变溶剂 在水中很不稳定的药物，可采用乙醇、丙二醇、甘油等极性较小，即介电常数较低的溶剂，或在水溶液中加入适量的非水溶剂可延缓药物的水解。如牛磺胆酸钠在人工胃液中的半衰期为 11.37 天，在 25℃的乙醇中半衰期为 60.57 天。我国药典规定，蛇胆应按 1∶1（g/ml）的比例保存在 50%以上的白酒中，又如穿心莲内酯在水中易发生水解、氧化和聚合等降解反应，以 95%乙醇从穿心莲中提取穿心莲内酯，得到的穿心莲内酯量为水提法的 6 倍，且采用水提法，提取后的药渣中不再含有可提取的穿心莲内酯，提示该成分因在水中受热而降解。

4. 制成干燥固体 对于极易水解的药物，无法制成稳定的可以长期贮存的水性液体制剂时，应制成干燥的固体制剂。如粉针剂、颗粒剂等。在制备工艺过程中应尽量避免与水分接触。

（二）防止氧化的方法

1. 降低温度 降低温度可使药物氧化降解的速度减慢。中药制剂在制备过程中，往往需要加热提取、浓缩、干燥、灭菌等操作，这时应注意温度对有效成分的影响，制定合理的工艺条件。对于含有易氧化有效成分的药材，应避免在较高温度下长时间的前处理过程。其成品需灭菌者在保证完全灭菌的情况下，可适当降低灭菌温度或缩短时间，那些对热较敏感者，也可根据实际情况选用不经高温过程的前处理和灭菌工艺，如超临界 CO_2 萃取技术和辐射灭菌法等。且成品应低温贮存。

2. 避免光线 光化反应可伴随着氧化，氧化反应也可由光照引发。光敏感的药物制剂，制备过程中要避光操作，将药物制成 β-环糊精包合物或胶囊也是很好的避光方法，包装应采用棕色玻璃或在容器内衬垫黑纸，避光贮存。

3. 驱逐氧气 大气中的氧进入制剂的主要途径，一方面是氧在水中有一定的溶解度，在平衡时，0℃为 10.19ml/L，25℃为 5.75ml/L，50℃为 3.85ml/L，在100℃的水中几乎就没有氧的存在；另一方面是容器空间的空气中含有一定量的氧，各种药物制剂几乎都有与氧接触的机会。因此，驱逐氧气是防止药物氧化的根本措施。

将蒸馏水煮沸 5 分钟，可完全除去溶解的氧，但冷却后空气中的氧仍可溶入，应立即使用，或贮存于密闭的容器中。

生产上一般在溶液中和容器空间通入惰性气体，如二氧化碳或氮气，置换其中的氧。在水中通 CO_2 至饱和时，残存氧气为 0.05ml/L，通氮气至饱和时残存氧气约为 0.36ml/L 。CO_2 的相对密度及其在水中的溶解度均大于氮气，驱氧效果比氮气好。但 CO_2 溶解于水中可降低药液的 pH 值，并可使某些钙盐产生沉淀，应注意选择使用。另外，惰性气体的通入充分与否，对成品的质量影响很大，有时同一批号的注射液，色泽深浅不一，可能与通入气体的多少不同有关。

通过比较实验可以了解通入惰性气体对制剂稳定性的影响。例如，在莪术油注射液中分别通入氮气、空气和氧气，密封后，100℃加热 12 小时，通入氮气者，莪术油含量下降为原含量的 94.7％，通入空气和氧气者分别下降为原含量的 87.8％和 84.0％。说明在制剂中通氮驱氧可有效地增加莪术油的稳定性。

对于固体制剂，为避免空气中氧气的影响，可以采用真空包装。

4. 添加抗氧剂 如前所述，药物氧化降解常为自动氧化，制剂中只要有少量氧存在，就可能引起这类反应，因此常需加入抗氧剂。

抗氧剂有两种作用类型。一种为抗氧剂本身是强还原剂，它首先被氧化，从而保护主药免遭氧化，在此过程中抗氧剂逐渐被消耗（如亚硫酸盐类）。另一种抗氧剂是链反应的阻化剂，能与游离基结合，使自氧化的链反应中断，在此过程中，抗氧剂本身不被消耗（如油溶性抗氧剂）。此外还有一些物质能显著增强抗氧剂的效果，通常称为协同剂，如枸橼酸和酒石酸等。

抗氧剂可分为水溶性和油溶性两大类，可根据制剂的溶液类型选用。另外应根据药液的酸碱性，选择合适的抗氧剂。焦亚硫酸钠、亚硫酸氢钠常用于弱酸性药液；亚硫酸钠常用于偏碱性药液；硫代硫酸钠在偏酸性药液中可析出硫的细颗粒，故只能用于碱性溶液中。使用抗氧剂时还应注意抗氧剂与药物的相互作用。如 $Na_2S_2O_3$ 作为穿琥宁注射液的抗氧剂可与其有效成分脱水穿心莲内酯琥珀酸半酯结构中的桥形共轭双键加成，影响含量测定的结果，故使用抗氧剂时，须经过实验筛选。

5. 控制微量金属离子　微量的金属离子对自氧化反应有显著的催化作用，例如，2×10^{-4} mol/L 的铜，能使维生素 C 氧化速度增大 10000 倍。铜、铁、钴、镍、锌、铅等离子对自动氧化反应都有促进作用。它们可以引发链反应，加速游离基的生成，使诱导期缩短，且对链反应各个阶段均有催化作用。

制剂中的微量金属离子主要来源于原料、辅料、溶剂、容器及操作过程中使用的工具、设备等。为避免金属离子的影响，应严格控制原辅料的质量，尽可能避免与金属器械的接触。同时可加入螯合剂，如依地酸盐或枸橼酸、酒石酸、磷酸、二巯乙基甘氨酸等附加剂。有时螯合剂与亚硫酸盐类抗氧剂联合应用，效果更佳。螯合剂依地酸二钠的常用量为 0.005%～0.05%。

6. 调节 pH 值　前面提到，药物的氧化作用也受 H^+ 或 OH^- 的催化，对于易氧化分解的药物一定要用酸（碱）或适当的缓冲剂调节，使药液保持在最稳定的 pH 值范围。

（三）其他稳定化方法

1. 制备稳定的衍生物　有效成分的化学结构是决定中药制剂稳定性的内因，不同的化学结构具有不同的稳定性。对不稳定的成分进行结构改造，如制成盐类、酯类、酰胺类或高熔点衍生物，可以提高制剂的稳定性。例如阿托品的硫酸盐比其游离碱稳定性高。但是由于化学结构是决定药物有效性和安全性的基础，因此，为提高制剂稳定性而对药物的化学结构进行的改造应建立在药剂学、药动学、药效学和毒理学等实验及临床研究的基础之上。

将有效成分制成前体药物，是提高其稳定性的一种方法。前体药物是将具有药理活性的母体药物，引入另一种载体基团（或与另一母体药物结合）形成一种新的化合物，这种化合物在体内经生物转化，释放出母体药物而呈现疗效。制备前体药物的目的包括：提高药物的溶解度和稳定性，改变药物的体内过程，降低毒副作用与刺激性等。

例如鱼腥草素（化学名称为癸酰乙醛）具有抗菌活性，但其化学性质不稳定，易发生双分子聚合。为提高制剂的稳定性，通过加成反应将鱼腥草素制成癸酰乙醛亚硫酸氢钠加成物（称为加成鱼腥草素），加成鱼腥草素不会产生聚合，进入体内经生物转化，释放出鱼腥草素，发挥其原有的疗效。

2. 制成微囊或包合物　采用微囊化和β-环糊精包合技术，可防止药物因受环境中的氧气、湿气、光线的影响而降解，或因挥发性药物挥发而造成损失。例如阿魏油的β-环糊精包合物，经 40℃过氧化氢加速氧化和光加速试验表明，其稳定性优于阿魏油与β-环糊精的混合物。大蒜油经β-环糊精包合后，抗光解作用及热稳定性均较混合物有明显提高，且挥发性降低。

3. 制成固体剂型　某些在水溶液中不稳定的药物，可考虑制成固体制剂。如天花粉中的引产活性成分为毒蛋白，对光、热均不稳定，毒蛋白干粉中含水量高也可加速变性，若制为水针剂，室温下很快失效，冰箱放置也仅能保存数天。采用冷冻干燥法将天花粉蛋白制成粉针剂，可防止其变性而失去活性。口服药物不稳定者可以制成片剂、胶囊剂或颗粒剂等固体剂型。但应注意固体化工艺过程中有效成分的稳定性，尽可能采用低温或快速的干燥方法。

制成固体制剂虽可提高药物在贮存时的稳定性，但在制备工艺过程中，中药提取液的浓缩、干燥等工序造成的有效成分降解也不可低估。如骨康制剂，制备时在浸膏干燥粉化过程中，补骨脂素下降 15％，异补骨脂素下降 38％；若采用水提醇沉法制成口服液，有效成分含量较原临床上应用的颗粒剂提高 2.5 倍。因此，剂型的选择，应根据临床需要、药效成分的性质、制备工艺条件等多方面的因素，权衡利弊，综合考虑，不应盲目追求制剂的固体化。

4. 改进工艺条件　在中药制剂提取、分离、浓缩、干燥和成型等工艺过程中，某些有效成分会因与湿热接触而降解。因此对于湿热不稳定的有效成分，在制剂生产上应尽量减少与湿热接触的时间，或采用不接触湿热的工艺条件。如大黄提取液采用喷雾干燥技术；穿心莲提取采用乙醇为溶剂的渗漉法；丹参的提取采用超临界 CO_2 萃取技术等均可在一定程度上避免有效成分的降解。

在成型工艺过程中，一些对湿热不稳定的药物，可以采用直接压片或干法制粒。包衣也是解决片剂、丸剂等固体制剂稳定性的常规方法之一。目前包薄膜衣的方法已在中药固体制剂的包衣中较多地应用。薄膜衣与传统的糖衣相比具有抗潮性好、不易开裂和不易变质等优点。个别对光、热、水分很敏感的药物，如酒石酸麦角胺，有药厂采用联合式干压包衣机制成包衣片，效果良好。

第三节　中药制剂的稳定性考察方法

各类中药制剂在生产和贮存过程中都可能产生一些质量上的变化。中药制剂稳定性试验的目的是考察影响中药制剂稳定性的因素，探测中药制剂在生产、贮存过程中质量变化的规律，为选择剂型及拟定制剂处方、制备工艺、包装与贮存条件等提供科学依据，同时通过考察，确定中药制剂的有效期。

中药制剂的稳定性考察方法通常有留样观察法和加速试验法。中药制剂稳定性考核应该针对那些易于发生物理或化学变化而引起制剂临床有效性和安全性改变的成分。

多数中药制剂的成分较为复杂，所发生的降解反应也较为复杂，且某些有效成分尚不明确，中药制剂稳定性的考察须处理好一些关键技术问题，如考察内容、试验指标、测试方法、所用加速试验方法的适用范围等。这些问题往往是保证研究结果能否符合实际情况的先决条件。

一、化学动力学简介

药物制剂稳定性加速试验方法的理论依据是化学动力学，在此将其与药物制剂稳定性有关的一些内容加以简要介绍。

（一）反应速度常数

根据质量作用定律，反应速度与反应物浓度之间有如下关系：

$$-\frac{dC}{dt} = KC^n \tag{21-5}$$

式中：C——反应物浓度；

t——反应时间；

$-\dfrac{dC}{dt}$——反应瞬时速度，由于反应速度随着反应物浓度的减少而减慢，所以前面以负号表示；

K——反应速度常数；

n——反应级数。

K 和 n 为式 21-5 中的两个动力学参数。

反应速度常数 K 表示在反应中，反应物浓度等于 1mol 浓度时的反应速度。K 值与反应物的浓度无关，而与温度、溶剂、反应物的性质等有关。不同的化学反应具有不同的反应速度常数；同一反应也因温度不同而有不同的反应速度常数；反应速度常数反映在给定温度、溶剂等条件下化学反应的难易。K 值愈大，其反应速度就愈快。

（二）反应级数

反应级数 n 可以用来阐明药物浓度对反应速度的影响。当 $n=1$ 时为一级反应，$n=2$ 时为二级反应，$n=0$ 时为零级反应。此外，尚有伪一级反应与分数级反应。在药物制剂的降解反应中，尽管有些反应机制相当复杂，但多数可按零级、一级或伪一级反应处理。

反应速度方程式 21-5 的零级、一级反应的积分式分别为：

$$C=-Kt+C_0 \quad （零级反应）$$

$$\lg C=-\frac{Kt}{2.303}+\lg C_0 \quad （一级反应）$$

式中：C_0——$t=0$ 时反应物的浓度；

C——t 时反应物的浓度。

在药物降解反应中常将药物在室温下降解 10% 所需的时间（$t_{0.9}$）作为有效期。

零级反应： $$t_{0.9}=\frac{0.1C_0}{K} \tag{21-6}$$

一级反应： $$t_{0.9}=\frac{0.1054}{K} \tag{21-7}$$

同样，可以推导出药物降解 50% 所需时间（即 $t_{1/2}$，药物反应半衰期）的计算公式：

零级反应： $$t_{1/2}=\frac{C_0}{2K} \tag{21-8}$$

一级反应： $$t_{1/2}=\frac{0.693}{K} \tag{21-9}$$

这些公式在研究药物稳定性时经常使用。从式 21-7、式 21-9 可知一级反应的有效期和半衰期与制剂中药物的初浓度无关，而与速度常数 K 值成反比，即 K 值愈大，$t_{0.9}$ 和 $t_{1/2}$ 愈小，制剂的稳定性愈差。

（三）反应级数的测定

不同化学反应，可以有完全不同的速度方程。预测药物的稳定性，必须首先了解其降解反应级数，才能求出反应速度常数 K 值，进而确定速度方程。

药物降解的反应级数须通过实验来测定。常用的方法是图解法，即根据不同级数的反应所特有的线性关系，利用实验测得的药物浓度和时间数据作图来确定药物反应级数的方法。

制剂中的药物，反应速度通常比较缓慢。因此须在较高的温度下进行恒温加速试验，每隔一定时间取样，测定反应物（或生成物）的浓度。然后作图解析，若以 $\lg C$ 对 t 作图，得一直线，则为一级反应；以 $1/C$ 对 t 作图，得一直线，则为二级反应；以 C 对 t 作图，得一直线，则为零级反应。此法简便，但仅限于只有一种反应物或二种反应物的初浓度相同的情况，不适于复杂反应。

二、中药制剂稳定性考察项目

国家食品药品监督管理局《药品注册管理办法》中要求，中药新药在申请临床试验时需报送初步稳定性试验资料，包括在临床试验用包装条件下的常温考察或加速试验（37℃～40℃，相对湿度为 75％）资料，考察时间不得少于 3 个月。在申请生产时需报送稳定性试验资料。主要申报样品在模拟市售包装条件下室温考察的稳定性数据资料，考核时间按表 21-2 所列不同剂型的不同要求进行。并注意观察直接与药物接触的包装材料对药品稳定性的影响。

初步稳定性及稳定性试验的考核项目，可根据该药品的质量标准（草案），结合中药新药稳定性试验要求拟定，至少要对三批以上的样品进行考察。中药新药稳定性试验，除另有规定外，应按表 21-2 的要求执行。

三、中药制剂稳定性考察方法

（一）留样观察法

将样品通常置于室温贮存条件下，并记录室内温度与湿度，按表 21-2 对该样品逐项考察并记录，以开始考察的结果为 0 月结果，以后每月考察 1 次，依次记录结果，通过与 0 月结果比较，以确定该产品的有效期。新药的初步稳定性试验应有 0 月、1 月、2 月、3 月等四个贮存时间的实验结果与结论。新药稳定性试验则应有 0 月、1 月、2 月、3 月、6 月、12 月、18 月、24 月等八个贮存时间的实验结果与结论（如所规定的考核时间为 1 年或 1.5 年，可相应减少最后 1～2 次实验），然后根据考察结果作出结论。申报生产时，应继续进行稳定性考察，标准转正时，以此确定有效期。

表 21-2　　　　　　　　中药新药稳定性试验要求

剂型	稳定性考核项目	正常室温考核时间
1. 药材	性状、鉴别、浸出物、含量测定、霉变、虫蛀	2 年
2. 注射剂	性状、鉴别、澄明度、pH 值、无菌、热原、溶血、刺激性、含量测定	1 年半
3. 合剂（含口服液）	性状、鉴别、澄明度、相对密度、pH 值、含量测定、微生物限度检查	1 年半
4. 糖浆剂	性状、鉴别、相对密度、pH 值、含量测定、微生物检查	1 年半
5. 酒剂、酊剂	性状、鉴别、乙醇量、总固体、含量测定、微生物检查	1 年半
6. 丸剂	性状、鉴别、溶散时限、水分、含量测定、微生物检查	1 年半
7. 散剂	性状、鉴别、均匀度、水分、粉末细度、含量测定、微生物检查	1 年半

续表

剂型	稳定性考核项目	正常室温考核时间
8. 煎膏剂（膏滋）	性状（返砂、分层）、鉴别、相对密度、溶化性检查、pH 值、含量测定、微生物检查	1 年半
9. 胶囊、滴丸剂（含胶丸）	性状、鉴别、水分（胶丸不考核）、溶散时限、含量测定、微生物限度检查	1 年半
10. 片剂	性状、鉴别、硬度、崩解时限、含量测定、微生物检查	2 年
11. 流浸膏	性状、鉴别、pH 值、乙醇量、总固体、含量测定、微生物限度检查	1 年半
12. 浸膏	性状、鉴别、含量测定、微生物限度检查	1 年半
13. 乳剂	性状（乳析、破乳、分散相粒度）、鉴别、含量测定、微生物限度检查	1 年
14. 颗粒剂	性状（吸潮、软化）、鉴别、水分、粒度检查、含量测定、微生物限度检查	1 年
15. 混悬剂	性状（微粒大小、沉降速度、沉降容积比）、鉴别、含量测定、微生物的限度检查	1 年
16. 软膏剂	性状（酸败、异臭、变色、分层、涂展性）、鉴别、含量测定、微生物限度检查、皮肤刺激性试验	1 年半
17. 膏药	性状、鉴别、软化点、含量测定、皮肤刺激性试验	1 年
18. 橡胶膏剂	性状、鉴别、拉力、含膏量、皮肤刺激性试验、耐寒及耐热性试验	1 年
19. 胶剂	性状、水分、鉴别、含量测定、微生物限度检查	2 年
20. 栓剂（锭剂）	性状、鉴别、融变时限、pH 值、含量测定、微生物限度检查	1 年半
21. 气雾剂	性状（沉淀物、分层）、鉴别、喷射效能、异臭、刺激性、含量测定、微生物限度检查	1 年
22. 膜剂	性状、融溶时间、刺激性、pH 值、含量测定、微生物限度检查	1 年

[注] 无菌、卫生检查和安全性试验一般可于 0 月、3 月和考察终止时进行 3 次。

（二）加速试验法

由于留样观察法试验条件与实际贮存条件一致，其结果能反映实际情况。中药制剂稳定性试验的结论应以留样观察法稳定性试验的结果为准。但由于需要时间较长，不能及时掌握药物质量变化的速度与规律，也不利于及时了解与纠正影响制剂稳定性的不良因素。因此为了能在较短的时间内预测产品在常温下的质量稳定性，或在需要通过筛选或改进处方，生产工艺和包装条件，而进行的稳定性研究中，以及预测产品的有效期等，可考虑采用加速试验法。

加速试验是在超常的条件（高温，高湿，强光或强氧化剂等）下进行的试验，目的是为了通过加速药物的化学或物理学变化，了解药物或制剂的稳定性，预测有效期。

1. 常规试验法　中药新药质量稳定性考察的技术要求中曾规定：中药新药初步稳定性试验可于 37℃～40℃ 和相对湿度 75％ 条件下保存，每月考核 1 次，连续 3 个月，如稳定，相当于样品可保存 2 年。此法由美国 FDA 提出，借鉴用于中药制剂。有些国家规定在温度 40℃，相对湿度 75％ 条件下加速试验 6 个月，若质量符合要求，则认为与室温 3 年有效期相当。进行这类试验一般将一定数量的 3 批样品放在盛有饱和氯化钠溶液（40℃，RH74.7％ ）的密闭器皿中，再将密闭器皿置于 40℃ 的电热恒温培养箱中，定期取样测定，对实验结果要进行统计学处理。如果供试品在上述条件下不稳定，则应改进制剂处方或改良包装，或在包装容器中放置干燥剂等。

2. 经典恒温法　经典恒温法的理论依据是前述的 Arrhenius 指数定律，其对数形式为：

$$\lg K = \frac{E}{2.303RT} + \lg A \qquad (21\text{-}10)$$

以 $\lg K$ 对 $1/T$ 作图得一直线，称 Arrenius 图，直线斜率＝$-E/(2.303R)$，由此可计算出活化能 E。若将直线外推至室温，就可以得出室温时的速度常数 $K_{25℃}$，由 $K_{25℃}$ 可求出分解 10％ 所需的时间 $t_{0.9}$，或 25℃ 贮存若干时间以后残余的浓度。

实验设计时，除了首先确定含量测定方法外，还要进行预试，以便对该药的稳定性有一个基本的了解，依次设计实验温度与取样时间，经典恒温法的加速试验温度一般是 3～5 个，每个温度需进行四个以上时间间隔的取样测定。然后按计划将样品放入各种不同温度的恒温水浴中，定时取样测定其浓度（或含量），求出各温度下不同时间药物的浓度变化。以药物浓度或浓度的其他函数对时间作图，以判断反应级数。若以 $\lg C$ 对 t 作图得一直线，则为一级反应。再由直线斜率求出各温度的速度常数，然后按前述方法求出活化能和 $t_{0.9}$。

要想得到预期的结果，除了精心设计实验外，很重要的问题是对实验数据进行正确的处理。化学动力学参数（如反应级数、K、E、$t_{1/2}$）的计算，有图解法和统计学方法，后一种方法比较准确、合理，故近年来在稳定性的研究中广泛应用。下面介绍线性回归法。例如某药物制剂，在 40℃、50℃、60℃、70℃ 四个温度下进行加速实验，测得各个时间的浓度，确定为一级反应，用线性回归法求出各温度的速度常数，结果见表 21-3

表 21-3　　　　　　　　　　　动力学数据表

t（℃）	$\dfrac{1}{T}\times10^3$	$K\times10^3$（h^{-1}）	lg$K$
40	3.192	2.66	−4.575
50	3.094	7.94	−4.100
60	3.001	22.38	−3.650
70	2.913	56.50	−3.248

将上述数据（lg$K$ 对 $1/T$）进行一元线性回归，得回归方程：

$$\lg K=-\frac{4765.98}{T}+10.64$$

$$E=-\,(4765.98)\times2.303\times8.319$$

$$=91309.77\ (\text{J/mol})$$

$$=91.31\ (\text{kJ/mol})$$

求 25℃时的 K

$$\lg K=-\frac{4765.98}{298}+10.64$$

$$K_{25℃}=4.434\times10^{-6}\ (\text{h}^{-1})$$

$$t_{0.9}=\frac{0.1054}{K_{25℃}}=\frac{0.1054}{4.434\times10^{-6}}=2.71\ （年）$$

对于一些药物在溶液中简单的水解反应，预测结果，有时与实际一致。但大多数药物反应十分复杂，影响因素较多，此种方法预测稳定性与实际尚有一定距离。故此法目前在新药研究中只作参考，不能作为制订有效期的依据，药物制剂有效期，仍以长期试验来确定。

（三）中药固体制剂稳定性试验方法

1. 固体制剂稳定性实验的特殊要求　　前述实验方法，一般适用于固体制剂，但它存在一些与溶液不同的特点。固体药物一般分解较慢，需要较长时间和精确的分析方法；固体状态的药物分子相对固定，不似溶液那样可以自由移动；一些易氧化的药物，氧化作用往往限于固体表面，而将内部分子保护起来，以致表里变化不一。固体剂型的主要特点有：①系统不均匀性。如片剂、胶囊，这一片与那一片含量就不一定完全相同，因而分析结果难以重现。②这些剂型又是多相系统，常包括气相（空气和水气）、液相（吸附的水分）和固相，当进行实验时，这些相的组成和状态能够发生变化。特别是水分的存在，对实验造成很大的困难，因水分对稳定性影响很大。以上这些特点，说明了固体药物剂型稳定性的研究是一件十分复杂的工作。

2. 实验方法

（1）高温试验：供试品开口置适宜的洁净容器中，60℃温度下放置10天，于第5、第10天取样，按稳定性重点考察项目进行检测，同时准确称量试验前后供试品的重量，以考察供试品风化失重的情况。若供试品有明显变化（如含量下降5％）则在40℃条件下同法进行试验。若60℃无明显变化，不再进行40℃试验。

（2）高湿度试验：供试品开口置恒湿密闭容器中，在25℃分别于相对湿度（90±5）％条件下放置10天，于第5、第10天取样，按稳定性重点考察项目要求检测，同时准确称量试验前后供试品的重量，以考察供试品的吸湿潮解性能。若吸湿增重5％以上，则在相对湿度75％±5％条件下，同法进行试验；若吸湿增重5％以下，且其他条件符合要求，则不再进行此项试验。恒湿条件可在密闭容器如干燥器下部放置饱和盐溶液，根据不同相对湿度的要求，可以选择 NaCl 饱和溶液（相对湿度75％±1％，15.5℃～60℃）、KNO_3 饱和溶液（相对湿度92.5％，25℃）。

（3）强光照射试验：供试品开口放置在光橱或其他适宜的光照仪器内，于照度为4500±500Lx的条件下放置10天，于第0、5、10天取样，按稳定性重点考察项目进行检测，特别要注意供试品的外观变化。

关于光照装置，建议采用定型设备"可调光照箱"，也可用光橱，在橱中安装日光灯数支使达到规定照度。橱中供试品台高度可以调节，橱上方安装抽风机以排除可能产生的热量，橱上配有照度计，可随时监测橱内照度，光橱应不受自然光的干扰，并保持照度恒定。同时防止尘埃进入照箱内。必要时设对照组即样品避光包装以观察温度对样品的影响。

第四节　中药制剂的有效性

一、生物药剂学与药代动力学简介

药物是由物质、生物活性、适用性等三要素构成的体系。药剂学的主要任务是将已证实有生物活性的物质，制成具有适当剂型的制剂，并将其应用于临床，使生物活性物质在机体内的特定部位呈现一定的生物效应而达到预防、治疗和诊断疾病的作用。但直到20世纪50年代，药剂学研究重点仍局限于制剂工艺、经验以及药剂的外观、含量指标和提高生产效率等方面。

　　20 世纪 60 年代以来，随着医药科学技术的发展，人们对药物制剂的质量与疗效有了新的认识。药物制成剂型不再仅仅是赋予一定的外形，而且普遍认识到，药物制剂产生的药效不仅与药物的剂量和化学结构有关，同时还受到各种剂型因素和生物因素的影响，化学等值并不一定生物等效。深入研究影响药物疗效的各种因素，以及药物在体内的各种变化过程，才能为指导临床安全合理用药、制剂处方和工艺设计、剂型改进等提供量化控制指标。这样，两门新的药剂学分支学科——生物药剂学与药物动力学迅速发展起来。

　　1. 生物药剂学的含义与研究内容　　生物药剂学是通过研究药物及其制剂在体内吸收、分布、代谢与排泄等过程，阐明药物的剂型因素、机体生物因素与药物疗效之间关系的科学。

　　生物药剂学所研究的剂型因素不仅是指药剂学中的各种剂型，而且包括与剂型有关的各种因素，例如：①药物的理化性质，如盐类、酯类、粒径、晶型、溶出速度等。②制剂的处方组成，如所用辅料的性质、用量、配伍药物的相互作用等。③制备工艺过程，如制备方法、工艺条件等。④剂型和给药方法等。

　　生物因素主要是指：①种属差异，如各种不同的实验动物与人的差异。②种族差异，如肤色、人种的不同。③性别差异。④年龄差异。⑤生理和病理条件的差异。⑥遗传背景的差异等。

　　2. 药物的体内过程

　　（1）药物的吸收：吸收是指药物自用药部位进入血液循环的过程。除直接注入血管者外，一般的给药途径都要经过生物膜的转运方能吸收。

　　（2）药物的分布：分布是指药物自用药部位吸收后，通过各种生理屏障从血液转移到各组织器官的过程。药物的分布直接影响药物在体内的滞留、消除、药效和毒性。

　　（3）药物的代谢：代谢是指药物在体内发生的化学变化，也可称为生物转化。大多数药物主要在肝脏经药物代谢酶的催化，发生化学变化。部分药物亦可在其他组织被有关的酶催化而分解。

　　（4）药物的排泄：排泄是指药物从血液中转运至尿及其他分泌物中而排出体外的过程。排泄药物的主要器官是肾和肝（胆汁），也可由乳汁、唾液、呼气、汗液等排泄。

　　3. 药物动力学的含义与研究内容　　药物动力学是应用动力学的原理，定量地描述药物通过各种途径进入体内的吸收、分布、代谢和排泄等过程的动态变化规律，即研究药物在体内存在的位置、数量（或浓度）与时间之间的关系，并提出解释这些数据所需的数学关系式的科学。

因此药物动力学致力于探讨药物在体内的动态变化过程，并提出这种变化过程的数学模型。其主要研究内容如下：

（1）建立药物动力学模型：选用恰当的数学方法，解析处理实验数据，找出药物量（或浓度）的时间函数，测算动力学参数。

（2）研究制剂的生物利用度：用于定量解释和比较制剂的内在质量。

（3）应用药物动力学参数设计给药方案，确定给药剂量、给药间隔及个体化给药方案等，达到最有效的治疗作用，为临床药学工作提供科学依据。

（4）研究药物体外的动力学特征（如溶出速度等）与体内动力学特征的关系，寻找比较便捷的体外测定方法以合理地反映药物制剂的体内特征。

（5）指导与评估药物制剂的设计与生产，为改进药物剂型，研究新产品如缓释、控释制剂等提供理论依据。

（6）探讨药物化学结构与药物动力学特征之间的关系，指导药物化学结构改造，定向寻找高效低毒的新药。

多数药物的血药浓度与药理作用之间是平行关系，即药物的药理作用强弱通常可以用血药浓度来说明。但也有一些复杂的情况。研究血药浓度变化规律对于了解药理作用的强弱与持续时间至关重要，多数情况下通过测定血药浓度的变化来进行药物动力学研究。

二、影响中药制剂有效性的因素

药物制剂的疗效不仅与药物的化学结构和剂量有关，同时药物的剂型因素和机体的生物因素对药物疗效的发挥也起着重要作用。

（一）药物的物理化学因素

1. 药物的解离度与脂溶性 药物透过生物膜的转运速度通常与药物的脂溶性有关。脂溶性大的药物易透过生物膜，且未解离的分子型药物比离子型药物易于透过生物膜。非解离型药物的脂溶性对吸收至关重要。有些药物口服，即使以大量的非解离型存在，吸收仍然不佳，原因是药物分子的脂溶性差。

2. 药物的溶出速度与溶解度 多数情况下药物须以单个分子（或离子）状态于生物膜接触，方能被吸收进入体循环。药物的吸收通常是从溶液中开始的。因此对固体制剂或呈混悬形式的固体药物来说，其吸收过程往往受到药物溶出速度的限制，即溶出是吸收的限制过程。在这种情况下，溶出速度能直接影响药物起效的时间、药效强度和持续时间。一般认为，药物的溶出度小于 $0.1\sim 1mg/ml$ 时，吸收易受到溶出速度限制。

3. 药物粒径 药物的溶出速度随着药物溶出面积增加而增加。故难溶性药物粒径的大小是影响溶出和吸收的重要因素。采用微粉化或固体分散技术减小难溶性药物粒径，可加速药物的吸收，有效地提高其生物利用度。

4. 药物晶型　化学结构相同的药物，可因结晶条件不同而得到晶格排列不同的晶型。一般稳定型的结晶熔点高、溶解度小、溶出缓慢；不稳定型者与此相反，但易转化为稳定型；亚稳定型介于二者之间，熔点较低，具有较高的溶解度和溶出速度，也可以转变为稳定型，但速度较慢。晶型不同能造成药物吸收速度差异，进而影响药物的生物利用度。

（二）药物的剂型因素

药物的剂型因素广义上讲，包括与剂型有关的各种因素，狭义来讲有药物制剂的剂型、制剂处方、制备工艺技术。

1. 药物剂型与给药途径　不同给药途径药物的吸收速度不同，由快到慢的顺序通常为：静注＞吸入＞肌内＞皮下＞直肠或舌下＞口服＞皮肤；不同剂型中释放速度也有不同，注射剂中药物释放的速度：水溶液＞水混悬液＞油溶液＞O/W 乳液＞W/O 乳液＞油混悬液；口服剂型中药物的吸收速度：溶液剂＞混悬剂、乳剂＞散剂＞胶囊剂＞片剂＞丸剂。

2. 辅料　辅料（赋形剂和附加剂）不仅可以改变药物及制剂的理化性质，而且可以直接影响药物的释放和吸收进入机体的速度和数量。如络合物的形成、吸附作用的产生、药物表面性质的改变、溶出速度的变化、粘度的改变等等，有的能加速或延缓药物的释放和吸收。

3. 制剂工艺　难溶性药物利用超微粉碎技术微粉化，可以有效地减少粉粒的粒径，加快药物的溶出。将中药的难溶性有效成分制成固体分散体，再制成适宜的剂型，也可以增加其溶出速度，有效地提高生物利用度。采用包合技术将难溶性药物制成 β-环糊精包合物也是提高难溶性药物生物利用度的有效方法。

（三）机体的生物因素

1. 肝脏首过效应　在药物进入体循环前，因肝脏摄取而代谢或经胆汁排泄使进入体循环的原型药物量减少的现象为肝脏首过效应，肝脏首过效应是影响药物体内过程，引起疗效降低的一个重要原因。为避免首过效应，可采用静脉、皮下、肌内、舌下、直肠下部给药或经皮给药。这些给药途径，药物吸收不经过肝脏，直接进入体循环，可减少首过效应的损失。如硝酸甘油舌下给药或经皮给药制剂就是典型的例子。

2. 用药部位的生理状态　临床上口服用药的方式最为多见。口服给药经历的吸收过程最为复杂，除首过效应外，给药部位的生理状态如胃肠道 pH 值、胃排空速率与时间、小肠运动等对药物吸收发挥疗效均有影响。

此外，种属、种族、性别、年龄、饮食及病理状态等均能引起药物疗效的差异。

（四）药物相互作用

药物相互作用是在药物治疗过程中，所用药物与药物，或药物与药物代谢产物、内源性物质、食物以及诊断剂之间相互影响，导致体内过程变化，从而引起疗效的变化。

三、生物利用度的研究方法

（一）生物利用度的含义

生物利用度是指药物被吸收进入血液循环的程度与速度。

生物药剂学研究表明，制剂的处方与工艺等因素能显著影响药物的疗效。生物利用度是衡量制剂疗效差异的主要指标。药物制剂的生物利用度包括两方面的内容：生物利用程度与生物利用速度。

1. 生物利用程度　生物利用程度（EBA），即药物进入血液循环的多少，可通过血药浓度-时间曲线下的面积表示。试验制剂与参比制剂的血药浓度-时间曲线下面积的比率称为相对生物利用度。当参比制剂是静脉注射剂时，则得到的比率称为绝对生物利用度。

$$相对生物利用度\ F=\frac{AUC_T}{AUC_R}\times100\%$$

$$绝对生物利用度\ F=\frac{AUC_T}{AUC_{iv}}\times100\%$$

上述两式中，脚注 T 与 R 分别代表试验制剂与参比制剂，iv 代表静脉注射剂。

2. 生物利用速度　生物利用速度（RBA），即药物进入体循环的快慢。生物利用度研究中，常用血药浓度达峰时间比较制剂吸收的快慢。

3. 生物利用度的指标　在描述血药浓度-时间曲线时，有 3 项参数对评价制剂生物利用度具有重要意义。

（1）峰浓度（C_{max}）：峰浓度是指血管外给药后，体内所能达到的最高血药浓度，又称峰值。峰浓度是与治疗效果和毒性水平有关的参数。

（2）达峰时间（t_{max}）：达峰时间是指血药浓度达到峰值的时间。达峰时间是反映药物起效速度的参数。

（3）血药浓度-时间曲线下面积（AUC）：血药浓度-时间曲线下面积与药物吸收总量成正比，是代表药物吸收程度的参数。

4. 生物利用度与临床疗效的关系　药物的疗效不仅与药物吸收的程度有关，而且也与药物的吸收速度有关。如果一种药物的吸收速度太慢，在体内不能产生足够高的治疗浓度，即使药物全部被吸收，也达不到治疗效果。图 21-2 中，3 种制剂 A、B、C，具有相同的 AUC，但制剂 A 吸收快，达峰时间短，峰浓度大，已超过最小中毒浓度，因此在临床上可能会出现中毒反应。制剂 B 达峰比制剂 A 稍慢，血药浓

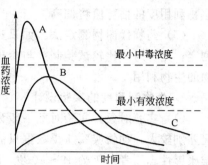

图 21-2　血药浓度与疗效的关系

度有较长时间落在最小中毒浓度与最小有效浓度之间，可得到较好疗效。制剂 C 的血药浓度一直在最小有效浓度以下，在临床上可能无效。因此，制剂的生物利用度应该用 3 个指标 C_{max}、t_{max}、AUC 全面评价。这 3 个指标是制剂生物等效性评价的重要参数。

（二）生物利用度的研究方法

药物制剂的生物利用度研究通常采用的方法有血药浓度法和尿药浓度法。在测定血药浓度或尿药浓度有困难时，可采用药理效应法。在某些情况下生物利用度也可采用血或尿中药物代谢物数据或同位素标记药物总放射性强度来估算。

1. 生物利用度研究中测定方法的选择

（1）血药浓度法：这种方法是生物利用度研究最常用的方法。受试者分别给予试验制剂和参比制剂后，测定血药浓度，根据药物动力学参数测算生物利用度。在无法测定血中原形药物时则可以通过测定血中代谢物浓度进行生物利用度研究。

（2）尿药浓度法：如果吸收进入体内的药物大部分经尿排泄，而且药物在尿中的累积排泄量与药物吸收总量的比值保持不变，则可用药物在尿中的排泄数据测算生物利用度。

（3）药理效应法：在某些情况下由于分析方法精密度不够，重现性差或其他原因无法测定血液和尿液中药物或药物代谢物浓度时，可选用适宜的药理效应作为测定指标，估算药物的生物利用度。

（4）同位素标记法：如果缺乏专属性的药物定量方法，可以对实验动物给予同位素标记药物后，通过测定血浆或尿中的总放射性数据来估算药物的生物利用

度。这种方法与其他非专属性方法一样，不能区分药物和代谢物，不能反映出吸收过程中在肠道或肝内的首过代谢，检测的是原形药物和代谢药物的总量，因而生物利用度的估算值将偏高。

（5）药物代谢物测定法：如果药物吸收后很快经生物转化成代谢产物，无法测定，则可通过比较试验制剂与参比制剂在血中或尿中代谢物浓度数据来估算药物的生物利用度。

2. 生物利用度的实验设计

（1）实验对象：实验对象一般为人或其他哺乳动物。由于动物与人的生理状况差别较大，动物实验所得数据只能作为参考。人体生物利用度研究，一般选择健康男性志愿者，年龄 19～40 岁，同一批受试者年龄不宜相差 10 岁，体重在正常范围内。受试者应经检查确认健康，无过敏史，人数一般为 18～24 例。人体生物利用度研究必须遵守《药品临床试验管理规范》，研究计划经伦理委员会批准后，研究者应与受试者签订知情同意书。受试者在实验前两周停用任何药物，试验期间禁烟、酒和含咖啡饮料。

（2）试验制剂与标准参比制剂：试验制剂应是经过安全性、质量和稳定性研究的中式产品。测定绝对生物利用度时，选用静脉注射剂作为标准参比制剂。进行相对生物利用度研究时，选用疗效确切，被药政部门认可的同类剂型或相关剂型的上市产品作标准参比制剂。所选用的标准参比制剂应经质量检验合格。

（3）实验方案：通常采用双周期的交叉实验设计，抵消试验时间可能对实验结果的影响。实验室将受试者随机分为两组，一组先用受试制剂，后用标准参比制剂；另一组则先用标准参比制剂，后用受试制剂。两个实验周期之间的时间间隔称洗净期（wash out period），应大于药物的 7～10 个半衰期，半衰期小的药物常为一周。如果有两个受试制剂与一个标准参比制剂比较，可采用 3×3 拉丁方设计实验，见表 21-5。试验在空腹条件下给药，一般禁食 10 小时以上，早上服药，同时饮水 200ml，4 小时后统一进标准餐。

表 21-5　　　　　　　　　　　　　　3×3 拉丁方设计实验

受试者分组	周期		
	I	II	III
1	试验制剂 A	试验制剂 B	参比制剂
2	试验制剂 B	参比制剂	试验制剂 A
3	参比制剂	试验制剂 A	试验制剂 B

单次给药试验，应根据预试结果一般在吸收相及平衡相各取 2～3 次，在消除相采样 4～8 次，整个采样时间至少 3～5 个半衰期。如果半衰期未知，采样应

持续到血药浓度为峰浓度的 $1/10 \sim 1/20$ 以后。测定尿药浓度，试验至少 7 个半衰期。

（4）实验数据的分析：列出原始数据，计算平均值与标准差，求出 t_{max}、$t_{1/2}$、C_{max} 和曲线下面积 AUC 等参数，计算生物利用度。所求得的参数及生物利用度均要进行统计分析。

第二十二章

药物制剂的配伍变化

第一节 概　述

药物配伍变化是指药物配伍应用后在理化性质或生理效应方面产生的变化，其中在一定条件下产生的不利于生产、应用和治疗的配伍变化称为配伍禁忌。

一、药物制剂配伍用药的目的

在药剂的制备和临床应用中，经常需要配伍制药或用药。药物制剂的合理配伍能达到以下预期的目的：

1. 药物间产生协同作用而增强疗效。

2. 药物配伍后在提高疗效的同时，减少了毒副作用。

3. 利用相反的药性或药物间的拮抗作用，克服药物的偏性或副作用。

药物制剂配伍后，由于物理、化学或药理性质相互影响而产生的变化称为配伍变化。不合理的配伍可能引起药物作用的减弱或消失，甚至毒副作用增强，因此应该尽量避免。

二、药物制剂配伍变化的类型

药物制剂的配伍变化大致可分为药剂学和药理学两方面的变化。

药剂学的配伍变化是指药物在制备、贮藏和使用过程中发生的物理或化学方面的配伍变化。物理配伍变化是指药物相互配伍后产生物理性质的改变，如物理状态如溶解性能、分散状态等变化，出现溶解度的改变、润湿与潮解、液化和结块等现象，影响制剂的外观和内在质量。化学配伍变化是指药物之间发生了化学反应（氧化、还原、分解、水解、取代、聚合等）而导致药物成分的改变，产生沉淀、变色、产气、发生爆炸等现象，以致影响到药物制剂的外观、质量和疗效。

药理学的配伍变化是指药物合并使用后，发生协同作用、拮抗作用或毒副作用。协同作用系指两种以上药物合并使用后，使药物作用增加；拮抗作用系指两种以上药物合并使用后，使作用减弱或消失；此外还可能产生毒副作用，则属于药理学的配伍禁忌。

第二节　药物制剂的配伍变化

一、药理学的配伍变化

药理学的配伍变化又称疗效学的配伍变化。药物合并使用后，使药理作用的性质和强度发生变化。药物的这些相互作用有的有利于治疗，有的则不利于治疗。

药理学的配伍变化包括以下几个方面：

（一）协同作用

协同作用系指两种以上药物合并使用后，使药物作用增加。协同作用又可分为相加作用和增强作用。相加作用为两药合用的作用等于两药作用之和。增强作用又称为相乘作用，表现为两药合用的作用大于两药作用之和。药物的协同作用在临床上具有重要意义。例如：

1. 红花与当归、川芎配伍，三者均为理气、活血、祛瘀药，中医临床常相须配伍应用。现代药理研究表明，红花可降低心肌耗氧量、扩张冠脉及增加冠脉血流量（对抗 α-受体作用）。当归、川芎都含有阿魏酸，可抑制血小板聚集、降低 5-羟色胺释放和减少前列腺素的合成，故配伍应用后可增强抗凝作用，提高对血栓性疾病的治疗效果。复方红花、当归注射液或当归、川芎注射液的扩冠和增加冠脉血流量作用均强于各药单用的效果。

2. 黄连单方与复方抗药性难易的比较实验中，证明单方抗药性高于复方。黄连与黄连解毒汤在同样条件下接种细菌培养实验表明，黄连为原实验接种细菌培养的 32 倍，而黄连解毒汤为 4 倍，说明黄连单方的抗药性大于黄连解毒汤；而复方的抗菌作用比黄连单方增强了 8 倍。

3. 含钙中药与某些西药如红霉素联合应用，可避免红霉素被胃酸破坏，从而提高红霉素的抗菌作用。含钙中药与维生素 D 伍用，有利于钙的吸收。

（二）拮抗作用

拮抗作用系指两种以上药物合并使用后，使作用减弱或消失。例如：

1. 含钙类的制酸中药与阿司匹林、水杨酸、胃蛋白酶合剂等酸性药物联合应用时，能够发生中和作用，使两者作用都受影响。

2. 牛黄解毒片中的大黄具有解毒泻火的作用,已证实其有较强的抑菌作用,是起治疗作用的主要成分,当与核黄素同服时,大黄的抑菌作用会大大减低,从而使中药的药效下降。

3. 具有中枢兴奋作用的麻黄碱可对抗催眠药巴比妥类药物的作用,但巴比妥类药物可减轻麻黄碱的中枢兴奋作用,故治疗哮喘时,二者经常合用。

(三) 增加毒副作用

某些药物配伍后,能增加毒性或副作用,则不宜配伍使用或慎用。例如:

1. 鹤草酚与植物油伍用,因为鹤草酚可溶于植物油中,易被机体吸收,故可增加鹤草酚的毒性,加服酒也使鹤草酚的毒性明显增加,故服用鹤草酚驱虫时,应避免用蓖麻油导泻,并禁用大量油、酒类食物。

2. 甘草主要成分为甘草酸,水解后生成甘草次酸,具有糖皮质激素样作用,与某些西药联用可导致疗效降低或产生不良反应,如与洋地黄强心苷长期伍用时,因甘草具有去氧皮质酮样作用,能"保钠排钾",使体内钾离子减少,导致心脏对强心苷的敏感性增加而引起中毒;与速尿及噻嗪类利尿剂合用时,因为甘草具有水钠潴留作用,可减弱利尿剂的利尿效果,引起低血钾症。

3. 中药川乌、草乌、附子及含有生物碱的中成药,如小活络丹、元胡止痛片、黄连素等与链霉素、庆大霉素及卡那霉素等氨基糖苷类药物合用时,可能会增加对听神经的毒性,产生耳鸣、耳聋等副作用。

二、药剂学的配伍变化

药剂学的配伍变化指在药品用于人体之前发生的物理或化学的配伍变化,对于造成使用不便或对治疗有害的变化,则属于药剂学的配伍禁忌。

(一) 物理的配伍变化

物理的配伍变化,系指药物在配伍制备、贮存过程中,发生分散状态或物理性质的改变,影响到制剂的外观或内在质量。

1. 溶解度的改变

(1) 煎煮过程:石膏不同组方随煎煮过程的进行,使石膏的溶解度表现不同。石膏主要成分为硫酸钙,常温下每100g水可溶解硫酸钙0.21g,42℃时硫酸钙的溶解度最大。测定7个含石膏汤剂钙含量的实验研究结果表明:大青龙汤中钙的含量最高,为50.5%(mg/g),木防己汤中钙的含量最低,为18.6%(mg/g),两者相差约为2.6倍。

(2) 药渣吸附:甘草与不同药物配伍时甘草酸的含量受药渣吸附的影响。甘草与 44 种中药配伍的实验表明，由于药渣吸附的影响，甘草与黄芩、麻黄、芒硝、黄连共煎时，甘草酸的含量下降约为 60%。

（3）增溶作用：糊化淀粉对酚性药物会产生增溶作用。例如芦丁在 1% 糊化淀粉溶液的溶解度为纯水的 3.8 倍，在同样条件下槲皮素则可达 6.5 倍。糊化淀粉增加芦丁溶解度，是由于形成了淀粉-芦丁的复合体。此外，党参、茯苓、白术与甘草配伍时，甘草可使这些药物的浸出物增加，也与甘草皂苷的增溶作用有关。

（4）溶剂影响：不同溶剂的制剂配合在一起，常会析出沉淀。例如含树脂的醇性制剂，或薄荷脑、尼泊金等醇溶液，与水性制剂配伍时可能产生沉淀。含盐类的水溶液加入乙醇时也同样可能产生沉淀。

（5）贮藏过程：溶液环境条件的改变会影响很多中药有效成分的溶解度。例如温度升高能增大其溶解度，而放冷后往往析出沉淀。例如药酒采用热浸法制备，贮藏温度低于生产温度时易析出沉淀。药液中有效成分或杂质为高分子物质时，放置过程中受空气、光线等影响，胶体"陈化"而析出沉淀。又如药酒、酊剂、流浸膏等制剂贮存一段时间后会析出沉淀。高分子化合物水溶液中加入脱水剂（如乙醇、丙酮或氯化钠、硫酸铵等），均可破坏胶体，析出沉淀。

2. 吸湿、潮解、液化与结块

（1）吸湿与潮解：吸湿性很强的药物如中药的干浸膏、颗粒、无机盐类等含结晶水的药物相互配伍时，药物易发生吸湿潮解。使用吸湿性强的辅料时，也易使遇水不稳定的药物分解或降低效价。

（2）软化或液化：能形成低共熔混合物的药物配伍时，可发生软化或液化而影响制剂的配制。但根据剂型及治疗需要，制备中也有利用处方中低共熔混合物液化现象，如樟脑、冰片与薄荷脑混合时产生的液化。

（3）结块：粉体制剂如散剂、颗粒剂由于药物配伍后吸湿性增加而结块。同时也可能导致药物的分解失效。

3. 粒径或分散状态的改变　粒径或分散状态的改变可直接影响制剂的内在质量。例如乳剂、混悬剂中分散相的粒径可因与其他药物配伍而变粗，分散相聚结、凝聚或分层，导致使用不便或分剂量不准，甚至影响药物在体内的吸收。胶体溶液可因加入电解质或其他脱水剂使胶体分散状态破坏而产生沉淀。某些保护胶体中加入浓度较高的亲水物质如糖、乙醇或强电解质而使保护胶失去作用。吸附性较强的物质如活性炭、白陶土、碳酸钙等，当与剂量较小的生物碱配伍时，能使后者被吸附而在机体中释放不完全。

（二）化学的配伍变化

化学的配伍变化是指药物成分之间发生化学反应而导致药物成分的改变，以致影响药物制剂的外观、质量和疗效的配伍变化。

1. 产生浑浊或沉淀 中药液体药剂在配制和贮藏过程中有化学成分相互作用，可能产生浑浊或沉淀。

（1）生物碱与苷类：苷类与生物碱结合，会产生沉淀。如甘草与含生物碱的黄连、黄柏、吴茱萸、延胡索、槟榔、马钱子共煎可发生沉淀或浑浊。已经证实两分子的小檗碱可与甘草皂苷的葡萄糖醛酸的两个羧基结合而沉淀。该沉淀在人工胃液中难溶，而在人工肠液中易溶，其溶解度随 pH 值的升高而明显增大。葛根黄酮、黄芩苷等羟基黄酮衍生物及大黄酸、大黄素等羟基蒽醌衍生物在溶液中也能与小檗碱生成沉淀。

（2）有机酸与生物碱：金银花中含有绿原酸和异绿原酸，茵陈中含有绿原酸及咖啡酸，两药与小檗碱、延胡索乙素等多种生物碱配伍均可生成难溶性的生物碱有机酸盐，该沉淀在肠中分解后，方可缓慢地呈现生物碱的作用。

（3）无机离子的影响：石膏中的钙离子可与甘草酸、绿原酸、黄芩苷等生成难溶于水的钙盐，以硬水作为提取溶剂时，含有的钙、镁离子能与一些大分子酸性成分生成沉淀。

（4）鞣质和生物碱：除少数特殊生物碱外，大多数生物碱能与鞣质反应生成难溶性的沉淀。如大黄与黄连配伍，汤液苦味消失，而且形成黄褐色的胶状沉淀，该沉淀在人工胃液和人工肠液中均难溶。含鞣质的中药较多，因此在中药复方制剂制备时，应防止生物碱的损失。

（5）鞣质和其他成分结合：鞣质能和皂苷结合生成沉淀。如含柴胡皂苷的中药与拳参等含鞣质的中药提取液配伍时可生成沉淀。鞣质还可与蛋白质、白及胶生成沉淀，使酶类制剂降低疗效或失效。含鞣质的中药制剂如五倍子、大黄、地榆等与抗生素如红霉素、灰黄霉素、氨卞青霉素等配伍，可生成鞣酸盐沉淀物，不易被吸收，降低各自的生物利用度；与含金属离子的药物如钙剂、铁剂、生物碱配伍易产生沉淀。

2. 产生有毒物质 含朱砂的中药制剂如朱砂安神丸、七厘散、冠心苏合丸等，不宜与还原性药物如溴化钾、溴化钠、碘化钾、碘化钠、硫酸亚铁等配伍，否则会产生溴化汞或碘化汞沉淀，导致胃肠道出血或发生严重的药源性肠炎，出现腹痛、腹泻和赤痢样大便。

含朱砂的中药制剂还可与薄荷、冰片、丁香、砂仁、桂皮、木香、苯甲酸钠形成可溶性汞盐，发生配伍禁忌。

3. 变色 药物制剂配伍引起氧化、还原、聚合、分解等反应时，分子结构中含有酚羟基的药物可产生有色化合物，影响外观或药效；与铁盐相遇，使颜色变深。易氧化变色的药物遇 pH 值较高的药物溶液时可发生变色现象，与某些固体制剂配伍也可能发生变色现象，如碳酸氢钠或氧化镁粉末能使大黄粉末变为粉红色，这种变色现象在光照、高温、高湿环境中反应更快。

一般而言，只发生外观变化，不影响疗效的可通过加入微量抗氧剂，调整pH值延缓氧化，或单独制备、服用等方法，予以避免。产生有毒的变色反应，则属配伍禁忌。

4. 产气 药物配伍时，遇到产气的现象，一般由化学反应引起，如碳酸盐、碳酸氢钠与酸类药物配伍发生中和反应产生二氧化碳。

5. 发生爆炸 发生爆炸的情况，大多由强氧化剂与强还原剂配伍而引起。如火硝与雄黄、高锰酸钾与甘油、氯酸钾与硫、强氧化剂与蔗糖或葡萄糖等药物混合研磨时，均可能发生爆炸。碘与白降汞混合研磨能产生碘化汞，如有乙醇存在可引起爆炸。

另外，某些辅料与一些药物配伍时也可发生化学配伍变化。因此，药剂在制备、配合使用时还应考虑到辅料与药物间的配伍变化。

（三）注射液的配伍变化

1. 注射剂配伍变化的分类 由于治疗和抢救工作的需要，经常将几种注射液配伍使用。注射液的配伍变化同样可分为药理和药剂的两个方面。药剂的配伍变化，可分为可见的和不可见的两种变化现象。可见的配伍变化，即指一种注射剂与另一种注射剂混合或加入输液中后出现了浑浊、沉淀、结晶、变色或产气等变化现象，如15％的硫喷妥钠水性注射液与非水溶媒制成的西兰注射液混合时可析出沉淀，枸橼酸小檗碱注射液与等渗氯化钠混合时则析出结晶等。不可见的配伍变化，则指肉眼观察不到的配伍变化，如某些药物的水解、抗生素的分解和效价下降等，一般为肉眼观察不到的配伍变化，可能影响疗效或出现毒副作用，带来潜在的危害性。

2. 注射剂产生配伍变化的因素

（1）溶剂组成的改变：①掌握药物制剂的组成及其溶剂的性质，对于防止配伍变化的产生具有十分重要的意义。当某些含非水溶剂的注射剂加入输液中时，由于溶剂组成的改变会使药物析出。如安定注射液含40％丙二醇、10％乙醇，当与5％葡萄糖或0.9％氯化钠注射液配伍时容易析出沉淀。由于注射液和输液剂多以水为溶剂，其中输液的容量较大，对pH值、离子强度和种类、浓度、澄明度等各种要求都很严格。对于不同溶剂注射液的相互配伍，尤其应该注意。②血液成分极为复杂，与含药物注射液混合容易引起溶血、血细胞凝聚等现象，故不宜与其他注射液配合使用。③甘露醇注射液一般含20％甘露醇，为过饱和溶液。当加入氯化钠、氯化钾溶液时，则容易析出甘露醇结晶。④静脉乳剂：因乳剂的稳定性受许多因素影响，加入药物往往能破坏乳剂的稳定性，产生乳剂破裂、油相合并或聚集等现象，故这类制品与其他注射液配伍应慎重。

（2）pH 值的改变：注射液的 pH 值是其重要的稳定因素。由于 pH 值的改变，有些药物会产生沉淀或加速分解。例如注射液中含生物碱、有机酸、酚类等，在一定 pH 的溶液中比较稳定，当 pH 改变时，其溶解度也发生变化。含碱性有效成分的制剂不宜与酸性注射剂配伍，含酸性有效成分的制剂不宜与碱性注射剂配伍。例如硫酸长春新碱注射液与碳酸氢钠、磺胺嘧啶钠等碱性注射液混合时，由于 pH 值升高，生物碱游离而析出沉淀。黄芩注射液（pH7.5～8.0）、何首乌注射液（pH7.0～8.0）若与葡萄糖注射液（pH3.2～5.5）或葡萄糖盐水（pH3.5～5.5）等酸性注射液混合时，可因黄芩苷、蒽醌苷溶解度降低而析出沉淀。

输液本身的 pH 值是直接影响混合后 pH 值的主要因素之一。各种输液有不同的 pH 值范围，一般所规定的 pH 值范围比较大。凡混合后超出该输液特定 pH 值范围的药剂，则不能配伍使用。如青霉素 G 在混合后 pH 值达 4.5 的溶液中 4 小时内损失 10％的效价；而在 pH3.6 时，4 小时内损失 40％的效价。因此，不但要注意制剂的 pH 值，而且要注意配伍药液的 pH 值范围，详见图 22-1 所示。

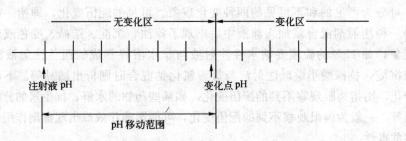

图 22-1　变化点的 pH 示意图

（3）缓冲容量：许多注射液的 pH 值由所含成分或加入的缓冲剂的缓冲能力所决定，具有缓冲能力的溶液其 pH 值可稳定在一定范围，从而使制剂稳定。缓冲剂抵抗 pH 变化能力的大小称缓冲容量。混合后的药液 pH 值若超出其缓冲容量，仍可能出现沉淀。例如有些输液虽然含具有一定缓冲容量的有机阴离子乳酸根、醋酸根，但仍可使某些在酸性溶液中沉淀的药剂出现沉淀，如 5％硫喷妥钠注射液与 10ml 氯化钠注射液不发生变化，但加入含乳酸盐的葡萄糖注射液则会析出沉淀。

（4）原辅料的纯度和盐析作用：注射液之间发生的配伍变化也可能由于原辅料的纯度引起。例如氯化纳原料若含有微量的钙盐，当与 2.5％枸橼酸注射液配合时，往往产生枸橼酸钙的悬浮微粒而出现混浊。甘草酸、绿原酸、黄芩苷等与钙离子也能生成难溶于水的钙盐，中药注射液中未除尽的高分子杂质在贮藏过程中，或与输液配伍时会出现浑浊或沉淀。

某些呈胶体分散体的注射液，如两性霉素 B 在含大量电解质的输液中会被盐析，使胶体粒子凝聚而产生沉淀。

（5）成分之间的沉淀反应：某些药物可直接与输液或另一注射液中的某种成分反应。例如含黄酮类化合物的注射液遇 Ca^{2+} 能产生沉淀，含黄芩苷的注射液遇小檗碱也会发生反应而产生沉淀。有些药物在溶液中可能形成聚合物。

（6）混合浓度、顺序及其稳定性的影响：两种以上药物配伍后出现沉淀，与其浓度和放置时间有关，如红霉素乳糖酸盐与等渗氯化钠或复方氯化钠注射液各为1％浓度混合时，能保持澄明，但当后者浓度为 5％时，则出现不同程度的浑浊。

改变混合顺序可避免有些药物混合后产生沉淀，如 1g 氨茶碱与 300mg 烟酸配合，先将氨茶碱用输液稀释至 1000ml 时，再慢慢加入烟酸可得澄明溶液，如先将两种溶液混合则会析出沉淀，因此在配伍时应采取先稀释后混合，逐步提高浓度的方法。

混合后还应注意放置时间的影响。许多药物在溶液中的反应有时很慢，个别注射液混合几小时后才出现沉淀，所以可以在短时间内使用。注射液与输液配伍应先做实验，若在数小时内无沉淀发生或分解量不超过规定范围，并不影响疗效，可在规定时间内输完。如需输入量较大时，应分次输入，或临用前新配。

（7）附加剂的影响：注射液中附加剂如缓冲剂、助溶剂、抗氧剂、稳定剂等加入，与药物之间可能出现配伍变化。如用吐温 80 作增溶剂时，若遇药液中含有少量鞣质，鞣质可与吐温 80 的聚氧乙烯基产生络合反应，若该络合物的溶解度较小或量较大时，药液就会出现浑浊或沉淀。

三、预测配伍变化的实验方法

药物制剂产生配伍变化的情况往往很复杂。判断两种药物之间是否产生配伍变化一般应从两方面进行：一方面应根据药物的理化性质、药理性质及其配方、临床用药的对象、剂量、用药意图等，结合易产生配伍变化的因素进行分析，另一方面应通过实验观察作出合理的判断：①是否发生外观色泽、出现沉淀等变化。②有无肉眼观察不到的变化，作出稳定性预测。③ 对产生变化的原因及其影响因素进行分析。还应通过微生物学、药理学和药物动力学等实验研究结果来分析抑菌效价、毒性、药理学和动力学参数的变化。

（一）可见的配伍变化实验方法

常用的方法是将两种注射液混合，在一定时间内，肉眼观察有无浑浊、沉淀、结晶、变色、产生气体等现象。实验中要注意混合比例、观察时间、浓度与pH值等，条件不同会出现不同结果。混合比例通常是1：1，也可采用1：2或1：3。如果是大输液，最好是实际使用量，按比例缩小。观察时间可定为2小时、4小时、24小时等，根据给药方法（静脉推注或滴注时间）来确定。静脉滴注一般定为6小时较为合适。粉末或安瓿中的冻干粉则按说明书指示的溶剂稀释后加入。有些制剂析出结晶或沉淀受条件影响反应比较慢，或结晶比较细，则可利用微孔滤膜将配伍后的药液滤过，在显微镜或电子显微镜下观察析出的微粒或结晶的情况。

对产生沉淀或浑浊的配伍变化，应进一步分析其原因，如采用该混合液中加酸或加碱，使其恢复到原来的pH，或将沉淀滤出，采用适当的方法鉴别沉淀属于哪种物质，是否有新的物质生成等。

（二）测定变化点的 pH 值

如上所述，许多配伍变化是由pH值改变引起的，所以可将测定注射液变化点的pH值，作为预测配伍变化的依据之一。其方法是：

取10ml注射液，先测其pH值。主药是有机酸盐时可用0.1mol/L HCl（pH＝1），主药是有机碱盐时则可用0.1mol/L NaOH（pH＝13），缓缓滴于注射液中，观察其间发生的变化（如浑浊、变色等）。当发现有显著变化时，测其pH值，此pH值即为变化点的pH值。记录所用酸碱的量。如果酸碱的用量达10ml还未出现变化，则认为酸碱不引起该注射液变化。测定pH值一般在室温下进行，并记录其pH值移动的范围，如图22-1所示。

若pH值移动范围大，说明该注射液不易产生变化，如果pH值移动范围小，则说明容易产生pH配伍变化。从酸或碱的消耗量来考虑，当加入大量的酸或碱而该溶液的pH值移动范围仍很小，则说明有较大的缓冲容量。一般具有较大缓冲容量的注射液与其他注射液配伍时，溶液的pH值偏近于前者。

如果有两种注射液混合后的pH值都不在两者的变化区内，一般预测不会发生配伍变化。如混合后的pH值在一种注射液的变化区时，则有可能发生变化。

（三）稳定性试验

稳定性较差的药物若需添加到输液中时，因临床输液的时间较长，药物加入输液后受pH值、光线或含有催化作用的离子等影响，往往可使一些药物的效价降低。若在规定的时间内药物效价或含量的降低不超过10％者，一般认为是稳定的。

实验方法如下：将注射液按实际使用量和浓度，加入输液中（常用量在100～

500ml)，或再加第二种、第三种注射液，混合均匀后，控制恒定温度，立即测定其中不稳定药物的含量或效价，并记录该混合液的 pH 值与外观等。然后每隔一定时间取出适量进行定量或效价测定，并记录结果，以便了解药物在一定条件下的稳定性情况和测得下降或失效 10％所需要的时间。实验时应注意选择灵敏度高，不受混合液中其他成分干扰的合适的定量方法，也可用化学动力学的方法，了解药物的分解属于哪一级反应，求得反应速度常数后，分析各种因素（pH 值、温度、离子强度等）与药物配伍变化的关系。

第三节　配伍变化的处理原则与方法

一、处理原则

为减少或避免药物制剂之间发生配伍变化，处理原则如下：

1. 审查处方，了解用药意图　审查处方如发现疑问应首先与医师联系，了解用药意图，明确必需的给药途径。根据具体对象与条件，结合药物的物理、化学和药理等性质，确定剂型，判定或分析可能产生的不利因素和作用，对剂量和用法等加以审查，或确定解决方法，使药剂能更好地发挥疗效。

2. 制备工艺和贮藏条件的控制　控制温度、光线、氧气、痕量重金属是延缓水解和氧化反应的基本条件。对于挥发油、酚类、醛类、醚类等易氧化的药物或酯类、酰胺类、皂苷类等易水解的药物，宜制成固体制剂增加其稳定性，并应注意控制水分含量，控制温度，避免湿法制粒等，如必须制备成注射液，可设法制成粉针剂，并注意附加剂和包装材料的影响。

无论口服制剂或注射液，都应注意药物之间，或药物与附加剂之间可能产生的物理、化学或药理的配伍变化。

二、处理方法

1. 改变贮存条件　有些药物在病人使用过程中，由于贮存条件如温度、空气、光线等会加速沉淀、变色或分解，故应在密闭及避光的条件下，可以贮于棕色瓶，发出的剂量不宜多。

2. 改变调配次序　改变调配次序往往能克服一些不应产生的配伍禁忌。

3. 改变溶媒或添加助溶剂　改变溶媒是指改变溶媒容量或改变成混合溶媒。此法常用于防止或延缓溶液剂析出沉淀或分层。视情况有时也可添加助溶剂。

4. 调整溶液 pH 值　pH 的改变能影响很多微溶性药物溶液的稳定性，应将溶液调节在适宜的 pH 值范围内。

5. 改变有效成分或改变剂型　在征得医师同意后，可改换有效成分，但应力求与原成分的作用相类似，用法也尽量与原方一致。

总之，在药剂的生产、贮存和使用过程中，都可能发生药物制剂的配伍变化或配伍禁忌。为避免因药物制剂配伍不当而造成的内在质量问题，应制定合理的处方和制备工艺，一旦发生药物制剂的配伍变化或配伍禁忌，应认真分析原因，从制剂处方、剂型工艺和贮存条件等环节入手，寻找解决办法。